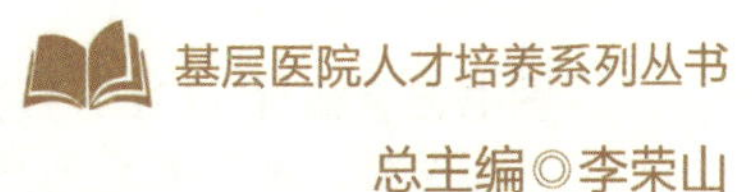

基层医院人才培养系列丛书

总主编◎李荣山

呼吸科　心内科

主　　编

魏东光　杨五小　张　虹

山西出版传媒集团

山西科学技术出版社

图书在版编目（CIP）数据

基层医院人才培养系列丛书．呼吸科 心内科 / 李荣山主编．-- 太原 : 山西科学技术出版社，2025．5．
ISBN 978-7-5377-6448-3

Ⅰ．R4；R56；R54

中国国家版本馆 CIP 数据核字第 2025P93A66 号

基层医院人才培养系列丛书
呼吸科　心内科

出 版 人	阎文凯
主　　编	李荣山
策划编辑	张延河
责任编辑	王晶晶
封面设计	杨宇光
出版发行	山西出版传媒集团·山西科学技术出版社
	地址：太原市建设南路 21 号　邮编：030012
编辑部电话	0351-4922135
发行部电话	0351-4922121
经　　销	各地新华书店
印　　刷	山西东智印刷有限公司
开　　本	787mm × 1092mm　1/16
印　　张	30.75
字　　数	570 千字
版　　次	2025 年 5 月第 1 版
印　　次	2025 年 5 月山西第 1 次印刷
书　　号	ISBN 978-7-5377-6448-3
定　　价	100.00 元

总编委会名单

总主编　李荣山
副总主编　孙化中　李耀平
执行总主编　张姣兰　陈胜利
执行副总主编　刘宝来　秦　洁
主审　刘　芳
秘书　朱　凌

分册主编

肾内科　李荣山　周晓霜
消化科　汪　嵘
内分泌科　神经内科　秦　洁　刘　毅
血液科　风湿免疫科　贺建霞　张改连
呼吸科　心内科　魏东光　杨五小　张　虹
普通外科　李耀平　孙化中
神经外科　陈胜利　刘宝来
妇产科　索玉平
口腔科　石　晶
骨科　李利军

总序

在全国医疗系统中，基层医疗机构是不可或缺的一环。作为健康服务的前线，基层医疗机构承担着保障广大人民群众健康的重任。然而，面对人力和资源的限制，基层医疗工作者在为当地患者提供高质量医疗服务的过程中，常常遇到重重挑战。为此，专为基层医生设计的《基层医院人才培养系列丛书》应运而生。《基层医院人才培养系列丛书》的出版旨在为基层医生提供必要的知识支持和实操指导。

《基层医院人才培养系列丛书》涵盖了从常见病症的诊治到紧急情况的处理等多方面的知识。《基层医院人才培养系列丛书》所列举的病例都基于真实的临床案例，将理论与实践紧密结合，确保基层医生能够理解并应用其中的知识。通过学习书中介绍的最新的疾病诊疗标准，借鉴专家诊疗疾病的经验，基层医生会更加准确地把握疾病的本质，从而提高诊疗水平。

《基层医院人才培养系列丛书》的编写团队由经验丰富的临床医生（他们都是从事医学教育和医学研究的学者、专家）组成，他们共同努力，确保内容的临床相关性和教育有效性。每个分册中每一小节的开头都设有“核心提示”，“核心提示”概括了章节的重点，可使忙碌的基层医生能迅速把握关键信息；每一小节的结尾都设有“科普小常识”，“科普小常识”可加深基层医生对疾病预防和健康促进的理解。

此外，《基层医院人才培养系列丛书》对每个典型病例都提供了疾病诊断思路和鉴别诊断方法。这些内容不仅能够帮助基层医生理清错综复杂的疾病，而且能够培养他们综合分析和临床判断的能力。通过集思广益，作者们分享了他们的诊疗经验，包括如何在资源有限的条件下制定有效的治疗计划。

《基层医院人才培养系列丛书》共有10个分册，包含13个临床学科，每个临床学科包含若干种疾病介绍，每种疾病都设有“要点与讨论”栏目。“要点与讨论”中介绍了单个疾病最新的研究成果，特别强调了持续医学教育的重要性，鼓励基层医生通过阅读最新研究成果来不断更新医学知识。每种疾病的创新治疗方法和研究进展都是基于最新的科学研究，旨在提供给基层医生最前沿的医学信息，从而更好地服务病患。

作为一位长期关注基层医疗发展的临床工作者，我深知这些内容对基层医生的重要性。《基层医院人才培养系列丛书》不仅是一本医学书籍，更是一份责任和承诺，旨在提升基层医疗服务的整体水平，使每一位患者都能得到科学、合理和人性化的治疗。

我衷心推荐每一位基层医疗工作者阅读这套丛书，相信在这套丛书的帮助下，他们会更加自信和专业地面对各种医疗挑战。

李荣山

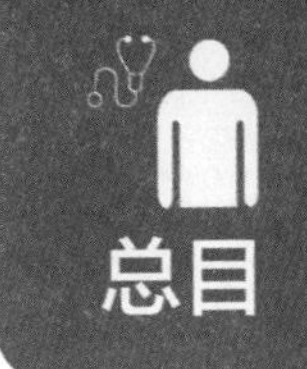
总目

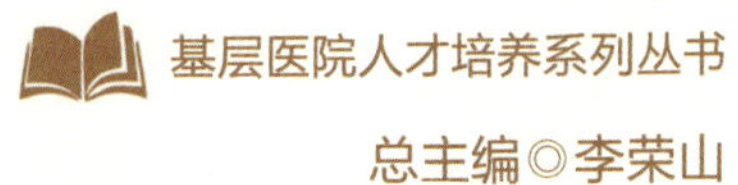

总主编◎李荣山

呼吸科

主　编

魏东光

副主编

熊　雪

参编人员

（排名不分先后）

刘　芳　刘维萍　吴玉枝　丘　蕾

郭万金

山西出版传媒集团

山西科学技术出版社

前言

临床医生的培养包括院校教育、毕业后教育和继续医学教育三个阶段。接受院校教育期间，医学生学习了每一种疾病的发生发展、诊疗路径及其预后评估，经历着一个从无到有、从茫然到领悟、从杂乱到有序、从感性到理性的过程，而在毕业后想要成为一名技术过硬、理论知识扎实的优秀临床医生，则必须完成毕业后教育，包括住院医师规范化培训和专科医师规范化培训两个阶段。继续医学教育使医生能够不断地更新知识、保持专业水平。住院医师规范化培训阶段是一名医生从事医疗执业生涯的启蒙时期，是训练“三基三严”技能、夯实“三基三严”素质的关键环节，是形成科学缜密临床思维的重要阶段。本书由山西省人民医院呼吸科所有专家倾力合作，从培养优秀住院医师的角度出发，结合住院医师规范化培训大纲编写而成。书中展现了由浅入深的临床实景，剖析了去芜存菁的临床过程，期望能够对培养住院医师良好的临床思维有所助益。

本书附有大量临床病例、影像图片及插图，包括呼吸系统常见疾病的症状、体征，常用的实验室检查、肺功能检查、气管镜检查及呼吸支持技术等，内容共有十三章，涵盖了肺部感染性疾病、支气管哮喘、抗合成酶抗体综合征合并间质性肺炎、支气管扩张、肺血栓栓塞症、呼吸衰竭、慢性阻塞性肺疾病等十三种疾病，根据实际临床工作模式，以案例为基础，既总结临床关键点，帮助住院医师分析归纳、理清思路，又补充相关知识点，鼓励自主学习和深入思考，从而帮助临床医生真正掌握呼吸疾病的现代诊断和治疗方法。

本书的特点如书名所示，以基层呼吸科医师为对象，结合临床实践对知识点进行深入讲解，规范、实用、生动。本书既注重培养临床思维的科学性、严密性、逻辑性和规范性，又关注相关内容横向与纵向的有机结合，有助于基层医生开展临床工作。

本书在编写过程中难免会有错漏不当之处，希望读者批评指正。

魏东光

2024 年 4 月

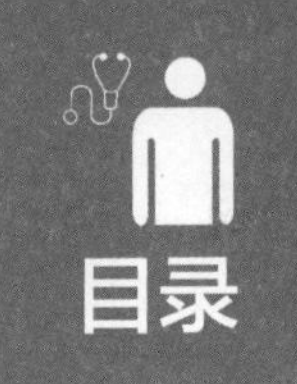
目录

第一章
肺部感染性疾病

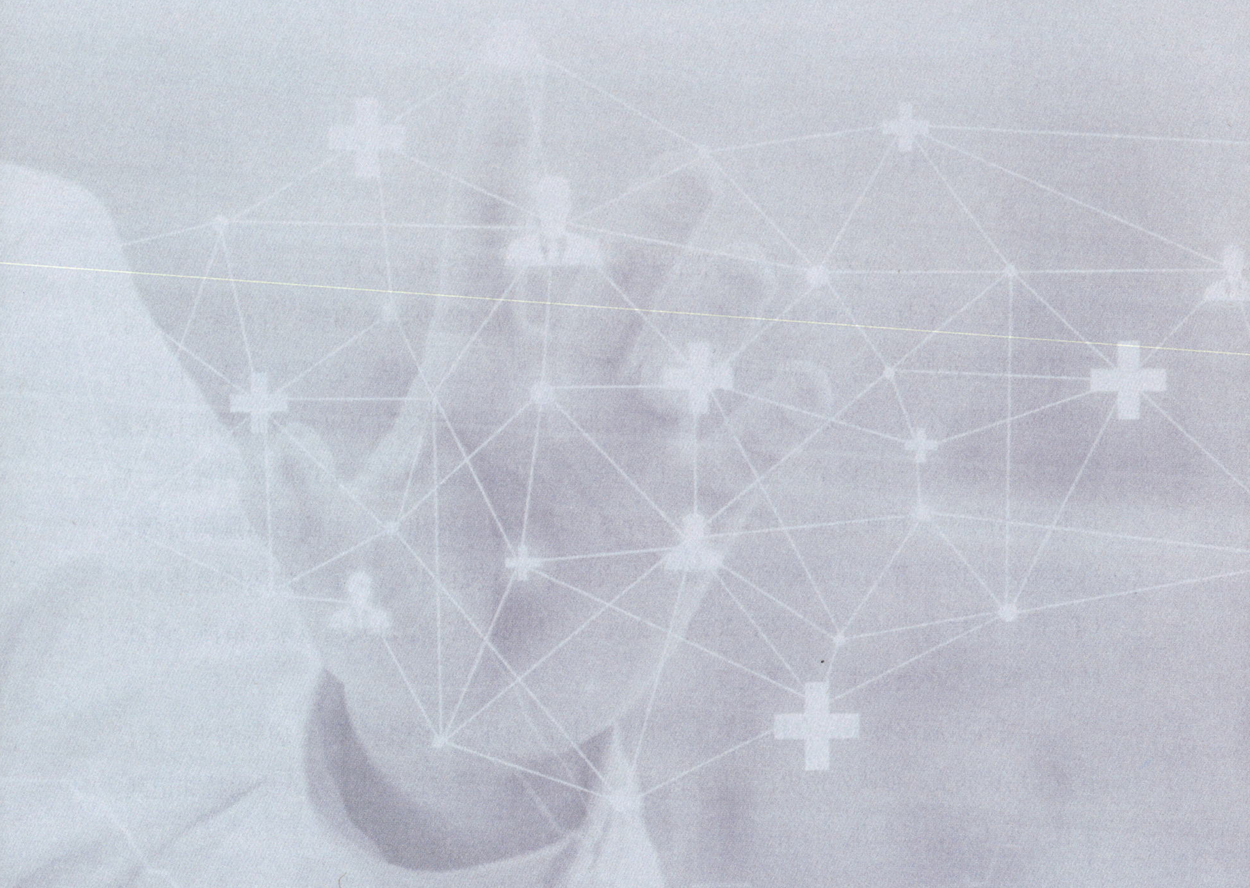

肺部感染性疾病（案例 1）

核心提示

❖理清社区获得性肺炎的诊疗思路。

❖学习病毒性肺炎的诊治策略。

❖掌握肺炎初始治疗的评价、处理及出院时机。

一、病历资料

1. 病史

王 ××，女，32 岁，主因“间断咳嗽、咳痰、气短 5 月”入院。

患者于 5 个月前无明显诱因出现咳嗽、咳痰，为白色少量稀薄痰，伴气短、胸闷、乏力，气管处呼吸痛，活动后加重，偶伴恶心，无发热、头晕、心悸等不适，自行口服中药治疗 2 个月，效果不佳，遂就诊于当地医院，完善胸部 CT 可见双肺弥漫片状高密度影。为求进一步诊治，遂就诊于上级医院，门诊考虑肺炎，予口服莫西沙星，后住院静脉滴注左氧氟沙星、甲强龙等治疗 2 周后气短好转出院。出院后口服阿奇霉素继续治疗，但患者仍自觉胸闷、气短，再次恢复到入院前状态，于当地医院复查胸部 CT，提示病灶无明显好转，遂于 2023 年 3 月 2 日来我院就诊。自发病以来，精神、食欲、睡眠一般，大小便如常，体重无变化。

新型冠状病毒感染后自行康复 3 个月。否认高血压、糖尿病、冠心病等病史；否认肝炎、结核病史；否认外伤史；否认输血史；否认食物、药物过敏史；家族史无特殊记载。生育 1 子 1 女，二胎生产 1 年。

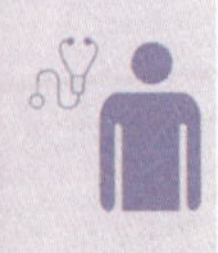

2. 体格检查

查体：体温 36.2℃，脉搏 71 次 / 分，呼吸 19 次 / 分，血压 121/86mmHg。正常病容，体型中等，无贫血貌，神志清楚，自主体位，言语流利，对答切题，查体合作，咽部无充血，扁桃体无肿大。双肺呼吸音粗，叩诊呈清音，双肺未闻及干、湿性啰音。心律齐，各瓣膜听诊区未闻及杂音。腹部平坦，腹软，全腹无压痛、无反跳痛，肝、脾肋下未触及，未触及肿块。双下肢无浮肿。

3. 实验室和辅助检查

胸部 X 线（2022 年 12 月 09 日）：肺纹理增粗紊乱，双肺斑片影。

胸部 CT：双肺弥漫片状高密度影。

4. 初步诊断

双肺弥漫性病变性质待查、肺部感染？结缔组织病相关肺炎？

二、诊治经过

患者主因“间断咳嗽、咳痰、气短 5 月”入院，入院后化验血常规，仅中性粒细胞百分比增高，余项均未见异常，C 反应蛋白、降钙素原等均正常，胸部 CT 提示双肺弥漫性病变。患者病史长，不能除外结缔组织病相关性肺疾病，但患者入院查体无明显结缔组织相关疾病的症状及体征，化验风湿系列、抗核抗体谱、可提取性核抗原检测、抗中性粒细胞胞质抗体相关化验等均为阴性，暂不考虑结缔组织病相关性肺疾病。患者胸部 CT 结果提示病变以间质性肺炎为主，不除外传染性疾病相关的特殊病原体感染，比如肺孢子菌肺炎、结核分枝杆菌感染等，但患者乙肝、丙肝、戊肝、人类免疫缺陷病毒、梅毒均阴性，结核感染 T 细胞阴性，暂不考虑以上疾病。患者新型冠状病毒核酸检测阴性，亦可除外新型冠状病毒引起的病毒性肺炎。结合患者近 5 月反复使用多种抗生素及激素治疗，目前考虑耐药革兰氏阳性球菌及耐药肺炎克雷伯菌、大肠埃希菌等革兰氏阴性杆菌感染，入院后抗生素升级为哌拉西林他唑巴坦联合莫西沙星抗感染治疗，患者抗感染治疗前建议留取痰标本送痰涂片及痰培养，但患者咳痰困难，痰标本留取失败，为尽早明确病原学，同患者及家属沟通后行支气管肺泡灌洗检查，送灌洗液下一代测序技术（NGS），结果回报缓症链球菌、肺炎链球菌，灌洗液细菌及真菌培养无菌生长。结合以上，该患者诊断考虑链球菌肺炎，目前抗生素完全可以覆盖，但考虑到患者病史长，曾反复使用多种抗生素及甲泼尼龙治疗，且使用抗生素的情况下，肺泡灌洗液 NGS 存在一定的假阴性结果，以及患者病灶面积较大，仍不能除外其他耐药菌的感染，因此暂不考虑降级治疗，继续维持原方案。针对患者咳嗽、咳痰、气短等症状，在抗感染

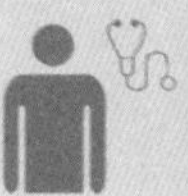

治疗的基础上给予解痉、平喘、祛痰等对症治疗，住院治疗 10 天后患者咳嗽、咳痰明显好转，无气短，复查胸部 CT 双肺病灶较前吸收，给予办理出院，院外继续口服莫西沙星序贯治疗 5 天。患者入院后的相关检查及检查结果如下：

血常规：白细胞计数 8.35×10^9/L，中性粒细胞百分比 77.9%，嗜酸性粒细胞计数 0.1×10^9/L。

C 反应蛋白：7.33mg/L。

红细胞沉降率：3mm/h。

降钙素原：0.021ng/mL。

新型冠状病毒核酸：阴性。

肝功能、肾功能、电解质：未见明显异常。

传染病系列：乙肝、丙肝、戊肝、人类免疫缺陷病毒、梅毒均阴性。

结核感染 T 细胞：阴性。

风湿结缔组织疾病相关化验：风湿系列、抗核抗体谱、可提取性核抗原检测、抗中性粒细胞胞质抗体相关化验等均为阴性。

气管镜检查：支气管炎性改变。

肺泡灌洗液 NGS（图 1–1）：

属（Genus）				种（Species）		
类型	名称	序列数	相对丰度%	名称	序列数	相对丰度%
G+	链球菌属 *Streptococcus*	14610	58.93	缓症链球菌 *Streptococcus mitis*	4652	18.77
Q index(校正人源背景后该微生物的含量)				Q index 在同类标本中的分布		
16008.70, 高于 82.54%的同类标本						
G+	链球菌属 *Streptococcus*	14610	58.93	肺炎链球菌 *Streptococcus pneumoniae*	1429	5.77

图 1–1　肺泡灌洗液 NGS 测序报告

三、案例分析

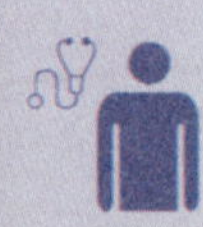

1. 病史特点

（1）患者女性，无慢性肺部疾病及其他慢性疾病史。

（2）间断咳嗽气短 5 月，咳白色稀薄痰，胸闷乏力。

（3）体格检查：无特殊阳性体征。

（4）实验室和辅助检查：肺部高密度阴影范围增大，密度变高、变实，中性粒细胞百分比增高，C 反应蛋白、红细胞沉降率、降钙素原均正常。

（5）入院前曾于当地医院行胸部 CT 检查，提示双肺弥漫片状高密度影，先后予阿奇霉素、左氧氟沙星、甲强龙等治疗后无明显好转。肺部高密度阴影范围增大，密度变高、变实。

2. 诊断和诊断依据

（1）诊断：肺炎链球菌肺炎。

（2）诊断依据：有咳嗽、咳痰、气短等呼吸道症状，但无发热、胸痛等；胸部查体无阳性体征；胸部 CT 提示双肺弥漫片状高密度影；血常规提示中性粒细胞百分比 77.9%；支气管镜检查提示支气管炎症；肺泡灌洗液 NGS 回报缓症链球菌、肺炎链球菌。

3. 鉴别诊断

（1）感染性疾病：该患者双肺弥漫性病变，需与病毒性肺炎、不典型病原菌感染、细菌性肺炎、肺孢子菌肺炎、肺结核等感染性疾病进行鉴别，入院后完善相关化验检查，新型冠状病毒核酸、呼吸道常见病原体检测、结核感染 T 细胞等检测均为阴性，肺泡灌洗液 NGS 无病毒及不典型病原体、肺孢子菌及其他真菌检出，不考虑病毒性肺炎及支原体、衣原体、军团菌肺炎及肺真菌病等。

（2）非感染性疾病：该患者胸部 CT 表现为双肺弥漫片状高密度影，在当地医院行抗感染及激素治疗效果不佳，结合患者为育龄期女性，需与嗜酸性粒细胞性肺炎、过敏性肺炎、风湿结缔组织疾病等相关肺疾病进行鉴别。该患者无支气管哮喘或其他过敏史，血常规中嗜酸性粒细胞无升高，肺泡灌洗液中嗜酸性粒细胞稍增多，未大于 25%，无特殊职业病史，无化学性物质接触史，入院化验抗可提取性核抗原抗体酶谱、抗核抗体谱、抗中性粒细胞质抗体等结缔组织相关化验均为阴性，不考虑嗜酸性粒细胞性肺炎、过敏性肺炎、结缔组织疾病相关肺疾病。

四、处理方案及基本原则

1. 一般治疗

补充足够的热量和营养，鼻导管氧疗，心电监护。

2. 针对该患者的相关诊治

（1）入院后进一步完善血常规、C 反应蛋白、降钙素原、结核感染 T 细胞、肝功能、

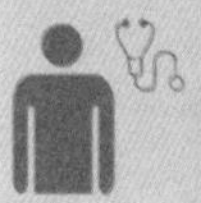

支气管镜、肺泡灌洗液细菌及真菌培养、灌洗液病理检查等相关化验检查。

（2）抗感染治疗：哌拉西林他唑巴坦联合莫西沙星、亚胺培南西司他丁。

（3）止咳：对症予以止咳药物缓解症状。

3. 转诊及社区随访

如果患者病情超出了所在医疗机构的诊治能力，医务人员应与患者及家属及时沟通，在评估转运风险后转上级医疗机构继续诊治。

（1）紧急转诊：

1）符合重症社区获得性肺炎诊断标准；2）病情危重的不明原因肺炎原则上需转至县级以上医疗机构，同时按照感染控制相关规定处置，并配合疾控机构对病例开展相关调查处置和实验室检查；3）初始治疗失败，生命体征不稳定。

上述患者病情危重，转运风险高，需根据患者病情（包括生命体征、意识、呼吸支持、循环支持、主要临床问题五方面）和预计转运时间、转运条件进行风险评估。根据病情情况和相关评估，在转院之前和转院过程中均需要有呼吸支持、建立静脉通道、保持血流动力学稳定等相关技术人员和设备配备及保障。

（2）普通转诊：

1）合并基础疾病较多，如慢性心功能不全（Ⅲ ~ Ⅳ级）、慢性肾脏疾病（3 ~ 5 期）、肝硬化失代偿、糖尿病急症；2）免疫抑制宿主发生社区获得性肺炎；3）初始治疗失败，生命体征稳定；4）出现局部或全身并发症，如脓胸、肺脓肿，生命体征稳定；5）年龄 ≥ 65 岁且有基础疾病患者，评估有超广谱 β－内酰胺酶菌等耐多药感染风险；6）社区获得性肺炎诊断尚未明确，需要进一步鉴别诊断。

五、要点与讨论

1. 社区获得性肺炎的诊断标准

（1）社区发病。

（2）肺炎相关临床表现：1）新近出现的咳嗽、咳痰或原有呼吸道疾病症状加重，伴或不伴脓痰、胸痛、呼吸困难及咯血。2）发热。3）肺实变体征和（或）闻及湿性啰音。4）外周血白细胞计数 $> 10 \times 10^9$/L 或 $< 4 \times 10^9$/L，伴或不伴细胞核左移。

（3）胸部影像学检查显示新出现的斑片状浸润影、叶或段实变影、磨玻璃影或间质性改变，伴或不伴胸腔积液。

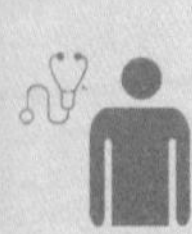

符合第（1）、（3）条及第（2）条中任何 1 项，并除外肺结核、肺部肿瘤、非感染性间质性肺疾病、肺水肿、肺不张、肺栓塞、肺嗜酸性粒细胞浸润症及肺血管炎等后，

可建立临床诊断。

2. 重症社区获得性肺炎的诊断标准

符合下列 1 项主要标准或≥ 3 项次要标准者可诊断。

主要标准：1）需要气管插管行机械通气治疗；2）脓毒症休克经积极液体复苏后仍需要血管活性药物治疗。

次要标准：1）呼吸频率≥ 30 次 / 分；2）氧合指数≤ 250mmHg（1mmHg=0.133kPa）；3）多肺叶浸润；4）意识障碍和（或）定向障碍；5）尿素氮≥ 7.14mmol/L；6）收缩压＜ 90mmHg，需要积极的液体复苏。

3. 社区获得性肺炎患者病情评估

基层医疗机构推荐使用 CURB–65 评分、CRB–65 评分或 PSI 评分。常用社区获得性肺炎严重程度评分系统（表 1–1）。

表 1–1　社区获得性肺炎严重程度常用评分系统

评分系统	预测指标	死亡风险评估
CURB–65 评分	共 5 项指标，满足 1 项得 1 分： 1）意识障碍 2）尿素氮＞ 7mmol/L 3）呼吸频率≥ 30 次 / 分 4）收缩压＜ 90mmHg 或舒张压≤ 60mmHg 5）年龄≥ 65 岁	0 ～ 1 分：低危，门诊治疗 2 分：中危，建议住院治疗或严格随访下院外治疗 3 ～ 5 分：高危，应住院治疗，部分需转诊
CRB–65 评分	共 4 项指标，满足 1 项得 1 分： 1）意识障碍 2）呼吸频率≥ 30 次 / 分 3）收缩压＜ 90mmHg 或舒张压≤ 60mmHg 4）年龄≥ 65 岁	0 分：低危，门诊治疗 1 ～ 2 分：中危，建议住院或严格随访下院外治疗 ≥ 3 分：高危，应住院治疗，部分需转诊
PSI 评分	年龄（女性 10 分）加所有危险因素得分总和： 1）居住在养老院（10 分） 2）基础疾病：肿瘤（30 分）；肝病（20 分）；充血性心力衰竭（10 分）；脑血管疾病（10 分）；肾病（10 分） 3）体征：意识状态改变（20 分）；呼吸频率≥ 30 次 / 分（20 分）；收缩压＞ 90mmHg（20 分）；体温＜ 35℃或≥ 40℃（15 分）；脉搏≥ 125 次 / 分（10 分） 4）实验室检查：动脉血酸碱度＜ 7.35（30 分）；尿素氮≥ 11mmol/L（20 分）；血钠＜ 130mmol/L（20 分）；血糖≥ 14mmol/L（10 分）；红细胞比容＜ 30%（10 分）；动脉血氧分压＜ 60mmHg（或指氧饱和度＜ 90%）（10 分） 5）胸部影响：胸腔积液（10 分）	低危：I 级（＜ 50 分，无基础疾病）；II 级（51 ～ 70 分）；III 级（71 ～ 90 分） 中危：IV 级（91 ～ 130 分） 高危：V 级（＞ 130 分）； IV 和 V 级需住院治疗

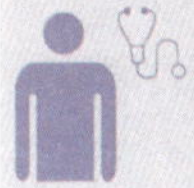

4. 肺炎常见的病原体

社区获得性肺炎常见病原体为肺炎链球菌、支原体、衣原体、流感嗜血杆菌和呼吸道病毒（甲、乙型流感病毒，腺病毒，呼吸道合胞病毒和副流感病毒）等。医院获得性肺炎及呼吸机相关性肺炎常见病原体包括鲍曼不动杆菌、铜绿假单胞菌、肺炎克雷伯菌、大肠埃希菌、金黄色葡萄球菌等。但具体情况要了解当地医院的病原学监测数据，根据本地区、本医院甚至特定科室的病原谱和耐药特点及病人个体因素来选择抗菌药物。

5. 社区获得性肺炎的初始治疗策略

（1）抗感染治疗：社区获得性肺炎治疗需根据病情严重程度、治疗场所、年龄、基础疾病等决定初始抗感染药物的使用。对于轻症可在门诊治疗的社区获得性肺炎患者、年轻而无基础疾病患者推荐使用青霉素类、大环内酯类、一代或二代头孢菌素或呼吸喹诺酮类药物。尽量使用生物利用度好的口服抗感染药物治疗，建议口服阿莫西林或阿莫西林克拉维酸钾治疗。

（2）其他治疗：除了针对病原体的抗感染治疗外，氧疗、雾化、化痰、补液、营养支持以及物理治疗等辅助治疗对社区获得性肺炎患者也是必要的。需定时监测患者体温、呼吸频率、脉搏、血压和精神状态等情况。

6. 肺炎链球菌肺炎的诊治策略

肺炎链球菌肺炎是由肺炎链球菌所引起的肺炎，约占社区获得性肺炎的半数。通常起病急骤，以高热、寒战、咳嗽、血痰及胸痛为特征。胸部影像学检查呈肺段或肺叶急性炎症实变。因抗菌药物的广泛使用，本病的起病方式、症状及 X 线片影像改变均不典型。

（1）病因和发病机制：肺炎链球菌为革兰氏阳性球菌，有荚膜，其毒力大小与荚膜中的多糖结构及含量有关。肺炎链球菌在干燥痰中能存活数个月，但在阳光直射下 1 小时或加热至 52℃并持续 10 分钟即可被杀灭，对苯酚等消毒剂也较敏感。机体免疫功能正常时，肺炎链球菌是寄居在口腔及咽部的一种正常菌群，机体免疫功能受损时，有毒力的肺炎链球菌则会入侵人体而致病。肺炎链球菌除引起肺炎外，少数可发生菌血症或感染性休克，老年人及婴幼儿的病情尤为严重。肺炎链球菌不产生毒素，不引起组织坏死或形成空洞，其致病力是由于含有高分子多糖体的荚膜对组织的侵袭作用，首先引起肺泡壁水肿，出现白细胞与红细胞渗出，之后含菌的渗出液经肺泡间孔（Cohn 孔）向肺的中央部分扩展，甚至累及几个肺段或整个肺叶。因病变开始于肺的外周，故肺叶间分界清楚，易累及胸膜，引起渗出性胸膜炎。

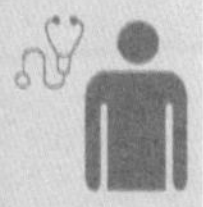

（2）临床表现：冬季与初春常见，常与呼吸道感染相伴行。病人多为原来健康的青壮年或老年与婴幼儿，男性较多见。吸烟者、痴呆者、慢性支气管炎患者、支气管扩张患者、充血性心力衰竭患者、慢性病病人以及免疫抑制者均易受肺炎链球菌感染。

1）症状：发病前常有受凉、淋雨、疲劳、醉酒、病毒感染史，多有上呼吸道感染的前驱症状。起病急骤，高热、寒战，全身肌肉酸痛。体温在数小时内升至39℃～40℃，高峰在下午或傍晚，或呈稽留热，脉率随之加速。可有患侧胸部疼痛，放射到肩部或腹部，咳嗽或深呼吸时加剧。痰少，咳痰带血或呈铁锈色，胃纳锐减，偶有恶心、呕吐、腹痛或腹泻，易被误诊为急腹症。

2）体征：病人呈急性热病容，面颊绯红，鼻翼扇动，皮肤灼热、干燥，口角及唇周有单纯疱疹；病变广泛时可出现发绀。有脓毒症者，可出现皮肤、黏膜下出血点，巩膜黄染。早期肺部体征无明显异常，仅有胸廓呼吸运动幅度减小，叩诊稍浊，听诊可有呼吸音减低及胸膜摩擦音。肺实变时叩诊浊音，触觉语颤增强并可闻及支气管呼吸音。消散期可闻及湿啰音。心率增快，有时心律不齐。重症病人有肠胀气，上腹部压痛多与炎症累及膈胸膜有关。重症感染时可伴休克、急性呼吸窘迫综合征及神经精神症状。

自然病程大致为1～2周。发病5～10天，体温可自行骤降或逐渐消退；使用有效的抗菌药物可使体温在1～3天内恢复正常。病人的其他症状与体征亦随之逐渐消失。

（3）并发症：肺炎链球菌肺炎的并发症近年已很少见。严重脓毒症或毒血症病人易发生感染性休克，尤其是老年人。表现为血压降低、四肢厥冷、多汗、发绀、心动过速、心律失常等，而高热、胸痛、咳嗽等症状并不突出。其他并发症有胸膜炎、脓胸、心包炎、脑膜炎和关节炎等。

（4）实验室和其他检查：血白细胞计数升高，中性粒细胞百分比多在80%以上，并有核左移。年老体弱、酗酒、免疫功能低下者的白细胞计数可不增高，但中性粒细胞百分比仍增高。痰直接涂片做革兰氏染色及荚膜染色镜检，如发现典型的革兰氏染色阳性、带荚膜的双球菌或链球菌，即可初步作出病原学诊断。痰培养24～48小时可以确定病原体。痰标本要及时送检，在抗菌药物应用之前漱口后采集，取深部咳出的脓性或铁锈色痰。聚合酶链反应（PCR）及荧光标记抗体检测可提高病原学诊断率。尿肺炎链球菌抗原可呈阳性。10%～20%的病人合并菌血症，故重症肺炎应做血培养。如合并胸腔积液，应积极抽取积液进行细菌培养。胸部影像学检查早期仅见肺纹理增粗，或受累的肺段、肺叶稍模糊。随着病情进展，表现为大片炎症浸润阴影或实变影，在实变影中可见支气管充气征，肋膈角可有少量胸腔积液。在消散期，炎症浸润逐渐吸收，可有片状区域吸收较快而呈现“假空洞”征，多数病例在起病3～4周后才完全消散。老年肺炎病灶消散较慢，容易吸收不完全而成为机化性肺炎。

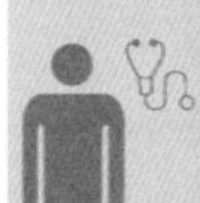

（5）诊断：根据典型症状与体征，结合胸部X线片检查，容易作出初步诊断。

年老体衰、继发于其他疾病或局灶性机化性肺炎表现者，临床常不典型，需认真加以鉴别。病原菌检测是确诊本病的主要依据。

（6）治疗：1）抗菌药物治疗。首选青霉素。对青霉素过敏者，或感染耐青霉素菌株者，用呼吸氟喹诺酮类、头孢噻肟或头孢曲松等药物，感染多重耐药菌株者可用万古霉素、替考拉宁或利奈唑胺。2）支持疗法。病人卧床休息，补充足够的蛋白质、热量及维生素类。密切监测病情变化，防止休克。剧烈胸痛者，可酌用少量镇痛药。不用阿司匹林或其他解热药，以免过度出汗、脱水及干扰真实热型，导致临床判断错误。鼓励每天饮水 1 ~ 2L，失水者可输液。中等或重症病人（动脉血氧分压 < 60mmHg 或有发绀）应给氧。若有明显麻痹性肠梗阻或胃扩张，应暂时禁食、禁饮和胃肠减压，直至肠蠕动恢复。烦躁不安、谵妄、失眠者慎用镇静药，禁用抑制呼吸的镇静药。3）并发症的处理。经抗菌药物治疗后，高热常在 24 小时内消退，或数天内逐渐下降。若体温降而复升或 3 天后仍不降者，应考虑肺炎链球菌的肺外感染，如脓胸、心包炎或关节炎等；若持续发热应寻找其他原因。10% ~ 20% 的肺炎链球菌肺炎伴发胸腔积液，应酌情取胸腔积液检查及细菌培养以确定其性质。若治疗不当，约 5% 并发脓胸，应积极引流排脓。

7. 葡萄球菌肺炎的诊治策略

葡萄球菌肺炎是由葡萄球菌引起的急性肺化脓性炎症。常发生于有基础疾病如糖尿病、血液病、艾滋病、肝病、营养不良、酒精中毒、静脉吸毒或原有支气管或肺部疾病者，流感后、病毒性肺炎后。多急骤起病，高热、寒战、胸痛，咳脓性痰，可早期出现循环衰竭。胸部影像学表现为坏死性肺炎，如肺脓肿、肺大疱、肺囊肿和脓胸。若治疗不及时或不当，病死率甚高。

诊断：根据全身毒血症状，咳痰、脓血痰，白细胞计数增高、中性粒细胞百分比增加、核左移并有中毒颗粒和 X 线影像表现，可作出初步诊断。细菌学检查是确诊的依据，可行痰、胸腔积液、血和肺穿刺物培养。

治疗：强调早期清除和引流原发病灶，选用敏感的抗菌药物。近年来，金黄色葡萄球菌对青霉素的耐药率已高达 90% 左右，因此可选用耐青霉素酶的半合成青霉素或头孢菌素，如苯唑西林钠、氯唑西林钠、头孢呋辛钠等，联合氨基糖苷类如阿米卡星等，亦有较好疗效。阿莫西林、氨苄西林与 β－内酰胺酶抑制剂组成的复方制剂对产酶金黄色葡萄球菌有效。对于耐甲氧西林金黄色葡萄球菌，则应选用万古霉素、替考拉宁和利奈唑胺等，如万古霉素 1.5 ~ 2.0g/d 静脉滴注，偶有药物热、皮疹、静脉炎等不良反应。临床选择抗菌药物时可参考细菌培养的药物敏感试验。

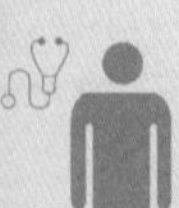

8. 支原体肺炎的诊治策略

诊断与鉴别诊断：需综合临床症状、X 线影像表现及血清学检查结果作出诊断。培养分离出肺炎支原体虽对诊断有决定性意义，但其检出率较低，技术条件要求高，所需时间长。血清学试验有一定参考价值，尤其血清抗体有 4 倍增高者，但多为回顾性诊断。本病应与病毒性肺炎、军团菌肺炎等鉴别。外周血嗜酸性粒细胞计数正常，可与肺嗜酸性粒细胞肺浸润症相鉴别。

治疗：早期使用适当抗生素可减轻症状及缩短病程。本病有自限性，多数病例不经治疗可自愈。大环内酯类抗生素为首选，如红霉素、罗红霉素和阿奇霉素等。对大环内酯类不敏感者则可选用呼吸喹诺酮类，如左氧氟沙星、莫西沙星等，四环素类也用于肺炎支原体肺炎的治疗。疗程 2 ~ 3 周。因肺炎支原体无细胞壁，故青霉素或头孢菌素类等抗生素对其无效。对剧烈呛咳者，应适当给予镇咳药；若合并细菌感染，可根据病原学检查，选用针对性的抗生素治疗。

9. 军团菌肺炎的诊疗

军团菌肺炎在社区获得性肺炎中所占比例为 5%。军团菌肺炎常发展为重症，住院的军团菌感染者近 50% 需入住重症监护室，病死率达 5% ~ 30%。易感人群包括老年人、男性和吸烟者，以及患有慢性心肺基础疾病、糖尿病、恶性肿瘤、免疫抑制、应用肿瘤坏死因子 - α 拮抗剂的人群。流行病学史包括接触被污染的空调或空调冷却塔以及被污染的饮用水、温泉洗浴、园艺工作、管道修理、军团菌病源地旅游史等。当社区获得性肺炎患者出现伴相对缓脉的发热、急性发作性头痛、非药物引发的意识障碍或嗜睡、非药物引起的腹泻、休克、急性肝肾功能损伤、低钠血症、低磷血症、对 β - 内酰胺类抗菌药物无应答时，要考虑到军团菌肺炎的可能。军团菌肺炎胸部影像相对特异性的表现是磨玻璃影中混杂着边缘相对清晰的实变影。虽然临床症状改善，但影像学在短时间（1 周内）内仍有进展，或肺部浸润影几周甚至几个月后才完全吸收也是军团菌肺炎的影像学特征。

10. 病毒性肺炎的诊疗

诊断：诊断依据为临床症状及 X 线或 CT 影像改变，并排除由其他病原体引起的肺炎。确诊则有赖于病原学检查，包括病毒分离、血清学检查、病毒抗原的检测。

治疗：以对症治疗为主，必要时进行氧疗。注意隔离消毒，预防交叉感染。目前已经证实较为有效的病毒抑制药物包括：1）利巴韦林。具有广谱抗病毒活性，包括呼吸道合胞病毒、腺病毒、副流感病毒和流感病毒。0.8 ~ 1.0g/d，分 3 ~ 4 次服用；静脉滴注或肌注，每天 10 ~ 15mg/kg，分 2 次。亦可用雾化吸入，每次 10 ~ 30mg，加蒸馏

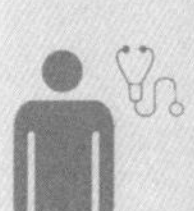

水 30mL，每天 2 次，连续 5 ~ 7 天。2）阿昔洛韦。具有广谱、强效和起效快的特点，用于疱疹病毒和水痘病毒感染，尤其对免疫缺陷或应用免疫抑制剂者应尽早应用。静脉滴注，每次 5mg/kg，3 次 / 天，连续给药 7 天。3）更昔洛韦。可抑制 DNA 合成，用于巨细胞病毒感染，7.5 ~ 15mg/kg/d，连用 10 ~ 15 天。4）奥司他韦。神经氨酸酶抑制剂，对甲、乙型流感病毒均有很好作用，耐药发生率低，150mg/d，分 2 次，连用 5 天。5）阿糖腺苷。具有广泛的抗病毒作用，多用于治疗免疫缺陷病人的疱疹病毒与水痘病毒感染，静脉滴注，5 ~ 15mg/kg/d，每 10 ~ 14 天为 1 个疗程。6）金刚烷胺。有阻止某些病毒进入人体细胞及退热作用，用于流感病毒等感染。成人每次 100mg，早晚各 1 次，连用 3 ~ 5 天。原则上不宜应用抗生素预防继发性细菌感染，一旦明确已合并细菌感染，应及时选用敏感的抗生素。糖皮质激素对病毒性肺炎的疗效仍有争论，例如对传染性非典型肺炎的治疗国内报道有效，而最近欧洲和亚洲对糖皮质激素治疗 H1N1 肺炎的观察证明无效，还会导致病死率升高、机械通气和住院时间延长、二重感染发生率升高。因此，不同的病毒性肺炎对激素的反应可能存在差异，应酌情使用。

11. 肺真菌病的诊治流程

肺真菌病是由真菌引起的肺部疾病，主要指肺和支气管的真菌性炎症或相关病变，广义地讲可以包括胸膜甚至纵隔。

（1）诊断依据：

1）宿主因素：外周血中性粒细胞减少，中性粒细胞计数 $< 0.5 \times 10^9$/L，且持续 > 10 天以上；体温 > 38℃或 < 36℃，并伴有以下情况之一：之前 60 天内出现过持续的中性粒细胞减少；之前 30 天内曾接受或正在接受免疫抑制剂治疗；有侵袭性真菌感染病史；患有艾滋病；存在移植物抗宿主病的症状和体征；持续应用类固醇激素 3 周以上；有慢性基础疾病，或外伤、手术后长期住重症监护室，长期使用机械通气，体内留置导管，全胃肠外营养和长期使用广谱抗生素治疗等。

2）临床特征：主要特征为侵袭性肺曲霉菌感染的胸部影像学特征（早期出现胸膜下结节实变影，数天后病灶周围可出现晕轮征，10 ~ 15 天后肺实变区出现空腔阴影或新月征）、肺孢子菌肺炎的影像学特征（两肺出现磨玻璃样肺间质病变征象），伴有低氧血症。次要特征为肺部感染的症状和体征、影像学出现新的肺部浸润影、持续发热 > 96 小时且抗菌治疗无效。

3）微生物学检查：合格痰液经直接镜检发现菌丝，真菌培养 2 次阳性（包括曲霉属、镰刀菌属、接合菌）；支气管肺泡灌洗液经直接镜检发现菌丝，真菌培养阳性；合格痰液或支气管肺泡灌洗液直接镜检或培养新型隐球菌阳性；支气管肺泡灌洗液或痰液中发现肺

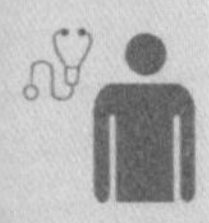

孢子菌包囊、滋养体或囊内小体；血液标本曲霉菌半乳甘露聚糖检测连续 2 次阳性；血液标本 1，3-β-D 葡聚糖检测（G 试验）连续 2 次阳性；血液、胸液标本隐球菌抗原阳性。

（2）诊断标准：

1）确诊：至少符合 1 项宿主因素，肺部感染的 1 项主要或 2 项次要临床特征及下列 1 项微生物学或组织病理学依据。

霉菌：肺组织标本检出菌丝或球形体（非酵母菌的丝状真菌），并发现伴有相应的肺组织损害。肺组织标本、胸水或血液霉菌培养阳性。

酵母菌：肺组织标本检出酵母菌细胞和（或）假菌丝。肺组织标本、胸液或血液酵母菌培养阳性，或经镜检发现隐球菌。

肺孢子菌：肺组织标本染色、支气管肺泡灌洗液或痰液中发现肺孢子菌包囊、滋养体或囊内小体。

2）临床诊断：至少符合 1 项宿主因素，肺部感染的 1 项主要或 2 项次要临床特征及 1 项微生物学检查依据。

3）拟诊：至少符合 1 项宿主因素，肺部感染的 1 项主要或 2 项次要临床特征。

12. 肺念珠菌病的诊治

（1）病原体：

念珠菌属于隐球酵母科念珠菌属，除光滑念珠菌外，大多可以形成假菌丝，故又称假丝酵母菌。该菌广泛存在于自然界，有 300 余种，对人类致病的仅有少数几种。目前在念珠菌病中，白色念珠菌的比例在减少，而非白色念珠菌在增加，这种变化在免疫功能低下者的念珠菌感染中尤其明显，可能与这些患者广泛应用抗真菌药物（特别是氟康唑）预防有关。非白色念珠菌中某些种类常对氟康唑和伊曲康唑耐药，故实验室在分离到念珠菌时应进一步鉴定至种，以帮助临床医生选择药物。

（2）临床类型：

通常根据病变部位分为 1）支气管炎型：病变主要累及支气管及其周围组织，而未侵犯肺实质，影像学检查显示肺纹理增多、增粗且模糊。2）肺炎型：念珠菌入侵肺泡，引起肺实质急性、亚急性或慢性炎症性病变，影像学显示支气管肺炎或叶段肺炎；按感染途径又可将念珠菌肺炎分为原发（吸入）性念珠菌肺炎（发生并局限于肺部的侵袭性念珠菌感染）和继发性念珠菌肺炎（念珠菌血源性播散引起的肺部病变）。原发性念珠菌肺炎少见，血源性播散是主要感染途径。

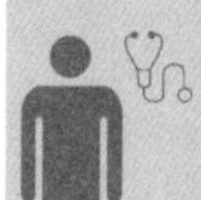

（3）诊断：

1）临床症状和体征：支气管炎型症状较轻，咳嗽，咳少量白黏痰或脓痰；肺炎型的临床症状取决于发病过程（原发性或继发性）、宿主状态和肺炎的范围等，多呈急性肺炎或伴脓毒症表现，咳嗽，痰少而黏稠或呈黏液胶质样或痰中带血，不易咳出，伴呼吸困难、胸痛等呼吸道症状；全身症状有畏寒、发热、心动过速，甚至出现低血压、休克和呼吸衰竭等；体征往往很少，部分患者口咽部可见鹅口疮或散在白膜，重症患者出现口唇发绀，肺部可闻及干、湿性啰音；过敏型肺念珠菌病类似过敏性鼻炎或哮喘；肺念珠菌病临床表现没有特征性，也无特异性；经积极的抗菌治疗症状仍不见改善或出现反复，特别是存在真菌病危险因素以及怀疑念珠菌脓毒症而出现呼吸道症状的患者，则应考虑到肺念珠菌病的可能，应进一步检查。

2）影像学表现：支气管炎型表现为肺纹理增粗而模糊，可以伴肺门淋巴结增大；肺炎型可见两肺中及下部斑点状、不规则片状、融合而广泛的实变阴影，肺尖部病变少见，偶尔有空洞或胸腔积液，可以伴肺门淋巴结增大。继发性念珠菌肺炎胸部 X 线片检查可呈阴性，特别是使用免疫抑制剂的患者；少数患者影像学表现为肺间质病变；亦可呈粟粒状阴影或趋于融合，CT 检查可以提高敏感性，但同样没有特异性。

3）病原学和组织病理学检查：念珠菌是上呼吸道最常见的定植菌之一，通常咳痰标本分离到的念珠菌不能作为肺念珠菌病的诊断依据；但痰标本采集最为方便，仍是临床常用的方法，应强调必须是深部咳出的合格痰标本（显微镜细胞学筛选鳞状上皮细胞 > 10 个 / 低倍视野或白细胞 > 25 个 / 低倍视野；尽可能选择下呼吸道防污染采样技术或支气管肺泡灌洗技术直接采集下呼吸道分泌物标本；根据技术条件，积极开展肺活检（纤维支气管镜或经皮肺穿刺）；临床微生物实验室真菌检查必须同时进行革兰氏染色、氢氧化钾浮载片直接镜检和培养；肺炎患者在呼吸道标本检测的同时，应采血标本送真菌培养。

4）诊断判定：根据分级诊断标准，具有发病危险因素及相应的临床表现、合格痰或下呼吸道分泌物多次（≥ 2 次）分离到同一种念珠菌，且镜检同时见到多量假菌丝和孢子作为临床诊断标准是可以接受的。

（4）治疗：

1）支气管念珠菌病：氟康唑 400mg，1 次 / 天，必要时静脉滴注；症状改善后可改为 200mg/d，疗程持续至症状消失；或合格痰标本真菌培养连续 2 次阴性，也可选用伊曲康唑；若鉴定为耐氟康唑非白念珠菌可选用伏立康唑口服、棘白菌素类或两性霉素 B 静脉给药。

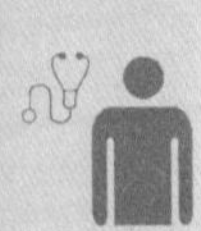

2）原发性念珠菌肺炎：病情稳定者，给予氟康唑 400mg，1 次 / 天，静脉滴注，病情改善后改用口服；病情不稳定者，给予氟康唑 400mg，1 次 / 天，静脉滴注，联合 5-

氟胞嘧啶 100 ~ 150mg/kg/d，分 3 ~ 4 次静脉滴注，亦可使用伊曲康唑静脉给药；耐氟康唑非白念珠菌病患者，选择两性霉素 B(除外季也蒙念珠菌及葡萄牙念珠菌)、伏立康唑、棘白菌素类。

3）继发性念珠菌肺炎（包括原发性肺念珠菌病合并播散）：有深静脉导管者应拔除导管，抗真菌治疗按病情处理。病情稳定者，给予氟康唑 400mg 静脉滴注，曾接受较多三唑类（氟康唑、伊曲康唑）预防性用药者可选择卡泊芬净或米卡芬净静脉滴注，50mg/d（白念）~ 100mg/d（非白念），或两性霉素 B 0.6mg/kg，1 次 / 天，总剂量为 5 ~ 7mg/kg，或含脂两性霉素 B；对于病情不稳定者，一种方法是给予两性霉素 B 0.8 ~ 1mg/kg/d（或相当剂量的含脂质制剂），或联合 5- 氟胞嘧啶 25.0 ~ 37.5mg/kg，每 6 小时 1 次，口服或静脉给药；在血培养转阴性、症状体征改善或消失、中性粒细胞恢复正常水平后改为氟康唑 400mg，1 次 / 天，口服 14 天；另一种方法是给予氟康唑 800mg/d+ 两性霉素 B 0.7mg/kg/d（或相当剂量的含脂制剂）5 ~ 6 天后，改为氟康唑 400mg/d 口服；第 3 种方法是给予伏立康唑或棘白菌素类，常规剂量。

4）念珠菌球或局限性肺部病变：药物治疗效果不佳，但全身状况能耐受手术者，可考虑手术治疗。过敏型给予对症治疗，可试用激素，抗真菌药物治疗价值尚不确定。

13. 肺曲霉病的诊治

（1）临床类型：

1）寄生型：包括肺曲霉球、寄生性支气管曲霉病，以前者最常见；肺曲霉球通常发生在已经存在的肺空洞病变内，如肺结核空洞、支气管扩张、肺囊肿、癌性空洞、强直性脊柱炎和结节病等所致肺纤维空洞等，偶见于胸膜腔和支气管残端，属于腐物性寄生；寄生型肺曲霉病仅有轻微组织炎症反应，但易造成病变周围的血管损害。曲霉球本身由菌丝和坏死白细胞包绕而成。寄生性支气管曲霉病很难确定，也可以认为是气道曲霉定植，一般无明显组织损害和临床疾病证据，能否被称为“病”尚有争议。

2）过敏型：包括过敏性支气管曲霉病、外源性过敏性肺泡炎或称过敏性肺炎、支气管哮喘。还有学者主张从过敏性支气管曲霉病中分出支气管中性肉芽肿和黏液嵌塞型。

3）侵袭型：包括曲霉性气管支气管炎（进一步可区分为阻塞性、坏死溃疡性、假膜性等）、急性和慢性侵袭性肺曲霉病、慢性坏死性肺曲霉病。侵袭性曲霉性气管支气管炎或称气道侵袭性曲霉病，在组织学上必须是曲霉深达气道基底膜。慢性坏死性肺曲霉病也称为隐匿性侵袭性或半侵袭性肺曲霉病。

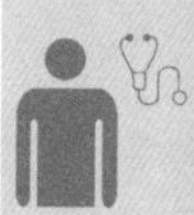

（2）临床症状和体征：

1）寄生型：肺曲霉球最常见或唯一的症状为咯血，从少量到大量不等；可有慢性咳嗽，偶有体重减轻，体征取决于基础疾病及其空洞大小和部位。

2）过敏型：过敏性支气管曲霉病在急性发作期伴有顽固性喘息、发热、咳嗽、咳黏稠或脓性痰，可见棕黄色痰栓或带血；慢性期表现为肺纤维化和支气管扩张的症状与体征；外源性过敏性肺炎多见于酿造工人和农民，多在吸入曲霉抗原后4～6小时内发病，出现寒战、发热、咳嗽、气促、乏力和全身不适等症状；慢性期全身症状消退，而呈现缓慢进展的肺间质病变，咳嗽、气急等；曲霉所致的哮喘与其他原因所致的哮喘在临床上无法区别。

3）侵袭型：多见于粒细胞缺乏或有其他各种高危因素的患者，急性侵袭性肺曲霉病临床呈急性肺炎症状，可以迅速进展至呼吸衰竭，咯血可以是本病不同于一般细菌性肺炎的有诊断参考价值的症状，约30%的患者可有肺外器官受累，主要见于血流丰富的器官（心、肝、肾、脑、胃肠等）。

（3）影像学表现：

1）寄生型：肺曲霉球表现为空洞中致密团块状阴影，占据空洞的部分或大部分，空洞的其余部分则呈半月形或新月形透光区，团块影可随体位而移动，如“钟摆样”，常为单个，上叶多见，亦可以呈多发性分布于多个肺叶。

2）过敏型：过敏性支气管曲霉病影像学改变大多出现于病程的某一阶段，并非与急性期症状相关联，比较特征性的征象有同一部位反复出现或游走性片状浸润性阴影，若孢子阻塞支气管可引起短暂性肺段或肺叶不张；Y型条带状阴影（支气管黏液嵌塞），可以随时间的推移而变化；病变近端囊状圆形透光影（中央型支气管扩张），过敏性外源性肺泡炎呈弥漫性磨玻璃状间质性病变，慢性期呈纤维化或伴蜂窝肺形成。

3）侵袭型：急性侵袭性肺曲霉病患者CT检查的典型表现早期（0～5天内）为炎症阴影，周围呈现薄雾状渗出（晕影或称晕轮征，病灶周围出血所致），5～10天内炎症病灶出现气腔实变，可见支气管充气征；10～20天内可见病灶呈半月形透光区（空气半月征，为肺栓塞和凝固性坏死所致），进一步可变为完整的坏死空洞，多为单发性，亦可呈多发性，病变大小不一，分布无明显特征，慢性患者多为单发或多发的肺部炎症浸润或结节，常伴空洞形成，侵袭性曲霉性气管支气管炎的影像学常无明显改变；慢性坏死性肺曲霉病的影像学表现为空洞性病变中见球形块影，类似曲霉球，但不同的是病灶周围有显著的肺组织炎症反应，随着时间的推移可见慢性组织破坏、肺萎缩和纤维化以及单发或多发空洞，酷似慢性纤维空洞性肺结核。

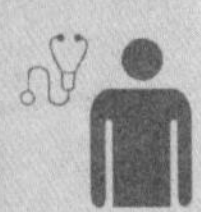

（4）病原学和组织学检查：

1）涂片镜检和培养：选取新鲜胸腔积液、支气管肺泡灌洗液或合格痰标本制成浮载片，显微镜下观察菌丝形态（典型形态为45°分支的有隔菌丝），同时接种沙氏琼脂培养基，分离和进一步鉴定菌种。

2）曲霉菌半乳甘露聚糖检测对中性粒细胞缺乏宿主的侵袭性曲霉感染的敏感性和特异性均较高，有重要的辅助诊断价值，特别是浓度为1.0～1.5g/L或随访呈进行性升高者，但应用哌拉西林他唑巴坦等药物、青霉或拟青霉感染时可出现交叉反应，呈假阳性结果，对非粒细胞缺乏症患者或其他类型曲霉感染者诊断意义不大。

3）组织学检查：经支气管或经皮肺活检标本送检，组织学上除见炎症、坏死、脓肿和肉芽肿等病理改变外，最有诊断价值的是见到典型的曲霉菌丝，通常苏木精－伊红染色（HE染色）即可，但在坏死组织中菌丝着色较淡，采用吉姆萨染色或银染更为理想。

（5）各型诊断判定：

1）寄生型：肺曲霉球依据影像特征可作出临床诊断，有时需要与其他霉菌球、空腔化错构瘤、肺癌、肺脓肿和棘球蚴病囊肿相鉴别。

2）过敏型：过敏性支气管肺曲霉病公认的诊断标准包括反复哮喘样发作、外周血嗜酸性粒细胞增高$\geqslant 1\times10^9$/L、胸部X线片检查可见一过性或游走性肺部浸润、IgE浓度$\geqslant$1000U/mL、曲霉抗原皮试出现即刻阳性反应（丘疹及红晕）、血清沉淀素抗体阳性、特异性抗曲霉IgE和IgG滴度升高及中央型囊状支气管扩张。

3）侵袭型：见前述。

（6）治疗：

1）寄生型：肺曲霉球咯血频繁或量大时推荐手术切除，若因合并有基础疾病或肺功能损害不能耐受手术者可采用支气管动脉栓塞止血；抗曲霉药物全身应用疗效不确切，口服伊曲康唑可能有益。

2）过敏型：首选激素治疗。急性期推荐剂量，泼尼松0.5mg/kg/d，2周后改为隔天给药，疗程3个月；减量应根据症状、胸部X线片检查和总IgE水平酌定，要求总IgE降低35%以上。其后1年内必须密切随访，若出现血清总IgE升高或胸部X线片出现浸润影，即使没有症状，也需按急性期方案给予再次治疗；急性期症状严重者最初2周泼尼松剂量可提高至40～60mg/d，疗程亦可视病情适当延长；慢性激素依赖性哮喘期和肺纤维化期患者需要长期应用激素，提倡隔天服药以减少药物不良反应。

3）侵袭型：可选用脂质两性霉素B、伏立康唑、伊曲康唑、卡泊芬净或米卡芬净。治疗有效者在2～3周均可改为伏立康唑或伊曲康唑口服。药物选择根据临床病情严重程度、患者免疫状态及病情好转的速度、药物的安全性和价格等因素综合考虑。

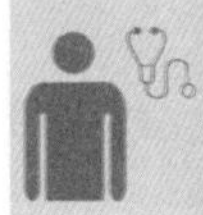

14. 老年社区获得性肺炎的特点

目前普遍将老年社区获得性肺炎定义为≥ 65 岁人群发生的肺炎。随着年龄增长，老年社区获得性肺炎的发病率递增。老年社区获得性肺炎的临床表现可不典型，有时仅表现为食欲减退、尿失禁、体力下降、精神状态异常等，而发热、咳嗽、白细胞计数或中性粒细胞百分比增高等典型肺炎表现不明显，容易漏诊和误诊。呼吸急促是老年社区获得性肺炎的一个敏感指标。当老年人出现发热或上述不典型症状时，应尽早行胸部影像学检查以明确诊断。

肺炎链球菌仍然是老年社区获得性肺炎的主要病原体，但对于伴有基础疾病（充血性心力衰竭、心脑血管疾病、慢性呼吸系统疾病、肾功能衰竭、糖尿病等）的老年患者，要考虑肠杆菌科细菌感染的可能。此类患者应进一步评估产超广谱 β – 内酰胺酶肠杆菌科菌的危险因素，有产超广谱 β – 内酰胺酶耐药菌感染高风险的患者可经验性选择头孢菌素类、哌拉西林他唑巴坦、头孢哌酮舒巴坦、厄他培南或其他碳青霉烯类。相关危险因素包括产超广谱 β – 内酰胺酶肠杆菌定植或感染史、前期曾使用三代头孢菌素、反复或长期住院史、留置医疗器械以及肾脏替代治疗。老年人脏器功能减退，在治疗时需关注各脏器功能，避免发生副作用。肾脏排泄功能降低会导致药物半衰期延长，治疗时应根据年龄和肌酐清除率等因素确定服药间隔时间。

老年住院社区获得性肺炎患者应评估深静脉血栓风险，必要时应用低分子肝素预防。老年社区获得性肺炎治疗失败率为 6% ~ 15%，常见原因为伴发严重脓毒血症、心肌梗死或肺炎进展。心血管事件在老年社区获得性肺炎中很常见，为病死率增加的原因之一。

15. 医院获得性肺炎及呼吸机相关性肺炎的临床特点及诊断标准

医院获得性肺炎是指病人住院期间没有接受有创机械通气，未处于病原感染的潜伏期，且入院≥ 48 小时后在医院内新发生的肺炎。呼吸机相关性肺炎是指气管插管或气管切开病人，接受机械通气 48 小时后发生的肺炎及机械通气撤机、拔管后 48 小时内出现的肺炎。胸部 X 线片或 CT 显示新出现或进展性的浸润影、实变影、磨玻璃影，加上下列三个临床症状中的两个或以上，可建立临床诊断：1）发热，体温 > 38℃；2）有脓性气道分泌物；3）外周血白细胞计数 > 10×10^9/L 或 < 4×10^9/L。肺炎相关的临床表现，满足的条件越多，临床诊断的准确性越高。医院获得性肺炎的临床表现、实验室检查和影像学检查特异性低，应注意与肺不张、心力衰竭和肺水肿、药物性肺损伤、肺栓塞和急性呼吸窘迫综合征等相鉴别。

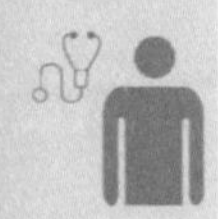

六、思考题

1. 肺部感染性疾病诊断的要点有哪些？

2. 肺炎患者如何进行病情评估?

3. 肺真菌病的诊疗策略?

4. 社区获得性肺炎和医院获得性肺炎病原体有何不同?

七、科普小常识

痰的颜色对病原菌的诊断有什么提示?

痰的性状、量及气味对诊断有一定帮助。痰由白色泡沫或黏液状转为脓性，多为细菌性感染，大量黄脓痰常见于肺脓肿或支气管扩张，铁锈样痰可能是肺炎链球菌感染，红棕色胶冻样痰可能是肺炎克雷伯菌感染。伴大肠杆菌感染时，脓痰有恶臭。肺阿米巴病可见咖啡样痰。肺吸虫病可见果酱样痰。肺水肿时，痰液为粉红色泡沫痰。痰量的增减反映感染的加剧或炎症的缓解，如果痰量突然减少并且出现体温升高，可能与支气管引流不畅有关。

（编者　魏东光）

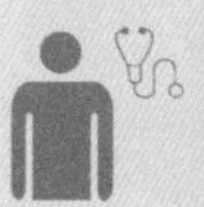

第二章

支气管哮喘

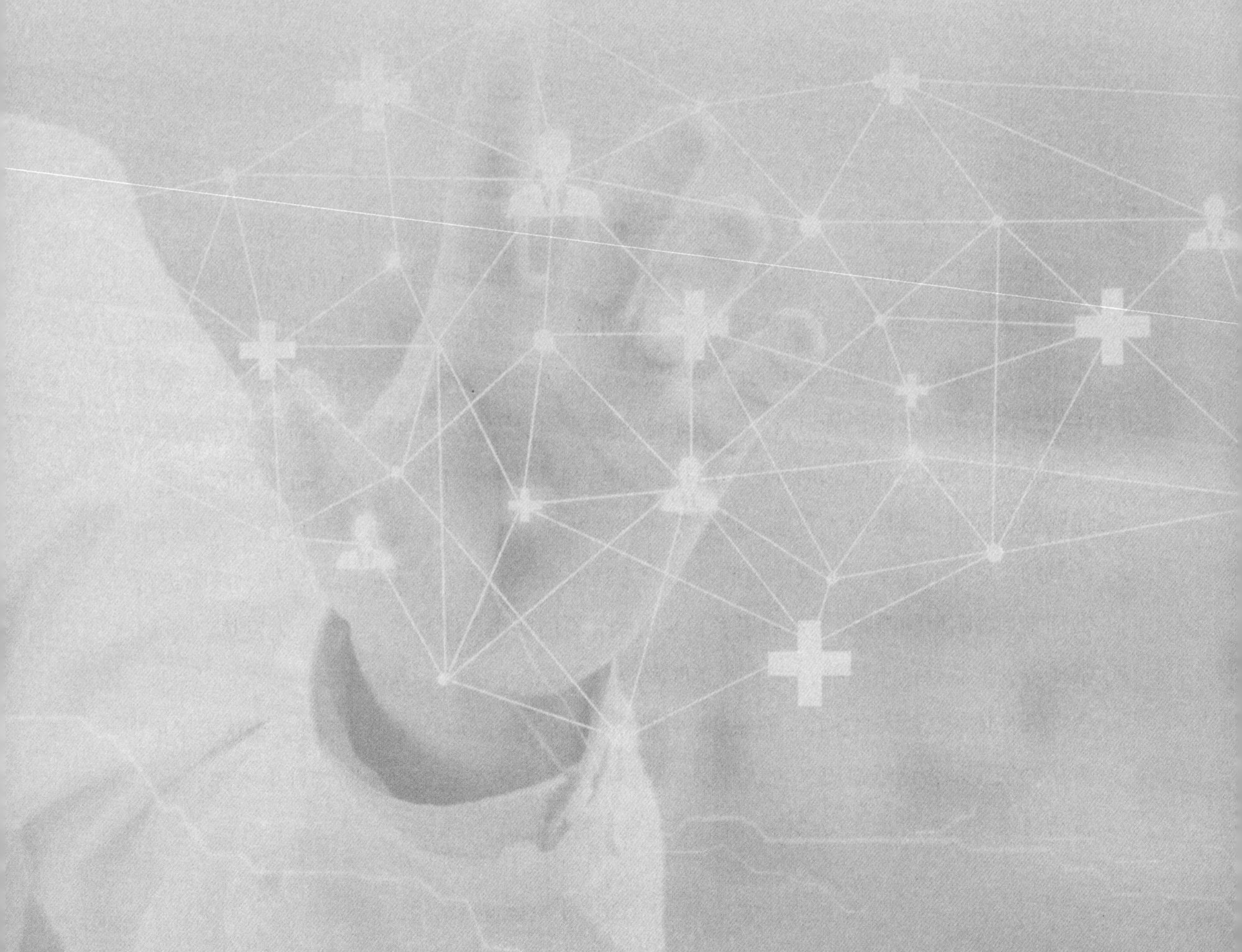

支气管哮喘（案例2）

核心提示

❖学习支气管哮喘的诊断和治疗方法。

❖掌握哮喘患者的治疗评估方法。

❖掌握哮喘患者的规范化管理方法。

一、病历资料

1. 病史

金××，女，26岁，主因“间断咳嗽6月余，进行性加重2月余”入院。

患者6个月前出现间断咳嗽，常于进食、晨起及闻及刺激性气味时发作，伴胸憋、气短，无咳痰、出汗，行血常规检查未见明显异常，未予重视。2个月前上述症状发作频繁，咳嗽较前加重，就诊于当地医院，行肺功能检查示支气管舒张试验阳性，给予泮托拉唑肠溶片、依巴斯汀片、多索茶碱注射液、甲泼尼龙注射液、阿奇霉素分散片、布地奈德福莫特罗粉吸入剂等药物治疗，咳嗽较前稍好转。1个月前咳嗽症状再次加重，伴胸憋、气短，自行吸入布地奈德气雾剂，效果差。10天前就诊于当地医院，入院后给予氧疗、解痉、平喘、抗炎、止咳等治疗（具体用药不详），未见明显好转，咳嗽进行性加重，影响夜间睡眠。1天前患者自觉有痰，不能咳出，伴胸憋、气短，无发热、胸痛、咯血等，症状持续不缓解，为求进一步诊治，今就诊于我院。

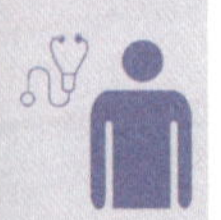

既往体健，否认高血压、糖尿病、肾脏病、冠心病、脑血管疾病等病史。否认手术史，否认外伤史，否认输血史，否认肝炎、结核病史，无传染病史，预防接种史不详，否认食物过敏史，对青霉素类药物过敏。家族史无特殊记载。

2. 体格检查

查体：体温 36.2℃，脉搏 89 次 / 分，呼吸 21 次 / 分，血压 111/75mmHg。正常病容，营养中等，无贫血貌，神志清楚，自主体位，查体合作。瞳孔等大等圆，大小约 2mm，对光反射灵敏。双肺呼吸音清，未闻及干、湿性啰音及哮鸣音，心率 89 次 / 分，律齐，各瓣膜听诊区未闻及病理性杂音。腹部平坦，腹软，肝、脾肋下未触及，未触及肿块。移动性浊音阴性，肠鸣音正常，肠鸣音 3 次 / 分。双下肢无浮肿。

3. 实验室和辅助检查

肺功能检查：中度限制性通气功能；支气管舒张试验阳性（吸入沙丁胺醇气雾剂 400μg，20 分钟后，第一秒用力呼气容积较基线增加 > 12%，绝对值增加 > 200mL）。

过敏原检测：对屋尘的过敏程度为中；对屋尘螨、粉尘螨、柏树、苦艾、榆树、艾蒿、豚草、柳树、杨树、猫毛皮屑、狗毛皮屑、梧桐、鳕鱼、鲈鱼、鲑鱼、芒果、菠萝、苹果、桃子、草莓的过敏程度为低。

胸部 CT：未见明显异常。

血气分析：酸碱度 7.51，二氧化碳分压 29.80mmHg。

总 IgE：131.48IU/mL。

血常规：未见明显异常。

4. 初步诊断

咳嗽变异性哮喘急性发作期。

二、诊治经过

患者主因“间断咳嗽 6 月余，进行性加重 2 月余”入院。发作时多有诱因，常于吃饭时、晨起及闻及刺激性气味时发作，咳嗽影响夜间睡眠。入院查体未发现阳性体征。入院查胸部 CT、血常规等未见明显异常。化验总 IgE 明显升高，过敏原检测提示对屋尘中度过敏，对屋尘螨、粉尘螨、柏树、苦艾、榆树、艾蒿、豚草、柳树、杨树、猫毛皮屑、狗毛皮屑等低度过敏，肺功能检查提示中度限制性通气功能障碍，支气管舒张试验阳性。且患者胸部 CT 未见明显异常，G 试验阴性，可除外变应性支气管肺曲霉病。患者化验结核抗体、结核感染 T 细胞均阴性，且无结核中毒症状，不考虑结核分枝杆菌感染。患者入院化验血常规、C 反应蛋白、降钙素原均未见明显异常，无细菌感染征象。甲型流感病毒、季节性 H3N2 病毒阳性，病毒感染明确。患者以慢性咳嗽为主要症状，伴有胸憋气短，症状发作特点用病毒感染不能解释，支气管舒张试验阳性，总 IgE 增高，呼出气一氧化氮检测结果在正常范围内，结合以上，该患者诊断考虑咳嗽变异性哮喘急性发

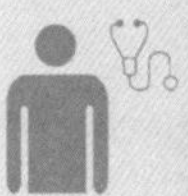

作期。入院给予静脉滴注甲泼尼龙琥珀酸钠抗炎，布地奈德混悬液、特布他林雾化液吸入扩张气道，泮托拉唑口服抑酸护胃，孟鲁司特口服改善气道高反应及抗过敏治疗，布地奈德福莫特罗气雾剂吸入改善气道炎症等。患者合并甲型流感病毒、季节性 H3N2 病毒感染，考虑病毒感染诱发哮喘急性发作，给予口服奥司他韦抗病毒治疗。以上方案治疗 3 天后患者仍咳嗽伴胸憋气短，目前患者使用中高剂量吸入性糖皮质激素 + 长效 β_2 受体激动剂及静脉滴注糖皮质激素均未能有效控制哮喘发作，结合患者化验 IgE 升高，考虑使用生物靶向制剂抗 IgE 治疗，给予奥马珠单抗 300mg，1 次 /4 周，皮下注射。患者使用奥马珠单抗后哮喘相关症状明显好转，治疗有效。嘱患者 4 周后复诊，继续皮下注射奥马珠单抗，规律吸入布地奈德福莫特罗气雾剂 320 μg/9 μg，院外使用峰流速仪监测病情，规范记录哮喘日记，避免与过敏原接触，预防感冒，定期复诊。患者入院后的相关检查及检查结果如下：

血常规：白细胞计数 7.16×10^9/L，中性粒细胞百分比 92.8%，中性粒细胞计数 6.65×10^9/L，淋巴细胞百分比 5.6%，淋巴细胞计数 0.4×10^9/L，单核细胞百分比 1.6%，单核细胞计数 0.11×10^9/L，嗜酸性粒细胞计数 0，嗜碱性粒细胞计数 0，红细胞计数 4.24×10^{12}/L，血红蛋白 141g/L，红细胞比容 0.412，血小板计数 218×10^9/L。

C 反应蛋白：< 0.2mg/L。

降钙素原：< 0.020ng/mL。

呼吸道病原体检测：甲型流感病毒阳性。季节性 H3N2 病毒阳性。副流感病毒、偏肺病毒、肺炎支原体、呼吸道合胞病毒、甲型流感病毒 H1N1 均低于检出下限。

结核感染 T 细胞：阴性。

结核抗体：阴性。

G 试验：< 37.5。

血气分析：酸碱度 7.429，二氧化碳分压 40.5mmHg，氧分压 92.8mmHg，血浆碳酸氢盐 26.8mmol/L，碱剩余 2.2mmol/L，乳酸 1.6mmol/L，氧饱和度 98%。

吸入过敏原检测：IgE 3.41，户尘螨阳性，蟑螂阳性。

总 IgE：193.23IU/mL。

呼出气一氧化氮检测：呼出气一氧化氮 50 15ppb，呼出气一氧化氮 200 5ppb，肺泡气一氧化氮 1.7ppb。

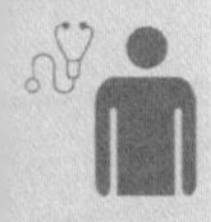

肺功能检查（通气弥散 + 舒张试验）：24 小时内无支气管舒张剂等药物使用史，通气功能减退，第一秒用力呼气容积 / 用力肺活量正常，肺活量、用力肺活量、第一秒用力呼气容积、最大通气量均降低，限制性通气功能障碍，舒张试验阳性，弥散功能轻度

减退，肺容量测定提示肺总量降低。

三、案例分析

1. 病史特点

（1）患者女性，26 岁，无特殊既往史。

（2）间断咳嗽 6 月余，进行性加重 2 月余，发作时多有诱因，常于吃饭时、晨起及闻及刺激性气味时发作，咳嗽影响夜间睡眠。

（3）体格检查：无阳性体征，双肺听诊呼吸音清，未闻及干、湿性啰音及哮鸣音。

（4）实验室和辅助检查：血常规中单核细胞计数、淋巴细胞百分比降低，C 反应蛋白、降钙素原正常，甲型流感病毒、季节性 H3N2 病毒阳性。支气管激发试验阳性。总 IgE 明显升高，呼出气一氧化氮检测、胸部 CT 无明显异常。

（5）患者咳嗽进行性加重，伴胸憋气短，外院规律吸入布地奈德福莫特罗粉吸入剂，静脉滴注甲泼尼龙、多索茶碱等药物均效果差。

2. 诊断和诊断依据

（1）诊断：咳嗽变异性哮喘急性发作期、甲型流行性感冒。

（2）诊断依据：1）发作性咳嗽，伴胸憋、气短；2）双肺呼吸音清，未闻及干、湿性啰音及哮鸣音；3）支气管激发试验阳性；4）总 IgE 明显升高；5）吸入过敏原检测示户尘螨、蟑螂阳性；6）甲型流感病毒、季节性 H3N2 病毒阳性；7）血常规提示白细胞计数 $7.16 \times 10^9/L$，中性粒细胞百分比 92.8%，中性粒细胞计数 $6.65 \times 10^9/L$，淋巴细胞百分比 5.6%，淋巴细胞计数 $0.4 \times 10^9/L$，单核细胞百分比 1.6%，单核细胞计数 $0.11 \times 10^9/L$，嗜酸性粒细胞计数 0，嗜碱性粒细胞计数 0。

3. 鉴别诊断

（1）嗜酸性粒细胞性支气管炎：嗜酸性粒细胞性支气管炎占慢性咳嗽病因的 13% ~ 22%，以气道嗜酸性粒细胞浸润为特征，痰嗜酸性粒细胞增高，但气道炎症范围一般比较局限，而且炎症水平及氧化应激水平低于咳嗽变异性哮喘患者，临床表现为咳嗽变异性哮喘，体格检查无异常发现，痰嗜酸性粒细胞增高，但肺通气功能及呼气流量峰值变异率正常，无气道高反应。

（2）气管 – 支气管结核：我国气管 – 支气管结核并不罕见，主要症状为慢性咳嗽，部分可伴有低热、盗汗、消瘦等结核中毒症状，部分患者可以剧烈干咳为唯一表现，体格检查及胸部影像学检查可表现为正常，较容易漏诊。

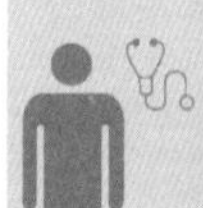

（3）胃食管反流病：因胃酸和其他胃内容物反流进入食管，出现以咳嗽为主要表

现的临床综合征。除咳嗽外，40% ~ 68% 的胃食管反流病患者可伴有反酸、烧心、嗳气等典型的反流症状，咳嗽多发生在日间、直立体位以及体位变换时，进食酸性、油腻食物时更容易诱发或加重咳嗽症状。食管反流监测可有效鉴别诊断，也可给予抑酸药物进行经验性治疗以明确诊断。

（4）变态反应性肺曲霉病：常以反复哮喘发作为特征，痰嗜酸性粒细胞计数增加，痰镜检或培养可见曲霉菌。胸部影像学可见支气管扩张或呈游走性或固定性浸润影。常伴有血清总 IgE 显著增高，曲霉菌相关化验可呈阳性。

四、处理方案及基本原则

1. 一般治疗

注意休息，加强营养，补充足够的热量和营养，如糖、蛋白质和维生素等，保持呼吸道通畅，及时清理气道分泌物，避免受凉。

2. 针对该患者的相关诊治

（1）入院后进一步完善血常规、肝功能、肾功能、血气分析、电解质、呼吸道病原体检测、C 反应蛋白、降钙素原、过敏原检测、总 IgE、肺功能检查、呼出气一氧化氮等相关检查。

（2）嘱咐患者保持环境卫生，避免接触过敏原。

（3）给予甲泼尼龙琥珀酸钠抗炎，布地奈德、特布他林雾化吸入扩张气道，泮托拉唑抑酸护胃，孟鲁司特改善气道高反应性，布地奈德福莫特罗吸入改善气道炎症等。患者合并甲型流感病毒、季节性 H3N2 病毒，考虑病毒感染诱发哮喘急性发作，给予口服奥司他韦抗病毒治疗。

（4）患者外院使用中高剂量吸入性糖皮质激素 + 长效 β_2 受体激动剂及糖皮质激素，病情控制差，转诊我院后予吸入性糖皮质激素及吸入性糖皮质激素 + 长效 β_2 受体激动剂，患者仍咳嗽伴胸憋气短，考虑重度哮喘，结合患者 IgE 明显升高，给予注射用奥马珠单抗 300mg 皮下注射。

（5）患者哮喘相关症状明显好转，嘱患者 4 周后复诊，继续皮下注射奥马珠单抗，规律吸入布地奈德福莫特罗气雾剂 320 μg/9 μg，院外使用峰流速仪监测病情，规范记录哮喘日记，定期复诊。

3. 转诊及社区随访

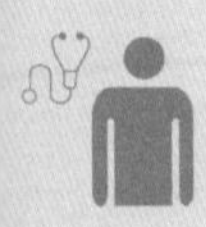

《支气管哮喘防治指南（2020）》指出，哮喘患者采用第 4 级治疗，且吸入技术正确，依从性良好，而仍有持续哮喘症状或有急性发作的患者，需要转诊到哮喘专科按重度哮

喘处理。

《支气管哮喘基层诊疗指南（2018 年）》指出，当患者出现以下情况时，建议向综合医院呼吸专科转诊：

（1）紧急转诊：当哮喘患者出现中度及以上程度急性发作，经过紧急处理后症状无明显缓解时，应考虑紧急转诊。

（2）普通转诊：

1）因确诊或随访需求需要做肺功能检查（包括支气管舒张试验、支气管激发试验、运动激发试验等）；

2）为明确过敏原，需要做过敏原皮肤试验或血清学检查；

3）经过规范化治疗，哮喘仍然不能得到有效控制。

五、要点与讨论

1. 支气管哮喘诊断标准

（1）典型哮喘的临床症状和体征：1）反复发作性喘息、气促，伴或不伴胸闷或咳嗽，夜间及晨间多发，常与接触过敏原、冷空气、物理性刺激、化学性刺激以及上呼吸道感染、运动等有关；2）发作时及部分未控制的慢性持续性哮喘，双肺可闻及散在或弥漫性哮鸣音，呼气相延长；3）上述症状和体征可经治疗缓解或自行缓解。

（2）可变气流受限的客观检查：1）支气管舒张试验阳性（吸入支气管舒张剂后，第一秒用力呼气容积增加 > 12%，且第一秒用力呼气容积绝对值增加 > 200mL），或抗炎治疗 4 周后与基线值比较第一秒用力呼气容积增加 > 12%，且第一秒用力呼气容积绝对值增加 > 200mL（除外呼吸道感染）。2）支气管激发试验阳性，一般应用吸入激发剂为乙酰甲胆碱或组胺，通常以吸入激发剂后第一秒用力呼气容积下降≥ 20%，判断结果为阳性，提示存在气道高反应性。3）呼气流量峰值平均每天昼夜变异率（至少连续 7 天每天呼气流量峰值昼夜变异率之和 / 总天数 7）> 10%，或呼气流量峰值周变异率｛（2 周内最高呼气流量峰值 – 最低呼气流量峰值）/［（2 周内最高呼气流量峰值 + 最低呼气流量峰值）× 1/2］× 100%｝> 20%。

符合上述症状和体征，同时具备气流受限客观检查中的任一条，并除外其他疾病所引起的喘息、气促、胸闷及咳嗽，可以诊断为哮喘。

临床上还存在不典型哮喘：1）咳嗽变异性哮喘。无喘息症状，无阳性体征，咳嗽为其唯一表现或主要表现，同时具备可变气流受限的证据，并且除外其他疾病所引起的咳嗽，按照哮喘治疗有效。2）胸闷变异性哮喘。胸闷作为唯一或主要表现，无前提症

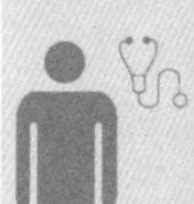

状或体征，同时具备可逆气流受限的证据，并除外其他原因引起的胸闷。3）隐匿性哮喘。无反复喘息、气急、胸闷、咳嗽等临床表现，但持续存在气道高反应性，部分可发展为有症状的哮喘。

2. 咳嗽变异性哮喘的定义及诊断

咳嗽变异性哮喘是以慢性咳嗽为唯一或主要临床表现，无明显喘息、气促等症状，但存在气道高反应性的一种不典型哮喘。国内外多项研究结果显示，咳嗽变异性哮喘是成人慢性咳嗽的常见病因，国内多中心调查结果显示其占慢性咳嗽病因的三分之一。咳嗽变异性哮喘的主要表现为刺激性干咳，通常咳嗽较剧烈，夜间咳嗽为其重要特征。部分患者有季节性咳嗽。在剧烈咳嗽时可伴有呼吸不畅、胸闷、呼吸困难等症状。常伴发过敏性鼻炎。感冒、异味、油烟和冷空气容易诱发或加重咳嗽，但此临床特点不具备诊断价值。

支气管激发试验阳性是诊断咳嗽变异性哮喘最重要的条件，但临床上亦要注意假阳性和假阴性的可能，需结合治疗反应，抗哮喘治疗有效才能确诊。近半数咳嗽变异性哮喘患者存在小气道功能紊乱。绝大部分咳嗽变异性哮喘患者诱导痰嗜酸性粒细胞增加，少部分显著增加，但总体增高比例不如典型哮喘。诱导痰嗜酸性粒细胞较高者发展为典型哮喘的概率有更高证据等级。呼出气一氧化氮水平与诱导痰嗜酸性粒细胞水平具有一定相关性，呼出气一氧化氮增高提示诱导痰嗜酸性粒细胞增高，但呼出气一氧化氮检测正常不能排除诱导痰嗜酸性粒细胞增高。慢性咳嗽患者诱导痰嗜酸性粒细胞增加和呼出气一氧化氮水平增加提示咳嗽变异性哮喘的可能。嗜酸性粒细胞性支气管炎有与咳嗽变异性哮喘类似的临床表现、气道炎症和激素治疗反应，但无气道高反应性。临床上无法进行支气管激发试验的慢性咳嗽患者，无提示其他慢性咳嗽病因的特征，可考虑按咳嗽变异性哮喘进行经验性治疗，但治疗无效时需进一步检查。某些气道内疾病如腺瘤、支气管结核等有时亦存在反复咳嗽症状，可能会误诊为咳嗽变异性哮喘，临床上需注意鉴别。咳嗽变异性哮喘的治疗原则与哮喘治疗相同，大多数患者吸入性糖皮质激素或吸入性糖皮质激素 + 长效 β_2 受体激动剂治疗有效，治疗时间在 8 周以上。部分患者停药后会复发，需要长期治疗，白三烯受体拮抗剂治疗有效，很少需要口服激素治疗，对于气道炎症严重的咳嗽变异性哮喘或吸入性糖皮质激素治疗效果不佳时，可以考虑升级治疗，加用白三烯受体拮抗剂治疗，或短期使用中低剂量口服激素治疗。

3. 支气管哮喘的分期

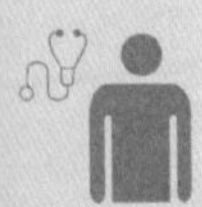

根据临床表现，哮喘可分为急性发作期、慢性持续期和临床控制期。

（1）哮喘急性发作期是指喘息、气促、咳嗽、胸闷等症状突然发生，或原有症状加重，并以呼气流量降低为其特征，常因接触过敏原、刺激物或呼吸道感染诱发。

（2）哮喘慢性持续期是指每周均不同频度和（或）不同程度地出现喘息、气促、胸闷、咳嗽等症状。

（3）哮喘临床控制期是指患者无喘息、气促、胸闷、咳嗽等症状 4 周以上，1 年内无急性发作，肺功能正常。

4. 哮喘患者的评估内容

（1）评估患者的临床控制水平：根据患者的症状、用药情况、肺功能检查结果等复合指标将患者分为完全控制、部分控制和未控制，据此来确定治疗方案和调整控制用药。

（2）评估患者有无未来急性发作的危险因素：哮喘未控制、持续接触过敏原、有下文所述的合并症、用药不规范、依从性差以及在过去一年中曾有过因哮喘急性发作而看急诊或住院等，都是未来急性发作的危险因素。

（3）评估哮喘的过敏状态及触发因素：大部分哮喘为过敏性哮喘，应常规检测过敏原以明确患者的过敏状态。常见触发因素还包括职业、环境、气候变化、药物和运动等。

（4）评估患者的药物使用情况：患者对速效支气管舒张剂的使用量、药物吸入技术、长期用药的依从性以及药物的不良反应等都要全面评估。

（5）评估患者是否有合并症：哮喘常见合并症包括过敏性鼻炎、鼻窦炎、胃食管反流、肥胖、慢性阻塞性肺疾病、支气管扩张、阻塞性睡眠呼吸暂停低通气综合征、抑郁和焦虑等。部分慢性中重度持续性哮喘患者，即使吸入支气管舒张剂，其第一秒用力呼气容积 / 用力肺活量仍 < 0.7，可能是哮喘未控制，或合并有慢性阻塞性肺疾病。应仔细询问病史，必要时作相关检查，以明确是否存在合并症。

5. 哮喘患者的控制水平的评估

根据哮喘患者症状控制情况进行控制水平分级，即过去 4 周，患者是否存在：日间哮喘症状 > 2 次 / 周，夜间因哮喘被憋醒，使用缓解药短效 β_2 受体激动剂次数 > 2 次 / 周，哮喘引起的活动受限。如果以上 4 项均无，则为良好控制。如果存在 1 ~ 2 项，则为部分控制。如果存在 3 ~ 4 项，则为未控制。也可以根据哮喘控制测试（ACT）问卷进行分级，共有五级，分别为没有控制、控制很差、有所控制、控制良好、完全控制。

6. 支气管哮喘治疗药物

（1）糖皮质激素：

糖皮质激素是最有效的控制气道炎症的药物。给药途径包括吸入、口服和静脉应用等，吸入为首选途径。

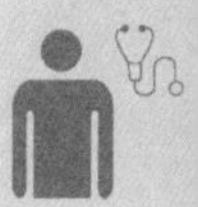

1）吸入给药：吸入激素的局部抗炎作用强，通过吸气过程给药，药物直接作用于呼吸道，所需剂量较小。并且通过消化道和呼吸道进入血液的药物大部分被肝脏灭活，因此全身性不良反应较少。

2）口服给药：适用于中度哮喘发作、慢性持续期哮喘大剂量吸入激素联合治疗无效的患者和作为静脉应用激素治疗后的序贯治疗。一般使用半衰期较短的糖皮质激素（如泼尼松、泼尼松龙或甲泼尼龙等）。

3）静脉给药：严重急性哮喘发作时，应经静脉及时给予琥珀酸氢化可的松（400 ~ 1000mg/d）或甲泼尼龙（80 ~ 160mg/d）。无糖皮质激素依赖倾向者，可在短期（3 ~ 5天）内停药。

（2）β_2受体激动剂：

通过对气道平滑肌和肥大细胞等细胞膜表面的 β_2受体的作用，舒张气道平滑肌、减少肥大细胞和嗜碱性粒细胞脱颗粒和介质的释放、降低微血管的通透性、增加气道上皮纤毛的摆动等，缓解哮喘症状。此类药物种类较多，可分为短效（作用维持4 ~ 6小时）和长效（维持10 ~ 12小时）β_2受体激动剂。后者又可分为速效（数分钟起效）和缓慢起效（30分钟起效）2种。

（3）白三烯受体拮抗剂：

除吸入激素外，白三烯受体拮抗剂是唯一可单独应用的控制性药物，可作为轻度哮喘的替代治疗药物和中重度哮喘的联合治疗用药。常用药物如扎鲁司特20mg 2次/天；孟鲁司特10mg 2次/天；异丁司特10mg 2次/天。

（4）茶碱：

茶碱具有舒张支气管平滑肌的作用，并具有强心、利尿、扩张冠状动脉、兴奋呼吸中枢和呼吸肌等作用。有研究资料显示，低浓度茶碱具有抗炎和免疫调节作用。

（5）抗胆碱能药物：

吸入抗胆碱能药物如异丙托溴铵和噻托溴铵等，可阻断节后迷走神经传出支，通过降低迷走神经张力而舒张支气管。其舒张支气管的作用比 β_2受体激动剂弱，起效也较慢，但长期应用不易产生耐药，对老年人的疗效不低于年轻人。本品有气雾剂和雾化溶液两种剂型。经加压定量吸入器吸入异丙托溴铵气雾剂，常用剂量为20 ~ 40μg，1 ~ 4次/天。经雾化泵吸入异丙托溴铵溶液的常用剂量为0.5mg，每天3 ~ 4次。异丙托溴铵可用于一些不能耐受 β_2受体激动剂的哮喘患者。

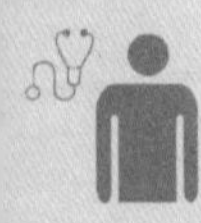

（6）过敏原特异性免疫疗法：

该疗法通过皮下给予常见吸入过敏原提取液（如尘螨、猫毛、豚草等），以减轻哮喘症状和降低气道高反应性，适用于过敏原明确但难以避免的哮喘患者。其远期疗效和安全性尚待进一步研究与评价。过敏原制备的标准化也有待加强。哮喘患者应用此疗法应严格在医师指导下进行。目前已试用舌下给药的过敏原免疫疗法。过敏原特异性免疫疗法应该是在严格的环境隔离和药物干预无效（包括吸入激素）的情况下考虑的治疗方法。

（7）其他治疗哮喘药物：

1）抗组胺药物：口服第二代抗组胺药物（H_1 受体拮抗剂）如酮替芬、氯雷他定、阿司咪唑、氮卓司汀、特非那定等具有抗变态反应作用。可用于伴有过敏性鼻炎的哮喘患者的治疗。这类药物的不良反应主要是嗜睡。阿司咪唑和特非那定可引起严重的心血管不良反应，应谨慎使用。

2）其他口服抗变态反应药物：如曲尼司特、瑞吡司特等可应用于轻至中度哮喘的治疗。其主要不良反应是嗜睡。

3）可能减少口服糖皮质激素剂量的药物：通过安慰剂对照的随机双盲试验结果证实，甲氨蝶呤和环孢素可以显著减少口服激素依赖性哮喘患者口服激素的剂量。连续治疗 4 ~ 5 个月后，可使口服激素剂量平均减少 50%。这些药物具有一定的不良反应，只能在专科医生指导下使用。属于这一类的其他药物包括静脉注射免疫球蛋白（特别是对儿童哮喘患者）、氨苯砜、秋水仙碱及羟氯喹等，由于尚无高级别循证医学研究证据，上述药物的疗效和安全性尚不明确，不宜常规使用。此外，小剂量大环内酯类抗生素（克拉霉素等）口服也有助于难治性哮喘的治疗，可减轻以中性粒细胞为主的气道炎症，降低气道高反应性。

（8）生物制剂：

已经上市的治疗哮喘的生物靶向药物包括抗 IgE 单克隆抗体、抗白细胞介素 5 单克隆抗体、抗白细胞介素 5 受体单克隆抗体和抗白细胞介素 4 受体单克隆抗体，这些药物主要用于重度哮喘患者的治疗。

7. 哮喘的治疗方案

一旦确立了哮喘的诊断，尽早开始规律的控制治疗对于取得最佳的疗效至关重要。对于成人哮喘患者的初始治疗，应根据患者具体情况选择合适的治疗级别，或在两相邻治疗级别之间建议选择高的治疗级别，以保证初始治疗的成功率。

目前推荐所有成年和青少年哮喘患者接受包含吸入性糖皮质激素的控制治疗，以降低重度急性发作的风险，吸入性糖皮质激素可以作为每天常规用药，在轻度哮喘患者中可采用吸入性糖皮质激素 + 福莫特罗按需给药。整个哮喘治疗过程中需要连续对患者进行评估、调整并观察治疗反应。控制性药物的升降级应按照阶梯式方案选择。哮喘控制

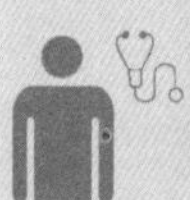

维持至少 3 个月，可以考虑降级治疗，以找到维持哮喘控制的最低有效治疗级别。

（1）第 1 级治疗：仅限用于偶有短暂的白天症状（每月少于 2 次，每次持续数小时），没有夜间症状，无急性发作风险，肺功能正常的患者。1）推荐治疗方案。按需低剂量吸入性糖皮质激素 + 福莫特罗吸入剂；2）其他治疗方案。吸入低剂量吸入性糖皮质激素和按需吸入短效 β_2 受体激动剂；3）不推荐。吸入抗胆碱能药物（如异丙托溴铵）、口服短效 β_2 受体激动剂或短效茶碱，这些药物也能缓解哮喘症状，但起效慢，口服短效 β_2 受体激动剂和茶碱有不良反应。快速起效的长效 β_2 受体激动剂，如福莫特罗能够和短效 β_2 受体激动剂一样迅速缓解哮喘症状。

如症状超出上述程度，存在任何急性发作的危险因素（如第一秒用力呼气容积 <80% 预计值或个人最佳值）或过去一年有哮喘急性发作病史，均需要每天规律使用控制性药物。

（2）第 2 级治疗：低剂量控制性药物加按需使用缓解药物。1）推荐治疗方案。低剂量吸入性糖皮质激素加按需使用缓解药物。低剂量吸入性糖皮质激素 + 福莫特罗按需使用可以作为第 2 级哮喘治疗的首选方案之一，运动性哮喘患者也可在运动前加用；2）其他治疗方案。白三烯受体拮抗剂可用于不能够或不愿意接受吸入性糖皮质激素治疗、对吸入性糖皮质激素不良反应不能耐受，或合并过敏性鼻炎、咳嗽变异性哮喘、运动性哮喘、阿司匹林以及药物诱发的哮喘患者的初始治疗，但其作用比吸入性糖皮质激素弱。对于单纯的季节性哮喘（如对花粉过敏），可在症状出现时立即开始使用吸入性糖皮质激素治疗，持续到花粉季节结束后第 4 周。

（3）第 3 级治疗：1）推荐治疗方案。低剂量吸入性糖皮质激素 + 长效 β_2 受体激动剂复合制剂作为维持治疗。低剂量吸入性糖皮质激素 + 福莫特罗按需治疗或短效 β_2 受体激动剂按需治疗。糠酸氟替卡松维兰特罗粉雾剂可以每天吸入给药 1 次。在相同剂量的吸入性糖皮质激素基础上联合长效 β_2 受体激动剂，能够更有效地控制症状、改善肺功能、减少急性发作的风险。2）其他治疗方案。增加吸入性糖皮质激素至中等剂量，但疗效不如联合长效 β_2 受体激动剂，或低剂量吸入性糖皮质激素联合白三烯受体拮抗剂或缓释茶碱或甲磺司特。

（4）第 4 级治疗：1）推荐治疗方案。中等剂量吸入性糖皮质激素 + 长效 β_2 受体激动剂维持治疗；2）其他治疗方案。高剂量吸入性糖皮质激素加吸入噻托溴铵，6 岁以上哮喘患者，联合噻托溴铵喷雾剂吸入治疗，可以改善肺功能和延长需要口服激素治疗的急性发作出现时间。如果采用中等剂量吸入性糖皮质激素 + 长效 β_2 受体激动剂控制不佳，可以考虑增加一种控制性药物，如白三烯受体拮抗剂、缓释茶碱、甲磺司特等。

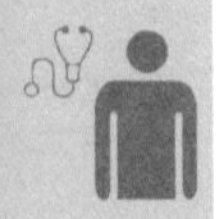

高剂量吸入性糖皮质激素 + 长效 β_2 受体激动剂控制不佳时，增加吸入性糖皮质激素剂量获益有限，而不良反应显著增加。

（5）第 5 级治疗：推荐进行临床表型评估和考虑附加药物治疗。采用第 4 级治疗，且吸入技术正确，依从性良好，而仍有持续哮喘症状或有急性发作的患者，需要转诊到哮喘专科按重度哮喘处理。第 5 级治疗需考虑药物的选择，推荐治疗方案为高剂量吸入性糖皮质激素 + 长效 β_2 受体激动剂，根据哮喘临床表型评估再附加药物治疗。1）抗胆碱能药物。能够进一步提高肺功能，改善哮喘控制；2）抗 IgE 单克隆抗体治疗。抗 IgE 单克隆抗体推荐用于第 4 级治疗仍不能控制的重度过敏性哮喘；3）生物标志物指导的治疗。对使用大剂量吸入性糖皮质激素或吸入性糖皮质激素 + 长效 β_2 受体激动剂仍有症状持续、急性发作频繁的患者，可根据诱导痰和外周血嗜酸性粒细胞检查调整治疗，判断是否为嗜酸性粒细胞增高的哮喘，可选用抗白细胞介素 5 单克隆抗体、抗白细胞介素 5 受体单克隆抗体或抗白细胞介素 4 受体单克隆抗体治疗，这一治疗策略可减少哮喘急性发作和降低吸入性糖皮质激素的剂量。呼出气一氧化氮与嗜酸性粒细胞气道炎症关系密切，部分研究结果表明，根据呼出气一氧化氮检查结果调整治疗能够降低哮喘急性发作的风险，但仍需要更多临床试验的验证；4）支气管热成形术。经支气管镜射频消融气道平滑肌治疗哮喘的技术，可以减少哮喘患者的支气管平滑肌数量，降低支气管收缩能力和降低气道高反应性。对于第 4 级或以上治疗仍未控制的哮喘是一种可以选择的方法，其长期疗效尚待观察；5）加用阿奇霉素（每周 3 次，超适应证使用）。在中高剂量吸入性糖皮质激素 + 长效 β_2 受体激动剂治疗下仍有持续哮喘症状的患者，口服阿奇霉素治疗可减少哮喘的急性发作和改善患者生活质量。但要注意药物的不良反应，如常见的腹泻、QT 间期延长、听力下降等。在开始治疗之前，有必要进行痰液检查以排除非典型结核分枝杆菌感染，阿奇霉素治疗也可能增加个体和群体的致病菌耐药概率，使用时需权衡利弊；6）附加低剂量口服糖皮质激素。口服泼尼松 ≤ 10mg/d 或其他等效剂量，对部分重度哮喘有效，但有时会出现不良反应。对预期使用超过 3 个月的患者需要预防骨质疏松。

8. 哮喘治疗方案的调整策略

哮喘治疗方案的调整策略主要是根据症状控制水平和风险因素水平（主要包括肺功能受损的程度和哮喘急性发作史）等，按照哮喘阶梯式治疗方案进行升级或降级调整，以获得良好的症状控制并减少急性发作的风险。各治疗级别方案中都应该按需使用缓解药物以迅速缓解症状，规律使用控制药物以维持症状的控制。多数患者在数天内症状得到缓解，但完全控制往往需要 3 ~ 4 个月，而重症哮喘和长期没有得到有效治疗者通常

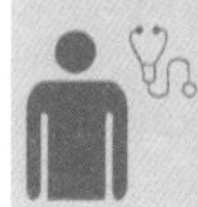

需要更长时间。治疗方案的实施过程是由患者哮喘控制水平所驱动的一个循环，必须进行持续性的监测和评估来调整治疗方案以维持哮喘控制，并逐步确定维持哮喘控制所需的最低治疗级别，保证治疗的安全性，降低医疗成本。需要对哮喘患者定期进行评估，随访频率取决于初始治疗级别、治疗的反应性和患者自我管理能力。通常起始治疗后每 2 ~ 4 周需复诊，以后每 1 ~ 3 个月随访 1 次，定期指导患者正确掌握药物吸入技术有助于哮喘控制。

（1）升级治疗：

当目前级别的治疗方案不能控制哮喘［症状持续和（或）发生急性发作］时，应给予升级治疗，选择更高级别的治疗方案直至哮喘达到控制为止。升级治疗前需排除和纠正下列影响哮喘控制的因素：1）药物吸入方法不正确；2）依从性差；3）持续暴露于触发因素（如过敏原、烟草、空气污染、β 受体阻滞剂或非甾体抗炎药等）；4）存在合并症所致呼吸道症状及影响生活质量；5）哮喘诊断错误等。

哮喘的升级治疗分为以下 3 种方式：1）升级维持治疗。在当前治疗级别不能取得控制，且排除了上述影响哮喘控制的因素的哮喘患者，应考虑高一级治疗方案当中的推荐选择方案，2 ~ 3 个月后进行评估，如疗效不佳，可考虑其他推荐方案；2）短程加强治疗。部分哮喘患者出现短期症状加重，如发生病毒性上呼吸道感染或季节性过敏原暴露时，可选用增加维持用药剂量 1 ~ 2 周的方法；3）日常调整治疗：在布地奈德福莫特罗或丙酸倍氯米松福莫特罗每天维持用药的基础上，根据患者哮喘症状出现情况按需增加使用次数作为缓解治疗。

（2）降级治疗：

当哮喘症状得到控制并维持至少 3 个月，且肺功能恢复正常并维持平稳状态时，可考虑降级治疗。关于降级的最佳时机、顺序、剂量等方面的研究甚少，降级方法则因人而异，主要依据患者目前治疗情况、风险因素、个人偏好等。如降级过度或过快，即使症状控制良好的患者，其发生哮喘急性发作的风险也会增加。完全停用吸入性糖皮质激素有可能增加急性发作的风险，激素减量时气道高反应性测定和痰嗜酸性粒细胞计数可预测症状失控的风险。在过去 12 个月中有过急性发作病史者在降级治疗时急性发作的风险会增加。

降级治疗原则：1）哮喘症状控制且肺功能稳定 3 个月以上，可考虑降级治疗。如存在急性发作的危险因素，如短效 $β_2$ 受体激动剂用量每月 > 1 支（200 喷 / 支）、依从性或吸入技术差、第一秒用力呼气容积占预计值百分比 < 60%、吸烟或暴露于过敏原、痰或血嗜酸性粒细胞增高、存在合并症或有重大心理或社会经济问题，或存在固定的气

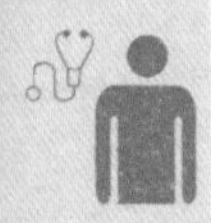

流受限等，一般不推荐降级治疗。确需降级也应在严密的监督和管理下进行；2）降级治疗应选择适当时机，需避开患者呼吸道感染、妊娠、旅行期等；3）每 3 个月减少吸入性糖皮质激素剂量 25% ~ 50% 通常是安全可行的；4）每一次降级治疗都应被视为一次试验，有可能失败，需要密切观察症状控制情况、呼气流量峰值变化、危险因素等，并按期随访，根据症状控制及急性发作的频率进行评估，并告知患者一旦症状恶化，需恢复到原来的治疗方案。

推荐的药物减量方案的选择通常是首先减少激素用量（口服或吸入），再减少使用次数（由每天 2 次减至每天 1 次），然后再减去与激素合用的控制药物，以最低剂量吸入性糖皮质激素维持治疗。

9. 哮喘急性发作期的处理

哮喘急性发作是指患者喘息、气促、胸闷、咳嗽等症状在短时间内出现或迅速加重，肺功能恶化，需要给予额外的缓解药物进行治疗的情况。哮喘发作的常见诱因有接触过敏原、各种理化刺激物或上呼吸道感染等，部分哮喘发作也可以在无明显诱因的情况下发生。哮喘发作多见于治疗依从性差、控制不佳的患者，但也可见于控制良好的患者。

哮喘发作时肺功能恶化以呼气流量降低为特征，通过比较呼气流量峰值或第一秒用力呼气容积与发作前的变化可以量化哮喘发作的严重程度。哮喘发作前症状加重能敏感地提示急性发作的发生。

哮喘发作的程度轻重不一，病情发展的速度也有不同，可以在数小时或数天内出现，偶尔可在数分钟内危及生命。值得注意的是，重度哮喘发作亦可见于轻度或控制良好的哮喘患者。因此，识别具有哮喘相关死亡高危因素的患者非常重要，这些患者出现急性发作时应当尽早至医院就诊。高危患者：1）曾经有过气管插管和机械通气濒于致死性哮喘的病史；2）在过去 1 年中因为哮喘发作而住院或看急诊；3）正在使用或最近刚刚停用口服激素；4）目前未使用吸入激素；5）过分依赖短效 β_2 受体激动剂，特别是每月使用沙丁胺醇（或等效药物）超过 1 支的患者；6）有心理疾病或社会心理问题，包括使用镇静剂；7）对哮喘治疗依从性差；8）有食物过敏史。

哮喘发作的治疗取决于哮喘加重的严重程度以及对治疗的反应。治疗的目的在于尽快缓解症状、解除气流受限和改善低氧血症，同时还需要制定长期治疗方案以预防再次急性发作。

（1）轻中度哮喘发作的处理：

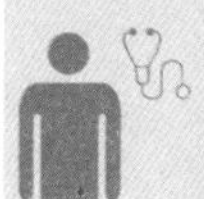

1）轻中度哮喘发作的自我处理：轻度和部分中度急性发作的哮喘患者可以在家庭中进行自我处理。短效 β_2 受体激动剂是缓解哮喘症状最有效的药物，患者可以根据病

情轻重每次使用 2 ~ 4 喷，一般间隔 3 小时重复使用，直到症状缓解。在使用短效 β_2 受体激动剂时应该同时增加控制药物（如吸入性糖皮质激素）的剂量，增加的吸入性糖皮质激素剂量至少是基础使用剂量的两倍，最高剂量可用二丙酸倍氯米松 2000 μg/d 或等效剂量的其他吸入性糖皮质激素治疗。如果控制药物使用的是布地奈德福莫特罗联合制剂，则可以直接增加吸入布地奈德福莫特罗（160 μg/4.5 μg 规格）1 ~ 2 吸，但该药物每天不要超过 8 吸。

口服激素的使用：若初始治疗和增加控制治疗 2 ~ 3 天后患者症状未完全缓解；或者症状迅速加重，呼气流量峰值或第一秒用力呼气容积占预计值百分比 < 60%；或者患者既往有突发严重哮喘急性发作史，应口服激素治疗，建议给予泼尼松 0.5 ~ 1.0mg/kg 或等效剂量的其他口服激素治疗 5 ~ 7 天。

后续处理：初始治疗 1 ~ 2 天后自我评估治疗反应不佳，如哮喘症状使日常活动受限或呼气流量峰值下降 > 20% 达 2 天以上，应及时到医院就诊，在医师指导下调整治疗。经过自我处理后，即使症状缓解的患者也建议到医院就诊，评估哮喘控制状况和查寻发作原因，调整控制药物的使用，预防以后的哮喘发作。

2）轻中度急性发作的医院（急诊室）处理：若患者在家中自我处理后症状无明显缓解，或者症状持续加重，应立即至医院就诊。反复使用吸入性短效 β_2 受体激动剂是治疗急性发作最有效的方法，在第 1 小时可每 20 分钟吸入 4 ~ 10 喷，随后根据治疗反应，轻度急性发作可调整为每 3 ~ 4 小时吸入 2 ~ 4 喷，中度急性发作每 1 ~ 2 小时重复吸入 6 ~ 10 喷。对初始吸入短效 β_2 受体激动剂反应良好，呼吸困难显著缓解，呼气流量峰值占预计值百分比 > 60% ~ 80%，且疗效维持 3 ~ 4 小时的患者，通常不需要使用其他药物。也可以采用雾化吸入短效 β_2 受体激动剂和短效抗胆碱能药的患者雾化溶液，每 4 ~ 6 小时 1 次。

口服激素治疗：对短效 β_2 受体激动剂初始治疗反应不佳或在控制药物治疗基础上发生急性发作的患者，推荐使用泼尼松 0.5 ~ 1.0mg/kg 或等效剂量的其他全身激素口服 5 ~ 7 天。症状减轻后迅速减量或完全停药。

雾化吸入激素：对全身使用激素有禁忌证的患者，如胃十二指肠溃疡、糖尿病等，可以给予激素雾化溶液吸入治疗，但雾化吸入激素与口服激素相比费用更贵。

经以上处理后，需要严密观察和评估病情，当病情持续恶化时可收入院治疗。病情好转、稳定者可以回家继续治疗。急性发作缓解后，应该积极地寻找导致急性发作的原因，检查患者用药的依从性，重新评估和调整治疗方案。

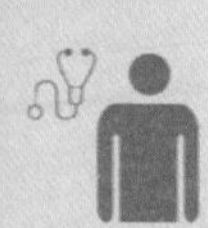

（2）中重度急性发作的处理：

中重度急性发作的患者应该按照以上介绍的哮喘发作的自我处理方法进行自我处理，同时尽快到医院就诊。

急诊室或医院内的处理：1）支气管舒张剂的应用。首选吸入短效 β_2受体激动剂治疗。给药方式可用压力定量气雾剂经储雾器给药，或使用短效 β_2受体激动剂的雾化溶液经喷射雾化装置给药。两种给药方法改善症状和肺功能的作用相似。初始治疗阶段，推荐间断（每 20 分钟）或连续雾化给药，随后根据需要间断给药（每 4 小时 1 次）。吸入短效 β_2受体激动剂（如沙丁胺醇或特布他林）较口服和静脉给药起效更快、不良反应更少。对中重度哮喘急性发作或经短效 β_2受体激动剂治疗效果不佳的患者可采用短效 β_2受体激动剂联合短效抗胆碱能药雾化溶液吸入治疗。重度患者还可以联合静脉滴注茶碱类药物治疗。一般氨茶碱每天剂量不超过 0.8g，静脉滴注过程中要密切观察对心血管和胃肠道的影响。不推荐静脉推注氨茶碱。伴有过敏性休克和血管性水肿的哮喘患者可以肌肉注射肾上腺素治疗，但不推荐常规使用。2）全身激素的应用。中重度哮喘急性发作应尽早使用全身激素。口服激素吸收好，起效时间与静脉给药相近。推荐用法为泼尼松 0.5 ~ 1.0mg/kg/d 或等效的其他激素。严重的急性发作患者或不宜口服激素的患者，可以静脉给药。推荐用法为甲泼尼龙 80 ~ 160mg/d，或氢化可的松 400 ~ 1000mg/d 分次给药。地塞米松因半衰期较长，对肾上腺皮质功能抑制作用较强，一般不推荐使用。静脉和口服给药的序贯疗法可减少激素用量和不良反应，如静脉使用激素 2 ~ 3 天，继之以口服激素 3 ~ 5 天。3）氧疗。对有低氧血症（氧饱和度 < 90%）和呼吸困难的患者可给予控制性氧疗，使患者的氧饱和度维持在 93% ~ 95%。4）其他。大多数哮喘急性发作并非由细菌感染引起，应严格控制抗菌药物的使用，除非有明确的细菌感染的证据，如发热、脓性痰及肺炎的影像学依据等。

（3）急性重度和危重哮喘的处理：

急性重度和危重哮喘患者经过上述药物治疗，若临床症状和肺功能无改善甚至继续恶化，应及时给予机械通气治疗，其指征主要包括意识改变、呼吸肌疲劳、二氧化碳分压≥ 45mmHg 等。对部分患者可使用经鼻高流量氧疗、经鼻（面）罩无创机械通气治疗，若无改善则尽早行气管插管机械通气。药物处理如前所述。

（4）治疗评估和后续处理：

经初始足量的支气管舒张剂和激素治疗后，如果病情继续恶化，需要进行再评估，考虑是否需要转入重症监护室治疗。初始治疗症状显著改善，呼气流量峰值或第一秒用力呼气容积占预计值百分比恢复到个人最佳值 60% 以上者可回家继续治疗，呼气流量

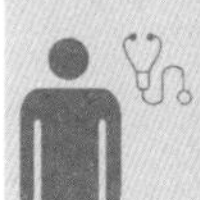

峰值或第一秒用力呼气容积占预计值百分比为 40%~60% 者应在监护下回到家庭或社区医院继续治疗。

严重的哮喘急性发作意味着过去的控制治疗方案不能有效地控制哮喘病情和预防哮喘加重，或者是患者没有接受规范的控制治疗。患者缓解后出院时，应当检查患者治疗依从性是否良好、是否能正确使用吸入药物装置，找出急性发作的诱因。应当给患者制定详细的长期治疗计划、适当的指导和示范，并给予密切监护、长期随访。

10. 未控制、难治性、重度哮喘的定义

（1）未控制的哮喘：

包括以下一种或两种：1）症状控制不佳（频繁出现症状或使用缓解药物、活动因哮喘受限、夜间因哮喘憋醒）；2）频繁出现需要口服糖皮质激素治疗的急性发作（≥ 2 次 / 年）或需要住院治疗的严重急性发作（≥ 1 次 / 年）。

（2）难治性哮喘：

一种使用中或高剂量吸入性糖皮质激素联合第二种控制药物（通常为长效 β_2 受体激动剂）或口服糖皮质激素维持治疗仍无法控制或需要高剂量治疗以维持良好的症状控制和降低急性发作风险的哮喘。这并不意味着是“难以治疗的患者”，在许多情况下，由于吸入技术不正确、依从性不佳、吸烟或合并症等可变因素，或由于诊断不正确，也会导致哮喘难以治疗。

（3）重度哮喘：

难治性哮喘的一种，指的是使用最高剂量吸入性糖皮质激素 + 长效 β_2 受体激动剂治疗和良好管理触发因素后哮喘仍无法控制或减少高剂量治疗时哮喘恶化。因此，目前“重度哮喘”是一个回顾性说法，有时被称为“重度难治性哮喘”，因为它被定义为接受相对高剂量吸入疗法治疗依然相对难治。然而，随着生物疗法的出现，“难治性”一词不再适用。解决吸入技术和依从性等影响因素后，如果哮喘显著改善，则不被归类为重度哮喘。

11. 哮喘的自我管理

《支气管哮喘患者自我管理中国专家共识》指出，哮喘属于慢性疾病，自我管理对疾病的控制及预后有很重要的意义。

哮喘自我管理的意义：哮喘是一种慢性气道炎症性疾病，需要在医生指导下坚持长期治疗。哮喘患者长期控制水平不佳，除了受哮喘发病机制的复杂性和缺乏规范化治疗的影响外，也与哮喘患者治疗依从性差和自我管理能力有限有关。国内外大量研究结果证实，哮喘通常隐性进展、多数哮喘急性发作是可以预防的。近半数患者对呼吸困难加

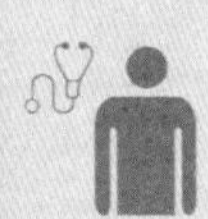

重的感受度较差，哮喘急性发作时处理不当，患者对药物治疗的依从性过低（30% ~ 40%）导致哮喘未控制，频繁因急性发作而就医。若哮喘反复发作，病情会逐渐加重，预后较差。

哮喘自我管理规范化对于哮喘的控制与急性发作的防治是非常重要的，加强哮喘患者的健康教育，指导患者开展有效的自我管理具有三方面意义：（1）改善患者肺功能，减轻患者气道炎症，改善哮喘控制水平，提高治疗效果，改善患者生活质量，降低个人经济负担；（2）减少所有急性事件的发生，包括急性加重、急诊就诊及住院等；（3）增加患者的依从性。

哮喘长期管理的目标：（1）达到良好的症状控制（哮喘控制测试评分 > 20 分），并维持正常活动水平；（2）最大程度减少哮喘发作、肺功能不可逆损害和药物相关不良反应的风险。在基于控制水平的哮喘治疗和管理策略中，评估、调整治疗、监测治疗反应形成了一个持续的循环过程。在选择治疗方案和监测治疗反应时，应兼顾哮喘控制的两个方面，即症状控制和减少未来风险，以达到哮喘的整体控制。经过适当的治疗和管理，绝大多数哮喘患者能够达到这一目标。

哮喘自我管理的主要内容：哮喘自我管理相关的健康教育（哮喘疾病知识、哮喘的预防和治疗、吸入装置的使用指导和培训、用药和随诊的依从性教育等）、哮喘自我管理的工具（哮喘控制测试评分表、呼气流量峰值、哮喘日记及书面哮喘行动计划）、哮喘急性发作先兆的识别和处理。

哮喘患者应该学会的与自我管理相关的知识和技能：1）认识到哮喘是可治疗的慢性疾病。2）能够准确描述哮喘症状及其治疗方法。3）主动参与哮喘的控制和管理工作。4）知晓哮喘发作的诱发因素。5）知晓避免或减少接触发作因素的措施。6）能够描述哮喘发作的症状和体征。7）能够制定就诊计划，理解定期随访的重要性。8）能够遵循医嘱的具体方案。9）掌握正确的药物吸入方法，特别是干粉吸入剂、定量气雾剂、储雾罐、雾化器等吸入装置。10）针对不同状况采取恰当的预防和处理措施。11）针对日常治疗和急性发作选择合适的医疗资源。12）记录哮喘相关的症状和客观测量指标。13）识别影响治疗依从性的因素。14）熟练使用哮喘自我管理工具（如哮喘日记和哮喘行动计划等）。

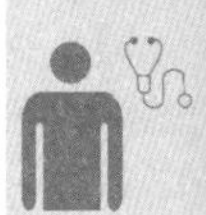

六、思考题

1. 哮喘的评估方法有哪些?

2. 哮喘急性发作期治疗药物包括哪些？其基本治疗原理是什么？

3. 哮喘患者如何进行自我管理？

4. 哮喘患者出现哪些情况需要及时就诊?

七、科普小常识

1. 哪些人属于哮喘高危人群?

（1）吸烟。（2）非母乳喂养。（3）肥胖。（4）宠物饲养。（5）一级亲属患有哮喘。（6）过敏性鼻炎。（7）花粉症。（8）本人患有过敏性鼻炎。（9）本人患有湿疹。

2. 哮喘的发作时间?

（1）春季：花粉多。（2）换季时：气温变化剧烈。（3）夜间：哮喘容易发作，症状更明显。（4）气温低：呼吸系统疾病高发。

3. 哮喘可以治愈吗?

哮喘是不能被治愈的，但是可以被控制。哮喘在经过规范化治疗后，80% 以上的患者可以达到临床控制。如果哮喘控制稳定 3 个月以上，可以进行降阶梯治疗。如果使用最低剂量的控制药物仍无哮喘发作，经过一段时间的评估后，在专科医师指导下可以停药。

4. 哪些患者可以进行脱敏治疗?

脱敏疗法也是哮喘治疗中常用的一种治疗方法，属于一种特异性免疫疗法。通过注射或者含服低浓度的过敏原刺激机体产生过敏反应，从而减少反应性 IgE 的产生，达到治疗的作用。但脱敏的疗程较长，应尽量持续 2 ~ 3 年，此外，脱敏治疗仅适用于对单一或部分过敏原过敏的患者。

（编者　魏东光）

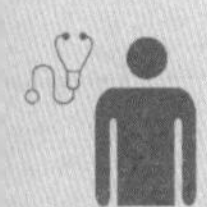

第三章
抗合成酶抗体综合征合并间质性肺炎

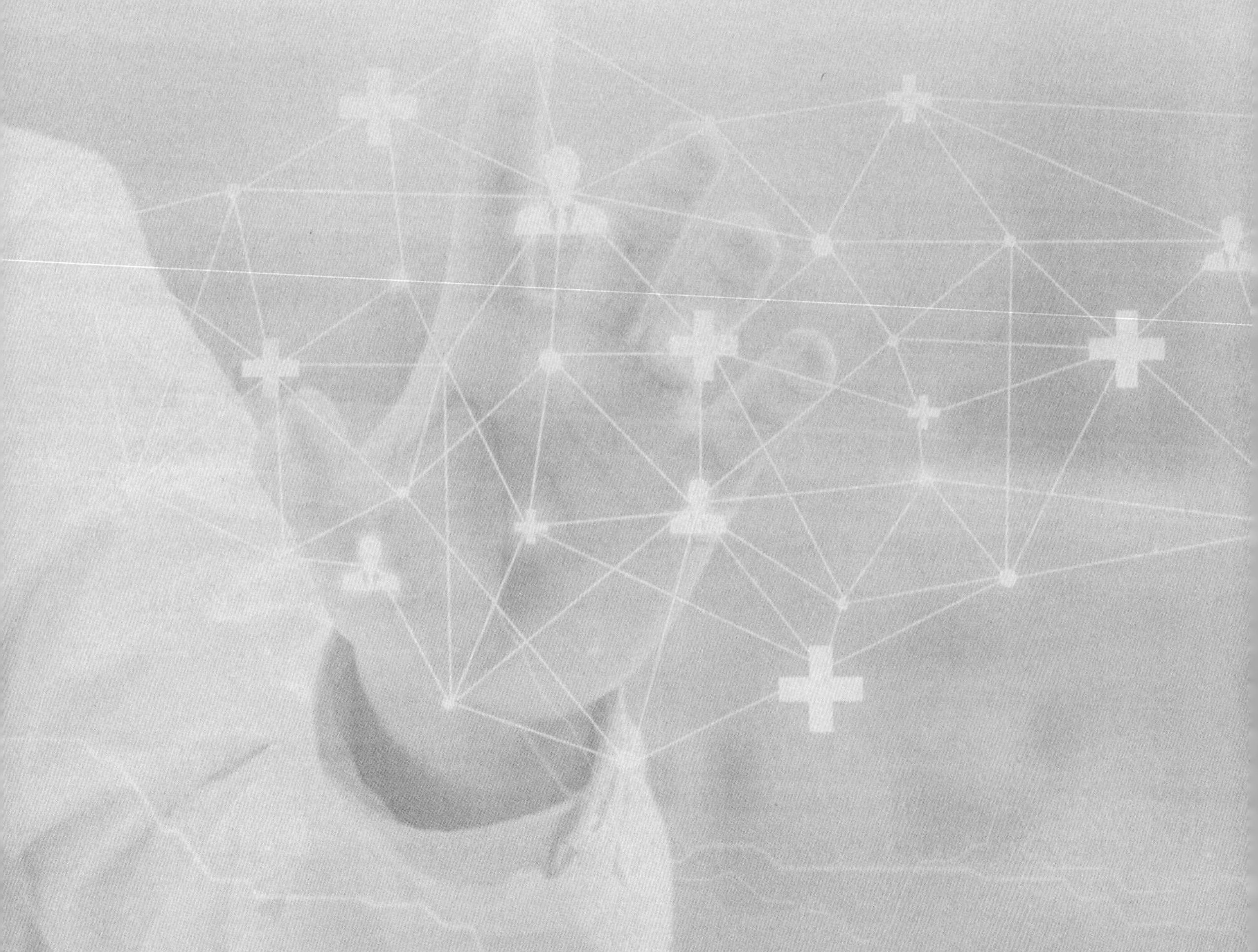

抗合成酶抗体综合征合并间质性肺炎（案例3）

核心提示

❖掌握抗合成酶抗体综合征的诊断方法。

❖掌握各种间质性肺病的治疗方式。

一、病历资料

1. 病史

徐××，女，55岁，主因“间断咳嗽、咳痰、发热半月余，加重7天”入院。

患者半个月前无明显诱因出现间断咳嗽、咳痰，咳白色黏痰，伴发热，最高温度39℃，伴寒战，伴胸憋、气短，快走、爬坡时可出现，伴大汗，自行口服感冒胶囊，症状可缓解。1周前上述症状加重，休息时即感气短，就诊于当地医院，行胸部CT提示双肺多发炎症，给予头孢唑肟、左氧氟沙星抗感染，解痉平喘等对症治疗，患者症状未见明显好转，为求进一步诊治，就诊于我院。

患者否认高血压、糖尿病史，母体健，父患高血压；已婚，已育；无烟酒嗜好；否认肝炎、结核病史；否认手术、外伤史；否认输血史；有食物过敏史，对桃子、粉尘过敏；家族史无特殊记载。

2. 体格检查

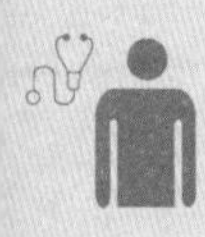

查体：体温36.2℃，脉搏132次/分，呼吸22次/分，血压135/88mmHg。发育正常，营养中等，急性病容，神志清楚，自主体位，言语连贯，对答切题，查体合作。双手角质粗糙，双肘可见色素沉着，口唇黏膜发绀，全身浅表淋巴结未触及肿大，双肺呼吸音粗，可闻及干、湿性啰音，心率132次/分，律齐，各瓣膜听诊区未闻及病理性杂音，腹软，肝、脾肋下未触及，无压痛及反跳痛，双下肢无水肿。

3. 实验室和辅助检查

胸部CT：双肺多发炎症，双侧局部胸膜增厚，脂肪肝。

腹部彩超：脂肪肝，胆、胰、脾、双肾门静脉未见异常。

心脏彩超：二、三尖瓣及主动脉瓣口少量反流，左室舒张功能减低，左室收缩功能正常。

4. 初步诊断

社区获得性肺炎、脂肪肝、左室舒张功能下降。

二、诊治经过

患者主因“间断咳嗽、咳痰、发热半月，加重7天”入院，体温最高达39℃，就诊于当地医院，胸部CT示双肺多发炎症，予头孢唑肟联合左氧氟沙星抗感染治疗7天，疗效差，入院后经验性予以哌拉西林他唑巴坦联合莫西沙星抗感染治疗，但化验炎性指标仍高，复查胸部HRCT（2022年9月28日）证实有明显进展，可见大量磨玻璃影、间质性改变、实变影，考虑耐药病原菌感染可能性大，如多耐药大肠埃希菌、肺炎克雷伯菌等，遂予以升级抗生素亚胺培南西司他丁抗感染治疗，完善痰培养明确病原菌；此外不除外真菌、结核等特殊菌群感染可能，完善支气管肺泡灌洗及肺泡灌洗液NGS明确病原学依据；患者双肺病灶较前明显进展，呈间质性改变，应警惕病毒性感染可能，但血常规等指标、TORCH（弓形虫、风疹病毒、巨细胞病毒、单纯疱疹病毒及其他病毒）检查、多次复查新冠核酸均阴性不符合病毒感染表现，暂不给予抗病毒治疗。予亚胺培南西司他丁抗感染治疗1天后，患者仍间断咳黄黏痰、气短及间断发热，血氧波动于80%左右，肺间质改变及炎症控制不佳，结合患者双手存在角质增厚，存在裂口，不能排除金黄色葡萄球菌感染可能，遂加用利奈唑胺抗感染治疗。

予上述治疗后患者双肺间质性改变明显，进展快，追问病史，存在双手角质增厚，双侧肘关节皮疹2月余，近半年存在间断肌肉疼痛，需警惕皮肌炎引起间质性肺疾病可能，完善风湿免疫相关化验指标，考虑皮肌炎导致肺间质性病变，治疗上加用甲泼尼龙琥珀酸钠80mg抗炎、促进病灶吸收及延缓进展。

上述检验结果回报痰培养未提示明显病原菌生长；肺泡灌洗液NGS（2022年10月1日）提示念珠菌感染伴韦荣球菌、链球菌可能，当前亚胺培南西司他丁联合利奈唑胺抗感染方案已覆盖，其余加用氟康唑抗真菌治疗；此方案治疗8天后，化验炎性指标及

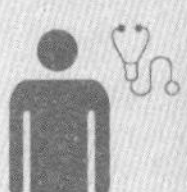

患者咳嗽咳痰症状明显好转，降阶梯予利奈唑胺联合哌拉西林他唑巴坦联合氟康唑抗感染治疗。

结合患者症状、体征及相关化验检查，考虑间质性肺炎伴感染，有抗黑色素瘤细胞分化相关基因 -5 抗体阳性皮肌炎引起的可能。完善肌炎相关抗体检查（2022 年 10 月 11 日）结果提示 Ro-52 抗体 +++，EJ++，余为阴性；抗合成酶抗体综合征合并间质性肺炎伴感染诊断成立，风湿科会诊建议予以 250mg 大剂量激素冲击、静注人免疫球蛋白 20g 治疗 3 天，此外加用吡非尼酮抗纤维化治疗；上述方案治疗 3 天后，复查胸片（2022 年 10 月 14 日）示肺部感染较前缓解，且患者气短症状较前缓解，遂激素逐渐减量，加用免疫抑制剂吗替麦考酚酯，无明显不良反应且符合出院指征后，予以出院，院外继续口服吗替麦考酚酯、泼尼松、抗菌优、吡非尼酮治疗，规律复查。患者入院后的相关检查及检查结果如下：

胸部 HRCT（图 3-1）：

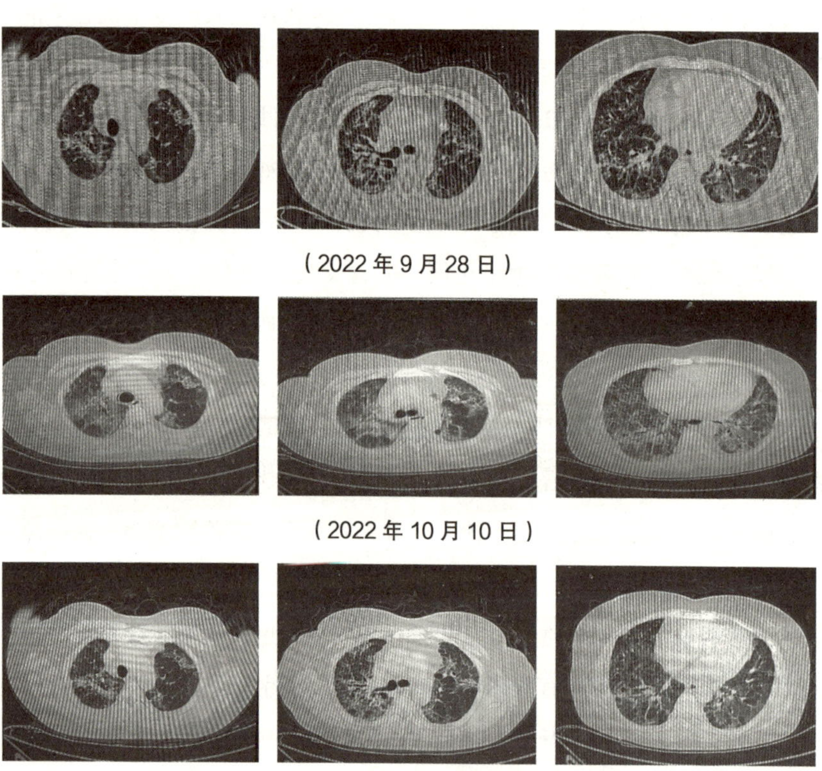

图 3-1　入院后胸部 HRCT

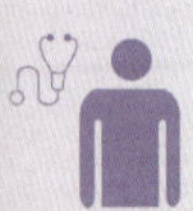

胸部 X 线片（图 3-2）：

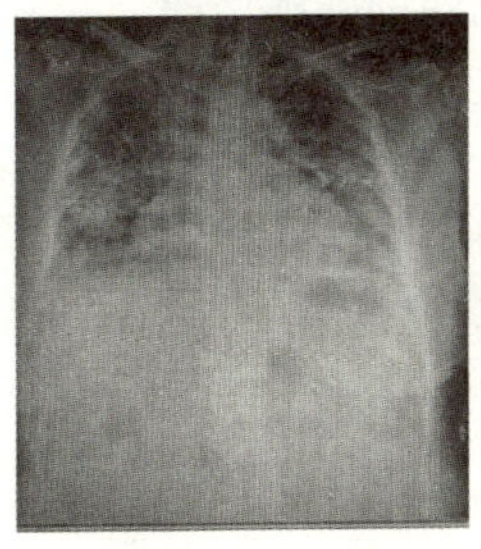
（2022 年 9 月 28 日）

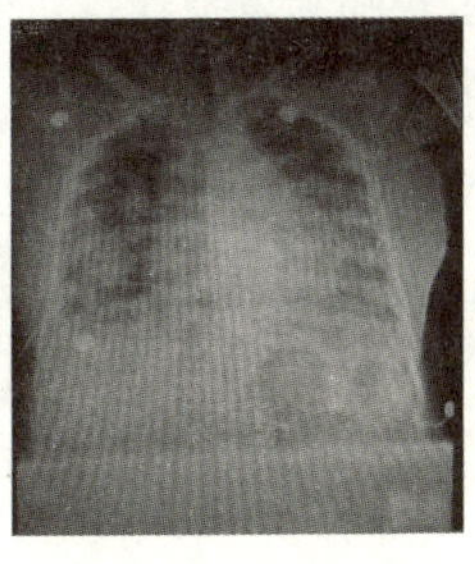
（2022 年 10 月 1 日）

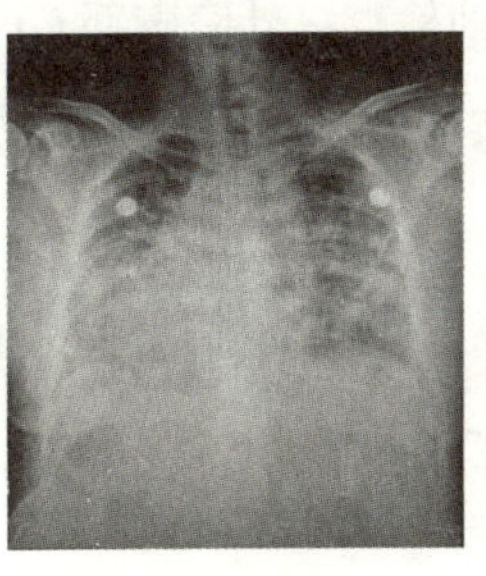
（2022 年 10 月 8 日）

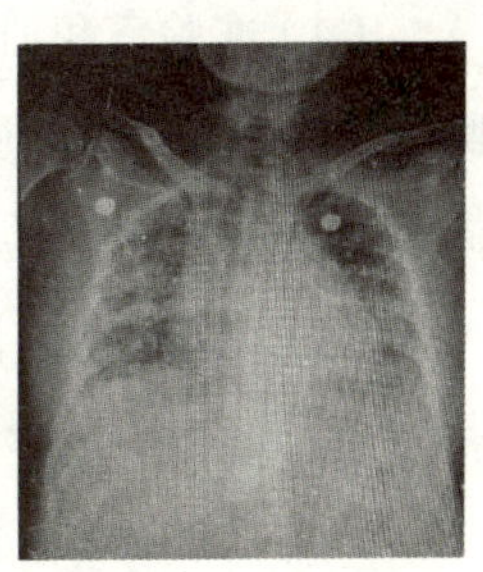
（2022 年 10 月 14 日）

图 3-2　入院后胸部 X 线片

血常规：白细胞 13×10^9/L，中性粒细胞百分比 93%，血红蛋白 189g/L，血小板 127×10^9/L，C 反应蛋白 119mg/L。

红细胞沉降率：108mm/h。

肝功能、肾功能：未见异常。

痰培养、灌洗液细菌培养：阴性。

肺泡灌洗液 NGS：念珠菌感染伴韦荣球菌、链球菌可能。

血 G 试验：<37.5pg/mL。

病毒：新型冠状病毒核酸检测阴性。

TORCH 检查：巨细胞病毒抗体阳性，风疹病毒抗体阳性，单纯疱疹病毒 I 抗体阳性。

抗核抗体谱：阳性，荧光类型 C，滴度 1：320。

肌炎抗体谱（2022 年 10 月 11 日）：Ro-52 抗体 +++，EJ++。

结核感染 T 细胞试验：γ 干扰素（N）2.29pg/mL，γ 干扰素（T）25.34pg/mL，γ-干扰素（P）> 5000pg/mL，结核感染 T 细胞阳性；痰抗酸杆菌阴性 / 油镜；灌洗液抗酸杆菌阴性 / 油镜结合抗体弱阳性。

血管炎及类风湿相关抗体：阴性。

类风湿因子：< 11.2IU/mL。

三、案例分析

1. 病史特点

（1）患者女性，病程长，主因“间断咳嗽、咳痰、发热半月余，加重 7 天”入院。

（2）双侧肘关节皮疹 2 月余，近半年存在间断肌肉疼痛。

（3）体格检查：双手角质粗糙，双肘可见色素沉着，口唇黏膜发绀，全身浅表淋

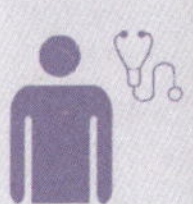

巴结未触及肿大，双肺呼吸音粗，可闻及干、湿性啰音。

（4）实验室和辅助检查：外院胸部 CT 示双肺多发炎症，双侧局部胸膜增厚。我院胸部 HRCT 示双肺间质多发炎症，左侧胸腔少量积液。影像学检查可见大量磨玻璃影、间质性改变、实变影。

（5）入院前后血常规提示炎性指标高，院外予以头孢唑肟联合左氧氟沙星治疗 7 天，疗效差。

2. 诊断和诊断依据

（1）诊断：抗合成酶抗体综合征、间质性肺炎伴感染、脂肪肝。

（2）诊断依据：咳嗽、咳黄痰、发热、气短；双手角质增厚，双侧肘关节皮疹 2 月余，近半年存在间断肌肉疼痛；影像学可见大量磨玻璃影、间质性改变、实变影等间质性肺炎表现；肌炎抗体谱示 Ro-52 抗体 +++，EJ++；大剂量激素冲击及免疫抑制治疗后症状改善明显。

3. 鉴别诊断

（1）肺结核：多有全身中毒症状，如午后低热、盗汗、疲乏无力，可有咯血，胸部影像学改变多发生在上叶尖后段和下叶背段病灶，可见树芽征等征象，痰找抗酸杆菌阳性，抗结核治疗有效。该患者抗感染治疗效果不佳，应与该疾病相鉴别。

（2）慢性阻塞性肺疾病：患者多表现为慢性咳嗽、咳痰，伴有进行性加重的呼吸困难，活动后明显，胸部 CT 可表现为肺纹理增粗、紊乱、肺气肿表现，如肺透亮度增加，肺大疱形成等，与间质性肺炎的网格状、蜂窝状阴影不同。

四、处理方案及基本原则

1. 一般治疗

加强氧疗、寻找病因，延缓疾病进展，改善生活质量，延长生存期。

2. 针对该患者的相关诊治

（1）入院后进一步完善血常规、红细胞沉降率、C 反应蛋白、肝功能、肾功能、电解质、胸部 HRCT、胸部 X 线片等相关检验和检查，自身抗体谱检测应作为间质性肺疾病的常规检查，包括抗核抗体谱、肌炎抗体谱等；

（2）评估疾病活动性、受累脏器的严重程度（呼吸困难及咳嗽程度、胸部 HRCT 病变范围、类型、病变可逆性等）及预后等；

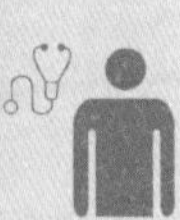

（3）予以抗感染、抗纤维化、抗炎及抑制免疫等对症治疗；

（4）定期随访，评估患者对前期治疗的反应性、疾病活动性、进展情况、药物不良反应及有无相关并发症。

3. 转诊及社区随访

（1）转诊要求：

◆紧急转诊：

1）病情危重的不明原因肺间质改变原则上需转至县级以上医疗机构。

2）初始治疗失败，生命体征不稳定。

上述患者病情危重，转运风险高，需从患者病情（包括生命体征、意识、呼吸支持、循环支持、主要临床问题五方面）和预计转运时间、转运条件进行风险评估。根据病情情况和相关评估，在转院之前和转院过程中均需要有呼吸支持、建立静脉通道、保持血流动力学稳定等相关技术、人员和设备配备和保障。

◆普通转诊：

1）合并基础疾病较多，如慢性心功能不全（Ⅱ～Ⅳ级）、慢性肾脏疾病（3～5期）、肝硬化失代偿、糖尿病急症。

2）初始治疗失败，生命体征稳定。

3）出现局部或全身并发症，生命体征稳定。

4）间质性肺疾病原因诊断尚未明确，需要进一步鉴别诊断。

（2）随访要求：患者初始治疗1个月后，应对患者临床症状（如呼吸困难、咳嗽、皮疹及肌力等）、肺部HRCT和肺功能检查进行复查，评估患者对前期治疗的反应，监测相关药物不良反应。如果改善，激素逐步减量，维持免疫抑制剂治疗；适当延长复查间隔时间，每隔3～6个月再评估，根据治疗反应继续调整治疗。患者第一秒用力呼气容积下降超过10%或肺一氧化碳弥散量下降超过15%，临床症状恶化或肺部HRCT显示病变范围增加，提示治疗失败和疾病进展，应每隔2～4周，或更频繁地评估患者对治疗的反应及病情变化，此外，抗合成酶抗体综合征合并间质性肺疾病患者在激素减量，停用激素及免疫抑制剂治疗后，复发率较高，应定期随访，及时发现和处理。

五、要点与讨论

1. 间质性肺疾病的定义

间质性肺疾病是由各种病因引起的肺组织内成纤维细胞/肌成纤维细胞增生及细胞外基质沉积，常伴有肺组织结构破坏的一组疾病，可引起弥漫性肺纤维化，造成肺组织结构及功能的严重损伤。

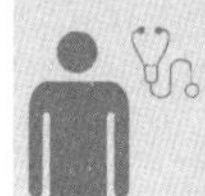

2. 间质性肺疾病的常见类型及病理生理特征

间质性肺疾病的病因及致病因素各不相同，包括老年、遗传易感性、环境因素（如吸烟、职业暴露、空气污染、微量吸入、病毒感染）、已知和未知原因的抗原反复刺激、结缔组织病等自身免疫因素都可能引起肺组织损伤，反复持续的损伤会进一步诱发慢性炎症及纤维化。

（1）特发性肺纤维化：特发性肺纤维化是一种病因不明的以纤维化为主要特征的肺部疾病，其影像学及组织学表现以普通型间质性肺炎（UIP）为主要特征，多发于老年人，起病隐匿并逐渐进展，表现为呼吸困难及肺功能进行性恶化，预后不良，是间质性肺疾病中最常见且最严重的疾病类型，病因及发病机制未明，发病率和死亡率逐年上升。由于渐进发展、生存期短、预后不佳、临床演进多样，迄今尚无有效的诊疗方法。两种已经获得批准的抗纤维化药物（尼达尼布和吡非尼酮）只能减缓疾病的进展，晚期常需要肺移植，导致医疗花费巨大。特发性肺纤维化病理表现为普通型间质性肺炎，其纤维化呈斑片状分布，纤维化病变之间可见正常肺组织，有纤维母细胞灶，病变主要分布于双肺底部周边胸膜下，常伴有蜂窝肺形成。

（2）结缔组织病相关间质性肺疾病：间质性肺疾病是结缔组织病常见的肺部并发症。结缔组织病相关疾病有多种，如系统性硬化症、类风湿关节炎、多发性肌炎 / 皮肌炎、干燥综合征和系统性红斑狼疮等。患者可出现关节痛、肌痛、皮疹、发热、乏力、雷诺现象等常见风湿系统疾病表现及咳嗽、逐渐加重的呼吸困难甚至呼吸衰竭，或致生活质量下降；结缔组织病相关间质性肺疾病引起的肺纤维化，肺组织内可见原发病的病理特点，即结缔组织病伴有较多淋巴细胞、浆细胞浸润及淋巴滤泡增生。

（3）过敏性肺炎：过敏性肺炎是易感个体吸入某种确定或未确定的过敏原后发生的由免疫反应介导的肺部疾病。潜在过敏原可能来源于微生物（如真菌、非结核分枝杆菌等）、动物蛋白和化合物（如异氰酸酯）等。致病与易感个体、暴露浓度、持续时间等均有关。过敏性肺炎依据病理生理机制和预后的不同可分为纤维化型过敏性肺炎和非纤维化型过敏性肺炎，纤维化型过敏性肺炎可呈普通型间质性肺炎样、非特异性间质性肺炎样、气道中心纤维化或桥接纤维化，常伴以淋巴细胞为主的细支气管炎及气道中心性富细胞性间质性肺炎、松散的非坏死性肉芽肿结节（非纤维化型过敏性肺炎病变）。

（4）吸烟相关的肺纤维化：吸烟相关的肺纤维化也是需要关注的一个病变，吸烟会引起不同类型的、各种各样的肺部病变，在肺纤维化方面，比较常见的是吸烟与特发性纤维化相关 UIP 关系密切，还可能引起肺朗格汉斯巨细胞组织细胞增生症、吸烟相关性间质性肺炎、肺纤维化合并肺气肿、脱屑性间质性肺炎等不同肺部疾患。不同疾病病

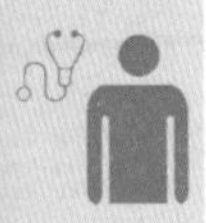

理组织学表现不同，引起肺纤维化的机制也不同。脱屑性间质性肺炎 / 呼吸性细支气管炎相关间质性肺疾病的病理表现为肺泡腔内吞噬烟尘的巨噬细胞聚集，继而发生肺组织纤维化，其纤维化可能由巨噬细胞介导；肺朗格汉斯巨细胞组织细胞增生症的病理早期表现为细支气管周围的朗格汉斯巨细胞增生及聚集，朗格汉斯巨细胞是始发启动细胞，进而导致结节中心纤维组织增生，在其纤维化期，朗格汉斯巨细胞可以消退，形成星芒状纤维化病灶，晚期肺组织破坏形成蜂窝肺。吸烟相关性间质性肺炎的病理表现为明显的肺泡间隔增宽，粗大的、绳索样的、玻璃样变的致密胶原沉积于肺泡间隔，常分布于肺周边部胸膜下，或呈小叶中心性分布，常伴肺泡腔扩大、肺泡腔内常见烟尘细胞。

（5）结节病：一种原因不明的多系统累及的肉芽肿性疾病，它的病理特征为非干酪样坏死的肉芽肿，其肉芽肿病变位于肺间质，多沿淋巴管分布，肉芽肿周边常伴纤维组织增生，增生的纤维组织破坏肺组织结构形成大小不一的结节。结节病导致肺组织纤维化的原因是激活的巨噬细胞释放成纤维细胞生长因子，使成纤维细胞增生、聚集，分泌胶原纤维。

（6）肺尘埃沉着病（尘肺）：尘肺是由于长期吸入有害粉尘，并引起肺广泛纤维化为主要病变的肺疾病。尘肺引起肺间质弥漫性纤维化的机制尚未完全阐明。以硅肺为例，通常认为进入肺组织的二氧化硅粉尘被巨噬细胞吞噬后，二氧化硅与水作用形成硅酸，其羟基与细胞溶酶体的磷脂及蛋白质分子中的氢原子形成氢键，改变了溶酶体的稳定性，使其通透性增强，导致巨噬细胞溶酶体崩解，激活的巨噬细胞释放炎症因子及促纤维组织增生因子，导致炎症反应及纤维组织增生，形成胶原。病理组织表现为硅结节及弥漫性肺纤维化。硅结节早期为细胞性结节，由吞噬硅尘的巨噬细胞构成，随后成纤维细胞增生，形成纤维性结节，结节内增生的胶原纤维玻璃样变，并呈典型的同心圆状排列，最终结节完全玻璃样变，形成玻璃样结节。偏光镜下，吞噬硅尘的巨噬细胞内可见折光二氧化硅颗粒。

3. 肺纤维化主要的高分辨率 CT（HRCT）类型

肺纤维化的主要 HRCT 类型包括普通型间质性肺炎、非特异性间质性肺炎、急性间质性肺炎、纤维化型 – 过敏性肺炎和结节病等。

（1）普通型间质性肺炎（UIP）在 HRCT 上的典型表现为网状影、蜂窝影和牵引性支气管扩张，沿胸膜下及下肺分布。特发性肺纤维化按照患者的 HRCT 表现分为 4 个基本类型：肯定 UIP 型、可能 UIP 型、不确定 UIP 型和其他型。

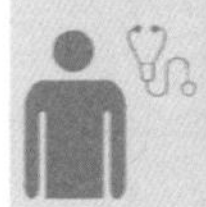

1）肯定 UIP 型：以胸膜下及基底部分布为主的蜂窝影，伴或不伴牵引性支气管或细支气管扩张，可见不规则的小叶间隔增厚，常叠加网状影和少量磨玻璃影，有时可能

出现骨化影；肯定 UIP 型是经典的特发性肺纤维化影像学表现，其组织病理学 UIP 的阳性预测值在 90% 以上。

2）可能 UIP 型：以胸膜下及基底部分布为主的网状影，伴或不伴牵引性支气管或细支气管扩张，可伴少量磨玻璃影，缺乏胸膜下相对正常区域；这一类型约 80% 病理证实为 UIP。

3）不确定 UIP 型：HRCT 表现为有纤维化的特征但不提示特殊病因，病变呈弥漫性分布且没有胸膜下分布优势，这一类型病理证实 UIP 的阳性预测值为 51% ~ 69%。

4）其他型：诊断其他型的 HRCT 征象主要包括从病变分布上，病变以上肺或中肺分布为主，伴血管支气管束周围分布、淋巴管周围分布和胸膜下不受累；HRCT 征象包括囊状影、马赛克征或三密度征、弥漫磨玻璃影、大量的小叶中心微结节影及两肺多发小结节影。

（2）非特异性间质性肺炎（NSIP）是间质性肺疾病中最常见的病理和影像学类型之一，在 HRCT 上最常见的表现包括以双侧下叶为主且对称分布的磨玻璃影伴牵引性支气管扩张，通常具有下肺分布优势，但肺实质异常也可能在较小程度上发生在上肺叶，当 HRCT 显示胸膜下不受累改变时，具有与 UIP 鉴别的价值，在 NSIP 患者中很少看到蜂窝影。随着时间的推移，部分患者的磨玻璃影被网状影所替代，同时牵引性支气管扩张更明显，提示病变以纤维化为主。纤维性 NSIP 可与纤维性机化性肺炎在 HRCT 上有一些重叠，单纯依靠影像学征象不易鉴别。

（3）过敏性肺炎（HP），标准名称为外源性变应性肺泡炎，又称外因性变应性肺泡炎，被认为是致敏个体对吸入的有机或无机抗原的免疫介导反应。但在临床工作中相当多的患者并没有发现明确的刺激性抗原。过敏性肺炎可分为非纤维化型和纤维化型，在 HP 的影像诊断中，第一步是区别纤维化与非纤维化，主要鉴别点是 HRCT 上显示的网状影或磨玻璃影伴牵引性支气管或细支气管扩张，肺叶容积缩小和蜂窝影；第二步是根据 HRCT 表现，进一步分型为肯定 HP 型（有纤维化征象，病变分布可以是弥漫分布或中上肺分布倾向，同时可见丰富的小叶中心模糊磨玻璃结节，呼气相可见马赛克征或三密度征）、可能 HP 型和不确定型。值得注意的是，即使是典型的纤维性的 HRCT 表现，也不具备单独诊断价值，需要结合暴露史、支气管肺泡灌洗甚至肺活检进行综合诊断。

（4）急性间质性肺炎（AIP）是一种急性、快速进展型间质性肺炎，排除其他肺部疾病和缺乏可识别的病因或易感疾病是诊断的先决条件。弥漫性肺泡损伤是组织学上的关键表现。HRCT 表现取决于疾病的时间点，在病程早期即渗出期，组织学上以间质和肺泡水肿为特征，HRCT 表现为对称性和双侧、弥漫性或斑片状磨玻璃影和气腔实变影；

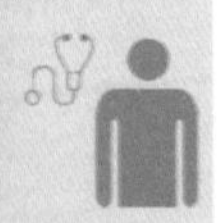

随着病程的进展，进入机化阶段，主要为成纤维细胞增殖和Ⅱ型肺细胞增生，机化期在5 ~ 7天内即可出现，在实变影或磨玻璃影的背景下可见牵引性支气管扩张，但大多数患者通常在发病几个月后才在HRCT上出现明确纤维化改变，呈支气管血管束扭曲、牵引性支气管扩张和不规则小叶间隔增厚。

（5）其他少见的肺纤维化疾病：末期结节病可呈纤维化为主的HRCT征象，主要特点是纤维化病灶从肺门向外延伸的不规则条索影，伴牵引性支气管扩张和肺结构扭曲，两上叶后段肺容积缩小。胸膜肺弹力纤维增生症是一种罕见的间质性肺疾病，主要HRCT表现为肺尖胸膜下增厚并向肺内呈棘突状延伸，后期伴两上肺容积缩小，以肺尖为著。

总之，在纤维化间质性肺疾病的诊断中，影像学检查尤其是HRCT起着很重要的作用，仔细辨认HRCT征象以判断是否存在纤维化的异常特征，结合病变的分布倾向，临床医师可对大多数纤维化间质性肺疾病做出一个倾向性诊断。但需要注意的是，尽管常见的纤维化ILD具有各自特征性的HRCT表现，但它们之间经常会有重叠。

4. 结缔组织病相关间质性肺疾病（CTD相关ILD）的诊疗要点

（1）治疗目标：

CTD相关ILD治疗的短期目标是控制CTD和ILD的病情，延缓进展，远期目标是最大程度地延长患者生存期，提高患者生活质量。因此，CTD相关ILD的治疗目标是CTD和ILD同时达到病情缓解，即双重达标。判断CTD病情达标主要依据各CTD公认的整体疾病活动性评估体系，达到完全缓解或低疾病活动度。ILD病情达标尚无公认的标准，中国医师协会风湿免疫科医师分会风湿病相关肺血管间质病学组拟定的标准：根据胸部HRCT特征及治疗反应，判断ILD的主要病变是否可逆，如为可逆性病变，则达标标准为临床无干咳、无活动后呼吸困难等症状，胸部HRCT提示活动性病变完全消失或仅遗留少许纤维化病灶，肺功能检查提示用力肺活量占预计值百分比恢复至≥ 70%；如为不可逆病变，则达标标准为原有ILD相关症状无恶化、加重，胸部HRCT提示原有不可逆病变范围无扩大，肺功能检查提示用力肺活量占预计值百分比无恶化。

（2）治疗原则：

CTD相关ILD的治疗原则为早期、规范、个体化治疗。CTD相关ILD治疗方案应综合考虑CTD病情活动度、ILD的严重程度和进展倾向，决定免疫抑制治疗和抗纤维化治疗的权重及主次关系。

（3）CTD相关治疗：

1）糖皮质激素（以下简称“激素”）：CTD相关ILD治疗的主要药物。胸部HRCT

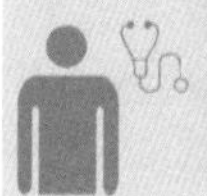

表现为磨玻璃样或实变性阴影时，对激素治疗更敏感，而以纤维化改变为主要表现时，激素治疗后改善的可能性小。对系统性硬化症相关ILD患者，由于使用激素剂量较大（超过等效于泼尼松15mg/d的量）可能增加发生肾危象的风险，若必须服用激素应密切监测以防发生肾危象。

2）环磷酰胺：CTD相关ILD治疗的重要免疫抑制剂。早期应用环磷酰胺可能会有更好的疗效，但由于其毒副作用，包括卵巢衰竭等，不建议长期应用。

3）霉酚酸酯：一种有效的淋巴细胞增殖抑制剂，系统性硬化症相关ILD的研究表明，霉酚酸酯疗效非劣效于环磷酰胺。霉酚酸酯剂量维持在2g/d左右通常耐受性良好，可长期应用，但需注意淋巴细胞抑制和肝肾毒性。

4）其他免疫抑制剂：硫唑嘌呤、环孢素/他克莫司、利妥昔单抗等目前仅有小样本观察性研究，主要用于对前述免疫抑制剂治疗无效或无法耐受的CTD相关ILD患者。

5）静脉用免疫球蛋白（IVIG）：静脉用免疫球蛋白亦可用于CTD相关ILD的治疗，但静脉用免疫球蛋白价格昂贵，主要用于难治性CTD相关ILD的辅助治疗。

（4）抗纤维化治疗：

目前对进入纤维化阶段的CTD相关ILD尚缺乏确切有效的抗纤维化药物。吡非尼酮是一种新型小分子抗纤维化药物，多项特发性肺纤维化的国际多中心随机双盲对照研究表明，吡非尼酮可以延缓肺功能恶化，延长无疾病进展生存时间。对CTD相关ILD，吡非尼酮能改善系统性硬化症相关ILD患者的肺功能，延长无肌病性皮肌炎伴亚急性间质性肺炎的生存期等。在应用激素和免疫抑制剂治疗CTD相关ILD的同时，适时联合抗纤维化治疗，可最大程度地保持肺功能稳定。然而，现有的抗纤维化药物治疗可以减缓，但不能停止或者逆转纤维化进程，上述药物也具有一定副作用使患者不能耐受，故亟需抗纤维化更有效、耐受性更好和治疗靶向明确的治疗药物。

5. 肺纤维化严重程度及进展的评估与预测

早期明确肺纤维化的诊断对于患者的预后具有重要作用，对诊断后的肺纤维化的严重程度的评估也同样发挥重要作用，而肺纤维化的评估同诊断一样，需要结合临床症状、肺功能检查及运动耐量的长期检测、HRCT随访等。肺纤维化患者的主诉症状是否改变是评估肺纤维化最直接且简便的方法，可以通过圣·乔治呼吸问卷、呼吸困难评估量表等多种评估量表实现。肺功能检查及运动耐量的随访是另一种无创的评估手段，国际指南推荐用力肺活量和一氧化碳弥散量改变作为评估肺纤维化疾病进展的指标。在2022年发表的队列研究中，间质性肺疾病患者的肺功能是进行性下降的，6分钟步行试验与患者的最大摄氧量呈正相关，若6分钟步行试验期间，患者的脉搏血氧饱和度的最低氧

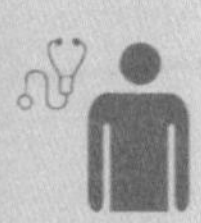

饱和度低于 90%，则疾病严重程度应增加一个等级。HRCT 在肺纤维化的评估中也发挥着举足轻重的作用，在评估肺纤维化的进展性时，HRCT 是重要条件之一。国际权威机构强调，牵拉性支气管扩张和蜂窝状改变是一个连续的过程，蜂窝状改变是由纤维性肺泡间隔塌陷和终末气道扩张发展而来的，两者是肺纤维化逐渐进展的严重结局。综上所述，肺纤维化的评估需要多方面的结合。

纤维化间质性肺疾病（FILD）由于缺乏特异性症状，诊断往往延迟，导致死亡率高，因此寻找肺纤维化的进展因素极其重要。进展性肺纤维化是指一大类病因已知或未知的、胸 CT 上有明确的肺纤维化，在近 1 年内出现≥ 2 项如下表现的非特发性肺纤维化的 FILD 患者：1）咳嗽、气短等呼吸系统症状恶化；2）肺功能下降。1 年内用力肺活量占预计值百分比下降 > 5%，和（或）1 年内一氧化碳弥散量（经血红蛋白校正后）占预计值百分比下降 > 10%；3）胸部影像学进展。牵张性支气管扩张 / 细支气管扩张范围增大或程度加剧，新发磨玻璃影伴有牵张性细支气管扩张，新发细网格影、粗网格影范围增大或程度加剧，新发蜂窝影或原有蜂窝影加剧，肺容积进一步缩小等表现出现 1 项或 1 项以上。

肺纤维化进行性加重危险因素包括年龄、性别、肺功能下降，以及 HRCT 蜂窝影的面积等多个方面。经相关研究表明，女性患者的存活率高于男性患者，且随着年龄的增长，死亡率和肺移植的风险逐渐增加。

肺功能检查是肺纤维化进展预测的重要工具之一，在 2022 国际指南中，其被列为评估肺纤维化进展的重要条件。用力肺活量可以反映肺纤维化患者的临床状态，24 周内用力肺活量下降在 5% ~ 10% 的患者的 1 年死亡风险明显升高。用力肺活量与一氧化碳弥散量具有高度相关性，一氧化碳弥散量的变化（经血红蛋白校正后）也是多种纤维化性肺病患者死亡率的一致且强有力的预测因子，在 2 年内一氧化碳弥散量较基线下降≥ 15% 的患者的生存率显著下降。活动耐量下降也是肺纤维化进展预测的因素之一。经 6 分钟步行试验后，氧饱和度下降≥ 10% 或者氧饱和度低于 88% 患者的生存率明显降低。

HRCT 作为诊断肺纤维化最重要的手段，在评估患者病情及判断预后方面的作用显得尤为关键。相关研究表明，HRCT 存在蜂窝影的 ILD 患者的死亡率明显高于不存在蜂窝影的 ILD 患者，并且其死亡率接近特发性肺纤维化患者，是 ILD 患者进行性发展的重要评估因素。近年来计算机辅助 CT 定量分析因其结果更为客观，逐渐被广泛认可，经过 CT 定量计算的蜂窝面积与患者的用力肺活量百分比、一氧化碳弥散量百分比等肺功能检查指标显著相关。不仅如此，与复合生理指数，即经过明确证实其在评估肺纤维

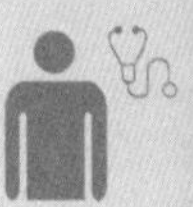

化程度及预测生存率方面优于单个肺功能检查指标，具有显著相关性。在硬皮病相关的间质性肺疾病研究中，CT 上肺间质改变的程度大于 20%。类风湿关节炎及多发性肌炎相关的间质性肺疾病患者的 CT 提示，普通型间质性肺炎等均是肺纤维化进展及死亡因素之一。

肺纤维化是纤维化性肺疾病终末期常见的共同病理改变，最终导致患者呼吸衰竭甚至死亡。对于 FILD 这种病死率高、预后极差的疾病，有效地评估患者的病情严重程度及识别进展危险因素，对判断预后非常重要。早期识别肺纤维化、早期干预以降低死亡率仍然是我们面临的极大挑战。

六、思考题

1. 间质性肺疾病的常见病因有哪些？
2. 间质性肺疾病的常见临床表现有哪些？

七、科普小常识

1. 间质性肺疾病的家庭氧疗指征？

家庭氧疗的目标是纠正患者低氧血症，提高患者生活质量，增加运动耐力，减少缺氧性疾病的急性加重和住院频率，降低死亡率。家庭氧疗有多种方式，包括长期氧疗、夜间氧疗、可移动氧疗、姑息氧疗和短时脉冲氧疗等。

（1）长期氧疗：

建议慢性阻塞性肺疾病伴有严重低氧血症的患者进行长期家庭氧疗（不少于 15 小时 / 天）。严重低氧血症的定义：在标准大气压下，吸室内空气时，动脉血氧分压 ≤ 55mmHg（7.3kPa，1mmHg=0.133kPa），或经皮血氧饱和度 ≤ 88%；动脉血氧分压在 56 ~ 59mmHg（7.5 ~ 7.9kPa）范围内或经皮血氧饱和度 =89%，并伴随红细胞比容 ≥ 55%、外周性水肿、心电图出现肺型 P 波 3 种情况之一。ILD 患者如在室内有严重低氧血症，推荐进行长期氧疗（不少于 15 小时 / 天）。

（2）夜间氧疗：

夜间氧疗仅在夜间睡眠时进行氧疗，适用于睡眠时出现低氧血症的患者。推荐伴有夜间经皮血氧饱和度 ≤ 88% 的低氧血症的慢性肺部疾病患者进行夜间氧疗。对于阻塞性睡眠呼吸暂停低通气综合征、肥胖低通气综合征合并呼吸衰竭的患者，除进行常规夜间氧疗外，应同时考虑使用无创通气支持治疗。

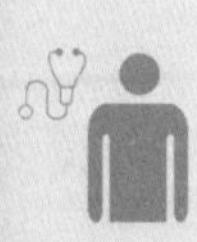

（3）短时脉冲氧疗：

短时脉冲氧疗指常在运动前后进行的短时间（10 ~ 20 分钟）间断的氧疗。有研究结果表明，短时脉冲氧疗不能提高患者运动耐力或改善预后，一般不推荐使用。

（4）可移动氧疗：

可移动氧疗指在运动和日常活动中，通过可移动的氧气装置输送氧气，用于静息时无低氧血症，但在活动后经皮血氧饱和度降低的患者。推荐患慢性肺部疾病，需要持续供氧 > 3L/min 的患者在户外活动时使用可移动氧疗，或使用小型便携式吸氧装置。推荐 ILD 或慢性阻塞性肺疾病伴有严重劳力性低氧血症的患者使用可移动氧疗。

（5）姑息氧疗：

有严重呼吸困难的 ILD 患者可考虑进行姑息氧疗。对于有慢性低氧血症的 ILD 患者建议进行长期氧疗，以改善患者的缺氧状况。静息状态下呼吸室内空气时动脉血氧分压 ≤ 55mmHg，或经皮血氧饱和度 ≤ 88%；静息状态下动脉血氧分压 ≤ 60mmHg（8.0kPa）；伴有外周性水肿、红细胞增多（红细胞比容 ≥ 55%）或合并有肺动脉高压的 ILD 患者，建议每天氧疗的时间至少为 15 小时。劳力性低氧血症是 ILD 的特征之一，通常情况下，ILD 患者的劳力性低氧血症比慢性阻塞性肺疾病患者更为严重。ILD 患者如需进行户外活动，且运动时需要持续氧流量 > 3L/min，建议使用可移动氧疗。

2. 哪些暴露因素需警惕 ILD 的发生？

（1）有机尘、无机尘接触史：职业环境接触粉尘导致的各种尘肺及饲养鸽子、种植大棚导致的饲鸟者肺、农民肺。

（2）有害气体接触史：接触农药等有害气体导致的间质性肺疾病。

（3）药物因素：长期服用一些可导致间质性肺疾病的药物（如抗心律失常药：胺碘酮、普萘洛尔等；抗惊厥药；抗肿瘤药等），或误服百草枯等剧毒性药物。

（4）感染：感染一些呼吸道病毒。

（5）放射接触史：一些病人放疗后易出现放射性间质性肺疾病，或长期从事放射工作人员等。

（6）心肾功能不全或脏器移植后排斥反应所致的间质性肺疾病等。

3. 针对间质性肺疾病，常用的药物有哪些？

基于目前对肺纤维化机制的认识和以特发性肺纤维化为代表的抗肺纤维化药物的研发，目前已有两种上市的抗纤维化药物，包括多靶点的细胞内酪氨酸激酶受体拮抗剂——尼达尼布和新型口服吡啶酮衍生物——吡非尼酮，其有效性和安全性已得到广泛认可。2013 年吡非尼酮在中国获批特发性肺纤维化为其适应证。2017 年尼达尼布在中国获批

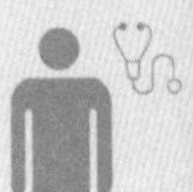

特发性肺纤维化为其适应证，2020 年在中国获批系统性硬化症相关性间质性肺疾病和进展性纤维化性间质性肺疾病为其适应证。然而，现有的抗肺纤维化药物治疗可以减缓，但不能停止或逆转纤维化进程，上述药物也具有一定的副作用使患者不能耐受。特发性肺纤维化及呈肺纤维化进展的间质性肺疾病患者的病死率仍然很高，亟需抗肺纤维化更有效、耐受性更好和治疗靶向更明确的治疗药物。随着深入研究肺纤维化的发病机制，发现和确认新的药物靶点，许多新型抗纤维化药物不断涌现，但大多仍处于临床试验中，如西罗莫司、白藜芦醇等药物将很大概率被应用于临床。

（编者　吴玉枝）

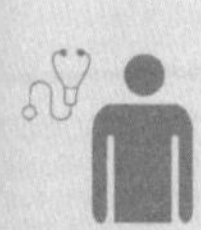

第四章
支气管扩张

支气管扩张（案例 4）

核心提示

❖了解支气管扩张的胸部 CT 表现。

❖认清支气管扩张的常见病原体。

❖明确支气管扩张治疗时抗生素的选择。

❖学会支气管扩张合并咯血的处理原则。

一、病历资料

1. 病史

潘 ××，女，主因“间断咳嗽、咳痰 2 月余，气短 20 余天，痰中带血 1 天”入院。

患者于 2 个月前出现间断咳嗽、咳痰症状，咳黄黏痰，量中等，伴发热，体温最高达 38.5℃，伴畏寒，无寒战，就诊于当地诊所，口服阿奇霉素、中药等，5 天后患者未再发热，但咳嗽、咳痰症状仍未见明显好转，进一步就诊于当地中医院口服中药（具体不详）治疗 1 月余，效果差，仍有咳嗽、咳痰症状。20 天前出现气短症状，活动后明显加重，于我院门诊行胸部 CT，结果示肺气肿、肺大疱、支气管扩张伴痰栓形成，给予莫西沙星片、清肺消炎丸、苏黄止咳胶囊治疗，患者自觉咳嗽、咳痰、气短较前有所好转。1 天前夜间出现痰中带血症状，表现为痰中带血丝，量少，伴咳嗽、咳痰，气短较前加重，为进一步诊治，收入本院呼吸与危重症医学科治疗。

患者 9 年前曾行直肠癌切除术，术后规律复查未见其他转移病灶；否认高血压、糖尿病史；父母已逝，无遗传性疾病；已婚，已育；无烟酒嗜好；否认肝炎、结核病史；否认外伤史；否认输血史；否认食物、药物过敏史；家族史无特殊记载。

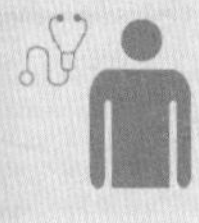

2. 体格检查

查体：体温 36.6℃，脉搏 86 次 / 分，呼吸 22 次 / 分，血压 124/65mmHg。发育正常，营养不良，体型消瘦，自主体位，自行步入病房，急性病容，轻度喘息貌，表情忧虑，意识清楚，精神状态忧郁，查体合作；皮肤发绀，皮肤弹性一般，全身浅表淋巴结未触及肿大，结膜无充血，口唇略紫绀，颈静脉正常，桶状胸，双肺呼吸音尚可，未闻及干、湿性啰音，心率 86 次 / 分，节律齐，各瓣膜听诊区未闻及病理性杂音，腹部平坦，柔软，全腹无压痛、反跳痛，肝、脾肋下未触及肿大，双下肢无水肿。

3. 实验室和辅助检查

胸部 CT：肺气肿；肺大疱；慢性支气管炎；部分支气管扩张；双肺多发小结节，部分为炎性结节可能；甲状腺左侧叶钙化，建议超声检查。

血气分析：酸碱度 7.468，二氧化碳分压 34.4mmHg，氧分压 77.3mmHg，血浆碳酸氢盐 24.9mmol/L，实际碱剩余 1.5mmol/L，氧合指数 368mmHg。

4. 初步诊断

支气管扩张伴咯血、低氧血症、呼吸性碱中毒、低钠血症、双肺多发结节、甲状腺钙化、直肠癌切除术后。

二、诊治经过

患者主因“间断咳嗽、咳痰 2 月余，气短 20 余天，痰中带血 1 天”入院，入院后查体：体型消瘦，急性病容，轻度喘息貌，口唇略紫绀，桶状胸。查胸部 CT 提示双肺支气管扩张、肺气肿、肺大疱，考虑患者存在肺部结构性病变，易感染革兰氏阴性杆菌，遂给予注射用头孢他啶 2g 2 次 / 天，静点，患者间断咳嗽、咳痰，予氨溴索注射液 30mg 2 次 / 天，静点，低流量吸氧对症治疗。后患者病情好转出院。患者入院后的相关检查及检查结果如下：

血气分析：氧分压 70mmHg。

胸部 CT：双肺支气管扩张、肺气肿、肺大疱。

血常规：白细胞计数 5.46×10^9/L，中性粒细胞百分比 78.0%，淋巴细胞百分比 14.8%，红细胞计数 3.61×10^{12}/L，血红蛋白 118g/L，红细胞比容 0.331，血小板计数 344×10^9/L。

C 反应蛋白：8.03mg/L。

降钙素原：< 0.020ng/mL。

红细胞沉降率：40mm/h。

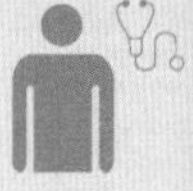

凝血：活化部分凝血活酶时间 35.4 秒，凝血酶时间 12.6 秒，纤维蛋白原 4.57g/L，D– 二聚体 197ng/mL，凝血酶原时间 11.4 秒。

心脏指标：高敏肌钙蛋白 I 2.6pg/mL，B 型利钠肽 50.00pg/mL。

肝功能：丙氨酸氨基转移酶 15.64IU/L，天冬氨酸氨基转移酶 31.64IU/L，白蛋白 34.17g/L。

肾功能：尿酸 182.96 μmol/L，尿素 3.95mmol/L，血肌酐 41.3 μmol/L。

电解质：钾 4.45mmol/L，钠 127.52mmol/L，氯 94.32mmol/L。

尿常规：尿胆原阴性，酸碱度 6.5，血阴性，酮体阴性，白细胞 2/μL。

便常规：便颜色棕黄色，便形状软便，便白细胞 0/μL，其他未检出，脂肪球 0/μL，真菌 0/ μL。

肿瘤标志物：癌胚抗原 2.15ng/mL，甲胎蛋白 2.64ng/mL，糖类抗原 19930.50IU/mL，细胞角蛋白 19 片段抗原 4.52ng/mL。

痰涂片：白细胞 < 10/LP，上皮细胞 > 25/LP。

痰找抗酸杆菌：阴性 / 油镜。

肺炎支原体抗体：阴性。

三、案例分析

1. 病史特点

（1）患者女性，亚急性发病，以咳嗽、咳痰、气短、咯血为主要症状。

（2）既往有直肠癌切除术史；否认糖尿病、冠心病及吸烟史。

（3）体格检查：体型消瘦，急性病容，轻度喘息貌，口唇略紫绀，桶状胸。

（4）实验室和辅助检查：血气分析可见低氧血症；红细胞沉降率 40mm/h；胸部 CT 示双肺支气管扩张、肺气肿、肺大疱。

2. 诊断和诊断依据

（1）诊断：支气管扩张伴咯血、低氧血症、呼吸性碱中毒、低钠血症、双肺多发结节、甲状腺钙化、直肠癌切除术后。

（2）诊断依据：患者有咳嗽、咳痰、气短、咯血症状；口唇紫绀，桶状胸；血气分析示低氧血症；红细胞沉降率 40mm/h；胸部 CT 示双肺支气管扩张、肺气肿、肺大疱。

3. 鉴别诊断

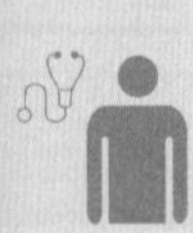

患者有咳嗽、咳痰、咯血症状，查体示口唇紫绀、桶状胸，胸部 CT 示双肺支气管扩张、肺气肿、肺大疱，需进一步与以下疾病相鉴别。

（1）肺结核：可有咳嗽、咳痰、盗汗、午后低热、消瘦、乏力、咯血等症状，胸部影像学检查可见点片状阴影或树芽征，痰找抗酸杆菌阳性，给予抗结核治疗有效，该患者为老年女性，咳嗽、咳痰伴痰中带血，胸部CT示慢性支气管炎、部分支气管扩张，应与此病相鉴别，必要时完善结核相关检查，进一步明确诊断。

（2）慢性支气管炎：本病以慢性咳嗽、咳痰为主要症状，在疾病进展过程中可出现急性加重事件，但慢性支气管炎患者多与慢性接触有毒气体（如香烟烟雾、生物燃料废气等）有关，临床症状一般不表现为咯血、长期低热，胸部CT仅显示肺纹理增粗。

（3）慢性阻塞性肺疾病急性加重：多见于中老年人，有大量吸烟史，表现为慢性咳嗽、咳痰、活动后气短，查体可见桶状胸，胸部CT可见肺气肿、肺大疱，肺功能检查提示通气功能障碍，吸入支气管舒张剂后症状可明显缓解。该患者因咳嗽、咳痰入院，胸部CT示肺气肿、肺大疱，慢性支气管炎，不能除外慢性阻塞性肺疾病诊断，待病情平稳后，完善肺功能检查，进一步明确诊断。

（4）肺脓肿：急性起病，伴畏寒、发热、咳大量脓痰，但排痰后全身性症状可减轻，抗生素治疗后病灶可缩小，胸部CT提示肺部阴影，部分病灶可见液平面。

（5）肺囊肿：慢性病程，常见咳嗽、咳大量脓痰，在胸部CT中表现为双肺多发性圆形阴影，壁薄，但受累病灶周围组织浸润较少见。

（6）肺癌：症状包括咳嗽、咳痰、咯血、杵状指（趾）、体重下降、恶病质，胸部CT可见结节影或占位性病变，阻塞肺段/叶支气管开口以后可继发阻塞性肺炎，肺部病灶在抗感染治疗后多难以消退。

四、处理方案及基本原则

1. 一般治疗

补充足够的热量和营养，如糖、蛋白质；患者有紫绀，血气分析可见低氧血症，给予鼻导管氧疗，监测血氧饱和度及血气分析；患者有咯血症状，床头抬高，注意吸痰，避免大咯血出现窒息。

2. 针对该患者的相关诊治

（1）入院后进一步完善血常规、红细胞沉降率、凝血、胸部CT等相关检验和检查。

（2）嘱患者高蛋白饮食。

（3）患者存在肺部结构性病变，易合并革兰氏阴性杆菌的感染，给予三代头孢——头孢他啶抗感染治疗，注意随病原学检查结果调整用药。

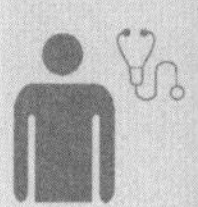

3. 转诊及社区随访

支气管扩张基层医疗机构紧急转诊指征如下：

（1）不明原因的支气管扩张合并咯血，建议转上级医院寻找病因；

（2）难治性大咯血，在保证生命体征的条件下建议转至上级医院；

（3）反复急性加重（每年 > 3 次）；

（4）合并耐药菌的感染；

（5）合并肺动脉高压、肺源性心脏病等；

（6）局限性支气管扩张可至上级医院进行手术治疗。

五、要点与讨论

1. 支气管扩张（以下简称“支扩”）的诊断标准

支扩患者必须存在影像学上支气管扩张的表现，应行胸部 CT 检查，其中 HRCT 对诊断更具敏感度和特异度。同时，还需关注其发生的高危人群、高危因素和发展的严重程度。因此针对支扩的诊断，需从以下几个方面着手。

（1）高危人群筛查：长期（超过 8 周）咳嗽、咳痰（特别是脓痰）、痰血，或者以反复咯血为唯一症状，尤其是存在相关危险因素的人群；慢性阻塞性肺疾病频繁急性加重（≥ 2 次 / 年），重症哮喘或哮喘控制不佳，且既往痰培养铜绿假单胞菌阳性的患者；慢性鼻窦炎、类风湿关节炎或其他结缔组织病患者出现慢性咳痰或反复肺部感染的患者；既往有人类免疫缺陷病毒感染史、实体器官或骨髓移植史、接受免疫抑制治疗史，且出现慢性咳痰或反复肺部感染的患者。

（2）影像学诊断：

支扩的胸部 HRCT 主要表现为支气管内径与其伴行肺动脉直径比例的变化，正常人左右肺支气管内径与伴行肺动脉直径的比例分别是 0.75 和 0.72。

直接征象：支气管内径 / 伴行肺动脉直径 > 1；从中心到外周，支气管未逐渐变细；距外周胸膜 1cm 或接近纵隔胸膜范围内可见支气管影。

间接征象：支气管壁增厚；黏液嵌塞；呼气相 CT 发现“马赛克”征或“气体陷闭”。

此外还可见到支气管呈柱状或囊状改变、气管壁增厚（支气管内径 < 80% 外径）、黏液嵌塞、树芽征等。当 CT 扫描层面与支气管平行时，扩张的支气管呈“双轨征”或“串珠”状改变；当 CT 扫描层面与支气管垂直时，扩张的支气管呈环形或厚壁环形透亮影，与伴行动脉形成“印戒征”；当多个囊状扩张的支气管彼此相邻时，则表现为“蜂窝”或“卷发”状改变。部分特殊病因的支扩影像学有着其特征性的表现，如变应性支气管

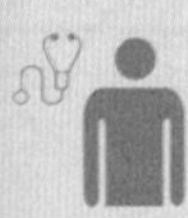

肺曲霉病在影像学上表现为以双上叶为主的中心性支扩伴黏液栓嵌顿；结核性支扩常发生在结核好发部位，以上叶为主；细支气管炎则表现为边缘模糊的小叶中心性结节、树芽征、细支气管扩张，弥漫性分布或以基底部分布为主。

支气管扩张诊断流程如下（图 4–1）。

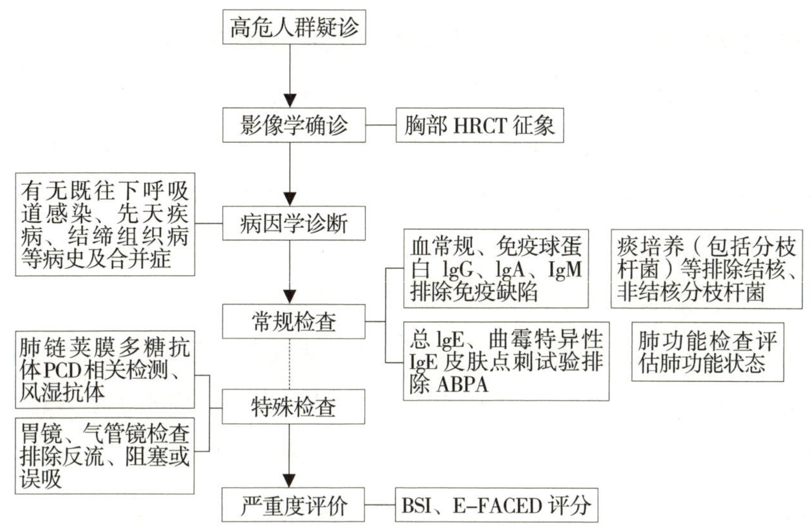

注：NTM：非结核分枝杆菌，PCD：原发性纤毛运动障碍，ABPA：变应性支气管肺曲霉病，BSI 评分：支气管扩张严重指数，E-FACED：支气管扩张严重程度分级。

图 4–1　支气管扩张诊断流程图

2. 病因学诊断与鉴别

不同病因的支扩患者如变应性支气管肺曲霉病、免疫缺陷、非结核分枝杆菌肺病等，其治疗策略可完全不同。因此，对于所有的支扩患者均需行下述常规检查以明确潜在病因。

（1）详细记录患者的病史和合并症，特别是幼年下呼吸道感染病史，包括结核感染。

（2）全血细胞计数：中性粒细胞和淋巴细胞计数持续偏低可能提示潜在的免疫缺陷，嗜酸性粒细胞计数升高提示存在变应性支气管肺曲霉病的可能，血小板增多与活动期类风湿关节炎和炎症性肠病有关。

（3）IgE、曲霉特异性 IgE、曲霉皮肤点刺试验：用于鉴别变应性支气管肺曲霉病。如果诊断为变应性支气管肺曲霉病，需警惕是否存在混合型肺曲霉病可能。

（4）血清免疫球蛋白 IgG、IgA、IgM 水平：用于对免疫缺陷的诊断进行初筛。当患者免疫球蛋白升高时，行血清蛋白电泳进一步区分是多克隆还是单克隆，排除血液系统恶性肿瘤。

（5）痰培养：包括常规痰培养和分枝杆菌培养，痰培养可指导急性加重期和稳定

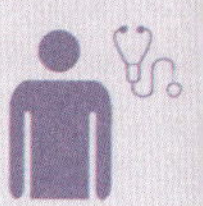

期治疗中抗菌药物的使用，同时，对某些微生物的检测也有助于明确潜在病因。例如，烟曲霉的分离建议排查变应性支气管肺曲霉病，分枝杆菌培养可进一步排查合并非结核分枝杆菌肺病。可合理应用二代测序或其他分子技术用于检测病原体。

当支扩患者存在以下情况时，需进一步行特殊检查明确病因：

（1）支扩患者若合并原发性纤毛运动障碍的临床特征，建议对原发性纤毛运动障碍进行筛查，检测方法有鼻呼出气一氧化氮浓度检测、鼻黏膜活检、高速视频显微分析测定纤毛摆动频率、透射电子显微镜评估纤毛超微结构、免疫荧光检测和基因检测等。

（2）支扩患者若合并关节炎或有其他结缔组织病的临床特征，建议检测类风湿因子、抗环瓜氨酸多肽抗体、抗核抗体和抗中性粒细胞胞质抗体等。

（3）支扩患者若合并胃食管反流或误吸病史（或症状），建议进一步行胃镜、胃食管酸碱度检测、食管阻抗检测等以筛查胃食管反流病。

（4）病变局限者应注意询问病史（例如是否有先天性支气管肺发育不良、肺隔离症），并建议行支气管镜检查，除外气管、支气管内病变或异物堵塞。也可对以干咳为主要表现的患者进行支气管镜下下呼吸道分泌物抽吸和支气管肺泡灌洗，并对样本行微生物培养。

（5）支扩患者若出现反复多部位或机会性感染，需排除特定的抗体缺陷（如常见变异型免疫缺陷病、特异性多糖抗体缺陷）。可测定肺炎链球菌荚膜多糖特异性抗体基线水平，若此抗体水平低于正常水平，建议接种 23 价肺炎链球菌多糖疫苗，4 ~ 8 周后再次测定，抗体水平仍低于保护阈值可提示功能抗体缺陷。

（6）支扩患者若存在囊性纤维化的临床特征（例如幼年出现的金黄色葡萄球菌或铜绿假单胞菌定植、双侧上肺为主的支扩、消化功能不全、幼年反复上呼吸道感染），建议行 2 次汗液氯化物检测及囊性纤维化跨膜传导调节蛋白基因突变分析。

3. 支气管扩张病原体感染的特点

大量微生物基因的分类测序，揭示了支扩患者下呼吸道复杂的微生物群落，其肺部微生态相对稳定且高度个体化，微生物多样性的破坏以及部分优势致病菌属的建立目前认为是促使病情长期进展的主要因素。其通过促进气道损伤、诱导支气管和全身炎症以及逃避宿主免疫反应等三大机制共同致病。这些致病菌主要包括铜绿假单胞菌、流感嗜血杆菌、卡他莫拉菌、肺炎克雷伯菌等变形杆菌门革兰氏阴性菌，以及肺炎链球菌、金黄色葡萄球菌等厚壁菌门革兰氏阳性菌，并且近年来得益于分子生物技术的发展，分枝杆菌属、诺卡菌属、曲霉属等传统方法难以检测的特殊病原体的检出率也有了显著提高。

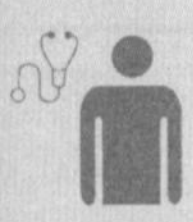

1）铜绿假单胞菌：铜绿假单胞菌是一种广泛存在于水生生境中的 γ－蛋白细菌，几十年来从传统培养法到目前的基因测序技术都验证了铜绿假单胞菌和流感嗜血杆菌在

急慢性支扩患者气道微生物组学中的核心地位。在病原学结果阳性且有临床意义的住院支扩患者中，约 50% 检出了铜绿假单胞菌。急性感染时铜绿假单胞菌可诱发强烈的、与菌量负荷平行的中性粒细胞炎症反应，免疫抑制时可引起严重的机会性感染，使患者痰液性状明显恶化、肺功能显著下降，病死率增加近 3 倍；长期应用质子泵抑制剂是铜绿假单胞菌反复感染的高危因素，12% ~ 27% 的稳定期支扩患者存在慢性定植。在此过程中，铜绿假单胞菌依靠中性粒细胞胞外陷阱破坏竞争菌群成为优势菌，又通过降解中性粒细胞胞外陷阱破坏宿主防御；利用群体感知系统调控毒力因子相关的基因表达，促进生物被膜的形成并提高抗菌药物耐药性；还可诱导气道上皮酸性神经酰胺酶表达下调，以此减轻鞘氨醇对自身的杀伤，这些机制共同促进铜绿假单胞菌的长久生存。

2）非铜绿假单胞菌：微生物流感嗜血杆菌是除铜绿假单胞菌外参与下呼吸道微生态失调最具优势的微生物，与铜绿假单胞菌明显拮抗，二者很少从标本中同时分离。

3）真菌：真菌在支扩中的致病作用主要与免疫失调和暴露后的急性过敏反应有关，以白色念珠菌（30% ~ 45%）和烟曲霉（7% ~ 24%）最多见，后者主要表现为辅助型 T 细胞 2 驱动的变态反应性支气管肺曲霉病（10%）。

4）特殊病原体：结核分枝杆菌、非结核分枝杆菌及诺卡菌是支扩中最典型的特殊病原体，三者均是具有不同抗酸性的分枝状革兰氏染色阳性菌，其既是支扩的病因，也是促使病情进展的高危因素，但临床诊疗差异极大。

4. 病因筛查

支扩是由多种疾病导致气道结构破坏的共同终点，其原因多种多样。作为疾病临床评估的一部分，仔细询问病史，寻找原发病因，进行病因鉴别诊断，不但有助于采取针对性的诊疗措施，而且可避免不必要的侵袭性、昂贵费时的辅助检查。即使经过全面检查，仍有大部分（50% ~ 70%）支扩患者无法明确病因，我们称之为“特发性支扩”。

支气管扩张的主要病因包括：

（1）既往下呼吸道感染：如麻疹、百日咳、肺结核、肺炎等。

（2）免疫功能缺陷：如低免疫球蛋白血症、慢性肉芽肿性疾病、补体缺陷、人类免疫缺陷病毒感染等。

（3）遗传因素：如 α_1- 抗胰蛋白酶缺乏症、纤毛运动障碍、囊性纤维化、软骨缺陷等。

（4）气道阻塞和反复误吸。

（5）其他肺部疾病：如变应性支气管肺曲霉病；慢性阻塞性肺疾病和哮喘常常与支扩共存，相互影响。

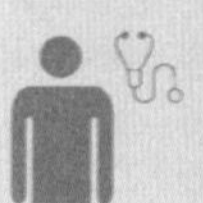

（6）其他系统性疾病：如类风湿关节炎、原发性干燥综合征、系统性红斑狼疮、炎症性肠病等。

5. 病原体的精准检测

各级医院普遍采取深部痰液、支气管肺泡灌洗液等下呼吸道标本进行传统微生物检测，包括染色镜检、培养基分离培养和药敏试验，以明确病原体并指导抗菌治疗，此外还涉及血清抗原抗体测定和聚合酶链式反应等非培养法，多用于非典型病原体、真菌和病毒的检测。传统培养技术存在培养难度大、周期长、对培养基及对标本运送时效性的要求较高等各类缺陷，聚合酶链式反应也具有无法检测未知序列、靶基因污染造成假阳性率偏高等多种局限，同时痰标本也易受口咽定植菌的污染，这些都可能带来不同程度的错检和漏检。目前临床常用的二代基因测序技术又称为下一代测序技术（NGS）、高通量测序技术（HTS），该技术不依赖于临床假设，无需特殊探针设计，采用平行测序的方式实现了从百万到数十亿条核酸短序列的同时深度测序。基于下一代测序技术的测序方法主要包括靶向下一代测序（tNGS）、宏基因组二代基因测序（mNGS）以及宏转录组学、蛋白质组学、代谢组学等多组学领域的应用。

6. 支气管扩张患者严重程度评价

主要通过 BSI 评分及 E-FACED 评分对支气管扩张患者进行严重度评价（表 4-1、表 4-2）。

表 4-1　BSI 评分标准

指标	变量	分值
年龄	<50	0
	50~69	2
	70~79	4
	≥ 80	6
体质指数	< 18.5	2
	≥ 18.5	0
第一秒用力呼气容积占预计值百分比	> 80	0
	50~80	1
	30~49	2
	< 30	3
既往因加重住过院	无	0

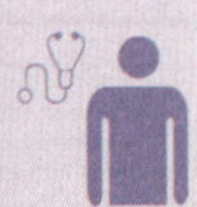

续表

指标	变量	分值
	有	5
既往 1 年内急性加重次数	0~2	0
	≥ 3	2
mMRC 评分	0~ Ⅱ	0
	Ⅲ	2
	Ⅳ	3
铜绿假单胞菌定植	无	0
	有	3
其他微生物定植	无	0
	有	1
影像累及 3 叶及以上或囊状支扩	无	0
	有	1

注：主要用于预测支扩患者未来病情恶化、住院、健康状况和死亡情况。0 ~ 4 分为轻度，5 ~ 8 分为中度，≥ 9 分为重度。mMRC 评分为慢性阻塞性肺疾病评分。

表 4-2　E-FACED 评分标准

指标	变量	分值
既往 1 年内至少 1 次因病情加重导致住院	无	0
	有	2
第一秒用力呼气容积占预计值百分比	≥ 50	0
	< 50	2
年龄	< 70	0
	≥ 70	2
铜绿假单胞菌定植	无	0
	有	1
影像受累叶数	1~2	0
	> 2	1
mMRC 评分	0~ Ⅱ	0
	Ⅲ ~ Ⅳ	1
E-FACED 评分	总分	0~9

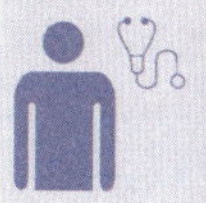

注：E-FACED 评分主要用于预测支扩患者未来急性加重次数和住院风险。0 ~ 3 分为轻度，4 ~ 6 分为中度，7 ~ 9 分为重度。mMRC 评分为慢性阻塞性肺疾病评分。

7. 支气管扩张的治疗

（1）气道廓清治疗：

对于痰量多或排痰困难的患者，推荐行体位引流、拍背等方法辅助排痰，每天 2 ~ 4 次，晨起，或饭前，每次 10 ~ 30 分钟，频率和时间根据自身情况调整。每 3 个月评估一次气道廓清治疗的效果。

（2）祛痰治疗：

对于排痰困难、生活质量差以及体位引流等效果不佳的支扩患者，可尝试长期使用（≥ 3 个月）一种祛痰药物。对于伴有气流受限或气道高反应的支扩患者，使用祛痰药物或高渗制剂前建议吸入支气管舒张剂。

（3）长期抗菌药物治疗：

对于每年急性加重≥ 3 次的支扩患者，推荐接受长期（≥ 3 个月）口服小剂量大环内酯类抗菌药物治疗。由于大环内酯类单药治疗会增加非结核分枝杆菌和铜绿假单胞菌的耐药性，因此，在开始长期抗菌药物治疗前，需明确患者有无活动性非结核分枝杆菌感染、肝肾功能不全等情况，每月随访评估患者的疗效、毒副作用，定期进行痰培养和药敏试验。阿奇霉素的不良反应发生率可能与剂量有关，建议起始剂量为 250mg（3 次 / 周至 1 次 / 天），然后根据临床疗效和不良事件调整或停药。红霉素一般按照 250mg（1 次 / 天）的剂量维持。对于有急性加重高危因素（如免疫缺陷）的支扩患者，长期使用抗菌药物的指征可适当放宽。对于采取了最佳的基础治疗和针对性的病因治疗后仍有急性加重者，或者急性加重对于患者的健康影响较大时，尽管急性加重 < 3 次 / 年，也建议给予大环内酯类药物治疗。

（4）病原体清除治疗：

对于首次分离出铜绿假单胞菌且病情进展的支扩患者，建议行病原体清除治疗，推荐应用环丙沙星 500mg（2 次 / 天）口服 2 周的治疗；二线治疗选用氨基糖苷类联合具有抗铜绿假单胞菌活性的 β – 内酰胺类药物静脉给药 2 周的治疗，继以 3 个月的吸入妥布霉素或多粘菌素等抗菌药物治疗。非首次分离铜绿假单胞菌的患者，不主张病原体清除治疗。合并非结核分枝杆菌感染的支扩患者，如需要治疗，一般是 3 种以上药物联合，疗程在 2 年以上。症状较轻、病灶较局限，进展不明显且药敏结果显示高度耐药的非结核分枝杆菌肺病患者，一般不治疗。

（5）咯血的治疗：

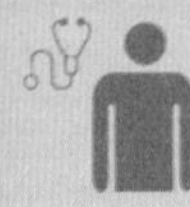

少量咯血（ < 100mL/24h）：卡巴克洛（安络血）、云南白药等。

中等量咯血（ < 100 ~ 500mL/24h）：垂体后叶素（存在低钠血症）、酚妥拉明、

生长抑素（收缩血管减少出血）等。

大量咯血（ > 500mL/24h，或者一次性咯血量 > 100mL）：肺叶切除、支气管动脉栓塞术（适用于病变广泛者）。

（6）手术治疗：

严格筛选后符合外科治疗适应证的患者推荐行外科手术切除病灶；对于70岁及以下、第一秒用力呼气容积占预计值百分比 < 30% 且临床表现不稳定或迅速恶化者，可考虑肺移植治疗；双肺弥漫性病灶、经内科综合治疗效果不佳的患者，行双肺移植。

（7）其他治疗：

对于不合并其他肺部疾病（如哮喘、慢性阻塞性肺疾病、变应性支气管肺曲霉病等）的支扩患者，不推荐常规使用支气管舒张剂和糖皮质激素治疗。支扩的存在不影响针对同时存在的其他慢性气道疾病（慢性阻塞性肺疾病和哮喘）的规范化治疗选择。

有阻塞性通气功能障碍的支扩患者，推荐吸入支气管舒张剂，根据疗效决定是否长期用药；尽管没有研究的数据，但吸入长效 β_2 受体激动剂联合吸入长效抗胆碱能药物仍可以作为备用治疗方案。由于吸入激素可能有增加感染的风险，可能不是优选，但目前没有循证医学证据支持这一结论。

对于反复出现支扩急性感染的患者，推荐进行流感疫苗或肺炎链球菌疫苗接种。

8. 致命大咯血的抢救流程

（1）识别窒息的危险因素：

1）患者心肺功能不全，体质衰弱，咳嗽力量不足；

2）气管和支气管移位，使支气管引流障碍；

3）精神过度紧张等导致声门或支气管痉挛；

4）咯血后误用大量镇静剂、止咳剂，使血不易咳出，阻塞支气管而发生窒息。

（2）危重咯血的表现：

患者咯血量突然增多，可见满口血痰，甚至满口血液、连续咳嗽并咯出血液，可伴见胸闷难忍、烦躁、大汗淋漓、端坐呼吸等。

（3）识别窒息症状：

1）患者突然两眼凝视、表情呆滞，甚至神志不清；

2）咯血突然不畅、停止，或见暗红色血块，或仅从鼻、口流出少量暗红色血液，随即张口瞪目；

3）咯血时突然呼吸加快，出现三凹征、一侧肺呼吸音减弱消失等，均提示发生窒息。

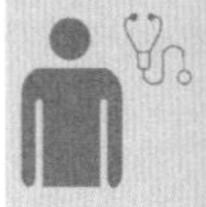

（4）紧急处理：

1）体位引流：将患者置于头低脚高 45° 俯卧位，拍背，迅速排出积血，头部后仰，颜面向上，尽快清理口腔内积血，同时取出假牙，保持呼吸道通畅，有效给氧。

2）气管插管：将有侧孔的 8 号气管内导管插入气管内，边进边抽吸，动作要轻巧迅速，插入深度一般为 24 ~ 27cm（到气管隆突），将血液吸出（必要时用支气管镜吸血），直至窒息缓解。在持续大量出血时，如知道病变部位，可把气管内导管在支气管镜引导下，直接插入健侧肺部，以保护健侧肺部免受血液溢入，保障气体交换；然后再做栓塞治疗。

3）支气管镜：推荐使用硬质支气管镜，可以保持气道通畅，且容易吸出血液。如无此器械，亦可用纤维支气管镜。

4）支气管动脉栓塞术治疗：可作为紧急治疗，亦可作为选择性治疗。对于大咯血或顽固性咯血者可先行支气管动脉造影，再行支气管动脉插管，注入栓塞剂进行支气管动脉栓塞。

临床上遇到这种情况，重点是预防和处理窒息，迅速准确地止血，必要时补充血容量，之后再进一步查明病因。以下为致命性大咯血的抢救流程（图 4–2）。

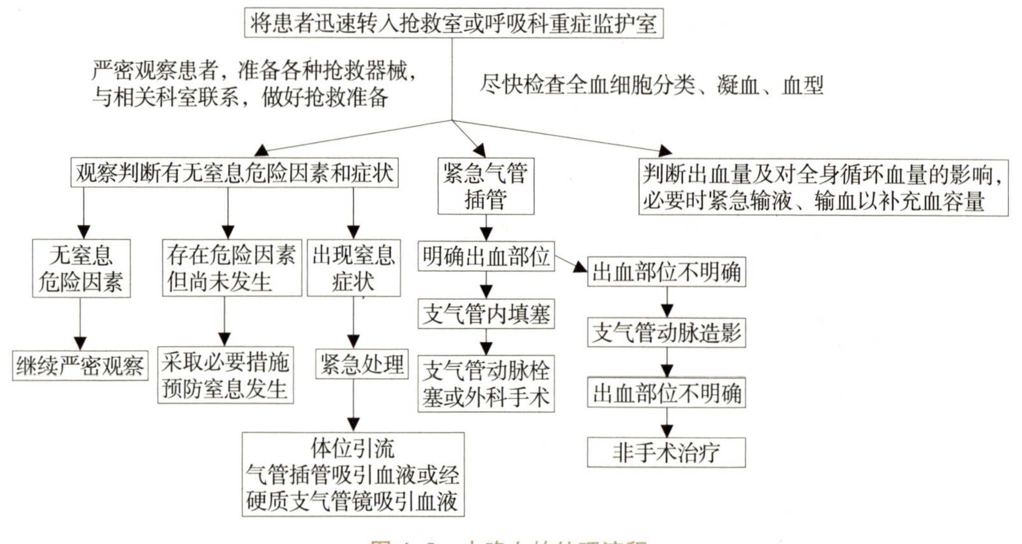

图 4–2 大咯血的处理流程

9. 支气管扩张并发症的处理

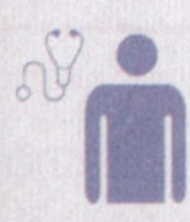

（1）对于少量咯血的患者，推荐适当口服止血及抗菌药物治疗；若咯血进一步加重，在垂体后叶素治疗无效或无法使用的前提下，首选行支气管动脉栓塞术，辅助止血药物

治疗；有介入禁忌证的患者，可行支气管镜下止血或外科手术治疗。

（2）对于合并慢性呼吸衰竭的患者，建议长期家庭氧疗。对于反复急性加重而住院的患者，推荐间歇性无创通气，可以减少住院次数，改善生活质量，但对血气分析值及生存率没有影响。在使用无创通气前，建议先进行气道廓清并充分排痰，使用过程中注意痰堵的可能。对于因痰液阻塞所致的呼吸衰竭患者，尽早行气管插管建立人工气道，以利于排痰。

（3）对于合并肺动脉高压伴长期低氧血症的患者，建议长期氧疗。目前不主张使用靶向药物治疗此类肺动脉高压。存在与原发肺部疾病不匹配的严重肺动脉高压患者，建议到肺血管疾病区域医疗中心进行个体化评估。

10. 支气管扩张抗感染药物的应用

感染既是支扩最常见的病因，也是促使病情进展和影响预后的最主要因素，因此降低病死率、改善预后的关键仍在于抗感染药物的合理应用。

（1）抗菌药物：大环内酯类药物主要通过抗菌活性、抑制炎症因子释放、降低气道高分泌和促进组织愈合来发挥抗菌、抗炎和免疫调节作用。目前推荐每年有3次及以上恶化的非铜绿假单胞菌感染的患者长期使用大环内酯类抗生素；铜绿假单胞菌定植患者建议直接使用吸入抗生素，大环内酯类药物作为不耐受或频繁恶化时的二线治疗，用药期间需警惕QT间期延长、胃肠道症状及耐药性非结核分枝杆菌肺病等不良事件。

（2）抗炎药：支扩具有多种炎症形式，以中性粒细胞炎症最多见，也是目前抗炎的主要靶点，其活化时脱颗粒，形成中性粒细胞胞外陷阱，释放的中性粒细胞弹性蛋白酶和髓过氧化物酶破坏上皮纤毛并维持黏液高分泌，导致支气管持续分泌脓痰和不可逆扩张。

（3）吸入性抗菌药物：通过吸入途径给予抗菌药物可直接作用于局部气道，减轻肝肾负担，促进病原菌清除，对于慢性稳定型感染者可降低细菌负荷、改善痰液性质、延缓首次加重时间并减少住院风险，同时提高痰中铜绿假单胞菌在病程内各个时期的清除率。目前主流的给药装置为小容量雾化器和干粉吸入器，二者均具有良好的安全性和临床疗效，但经干粉吸入器给药有助于延缓患者首次恶化时间并且使患者生活质量显著提高，该装置还具备给药时间短、药量损失小、运输成本低等多种优势。

11. 支气管扩张的管理

支扩是慢性气道疾病，稳定期的管理是一个漫长的过程。临床医师应在定期监测患者疾病情况和评估治疗疗效的基础上，根据支扩分级管理方案做出调整，以维持患者的控制水平。

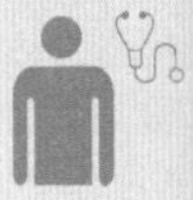

第一级：针对所有支扩患者的基本策略。治疗潜在的病因；行气道廓清治疗，必要时行肺康复治疗；酌情接种流感疫苗；急性加重时及时给予抗菌药物治疗；患者自我管理。

第二级：经过第一级治疗后，患者仍急性加重≥3次/年，建议重新评估痰液微生物，考虑使用黏液活性药物，建议长期口服大环内酯类抗菌药物治疗。

第三级：经过第二级治疗后，患者仍急性加重≥3次/年，要视情况而定。可参考英国胸科协会（BTS）支扩指南建议，每2～3个月给予静脉抗菌药物治疗，有条件的建议定期行支气管镜下廓清治疗。

12. 支气管扩张患者平时的注意事项

（1）预防感染：应该尽量减少呼吸道感染发生的可能性，帮助患者保持呼吸道的通畅，及时地排出呼吸道分泌物。一旦发生急性感染则应选择有效的抗菌药物治疗，注意防治咯血，保持呼吸道通畅，及时到医院就诊。如果患者咳血症状比较严重，就需要采用介入手术进行治疗。

（2）注意锻炼身体：支气管扩张患者平时应戒烟限酒，加强锻炼，增强体质，减少疾病的发作频率。患病之后，在患者病情允许的情况下，也可以适当进行锻炼，帮助提高身体素质，平时活动要以不感到劳累为宜。

六、思考题

1. 支气管扩张的诊断标准是什么？
2. 支气管扩张患者感染不同病原体时，治疗方案有何不同？
3. 支气管扩张合并大咯血的处理原则是什么？

七、科普小常识

1. 哪些人容易得支气管扩张？

（1）先天性结构异常：支气管结构发育不全时，管壁薄弱，易出现支气管扩张，如支气管软骨发育不全、马凡综合征（一种遗传性结缔组织病，可出现多个系统的表现）等。

（2）支气管阻塞：吸入异物、气道内的黏液栓塞、气道腔内外的肿瘤或肿大淋巴结挤压气道均会导致支气管阻塞。阻塞本身虽不直接导致支气管扩张，但会引起支气管壁防御功能降低，容易诱发或加重感染，同时还会增加受影响气道周围肺泡内的压力，进一步促使支气管阻塞的发生。

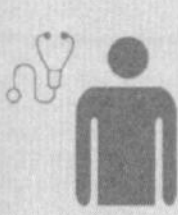

（3）其他可能的因素：1）免疫功能异常。大多数支气管扩张患者，儿童期已经存

在免疫功能的异常，成年后发病。最常见的为普通变异性免疫缺陷病。由于免疫功能异常，导致反复感染，引起支气管扩张。2）气道纤毛功能异常。气道黏膜纤毛上皮的清除功能是肺部抗感染的重要机制。当患有原发性纤毛不动综合征、杨氏综合征等疾病时，纤毛功能异常，易导致反复感染。3）炎症性肠病。如溃疡性结肠炎、克罗恩病等患者更易患有支气管扩张。4）有肺结核患者及其他肺部感染性疾病患者接触史。

2. 支气管扩张遗传吗？

支气管扩张有一定的遗传性，不过也要看是什么原因引起的，一些先天性疾病，如 α_1- 抗胰蛋白酶缺乏、纤毛功能缺陷（如原发性纤毛运动障碍）、巨大气管支气管症等。Kartagener 综合征是原发性纤毛运动障碍的一个亚型，由支气管扩张、鼻窦炎、内脏逆位三联征组成，具有家族遗传倾向。

（编者　熊　雪）

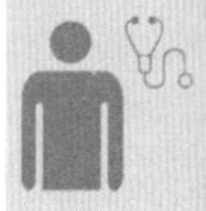

第五章

肺血栓栓塞症

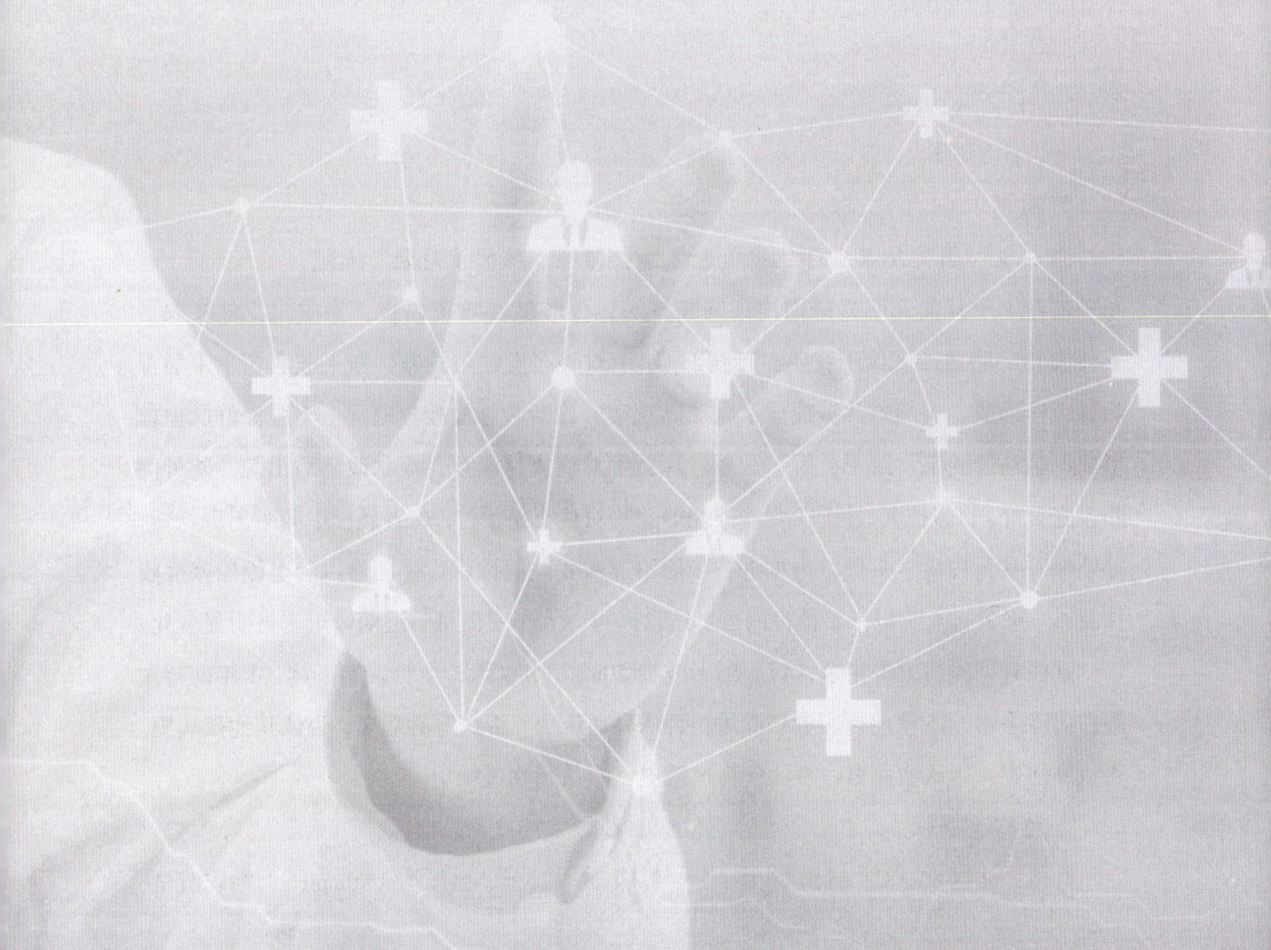

肺血栓栓塞症（案例5）

核心提示

❖掌握肺血栓栓塞症的诊断标准。

❖明晰肺血栓栓塞症的危险度分层。

❖掌握肺血栓栓塞症的治疗原则。

一、病历资料

1. 病史

曲××，男，76岁，主因“间断气短伴咳嗽、咳痰1月余”入院。

患者1个月前无明显诱因出现间断气短，伴咳嗽，咳黄白痰，易咳出，伴头晕，不伴发热、咯血，就诊于我院，行胸部CT示双肺多发性肺栓塞、双下肢彩超示下肢深静脉血栓形成、头颅磁共振成像示脑动脉狭窄，诊断为肺血栓栓塞症、下肢深静脉血栓形成、脑动脉狭窄，给予抗凝、利尿、降糖等对症支持治疗，症状改善后出院，院外间断家庭氧疗，口服抗凝、利尿、营养神经等药物对症支持治疗；患者病程中间断出现气短，伴咳嗽、咳黄白痰、头晕，为求进一步诊治遂来我院门诊就诊，门诊以肺血栓栓塞症收住我科。患者自入院以来，精神尚可、饮食尚可，大小便尚可，近期体重未见明显变化。

既往有糖尿病史1年余，口服阿卡波糖50mg 3次/天，血糖控制不详；1年前行左眼白内障手术，15年前行胆囊切除术；否认高血压史，否认冠心病史，否认其他疾病史。否认外伤史，否认输血史，否认食物过敏史，否认药物过敏史。

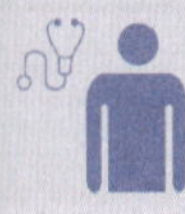

2. 体格检查

查体：体温36.2℃，脉搏86次/分，呼吸21次/分，血压133/90mmHg。神志清楚，言语流利，口唇无紫绀，未触及肿大淋巴结；双肺呼吸音稍低，未闻及干、湿性啰音；心率 86 次 / 分，律齐，各瓣膜听诊区未闻及病理性杂音；腹软，全腹无压痛、反跳痛，双下肢无水肿。

3. 实验室和辅助检查

双下肢静脉彩超（2023 年 8 月 27 日）：双下肢深静脉血栓形成，左侧静脉头端血栓（警惕活动血栓），双下肢动脉硬化伴斑块形成，双下肢浅静脉未见明显异常。

双下肢静脉彩超（2023 年 9 月 8 日）：双小腿肌间静脉血栓，余双下肢深静脉及浅静脉未见明显异常。

腹部彩超：脂肪肝，胆囊切除术后，肝内外胆管未见明显扩张，胰、脾、双肾及门脉未见明显异常。

心脏彩超：主动脉瓣退行性变伴反流（少量），二、三尖瓣反流（少量），肺动脉高压（轻度），心包积液（微量）。

肺动脉 CTA：双肺多发性肺栓塞，请结合临床。右肺上叶小结节，建议定期复查。右肺下叶及左肺散在炎症，建议治疗后复查。右肺中叶内侧段局限性肺不张。右肺中下叶索条影。双侧胸腔积液，伴邻近肺组织膨胀不全。

胸腹部 CT：右肺上叶小结节，建议定期复查。右肺下叶及左肺散在炎症，建议治疗后复查。右肺中叶内侧段局限性肺不张。右肺中下叶索条。脂肪肝。胆囊未见显示。

颅脑磁共振成像：脑内多发腔隙性梗死及缺血改变。脑动脉硬化改变（双侧大脑中、后动脉局部管腔狭窄）。右侧椎动脉未显示，存在先天变异可能，建议行 CTA。左侧眼球晶状体变扁，建议结合临床。

心脏彩超：主动脉瓣退行性变伴反流（少量），三尖瓣反流（少量），肺动脉高压（轻度），心包积液。

心脏指标：高敏肌钙蛋白 I 2.8pg/mL，B 型利钠肽 34pg/mL。

血气分析：酸碱度 7.425，二氧化碳分压 34.3mmHg，氧分压 76.2mmHg。

胸部 CT（图 5–1、图 5–2）：

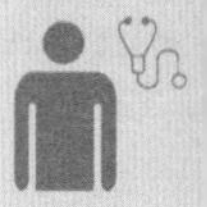

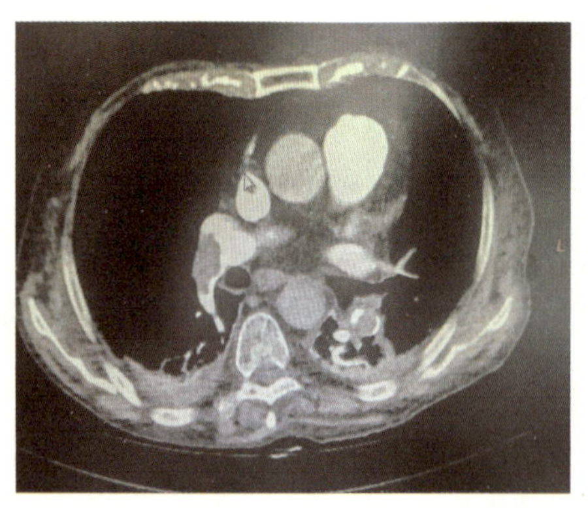
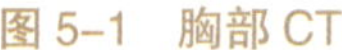

图 5-1　胸部 CT

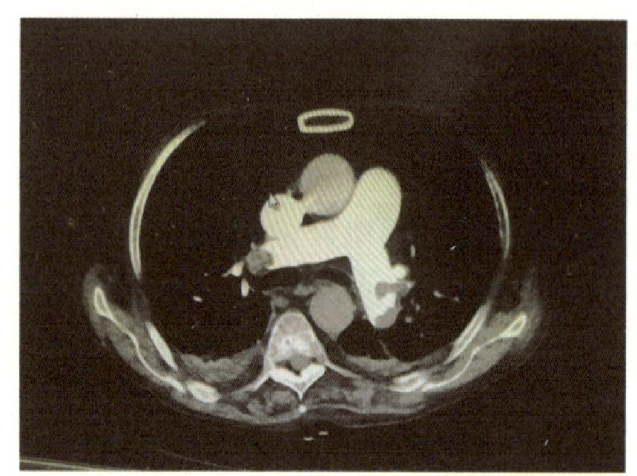

图 5-2　胸部 CT

4. 初步诊断

肺血栓栓塞症（低危组）、低氧血症、脑动脉狭窄、右肺上叶小结节、肺不张、糖尿病、左眼白内障手术后、胆囊切除术后。

二、诊治经过

患者主因“间断气短伴咳嗽、咳痰 1 月余”入院，查体见双肺呼吸音稍低，未闻及干、湿性啰音。血气分析示氧分压 76.2mmHg，肺动脉 CTA 示双肺多发肺栓塞。完善相关辅助检查，肺动脉 CTA 提示双肺多发肺栓塞，肺血栓栓塞症诊断明确，分层为低危组，应抗凝治疗，予低分子肝素钙 5000IU 2 次 / 天、利伐沙班 15mg 2 次 / 天，21 天后利伐沙班剂量更改为 20mg 1 次 / 天。患者双小腿肌间静脉存在陈旧性血栓，嘱患者早期下床活动。患者入院后的相关检查及检查结果如下：

血气分析：氧分压 76.2mmHg。

肺动脉 CTA：双肺多发肺栓塞。

肿瘤标志物：细胞角蛋白 19 片段 3.49ng/mL，神经元特异性烯醇化酶 17.80ng/mL。

凝血：凝血酶时间 16.9 秒，纤维蛋白原 2.11g/L。

D- 二聚体：85ng/mL。

类风湿因子、血管炎抗体谱、抗心磷脂抗体、抗可提取性抗原抗体：阴性。

心脏彩超：主动脉瓣退行性变伴反流（少量）。

双下肢静脉彩超：双小腿肌间静脉陈旧性血栓，余双下肢深静脉及浅静脉未见明显异常。

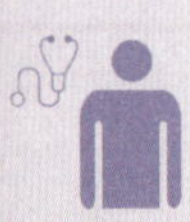

三、案例分析

1. 病史特点

（1）患者男性，亚急性发病，以气短、咳嗽、咳痰为主要症状。

（2）既往有糖尿病、脑动脉狭窄史。

（3）体格检查：双肺呼吸音稍低，未闻及干、湿性啰音。

（4）实验室和辅助检查：血气分析示氧分压 76.2mmHg，肺动脉 CTA 示双肺多发肺栓塞；双下肢静脉彩超示双小腿肌间静脉陈旧性血栓。

2. 诊断和诊断依据

（1）诊断：肺血栓栓塞症、低氧血症、双下肢深静脉血栓形成、脑动脉狭窄、右肺上叶小结节、肺不张、糖尿病、左眼白内障手术后、胆囊切除术后。

（2）诊断依据：患者有气短症状；查体示双肺呼吸音低，未闻及干、湿性啰音；血气分析示氧分压 76.2mmHg，肺动脉 CTA 示双肺多发肺栓塞；双下肢静脉彩超示双小腿肌间静脉陈旧性血栓。

3. 鉴别诊断

（1）呼吸困难、咳嗽、咯血、呼吸频率增快等呼吸系统表现为主的患者多被诊断为其他的胸肺疾病如肺炎、胸膜炎、支气管哮喘、支气管扩张、肺不张、间质性肺疾病等。

（2）以胸痛、心悸、心脏杂音、肺动脉高压等循环系统表现为主的患者易被诊断为其他的心脏疾病如冠心病（心肌缺血、心肌梗死）、风湿性心脏病、先天性心脏病、高血压、肺源性心脏病、心肌炎、主动脉夹层等和内分泌疾病如甲状腺功能亢进症。

（3）以晕厥、惊恐等表现为主的患者有时被诊断为心脏病或神经及精神系统疾病如心律失常、脑血管疾病、癫痫等。

四、处理方案及基本原则

1. 一般治疗

补充足够的热量和营养，如糖、蛋白质；血气分析示低氧血症，给予鼻导管氧疗，监测血氧饱和度及血气分析。

2. 针对该患者的相关诊治

（1）入院后进一步完善 B 型利钠肽、血气分析、腹部彩超、心脏彩超等检查；

（2）嘱患者高蛋白饮食；

（3）利伐沙班 20mg 1 次 / 天抗凝治疗；

（4）监测出血风险。

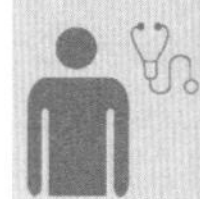

3. 转诊及社区随访

《急性肺栓塞诊断与治疗中国专家共识（2015）》指出，肺栓塞基层医疗机构紧急转诊指征如下：

1）无法纠正的呼吸衰竭，如血氧饱和度＜92%，或呼吸困难持续不缓解。

2）血流动力学不稳定，以休克和低血压为主要表现，即体循环收缩压 <90mmHg（1mmHg = 0.133kPa），或较基础值下降幅度≥ 40mmHg，持续 15 分钟以上。须除外新发生的心律失常、低血容量或感染中毒症所致的血压下降。

3）患者意识状态改变，如出现嗜睡、谵妄或昏迷。

特殊类型的肺栓塞，如妊娠合并肺血栓栓塞症、恶性肿瘤合并肺血栓栓塞症、肺血栓栓塞症合并活动性出血、围手术期肺血栓栓塞症、肺血栓栓塞症合并右心血栓、血小板减少合并肺血栓栓塞症。

五、要点与讨论

1. 肺血栓栓塞症的相关知识

肺栓塞是以各种栓子阻塞肺动脉或其分支为其发病原因的一组疾病或临床综合征的总称，包括肺血栓栓塞症、脂肪栓塞综合征、羊水栓塞、空气栓塞、肿瘤栓塞等，其中肺血栓栓塞症为肺栓塞的最常见类型。引起肺血栓栓塞症的血栓主要来源于下肢的深静脉血栓形成。肺血栓栓塞症和深静脉血栓形成合称为静脉血栓栓塞症，两者具有相同易患因素，是静脉血栓栓塞症在不同部位、不同阶段的两种临床表现形式。血栓栓塞肺动脉后，血栓不溶机化、肺血管重构致血管狭窄或闭塞，导致肺血管阻力增加，肺动脉压力进行性增高，最终可引起右心室肥厚和右心衰竭，称为慢性血栓栓塞性肺动脉高压。

2. 肺血栓栓塞症的诊断标准

（1）急性肺血栓栓塞症的临床表现：急性肺血栓栓塞症临床表现多种多样，均缺乏特异性，容易被忽视或误诊，其严重程度亦有很大差别，病情轻者可无症状，病情重者可出现血流动力学不稳定，甚或猝死。在肺血栓栓塞症的诊断过程中，要注意是否存在深静脉血栓形成，特别是下肢深静脉血栓形成。（表 5-1）

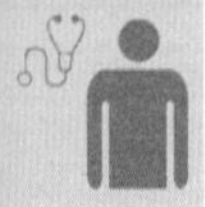

表 5-1 急性肺血栓栓塞症的临床表现

症状	体征
呼吸困难及气促（80% ~ 90%） 胸膜炎性胸痛（40% ~ 70%） 晕厥（11% ~ 20%） 烦躁不安、惊恐甚至濒死感（15% ~ 55%） 咳嗽（20% ~ 56%） 咯血（11% ~ 30%） 心悸（10% ~ 32%） 低血压和（或）休克（1% ~ 5%） 猝死（< 1%）	呼吸急促（52%） 哮鸣音（5% ~ 9%） 细湿啰音（18% ~ 51%） 血管杂音（占比未知） 发绀（11% ~ 35%） 发热（24% ~ 43%） 颈静脉充盈或搏动（12% ~ 20%） 心动过速（28% ~ 40%） 血压变化，血压下降甚至休克（占比未知） 胸腔积液体征（24% ~ 30%） 肺动脉瓣区第二心音亢进（P2 > A2）或分裂（23% ~ 42%） 三尖瓣区收缩期杂音（占比未知）

（3）实验室及其他检查：

◆疑诊相关检查：

1）血浆 D- 二聚体：

D- 二聚体是交联纤维蛋白在纤溶系统作用下产生的可溶性降解产物，为特异性继发性纤溶标志物。血栓形成时血栓纤维蛋白溶解会导致 D- 二聚体浓度升高。D- 二聚体对急性肺血栓栓塞症的诊断敏感度在 92% ~ 100%，对于低度或中度临床可能性患者具有较高的阴性预测价值，若 D- 二聚体含量 < 500 μg/L，可基本排除急性肺血栓栓塞症。恶性肿瘤、炎症、出血、创伤、手术和坏死等情况可引起血浆 D- 二聚体水平升高，因此 D- 二聚体对于诊断肺血栓栓塞症的阳性预测价值较低，不能用于确诊。D- 二聚体的诊断特异性随着年龄的升高而逐渐下降，以年龄调整临界值可以提高 D- 二聚体对老年患者的诊断特异性。证据显示，随年龄调整的 D- 二聚体临界值［ > 50 岁患者为年龄（岁）× 10 μg/L］可使特异度增加到 34% ~ 46%，敏感度 > 97%。

2）动脉血气分析：

急性肺血栓栓塞症常表现为低氧血症、低碳酸血症和肺泡 - 动脉血氧分压差［$P(A-a)O_2$］增大。但部分患者的结果可为正常，40% 的肺血栓栓塞症患者动脉血氧饱和度正常，20% 的肺血栓栓塞症患者肺泡 - 动脉血氧分压差正常。

3）血浆肌钙蛋白：

肌钙蛋白 I 及肌钙蛋白 T 是评价心肌损伤的指标。急性肺血栓栓塞症并发右心功能不全可引起肌钙蛋白升高，水平越高，提示心肌损伤程度越严重。目前认为肌钙蛋白升

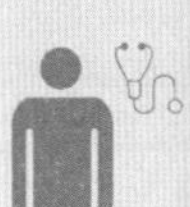

高提示急性肺血栓栓塞症患者预后不良。

4）B 型利钠肽和 N- 末端 B 型利钠肽前体：

B 型利钠肽和 N- 末端 B 型利钠肽前体是心室肌细胞在心室扩张或压力负荷增加时合成和分泌的心源性激素，急性肺血栓栓塞症患者右心室后负荷增加，室壁张力增高，血 B 型利钠肽和 N- 末端 B 型利钠肽前体水平升高，升高水平可反映右心功能不全及血流动力学紊乱严重程度，无明确心脏基础疾病者如果 B 型利钠肽或 N- 末端 B 型利钠肽前体增高，需考虑肺血栓栓塞症可能；同时该指标也可用于评估急性肺血栓栓塞症的预后。

5）心电图：

大多数病例表现有非特异性的心电图异常。较为多见的表现包括 V1 ~ V4 的 T 波改变和 ST 段异常；部分病例可出现 $S_{Ⅰ}Q_{Ⅲ}T_{Ⅲ}$征（Ⅰ导 S 波加深，Ⅲ导出现 Q/q 波及 T 波倒置）；其他心电图改变包括完全或不完全右束支传导阻滞；肺型 P 波；电轴右偏，顺钟向转位等。心电图改变多在发病后即刻开始出现，以后随病程的发展演变而呈动态变化。观察到心电图的动态改变较之静态异常对于提示肺血栓栓塞症具有更大意义。

心电图表现有助于预测急性肺血栓栓塞症不良预后，与不良预后相关的表现包括窦性心动过速、新发的心房颤动、新发的完全或不完全性右束支传导阻滞、$S_{Ⅰ}Q_{Ⅲ}T_{Ⅲ}$征、V1 ~ V4 导联 T 波倒置或 ST 段异常等。

6）胸部 X 线片：

肺血栓栓塞症患者胸部 X 线片常有异常表现：区域性肺血管纹理变细、稀疏或消失，肺野透亮度增加，肺野局部浸润性阴影，尖端指向肺门的楔形阴影，肺不张或膨胀不全，右下肺动脉干增宽或伴截断征，肺动脉段膨隆以及右心室扩大征，患侧横膈抬高，少至中量胸腔积液征等。但这些表现均缺乏特异性，仅凭胸部 X 线片不能确诊或排除肺血栓栓塞症。

7）超声心动图：

超声心动图在肺血栓栓塞症诊断和排除其他心血管疾患方面具有重要价值。超声心动图检查可发现右心室后负荷过重征象，包括出现右心室扩大、右心室游离壁运动减低，室间隔平直，三尖瓣反流速度增快、三尖瓣收缩期位移减低。超声心动图可作为危险分层的重要依据。若超声发现右心系统（包括右心房、右心室及肺动脉）血栓，同时临床表现符合肺血栓栓塞症，即可诊断为肺血栓栓塞症。

超声心动图检查可床旁进行，在血流动力学不稳定的疑似肺血栓栓塞症中有诊断及排除诊断价值。如果超声心动图检查显示无右心室负荷过重或功能不全征象，应寻找其他导致血流动力学不稳定的原因。

◆确诊相关检查：

肺血栓栓塞症的确诊检查包括 CT 肺动脉造影、核素通气 / 灌注显像、磁共振肺动脉造影、肺动脉造影等，深静脉血栓形成确诊影像学检查包括加压静脉超声、CT 静脉造影、核素静脉显像、静脉造影等。

1）CT 肺动脉造影：

CT 肺动脉造影可直观地显示肺动脉内血栓形态、部位及血管堵塞程度，对肺血栓栓塞症诊断的敏感性和特异性均较高，且无创、便捷，目前已成为确诊肺血栓栓塞症的首选检查方法。其直接征象为肺动脉内充盈缺损，部分或完全包围在不透光的血流之间（轨道征），或呈完全充盈缺损，远端血管不显影；间接征象包括肺野楔形、条带状密度增高影或盘状肺不张，中心肺动脉扩张及远端血管分支减少或消失等。CT 肺动脉造影可同时显示肺及肺外的其他胸部病变，具有重要的诊断和鉴别诊断价值。

2）核素通气 / 灌注显像：

核素通气 / 灌注显像是肺血栓栓塞症重要的诊断方法。典型征象是呈肺段分布的肺灌注缺损，并与通气显像不匹配。但是由于许多疾病可以同时影响患者的肺通气和血流状况，致使核素通气 / 灌注显像在结果判定上较为复杂，需密切结合临床进行判读。

核素通气 / 灌注平面显像结果分为 3 类：高度可能（2 个或 2 个以上肺段通气 / 灌注不匹配）、正常以及非诊断性异常（非肺段性灌注缺损或 < 2 个肺段范围的通气 / 灌注不匹配）。核素通气 / 灌注断层显像发现 1 个或 1 个以上肺段通气 / 灌注不匹配即为阳性。

3）磁共振肺动脉造影：

磁共振肺动脉造影可以直接显示肺动脉内的栓子及肺血栓栓塞症所致的低灌注区，从而确诊肺血栓栓塞症，但对肺段以下水平的肺血栓栓塞症诊断价值有限。磁共振肺动脉造影无 X 线辐射，不使用含碘造影剂，可以任意方位成像，但对仪器和技术要求高，检查时间长。肾功能严重受损、对碘造影剂过敏或妊娠患者可考虑选择磁共振肺动脉造影。

4）肺动脉造影：

选择性肺动脉造影为肺血栓栓塞症诊断的“金标准”。其敏感度约为 98%，特异度为 95% ~ 98%。肺血栓栓塞症的直接征象有肺血管内造影剂充盈缺损，伴或不伴轨道征的血流阻断；间接征象有肺动脉造影剂流动缓慢、局部低灌注及静脉回流延迟等。如缺乏肺血栓栓塞症的直接征象，则不能诊断肺血栓栓塞症。肺动脉造影是一种有创性检查，发生致命性或严重并发症的可能性分别为 0.1% 和 1.5%，随着 CT 肺动脉造影的发展和完善，肺动脉造影已很少用于急性肺血栓栓塞症的临床诊断，应严格掌握适应证。

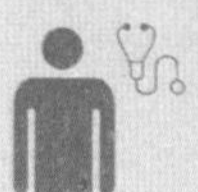

◆求因相关检查：

对于确诊的肺血栓栓塞症患者应进行求因相关检查，对于疑似遗传缺陷患者，应先做病史和家族史的初筛，主要评估指标包括（但不限于）血栓发生年龄 < 50 岁、少见的栓塞部位、特发性静脉血栓栓塞症、妊娠相关静脉血栓栓塞症、口服避孕药相关静脉血栓栓塞症以及华法林治疗相关的血栓栓塞等；家族史包括（但不限于）≥ 2 个父系或母系的家族成员发生有（无）诱因的静脉血栓栓塞症。

1）抗凝蛋白：

抗凝血酶、蛋白 C 和蛋白 S 是血浆中重要的生理性抗凝血蛋白。抗凝血酶是凝血酶（F Ⅱ a）的主要抑制物，此外还可中和其他多种活化的凝血因子（如 F Ⅸ a、Ⅹ a、Ⅺ a 和Ⅻ a 等）；蛋白 C 系统主要灭活 F Ⅴ a 和 F Ⅷ a，蛋白 S 是蛋白 C 的辅因子，可加速活化的蛋白 C 对 F Ⅴ a 和 F Ⅷ a 的灭活作用；抗凝蛋白缺陷患者易在合并其他风险因素或无明显诱因的情况下发生静脉血栓栓塞症。

抗凝药物可干扰抗凝蛋白检测的结果。抗凝血酶是普通肝素、低相对分子质量肝素（简称低分子肝素）和磺达肝癸钠等药物的作用靶点，此类药物的使用可短暂影响抗凝血酶活性水平。蛋白 C 和蛋白 S 是依赖维生素 K 合成的抗凝血蛋白，在维生素 K 拮抗剂用药期间蛋白 C 和蛋白 S 水平降低。因此，建议在使用上述药物期间不应测定抗凝蛋白，以避免药物对测定结果的干扰，其中抗凝血酶活性检测需在停用肝素类药物至少 24h 后进行；蛋白 C 和蛋白 S 活性检测在停维生素 K 拮抗剂至少 2 ~ 4 周后进行，并通过检测凝血酶原时间或国际标准化比值以评估患者维生素 K 拮抗剂停药后的残留抗凝效果。

2）抗磷脂综合征相关检测：

抗磷脂综合征实验室检查应包括狼疮抗凝物、抗心磷脂抗体和抗 β_2 糖蛋白 Ⅰ 抗体。临床上需要对以下患者进行抗磷脂综合征相关检测：< 50 岁的无明显诱因的静脉血栓栓塞症和无法解释的动脉血栓栓塞、少见部位发生血栓形成、习惯性流产、血栓形成或病理妊娠合并自身免疫性疾病（包括系统性红斑狼疮、类风湿关节炎、免疫相关性血小板减少症和自身免疫性溶血性贫血），部分患者可见活化部分凝血活酶时间延长。其他抗体检查包括抗核抗体、抗可溶性核抗原抗体和其他自身抗体等，主要用于排除其他结缔组织病。如果初次狼疮抗凝物、抗心磷脂抗体和 β_2 糖蛋白 Ⅰ 抗体检测阳性，建议 3 个月之后再次复查。

3）易栓症相关基因检测：

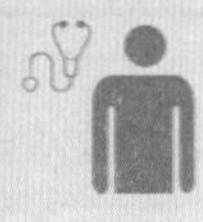

基因检测是否有助于遗传性易栓症的筛查和诊断尚存争议，近年来少数针对相关基因外显子潜在突变位点的检测，也需建立在先期遗传背景调查和蛋白缺陷表型检测的基

础上，才能作为临床诊断的辅助依据。

3. 肺血栓栓塞症的危险分层综合评估

肺血栓栓塞症危险分层主要基于患者血流动力学状态、心肌损伤标志物及右心室功能等指标进行综合评估，以便于医师对肺血栓栓塞症患者病情严重程度进行准确评价，从而采取更加个体化的治疗方案。血流动力学不稳定的肺血栓栓塞症为高危；血流动力学稳定的肺血栓栓塞症，可根据是否合并右心功能不全和心脏生物学标志物异常将肺血栓栓塞症患者分为中危和低危。

1）高危肺血栓栓塞症：

以休克和低血压为主要表现，即体循环收缩压 < 90mmHg（1mmHg = 0.133kPa），或较基础值下降幅度≥ 40mmHg，持续 15 分钟以上，须除外新发生的心律失常、低血容量或感染中毒症所致的血压下降。

2）中危肺血栓栓塞症：

血流动力学稳定，但存在右心功能不全的影像学证据和（或）心脏生物学标志物升高为中危组。根据病情严重程度，可将中危肺血栓栓塞症再分层（心脏生物学标志物包括 B 型利钠肽、N- 末端 B 型利钠肽前体、肌钙蛋白。其升高与肺血栓栓塞症短期预后显著相关）。

中高危：右心功能不全和心脏生物学标志物升高同时存在。

中低危：单纯存在右心功能不全或心脏生物学标志物升高。

右心功能不全的诊断标准：影像学证据包括超声心动图或 CT 提示右心功能不全[超声检查符合下述表现：右心室扩张（右心室舒张末期内径 / 左心室舒张末期内径 > 1.0 或 0.9）；右心室游离壁运动幅度减低；三尖瓣反流速度增快；三尖瓣环收缩期位移减低（< 17mm）。CT 肺动脉造影检查符合以下条件：四腔心层面发现的右心室扩张（右心室舒张末期内径 / 左心室舒张末期内径 > 1.0 或 0.9）]。

3）低危肺血栓栓塞症：

血流动力学稳定，不存在右心功能不全和心脏生物学标志物升高的肺血栓栓塞症。

4. 诊断策略

对存在危险因素，特别是并存多个危险因素的病例，需有较强的诊断意识，需注意：临床症状、体征，特别是在高度可疑病例出现不明原因的呼吸困难、胸痛、咯血、晕厥或休克，或伴有单侧或双侧不对称性下肢肿胀、疼痛等，对诊断具有重要的提示意义；结合心电图、胸部 X 线片、动脉血气分析等基本检查，可以初步疑诊肺血栓栓塞症或排除其他疾病；宜尽快常规行 D- 二聚体检测，并据此做出排除诊断；超声检查可以迅

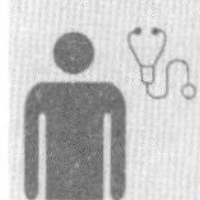

速得到结果并可在床旁进行，虽一般不能作为确诊方法，但对于提示肺血栓栓塞症诊断和排除其他疾病具有重要价值，宜列为疑诊肺血栓栓塞症时的一项优先检查项目；若同时发现下肢深静脉血栓形成的证据则更增加了诊断的可能性。

根据临床情况进行临床可能性评估可以提高疑诊肺血栓栓塞症的准确性。目前已经研发出多种明确的临床预测评分，最常用的包括简化 Wells 评分、修订版 Geneva 评分量表等（见表 5-2）。

表 5-2　PTE 临床可能性评分表

简化 Wells 评分	计分	修订版 Geneva 评分	计分
PTE 或 DVT 病史	1	PTE 或 DVT 病史	1
4 周内制动或手术	1	1 个月内手术或骨折	1
活动性肿瘤	1	活动性肿瘤	1
心率（次 / 分）		心率（次 / 分）	
≥ 100	1	75 ~ 94	1
咯血	1	≥ 95	2
DVT 症状或体征	1	咯血	1
其他鉴别诊断的可能性低于 PTE	1	单侧下肢疼痛	1
		下肢深静脉触痛及单侧下肢水肿	1
		年龄 > 65 岁	1
临床可能性		临床可能性	
低度可能	0 ~ 1	低度可能	0 ~ 2
高度可能	≥ 2	高度可能	1

注：PTE：肺血栓栓塞症；DVT：深静脉血栓形成。

目前急性肺血栓栓塞症的诊断与处理主要基于疑诊、确诊、求因、危险分层的策略。

（1）疑诊：

1）推荐基于临床经验或应用临床可能性评分（简化 Wells 评分、修订版 Geneva 评分）对急性肺血栓栓塞症进行疑诊的临床评估。

2）推荐临床评估联合 D- 二聚体检测进一步筛查急性肺血栓栓塞症。

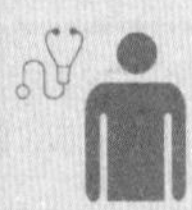

3）临床评估低度可能的患者，如 D- 二聚体检测阴性，可基本除外急性肺血栓栓塞症，如 D- 二聚体检测阳性，建议行确诊检查。

4）临床评估高度可能的患者，建议直接行确诊检查。

5）评估 D- 二聚体检测结果的诊断价值时应该考虑年龄因素的影响，D- 二聚体的正常阈值应该根据年龄进行修正。对临床评估高度可能的患者，D- 二聚体检测阴性的可能性比较低，无论 D- 二聚体检测结果如何，基于临床经验和临床研究结果，应进行确诊检查。

（2）确诊：

1）疑诊肺血栓栓塞症的患者，推荐根据是否合并血流动力学障碍采取不同的诊断策略。

2）血流动力学不稳定的肺血栓栓塞症疑诊患者：如条件允许，建议完善 CT 肺动脉造影检查以明确诊断或排除肺血栓栓塞症。如无条件或不适合行 CT 肺动脉造影检查，建议行床旁超声心动图检查，如发现右心室负荷增加和（或）发现肺动脉或右心腔内血栓证据，在排除其他疾病可能性后，建议按照肺血栓栓塞症进行治疗；建议行肢体加压静脉超声，如发现深静脉血栓形成的证据，则静脉血栓栓塞症诊断成立，并可启动治疗；在临床情况稳定后行相关检查明确诊断。

3）血流动力学稳定的肺血栓栓塞症疑诊患者：推荐将 CT 肺动脉造影作为首选的确诊检查手段；如果存在 CT 肺动脉造影检查相对禁忌（如造影剂过敏、肾功能不全、妊娠等），建议选择其他影像学确诊检查，包括核素通气 / 灌注显像、磁共振肺动脉造影。

4）对于疑诊肺血栓栓塞症的患者，需要根据血流动力学情况，采取不同的诊断策略（图 5–3、图 5–4）。

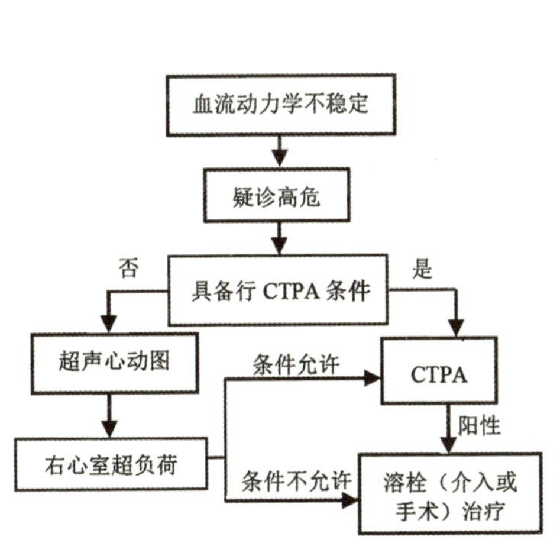

（注：CTPA：CT 肺动脉造影）

图 5–3　高危肺血栓栓塞症诊断流程

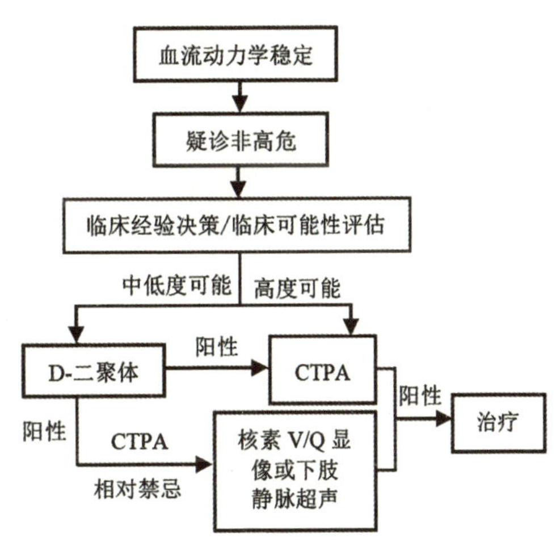

（注：CTPA：CT 肺动脉造影；V/Q：通气 / 灌注；a：碘剂过敏、肾功能不全、孕妇）

图 5–4　非高危肺血栓栓塞症诊断流程

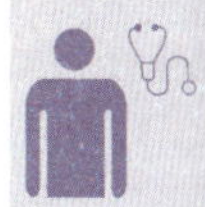

CT 肺动脉造影能够清晰显示肺动脉内栓子的形态、范围，判断栓子新鲜程度，测量肺动脉及心腔径线，评估心功能状态；结合肺窗还可观察肺内病变，评价合并症及并发症。但受 CT 空间分辨率影响，CT 肺动脉造影对于亚段以下肺动脉栓子的评估价值受到一定限制。

磁共振肺动脉造影因为空间分辨率较低、技术要求高及紧急情况下不适宜应用等缺点，在急性肺血栓栓塞症诊断中不作为一线诊断方法。

肺动脉造影长期以来一直作为诊断肺血栓栓塞症的金标准，由于其有创性，更多应用于指导经皮导管内介入治疗或经导管溶栓治疗。

（3）求因：

1）急性肺血栓栓塞症患者，推荐积极寻找相关的危险因素，尤其是某些可逆的危险因素（如手术、创伤、骨折、急性内科疾病等）。

2）不存在可逆诱发因素的患者，注意探寻潜在疾病，如恶性肿瘤、抗磷脂综合征、炎症性肠病、肾病综合征等。

3）年龄相对较轻（如年龄 < 50 岁）且无可逆诱发因素的急性肺血栓栓塞症患者，建议进行易栓症筛查。

4）家族性静脉血栓栓塞症，且没有确切可逆诱发因素的急性肺血栓栓塞症患者，建议进行易栓症筛查。

5）求因对于确定静脉血栓栓塞症的治疗策略和疗程至关重要。在急性肺血栓栓塞症的求因过程中，需要探寻任何可以导致静脉血流淤滞、血管内皮损伤和血液高凝状态的因素，包括遗传性和获得性 2 类（表 5-3）。

表 5-3　静脉血栓栓塞症常见危险因素

遗传性危险因素	获得性危险因素		
	血液高凝状态	血管内皮损伤	静脉血流淤滞
抗凝血酶缺乏	高龄	手术（多见于全髋关节或膝关节置换）	瘫痪
蛋白 S 缺乏	恶性肿瘤	创伤 / 骨折（多见于髋部骨折和脊髓损伤）	长途航空或乘车旅行
蛋白 C 缺乏	抗磷脂综合征	中心静脉置管或起搏器	急性内科疾病住院
V 因子 Leiden 突变（活性蛋白 C 抵抗）	口服避孕药	吸烟	居家养老护理
凝血酶原 20210A 基因变异（罕见）	妊娠期 / 产褥期	高同型半胱氨酸血症	

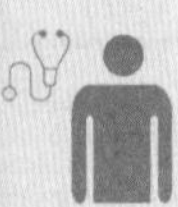

续表

遗传性危险因素	获得性危险因素		
Ⅻ因子缺乏	静脉血栓个人史/家族史	肿瘤静脉内化疗	
纤溶酶原缺乏	肥胖		
纤溶酶原不良血症	炎症性肠病		
血栓调节蛋白异常	肝素诱导的血小板减少症		
纤溶酶原激活物抑制因子过量	肾病综合征		
非“O”血型	真性红细胞增多症		
	巨球蛋白血症		
	植入人工假体		

即使充分评估，部分患者仍然找不到危险因素，通常称为特发性静脉血栓栓塞症。对这部分患者，应该进行密切随访，需要注意潜在的恶性肿瘤、风湿免疫性疾病、骨髓增殖性疾病等。

对儿童和青少年，应注意寻找潜在的抗磷脂综合征、炎性肠病、肾病综合征等；对育龄期女性，应注意长期口服避孕药和雌激素药物相关病史。

（4）危险分层：

1）建议对确诊的急性肺血栓栓塞症患者进行危险分层以指导治疗。首先根据血流动力学状态区分其危险程度，血流动力学不稳定者定义为高危，血流动力学稳定者定义为非高危。

2）血流动力学稳定的急性肺血栓栓塞症，建议根据是否存在右心功能不全和（或）心脏生物学标志物升高将其区分为中危和低危。危险分层方法见表 5-4。国际指南也有以肺栓塞严重度指数或简化肺栓塞严重度指数评分作为评估病情严重程度的标准。简化肺栓塞严重度指数评分：由年龄 > 80 岁、恶性肿瘤、慢性心肺疾病、心率≥ 110 次 / 分、收缩压 < 100mmHg、动脉血氧饱和度 < 90% 等 6 项指标构成。每项赋值 1 分，简化肺栓塞严重度指数≥ 1 分者 30 天全因死亡率明显升高。简化肺栓塞严重度指数≥ 1 分归为中危，简化肺栓塞严重度指数 = 0 分归为低危，若简化肺栓塞严重度指数 = 0 分但伴有右心功能不全和（或）心脏生物学标志物升高，则归为中危。

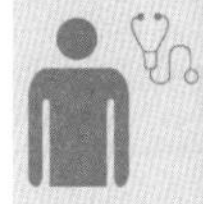

表 5-4　肺血栓栓塞症危险分层

危险分层	休克或低血压	影像学 （右心室功能不全）[a]	实验室指标 （心脏生物学标志物升高）[b]
高危	+	+	+ / –
中高危	–	+	+
中低危	–	+ / –[c]	– / +[c]
低危	–	–	–

注：a：右心功能不全（RVD）的诊断标准为影像学证据包括超声心动图或 CT 提示 RVD，超声检查符合下述表现：右心室扩张（右心室舒张末期内径 / 左心室舒张末期内径 > 1.0 或 0.9）；右心室游离壁运动幅度减低；三尖瓣反流速度增快；三尖瓣环收缩期位移减低（ < 17mm）。CT 肺动脉造影检查符合以下条件也可诊断 RVD：四腔心层面发现的右心室扩张（右心室舒张末期内径 / 左心室舒张末期内径 > 1.0 或 0.9）。b：心脏生物学标志物包括心肌损伤标志物（心脏肌钙蛋白 T 或 I）和心衰标志物（B 型利钠肽、N- 末端 B 型利钠肽前体）。c：影像学和实验室指标两者之一阳性。

5. 急性肺血栓栓塞症的治疗

（1）一般支持治疗：

对于急性肺血栓栓塞症，若血流动力学稳定，在充分抗凝的基础上，建议尽早下床活动。

（2）抗凝治疗：

◆急性期抗凝治疗：

1）临床高度可疑急性肺血栓栓塞症，在等待诊断结果过程中，建议开始应用胃肠外抗凝治疗（普通肝素、低分子肝素、磺达肝癸钠等）。

2）一旦确诊急性肺血栓栓塞症，如果没有抗凝禁忌，推荐尽早启动抗凝治疗。

3）急性肺血栓栓塞症，初始抗凝推荐选用低分子肝素、普通肝素、磺达肝癸钠、负荷量的利伐沙班或阿哌沙班。

4）急性肺血栓栓塞症，若选择华法林长期抗凝，推荐在应用胃肠外抗凝药物 24 小时内重叠华法林，调节国际标准化比值目标值为 2.0 ~ 3.0，达标后停用胃肠外抗凝药物。

5）急性肺血栓栓塞症，若选用利伐沙班或阿哌沙班，在使用初期需给予负荷剂量；若选择达比加群酯或者依度沙班，应先给予胃肠外抗凝药物至少 5 天。

◆抗凝疗程：

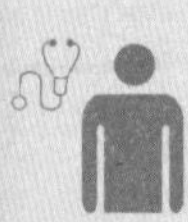

1）有明确可逆性危险因素的急性肺血栓栓塞症，在 3 个月的抗凝治疗后，如危险因素去除，建议停用抗凝治疗。

2）危险因素持续存在的肺血栓栓塞症，在3个月的抗凝治疗后，建议继续进行抗凝治疗。

3）特发性肺血栓栓塞症治疗3个月后，如果仍未发现确切危险因素，同时出血风险较低，推荐延长抗凝治疗时间，甚至终生抗凝。

4）特发性肺血栓栓塞症治疗3个月后，如出血风险高，建议根据临床情况，动态评估血栓复发与出血风险，以决定是否继续进行抗凝治疗。

（3）偶然发热或亚段肺血栓栓塞症的处理：

1）无症状偶然发现的肺血栓栓塞症，若存在静脉血栓栓塞症进展危险因素或复发风险，建议给予至少3个月的抗凝治疗，推荐应用与急性肺血栓栓塞症相同的方案。

2）亚段肺血栓栓塞症，若存在相关临床症状，建议给予至少3个月的抗凝治疗，推荐应用与急性肺血栓栓塞症相同的方案。

3）亚段肺血栓栓塞症（无症状且无下肢近端深静脉血栓形成），若静脉血栓栓塞症复发风险低，建议临床观察；若静脉血栓栓塞症复发风险高，建议给予至少3个月的抗凝治疗，推荐应用与急性肺血栓栓塞症相同的方案。

（4）复发性肺血栓栓塞症或深静脉血栓形成的抗凝治疗：

1）抗凝治疗期间，出现静脉血栓栓塞症复发，建议首先积极寻找复发原因。

2）使用口服抗凝药物治疗过程中，出现静脉血栓栓塞症复发，建议暂时转换为低分子肝素治疗。

3）在接受长期低分子肝素抗凝治疗过程中，若出现静脉血栓栓塞症复发，建议增加低分子肝素的剂量。

（5）急性肺血栓栓塞症的溶栓治疗：

1）急性高危肺血栓栓塞症，如无溶栓禁忌，推荐溶栓治疗。急性非高危肺血栓栓塞症患者，不推荐常规溶栓治疗。

2）急性中高危肺血栓栓塞症，建议先给予抗凝治疗，并密切观察病情变化，一旦出现临床恶化，且无溶栓禁忌，建议给予溶栓治疗。

3）急性肺血栓栓塞症应用溶栓药物，建议阿替普酶50mg、尿激酶2万U/kg或重组链激酶150万U，2小时内持续静脉滴注。

4）急性高危肺血栓栓塞症，溶栓治疗前如需初始抗凝治疗，推荐首选普通肝素。

（6）急性肺血栓栓塞症的介入治疗：

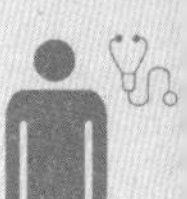

1）急性高危肺血栓栓塞症或伴临床恶化的中危肺血栓栓塞症，若有肺动脉主干或主要分支血栓，并存在高出血风险或溶栓禁忌，或经溶栓或积极的内科治疗无效，在具

备介入专业技术和条件的情况下，可行经皮导管介入治疗。

2）低危肺血栓栓塞症不建议导管介入治疗。

3）已接受抗凝治疗的急性深静脉血栓形成或肺血栓栓塞症，不推荐放置下腔静脉滤器。

（7）急性肺血栓栓塞症的手术治疗：

急性高危肺血栓栓塞症，若有肺动脉主干或主要分支血栓，如存在溶栓禁忌、溶栓治疗或介入治疗失败、其他内科治疗无效，在具备外科专业技术和条件的情况下，可考虑行肺动脉血栓切除术。

6. 特殊情况下肺血栓栓塞症的诊断及治疗

（1）妊娠合并肺血栓栓塞症：

由于激素水平变化及子宫增大导致的下腔静脉压迫，孕产妇易发生深静脉血栓形成，下肢血栓脱落可并发急性肺血栓栓塞症，是孕产妇死亡的主要原因之一。

1）诊断：

在妊娠合并肺血栓栓塞症的诊断过程中，要注重对胎儿和孕妇的保护，应重视 D- 二聚体和下肢静脉超声的价值。妊娠期 D- 二聚体水平可出现生理性升高，单纯 D- 二聚体升高不具有诊断价值，但阴性具有除外诊断价值。下肢静脉超声检查在妊娠期深静脉血栓形成和肺血栓栓塞症的诊断中具有重要价值，一旦超声发现深静脉血栓形成，结合临床表现，即可按照静脉血栓栓塞症进行处理，无需进行核素通气 / 灌注显像或 CT 肺动脉造影检查。

妊娠合并急性肺血栓栓塞症的患者在选择影像检查时，需要考虑射线暴露对胎儿及孕妇的影响。如临床必须行放射性检查，需与患者和家属说明放射线带来的损害，尽量将胎儿或胚胎所受的照射剂量降至最低水平，并对性腺、乳腺和甲状腺等辐射敏感器官提供必要的屏蔽，尽可能减少对孕妇和胎儿的影响。

2）治疗：

在妊娠期间需要充分考虑抗凝药物对孕妇和胎儿的影响。初始抗凝治疗首选皮下注射低分子肝素，并根据体质调节剂量。分娩 12 小时前停用低分子肝素。妊娠期间不建议使用华法林。该药在妊娠期间可能会导致胎儿中枢神经系统异常，妊娠早期有致畸风险，妊娠晚期可导致胎儿或新生儿出血以及胎盘早剥。磺达肝癸钠、直接口服抗凝药在妊娠合并肺血栓栓塞症的治疗中缺乏相关证据。

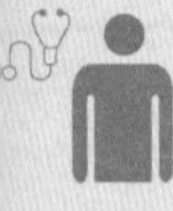

妊娠合并急性肺血栓栓塞症，抗凝疗程建议至少 3 个月，因华法林不经过乳汁代谢，产后可给予低分子肝素重叠华法林治疗，国际标准化比值达标后（2.0 ~ 3.0），停用低

分子肝素，单独使用华法林。产后抗凝治疗至少维持6周，总疗程不少于3个月。

鉴于出血风险和对胎儿的影响，妊娠合并肺血栓栓塞症溶栓治疗应极其慎重。

（2）恶性肿瘤合并肺血栓栓塞症：

恶性肿瘤患者发生肺血栓栓塞症的风险显著升高，与肿瘤部位、类型、分期等因素密切相关，肿瘤相关治疗，如化疗、放疗、手术等会进一步增加罹患肺血栓栓塞症的风险。

1）诊断：

在恶性肿瘤患者中，原发病的表现可能会掩盖肺血栓栓塞症相关的症状，从而导致漏诊和误诊。恶性肿瘤患者D–二聚体水平可显著升高，但D–二聚体阴性在恶性肿瘤患者中具有重要的除外诊断价值。如果在临床上出现用原发病不能解释的临床表现应进一步检查以明确诊断，如CT肺动脉造影或核素通气/灌注显像等。部分恶性肿瘤患者在影像学筛查（尤其是增强CT）中发现的肺动脉充盈缺损属于偶然发现的肺血栓栓塞症。恶性肿瘤合并偶然发现的肺血栓栓塞症应采取与症状性肺血栓栓塞症相同的处理策略。

2）治疗：

恶性肿瘤合并肺血栓栓塞症，在急性期应选择低分子肝素抗凝3～6个月。该策略主要是基于早期临床研究的结果，研究发现与肝素重叠应用华法林相比，应用低分子肝素抗凝3～6个月，可显著降低静脉血栓栓塞症复发风险，而出血风险并不增加。另外，在恶性肿瘤的活动期，化疗等其他相关药物的应用，影响了华法林的疗效和胃肠道吸收，磺达肝癸钠和直接口服抗凝药在恶性肿瘤合并肺血栓栓塞症治疗中的证据仍十分有限。

在低分子肝素抗凝3～6个月结束后，是否需要继续进行抗凝治疗应遵循个体化原则，综合考虑恶性肿瘤治疗的效果、静脉血栓栓塞症复发风险、出血风险、预期生存时间和患者意愿，定期进行后续抗凝治疗的风险收益比的评估。

（3）肺血栓栓塞症合并活动性出血：

肺血栓栓塞症合并活动性出血是临床实践中经常遇到的问题，出血的严重程度与抗凝决策密切相关；在有效控制活动性出血的同时，应平衡相关治疗措施的临床获益与风险，寻找启动抗凝治疗的合适时机。基于出血的严重程度将活动性出血分为大出血、临床相关性非大出血及小出血（表5–5）。

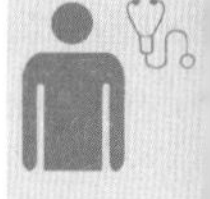

表 5-5　活动性出血分类及定义

活动性出血	具体表现
大出血	（1）致死性出血；（2）某些重要部位或器官的出血，如颅内、脊柱内、腹膜后、关节内、心包等，及因出血引起的骨筋膜室综合征；（3）出血导致血流动力学不稳定，和（或）在 24 ~ 48 小时内引起血红蛋白水平下降 20g/L 以上，或需要输至少 2 个单位全血或红细胞；（4）手术部位出血需要再次进行切开、关节镜或血管内介入等处理，或关节腔内出血致活动或伤口恢复推迟，使住院时间延长或伤口加深
临床相关非大出血	（1）自发性皮肤出血面积 > 25cm^2；（2）自发性鼻出血时间 > 5 分钟；（3）持续 24 小时出现肉眼血尿；（4）便血（厕纸可见出血点）；（5）牙龈出血时间 > 5 分钟；（6）因出血住院治疗；（7）出血需要输血但少于 2 个单位；（8）观察者认为影响临床治疗
小出血	其他类型的出血

（4）围手术期肺血栓栓塞症：

围手术期肺血栓栓塞症发生风险显著增加。一旦疑诊肺血栓栓塞症，应尽快进行临床评估；如血流动力学不稳定，尽量采取床旁检查，如心脏彩超或双下肢静脉超声；一旦病情平稳，可以考虑确诊检查，如 CT 肺动脉造影或核素通气 / 灌注显像等。外科手术早期出现急性高危肺血栓栓塞症，抗凝治疗出血风险高，溶栓治疗应慎重，必要时可以考虑介入治疗。

对于正在进行抗凝治疗的肺血栓栓塞症患者，如果需要进行外科手术，应评估中断抗凝治疗后静脉血栓栓塞症复发风险和与手术相关的出血风险，选择是否需要应用低分子肝素或普通肝素桥接治疗。

是否需要进行桥接抗凝治疗应根据患者出血与血栓风险的评估（表 5-6）。对于高度静脉血栓栓塞症风险且无大出血风险者应考虑桥接抗凝。相反，低度静脉血栓栓塞症风险者不应给予桥接抗凝，而中度静脉血栓栓塞症风险者需根据出血和血栓栓塞风险进行个体化考虑。低出血风险手术，如小的口腔手术、皮肤科操作及白内障手术等，无需中断抗凝治疗。

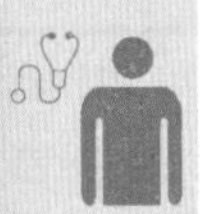

表 5-6　围手术期静脉血栓栓塞症风险分级

危险分级	内容
高危	（1）3 个月内的 VTE 事件；（2）严重的血栓形成倾向；（3）特发性 VTE；（4）活动性肿瘤
中危	（1）3 ~ 12 个月内的 VTE 事件；（2）轻度的血栓形成倾向；（3）复发性 VTE
低危	（1）12 个月前的 VTE 事件；（2）无相关危险因素

注：VTE：静脉血栓栓塞症。

（5）肺血栓栓塞症合并右心血栓：

肺血栓栓塞症合并右心血栓虽不常见，处理却相对复杂。国际注册登记研究显示，2.6% ~ 18.0% 的症状性肺血栓栓塞症患者可合并右心血栓，心腔内的血栓可进一步加重肺血栓栓塞症，甚至经卵圆孔或其他心内分流通路进入左心及体循环，发生矛盾性栓塞。合并右心血栓的肺血栓栓塞症患者早期病死率显著增加。

1）危险因素：

右心血栓既可由深静脉血栓形成脱落而来，随血流到达右心房或右心室，也可以是右心腔内原位形成的血栓。原位血栓形成的危险因素常包括起搏器植入、人工瓣膜置换术后、中心静脉置管等介入操作因素；右心房或右心室疾病导致的心腔内或瓣膜结构或功能改变；右心先天性结构异常如希阿里氏网、欧式瓣等。

2）诊断：

右心血栓通常缺乏相应的症状和体征，超声心动图是诊断和评价心腔内血栓的理想工具，少数患者也可经食道超声、CT 肺动脉造影发现。超声心动图可以评价血栓的部位、大小、形态、活动度、回声性质等，对病情判断和制定治疗策略有重要价值。

右心血栓可分为 3 型：A 型为游离型漂浮血栓，常与危重肺血栓栓塞症合并存在。一般认为是从深静脉脱落而来的血栓，移行至右心，该型血栓不稳定，易进一步发生肺血栓栓塞症。B 型为附壁型血栓，可以是心腔内原位形成，也可为深静脉血栓形成脱落而来，血栓与心腔附着，脱落风险相对较小。C 型少见，为与心腔部分附着的活动性血栓，有潜在脱落并堵塞右心房或右心室流出道的风险。对于疑诊存在右心血栓者，处理前尚需鉴别心脏肿瘤，如黏液瘤等。

3）治疗：

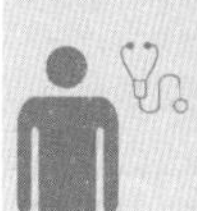

右心血栓的治疗方法包括抗凝治疗、溶栓治疗及手术治疗，各种治疗方法均有成功的病例报道，但尚缺乏统一的认识。同肺血栓栓塞症的治疗一样，抗凝治疗是基础。溶栓药物包括阿替普酶、尿激酶、链激酶等。右心漂浮的大血栓，如发生高危肺血栓栓塞症风险大，可选择手术取栓。

（6）血小板减少合并肺血栓栓塞症：

在急性肺血栓栓塞症抗凝治疗过程中，经常会面临血小板减少的情况。临床上需询问患者既往是否有血小板减少病史，并鉴别以下疾病。

假性血小板减少：如血液稀释或脾功能亢进时血小板在脾脏内潴留等；

血小板生成减少：血液系统疾病，病毒感染，放化疗抑制骨髓增生，骨髓增生异常综合征等；

血小板破坏增加：药物导致血小板破坏增加，抗心磷脂综合征、甲状腺功能亢进症等。

如果有肝素应用史，应警惕肝素诱导的血小板减少症（HIT），HIT 最早可在接触肝素后 24 小时内出现，一般发生在应用肝素后的第 5 ~ 14 天内，也可发生在应用肝素后 100 天内。对于没有肝素接触史的血小板减少患者，HIT 的诊断需要进行 4Ts 评分（表 5–7）及抗体检测。抗体检测包括混合抗体（IgG、IgA、IgM）检测和 IgG 特异性抗体检测，前者特异性较低，仅可用于排除诊断；后者特异性高，在设定合理临界值的基础上，结合 4Ts 评分可实现诊断。建议有条件的地区开展 IgG 特异性抗体检测，以验证诊断和治疗方案的合理性。

表 5–7　肝素诱导的血小板减少症疑诊患者的 4Ts 评分系统

指标	0分	1分	2分
血小板减少的数量特征	血小板计数相对降低（不超过 30%）或绝对值 < 10×10^9 个 /L	血小板计数相对降低（30% ~ 50%）或最低值处于（10 ~ 19）$\times10^9$ 个 /L	血小板计数相对降低（超过 50%）且最低值 ≥ 20×10^9 个 /L
血小板减少发生的时间特征	应用肝素 ≤ 4 天内出现，近期无肝素接触史，	应用肝素 > 10 天或 ≤ 1 天（在过去 31 ~ 100 天内曾接触过肝素）	应用肝素后 5 ~ 10 天或 ≤ 1 天（在过去 30 天内曾接触过肝素）
血栓形成特征	无	再发血栓或血栓加重、非坏死性皮肤损伤（红斑）、可疑血栓形成	明确的新发动静脉血栓、皮肤坏疽、急性全身反应
其他致血小板减少的原因	明确存在	可能存在	无

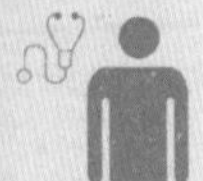

注：将每组所得的分数相加，其预测肝素诱导的血小板减少症发生的可能性：6~8 分，高度可能；4~5 分，中度可能；0~3 分，低度可能。

对于确诊或高度怀疑HIT患者，不建议输注血小板。在HIT急性期应用华法林可能加重血栓形成，导致肢体坏疽和皮肤坏死，因此不推荐在急性期（血小板计数 < 150×10^9/L）应用华法林抗凝治疗。磺达肝癸钠致HIT的风险相对较低，可作为阿加曲班或比伐卢定的替代选择。

7. 静脉血栓栓塞症的预防

静脉血栓栓塞症是医院内非预期死亡的重要原因，已经成为医院管理者和临床医务人员面临的严峻问题。国内外研究数据提示，无论是外科手术还是内科住院患者，40% ~ 60%的患者存在静脉血栓栓塞症风险，而高危人群的预防比例却很低，在亚洲国家的预防比例则更低。早期识别高危患者，及时进行预防，可以明显降低医院内静脉血栓栓塞症的发生率。

（1）静脉血栓栓塞症风险评估和出血风险评估：

1）外科手术患者静脉血栓栓塞症风险评估：

准确评估外科手术患者静脉血栓栓塞症发生风险并给予恰当的预防措施可以降低静脉血栓栓塞症发生率及相关的病死率。国际指南推荐Caprini评分（表5-8）用于外科手术患者的静脉血栓栓塞症风险评估，按照不同Caprini评估分值将术后静脉血栓栓塞症发生风险分为极低危（0分）、低危（1 ~ 2分）、中危（3 ~ 4分）、高危（≥ 5分）。

表5-8　Caprini评分表

1分	2分	3分	5分
年龄41 ~ 60岁	年龄61 ~ 74岁	年龄≥ 75岁	脑卒中（ < 1个月）
小手术	关节镜手术	VTE史	择期关节置换术
体质指数 > 25kg/m²	大型开放手术（ > 45分钟）	VTE家族史	髋、骨盆或下肢骨折
下肢肿胀	腹腔镜手术（ > 45分钟）	凝血因子VLeiden突变	急性脊髓损伤（ < 1个月）
静脉曲张	恶性肿瘤	凝血酶原G20210A突变	
妊娠或产后	卧床 > 72小时	狼疮抗凝物阳性	
有不明原因的或使用者习惯性流产史	石膏固定	抗心磷脂抗体阳性	
口服避孕药或使用激素替代疗法	中央静脉通路	血清同型半胱氨酸升高	
感染中毒症（ < 1个月）		肝素诱导的血小板减少症	

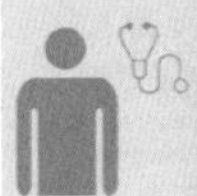

续表

1分	2分	3分	5分
严重肺病，包括肺炎（< 1个月）		其他先天性或获得性血栓形成倾向	
肺功能异常			
急性心肌梗死			
充血性心力衰竭（< 1个月）			
炎症性肠病史			
卧床患者			

注：VTE：静脉血栓栓塞症。

2）内科患者静脉血栓栓塞症风险评估：

内科住院患者静脉血栓栓塞症风险评估方法主要有 2 种：

应用 Padua 评分（表 5–9）：总分≥ 4 分为静脉血栓栓塞症高危患者，< 4 分为静脉血栓栓塞症低危患者。

对于年龄≥ 40 岁，卧床 > 3 天同时合并下列疾病或危险因素之一者，则认为是静脉血栓栓塞症高危患者：年龄 > 75 岁、肥胖（体质指数 > $30kg/m^2$）、静脉血栓栓塞症病史、呼吸衰竭、慢性阻塞性肺疾病急性加重、急性感染性疾病（重症感染或感染中毒症）、急性脑梗死、心力衰竭（美国纽约心功能分级Ⅲ或Ⅳ级）、急性冠脉综合征、下肢静脉曲张、恶性肿瘤、炎症性肠病、慢性肾脏疾病、肾病综合征、骨髓增殖性疾病、阵发性睡眠性血红蛋白尿症等。

表 5–9　Padua 评分表

危险因素	评分
活动性恶性肿瘤，患者先前有局部或远端转移和（或）6 个月内接受过化疗和放疗	3
既往 VTE 史	3
制动，患者身体原因或遵医嘱需卧床休息至少 3 天	3
已有血栓形成倾向，抗凝血酶缺陷症，蛋白 C 或 S 缺乏，V Leiden 因子、凝血酶原 G20210A 突变、抗磷脂抗体综合征	3
近期（≤ 1 个月）创伤或外科手术	2

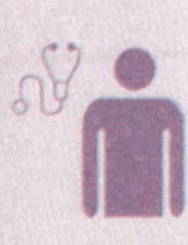

续表

危险因素	评分
年龄≥ 70 岁	1
心脏和（或）呼吸衰竭	1
急性心肌梗死和（或）缺血性脑卒中	1
急性感染和（或）风湿性疾病	1
肥胖（体质指数≥ $30kg/m^2$）	1
正在进行激素治疗	1

注：VTE：静脉血栓栓塞症。

3）出血风险评估：

鉴于抗凝本身潜在的出血并发症，应评估所有需要预防的住院患者的出血风险和其他可能影响预防的因素。评估内容应包括以下几方面（表 5-10、表 5-11）。

患者因素：年龄≥ 75 岁；凝血障碍；血小板 < 50×10^9/L 等。

基础疾病：活动性出血，如未控制的消化道溃疡、出血性疾病等；既往颅内出血史或其他大出血史；未控制的高血压，收缩压 > 180mmHg 或舒张压 > 110mmHg；可能导致严重出血的颅内疾病，如急性脑卒中（3 个月内），严重颅脑或急性脊髓损伤，糖尿病，恶性肿瘤，严重的肾功能衰竭或肝功能衰竭等。

合并用药：正在使用抗凝药物、抗血小板药物或溶栓药物等。

侵入性操作：接受手术、腰穿和硬膜外麻醉之前 4 小时内和之后 12 小时内等。

表 5-10　外科住院患者出血危险因素

基础疾病相关	手术相关
活动性出血	腹部手术：术前贫血 / 复杂手术（联合手术、分离难度高或超过一个吻合术）
3 个月内有出血事件	胰十二指肠切除术：败血症、胰瘘、手术部位出血
严重肾功能或肝功能衰竭	肝切除术：原发性肝癌，术前血红蛋白和血小板计数低
血小板计数 < 50×10^9/L	心脏手术：体外循环时间较长
未控制的高血压	胸部手术：全肺切除术或全肺扩大切除术

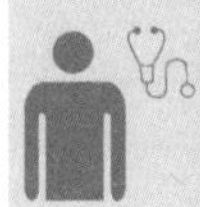

续表

基础疾病相关	手术相关
腰穿、硬膜外或椎管内麻醉术前 4 小时内和术后 12 小时内	开颅手术、脊柱手术、脊柱外伤、游离皮瓣重建手术
同时使用抗凝药、抗血小板聚集药物或溶栓药物	
凝血障碍	
活动性消化道溃疡	
已知、未治疗的出血疾病	

表 5-11　内科住院患者出血危险因素

具有以下 1 项即为出血高危	具有以下 3 项及以上为出血高危
活动性消化道溃疡	年龄≥ 85 岁
入院前 3 个月内有出血事件	肝功能不全（INR ＞ 1.5）
血小板计数＜ 50×10⁹/L	严重肾功能不全（GFR ＜ 30mL/min/m²）
	入住 ICU 或 CCU
	中心静脉置管
	风湿性疾病
	现患恶性肿瘤
	男性

注：INR：国际标准化比值；GFR：肾小球滤过率；ICU：重症监护室；CCU：心脏病监护室。

（2）静脉血栓栓塞症预防措施：

1）基本预防：

加强健康教育；注意活动；避免脱水。

2）药物预防：

对于静脉血栓栓塞症风险高而出血风险低的患者，应考虑进行药物预防。目前可选择的预防药物包括低分子肝素、普通肝素、磺达肝癸钠、直接口服抗凝药等。对长期接受药物预防的患者，应动态评估预防的效果和潜在的出血风险。

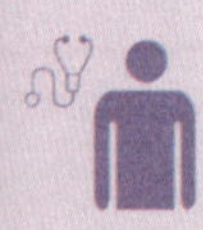

3）机械预防：

对于静脉血栓栓塞症风险高，但是存在活动性出血或有出血风险的患者可给予机械预防，包括间歇充气加压泵、分级加压弹力袜和足底静脉泵等。

（3）外科手术患者的静脉血栓栓塞症预防：

1）外科手术患者，建议应用 Caprini 评分，进行静脉血栓栓塞症风险分级。

2）外科手术患者，推荐术后早期活动。

3）外科手术患者，如不存在高出血风险：静脉血栓栓塞症风险为低度（Caprini 评分 1 ~ 2 分），建议应用机械预防；静脉血栓栓塞症风险为中度（Caprini 评分 3 ~ 4 分），建议应用药物预防或机械预防；静脉血栓栓塞症风险为高度（Caprini 评分≥ 5 分），推荐应用药物预防，或建议药物预防联合机械预防。

4）具有静脉血栓栓塞症风险患者，如果同时存在较高大出血风险或出血并发症，推荐应用机械预防，如出血风险降低，改用药物预防或与机械预防联用。

5）多数静脉血栓栓塞症高风险患者，建议药物或机械预防至术后 7 ~ 14 天。对于合并恶性肿瘤的外科手术和骨科大手术患者，建议延长预防时间。

6）外科手术患者，不建议应用下腔静脉滤器作为静脉血栓栓塞症的一级预防。

7）出血可能会导致严重后果的外科手术（如颅脑、脊柱手术等），建议应用机械预防。当静脉血栓栓塞症风险为高度（如因恶性肿瘤行开颅术）时，如出血风险降低，建议改为药物预防联合机械预防。

（4）内科住院患者的静脉血栓栓塞症预防：

1）内科住院患者，建议应用 Padua 评分，进行静脉血栓栓塞症风险分级。

2）内科住院患者，推荐早期活动。

3）静脉血栓栓塞症高风险的内科住院患者：不存在高出血风险时，推荐应用药物预防；存在高出血风险时，推荐应用机械预防。

4）活动期恶性肿瘤患者，如无其他静脉血栓栓塞症风险（单纯接受化疗、留置中心静脉导管），不推荐常规预防。

5）多数静脉血栓栓塞症高风险的内科住院患者，建议药物或机械预防 7 ~ 14 天。

六、思考题

1. 肺血栓栓塞症的诊治流程是怎样的？

2. 肺血栓栓塞症如何进行危险度分层？

3. 急性肺血栓栓塞症高危组的治疗原则是什么？

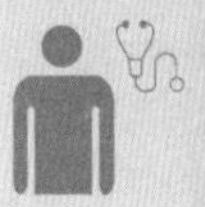

七、科普小常识

1. 什么是肺栓塞?

肺栓塞，简单来讲就是由于各种栓子，如血栓（肺血栓最常见）、脂肪颗粒、羊水、空气、肿瘤等栓子进入肺动脉系统并阻塞肺动脉，引起供氧机制障碍，造成机体缺氧而出现的临床和病理生理综合征。

2. 发生肺栓塞时的症状表现有哪些?

肺栓塞有“影帝”之称，就在于其临床表现多种多样，无特异性症状。肺栓塞三联征是指同时出现呼吸困难、胸痛、咯血，但发生率只占肺栓塞患者的 20% ~ 30%。通常情况下患者多以单一症状发病，当然还包括晕厥、烦躁不安、发热等症状。

3. 肺栓塞的高危因素和高危人群有哪些?

（1）高危因素：

静脉系统血液流速滞缓、血管内皮损伤、血液处于高凝状态是静脉血栓形成而发生肺栓塞的三大高危因素。

（2）高危人群：

1）肥胖者（尤其是高脂血症患者）、高龄（年龄≥ 60 岁）；

2）长期卧床、长时间静坐、各种久立职业者；

3）有下肢深静脉血栓形成或肺栓塞病史、麻醉≥ 2 小时；

4）癌症、败血症、妊娠或产后状态等患者。

4. 日常生活中，我们该如何预防肺栓塞?

（1）控制体重，合理搭配三餐，不宜多食生冷、辛辣刺激、油腻的食物，宜多吃高维生素、低脂的食物。

（2）适当运动，避免久坐久站，如乘飞机、火车时间隔 1 小时要注意活动下肢；防止外伤，按摩动作宜轻柔。

（3）积极治疗下肢静脉炎、静脉曲张等原发病；术后患者应尽早下床活动，促进血液循环，骨科关节置换术后可使用药物抗凝预防。

（4）发病时，要及时进行抗凝甚至溶栓治疗。复发者要遵医嘱长期接受抗凝治疗。

（5）出院后，应遵医嘱按时服药并复诊，若出现呼吸困难、胸痛等不适症状，应及时来院就诊。

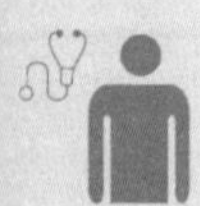

（编者　熊　雪）

第六章
呼吸衰竭

呼吸衰竭（案例6）

核心提示

❖认清呼吸衰竭的各种类型。

❖学会不同类型呼吸衰竭的治疗方法。

❖掌握急性呼吸衰竭的治疗原则。

一、病历资料

1. 病史

郭 ××，女，80 岁，主因“咳嗽、咳痰、气短 20 余年，加重 5 月余”入院。

患者于 20 余年前无明显诱因出现间断咳嗽、气短、咳痰，咳白黏痰，易咳出，10 口 / 天，不伴发热，无咳血、盗汗，与季节变化无关，平素闻油烟等刺激性气味即可出现呼吸困难，未规律诊治。2 年前出现活动耐量减低，提重物、干家务、快步走路即出现气短，并出现双下肢水肿，就诊于我科，诊断为慢性阻塞性肺疾病、肺源性心脏病，治疗好转后出院，院外持续家庭氧疗，并规律吸入布地奈德福莫特罗粉吸入剂治疗。5 月余前无明显诱因再次出现气短症状加重，日常活动明显受限，伴咳嗽、少痰，双下肢轻度可凹性水肿，不伴发热、胸痛、咯血、盗汗等症状，自行吸氧及吸入药物（布地格福）治疗效果不佳，遂就诊于我院急诊，给予解痉平喘治疗，上述症状略有好转，为进一步诊治收住我科。患者自发病以来饮食、睡眠尚可，大小便正常，体重未见明显改变。

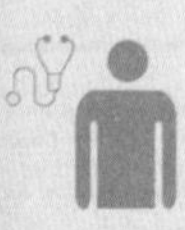

患者 2013 年于当地医院行胆囊切除术，2015 年脾破裂于当地医院保守治疗好转；否认高血压、糖尿病史，父母已逝，无家族遗传倾向的疾病；已婚，已育；无烟酒嗜好；否认肝炎、结核病史；否认外伤史；否认输血史；否认食物、药物过敏史；家族史无特

殊记载。

2. 体格检查

查体：体温 36.3℃，脉搏 89 次 / 分，呼吸 20 次 / 分，血压 120/65mmHg。神志清楚，言语流利，口唇紫绀，未触及肿大淋巴结；桶状胸，双肺呼吸音弱，未闻及干、湿性啰音；心率 89 次 / 分，律齐，各瓣膜听诊区未闻及病理性杂音：腹软，全腹无压痛、反跳痛，双下肢轻度可凹性水肿。

3. 实验室和辅助检查

血常规：白细胞计数 4.40×10^9/L，中性粒细胞百分比 56.9%，嗜酸性粒细胞百分比 3.4%，嗜酸性粒细胞计数 0.15×10^9/L，血红蛋白 154g/L，血小板计数 202×10^5/L。

血气分析（吸氧 3L/min）：酸碱度 7.302，二氧化碳分压 66.2mmHg，氧分压 95.0mmHg。

心脏指标：高敏肌钙蛋白Ⅰ 17.1pg/mL，B 型利钠肽 296.00pg/mL。

肝功能：丙氨酸氨基转移酶 10.50IU/L，天冬氨酸氨基转移酶 28.10IU/L，白蛋白 35.56g/L。

D– 二聚体：248ng/mL。

胸腹部 CT：慢性支气管炎，双肺轻度肺气肿，右肺下叶肺大疱；双肺轻度间质性钙化；右肺下叶背段磨玻璃样小结节影，建议短期复查；右肺中叶、左肺上叶舌段局限性肺不张可能；双肺多发纤维索条，右肺下叶钙化灶；心脏增大，肺动脉、升主动脉及右侧锁骨下动脉增粗；主动脉及冠状动脉粥样硬化；肝右叶低密度病变，建议完善腹部检查。

心脏彩超：左房、右心增大；升主动脉增宽；肺动脉增宽；主动脉瓣退行性变伴反流（大量）；二、三尖瓣口反流（大量）；肺动脉高压（轻度）；建议病情稳定后行常规心脏彩超。

腹部彩超：肝局灶性病变（血管瘤可能，建议行超声造影）；肝静脉内径增宽；胆囊切除术后；胰、脾、双肾及门脉未见明显异常。

4. 初步诊断

慢性阻塞性肺疾病急性加重期、II 型呼吸衰竭、慢性肺源性心脏病、心功能 III 级、右肺磨玻璃结节待查。

二、诊治经过

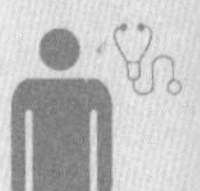

患者主因“咳嗽、咳痰、气短 20 余年，加重 5 月余”入院，入院后查体见口唇紫绀，

桶状胸，双肺呼吸音弱，未闻及干、湿性啰音；双下肢轻度可凹性水肿。血气分析示 II 型呼吸衰竭；胸部 CT 示慢性支气管炎，双肺轻度肺气肿，右肺磨玻璃样结节。予哌拉西林 / 他唑巴坦 4.5g 2 次 / 天抗感染治疗；布地奈德 2mg+ 特布他林 2.5mg 2 次 / 天雾化治疗；持续低流量吸氧。3 天后患者咳嗽、咳痰、气短症状明显好转。患者入院后的相关检查及检查结果如下：

心脏彩超：左房、右心增大，肺动脉高压（轻度）。

血气分析（吸氧 2L/min）：酸碱度 7.332，二氧化碳分压 61.1mmHg，氧分压 80mmHg。

尿常规、便常规：未见异常。

心电图：窦性心律、不正常心电图、一度房室传导阻滞、不完全性右束支传导阻滞、T 波改变。

肺功能检查：吸入支气管舒张剂后第一秒用力呼气容积 / 用力肺活量 45.12%，第一秒用力呼气容积占预计值的百分比为 48%，提示中度阻塞型通气功能障碍，舒张试验阴性（13%，80mL）。

三、案例分析

1. 病史特点

（1）患者女性，发病急，以气短、咳嗽、咳痰为主诉。

（2）既往行胆囊切除术，脾破裂保守治疗后好转。

（3）体格检查：口唇紫绀，桶状胸，双肺呼吸音弱，未闻及干、湿性啰音；双下肢轻度可凹性水肿。

（4）实验室和辅助检查：血气分析示 II 型呼吸衰竭；胸部 CT 示慢性支气管炎，双肺轻度肺气肿，右肺磨玻璃样结节；心脏彩超示左房、右心增大，肺动脉高压（轻度）；肺功能检查示中度阻塞型通气功能障碍［舒张试验阴性（13%，80mL）］。

2. 诊断和诊断依据

（1）诊断：慢性阻塞性肺疾病急性加重期、II 型呼吸衰竭、慢性肺源性心脏病、心功能 III 级、右肺磨玻璃样结节待查。

（2）诊断依据：患者有进行性加重的咳嗽、咳痰、气短症状；查体见口唇紫绀、桶状胸，双肺呼吸音低，未闻及干、湿性啰音，双下肢可凹性水肿；血气分析（吸氧 3L/min）示酸碱度 7.302，二氧化碳分压 66.2mmHg，氧分压 95.0mmHg；胸部 CT 示慢性支气管炎、双肺轻度肺气肿、右肺磨玻璃样结节；心脏彩超示左房、右心增大，肺动脉

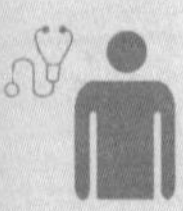

高压（轻度）；肺功能检查示中度阻塞型通气功能障碍，舒张试验阴性（13%，80mL）。

3. 鉴别诊断

（1）支气管哮喘：多在儿童或青少年期起病，以发作性哮喘为特征，发作时两肺布满哮鸣音，缓解后症状消失，常有家庭或个人过敏史。哮喘的气流受限多为可逆性，其支气管舒张试验阳性。

（2）左心功能衰竭呼吸困难：多有高血压、冠心病、风心病二尖瓣狭窄等病史和体征，阵发性咳嗽，咳粉红色泡沫痰，左心界扩大，心尖部可闻及奔马律，经雾化、吸入 β_2 受体激动剂或静注氨茶碱治疗后效果差，利尿、扩血管、强心治疗后症状缓解。

（3）肺血栓栓塞症：多有静脉血栓的危险因素，如血栓性静脉炎、心肺疾病、创伤、手术和肿瘤等病史，可发生咯血、晕厥，呼吸困难较明显，颈静脉充盈。胸部 X 线片示区域性肺血管纹理减少，有时可见尖端指向肺门的楔形阴影，动脉血气分析常见低氧血症及低碳酸血症。D- 二聚体、CT 肺动脉造影、核素肺通气 / 灌注扫描和磁共振成像等检查可帮助鉴别。

四、处理方案及基本原则

1. 一般治疗

（1）血气分析示低氧血症，给予鼻导管氧疗，监测血氧饱和度及血气分析。

（2）清淡饮食，卧床休息。

（3）体位辅助排痰，每天趴卧位 3 次，每次 5 分钟。

（4）保持大便通畅，必要时给予灌肠。

（5）病情加重时可给予无创呼吸机辅助通气治疗。

2. 针对该患者的相关诊治

（1）入院后进一步完善血常规、血气分析、肝功能、痰培养、肺功能检查等相关检验和检查。

（2）嘱患者高蛋白饮食。

（3）予以抗感染、排痰、平喘等对症支持治疗。

（4）该患者二氧化碳分压增高，未出现肺性脑病，一般情况尚可，结合患者高龄，无创呼吸机辅助通气配合程度差，暂不给予无创呼吸机辅助通气治疗，密切监测患者病情及血气分析，必要时给予无创呼吸机辅助通气治疗。

3. 转诊及社区随访

《严重低氧血症性呼吸衰竭治疗专家共识》指出，呼吸衰竭基层医疗机构转诊指

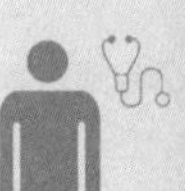

征如下：

（1）无法纠正的呼吸衰竭，动脉血氧分压 < 60mmHg 或动脉血氧分压 > 50mmHg，或持续的咳痰喘症状不能缓解；

（2）无法去除的病因：如重度肺部感染、心力衰竭等；

（3）患者意识状态的改变；

（4）合并其他严重的并发症，如消化道出血、心脑血管疾病等。

社区随访：

（1）是否合理氧疗，避免出现二氧化碳潴留；

（2）气道是否通畅，必要时使用排痰药物；

（3）吸入性药物使用是否正确；

（4）观察患者的生命体征及血氧饱和度。

五、要点与讨论

1. 呼吸衰竭的定义

呼吸衰竭是指各种原因引起的肺通气和（或）换气功能严重障碍，以致在静息状态下亦不能维持足够的气体交换，导致低氧血症伴（或不伴）高碳酸血症，进而引起一系列病理生理改变和相应临床表现的综合征。其临床表现缺乏特异性，明确诊断有赖于动脉血气分析：在海平面、静息状态、呼吸空气条件下，动脉血氧分压 < 60mmHg，伴或不伴二氧化碳分压 > 50mmHg，并排除心内解剖分流和原发于心排出量降低等因素，可诊断为呼吸衰竭。

2. 呼吸衰竭的分类

（1）按照动脉血气分析分类：

1）Ⅰ型呼吸衰竭：缺氧性呼吸衰竭，血气分析特点是动脉血氧分压 < 60mmHg，动脉二氧化碳分压降低或正常。主要见于肺换气障碍（通气 / 血流比例失调、弥散功能损害和肺动静脉血分流）疾病，如严重肺部感染性疾病、间质性肺疾病、急性肺栓塞等。

2）Ⅱ型呼吸衰竭：高碳酸性呼吸衰竭，血气分析特点是动脉血氧分压 < 60mmHg，同时伴有动脉二氧化碳分压 > 50mmHg。系肺泡通气不足所致。单纯通气不足，低氧血症和高碳酸血症的程度是平行的，若伴有换气功能障碍，则低氧血症更为严重，如慢性阻塞性肺疾病。

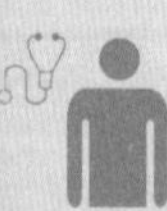

（2）按照发病急缓分类：

1）急性呼吸衰竭：由于某些突发的致病因素，如严重肺疾患、创伤、休克、电击、急性气道阻塞等，使肺通气和（或）换气功能迅速出现严重障碍，在短时间内引起呼吸衰竭。因机体不能很快代偿，若不及时抢救，会危及患者生命。

2）慢性呼吸衰竭：一些慢性疾病，如慢性阻塞性肺疾病、肺结核、间质性肺疾病、神经肌肉病变等，其中以慢性阻塞性肺疾病最常见，对呼吸功能的损害逐渐加重，经过较长时间发展为呼吸衰竭。早期虽有低氧血症或伴高碳酸血症，但机体可通过代偿适应，生理功能障碍和代谢紊乱较轻，仍保持一定的生活活动能力，动脉血气分析的酸碱度在正常范围（7.35 ~ 7.45）。另一种临床较常见的情况是在慢性呼吸衰竭的基础上，因合并呼吸系统感染、气道痉挛或并发气胸等情况，病情急性加重，在短时间内出现动脉血氧分压显著下降和动脉二氧化碳分压显著升高，称为慢性呼吸衰竭急性加重，其病理生理学改变和临床情况兼有急性呼吸衰竭的特点。

（3）按照发病机制分类：

可分为通气性呼吸衰竭和换气性呼吸衰竭，也可分为泵衰竭和肺衰竭。驱动或制约呼吸运动的中枢神经系统、外周神经系统、神经肌肉组织（包括神经－肌肉接头和呼吸肌）以及胸廓统称为呼吸泵，这些部位的功能障碍引起的呼吸衰竭称为泵衰竭。通常泵衰竭主要引起通气功能障碍，表现为Ⅱ型呼吸衰竭。肺组织、气道阻塞和肺血管病变造成的呼吸衰竭，称为肺衰竭。肺组织和肺血管病变常引起换气功能障碍，表现为I型呼吸衰竭。严重的气道阻塞性疾病（如慢性阻塞性肺疾病）会影响通气功能，造成Ⅱ型呼吸衰竭。

3. 呼吸衰竭的诊断

（1）急性呼吸衰竭的诊断：

除原发疾病和低氧血症及二氧化碳潴留导致的临床表现外，呼吸衰竭的诊断主要依靠血气分析，而结合肺功能检查、胸部影像学和纤维支气管镜等检查对于明确呼吸衰竭的原因至为重要。

1）动脉血气分析对于判断呼吸衰竭和酸碱失衡的严重程度及指导治疗具有重要意义。酸碱度可反映机体的代偿状况，有助于对急性或慢性呼吸衰竭加以鉴别。当动脉二氧化碳分压升高、酸碱度正常时，称为代偿性呼吸性酸中毒，若动脉二氧化碳分压升高、酸碱度 < 7.35，则称为失代偿性呼吸性酸中毒。需要指出，由于血气受年龄、海拔、氧疗等多种因素的影响，在具体分析时一定要结合临床情况。

2）临床上严重的低氧血症多为复合性因素所致，如急性呼吸窘迫综合征合并心功能障碍或心力衰竭、心源性肺水肿合并急性肺损伤或急性呼吸窘迫综合征。按照急性呼吸窘迫综合征的柏林诊断标准，在呼气末正压通气 ≥ $5cmH_2O$ 或持续气道正压通气 ≥ $5cmH_2O$ 的基础上，将急性呼吸窘迫综合征分为轻度（200mmHg < 氧合

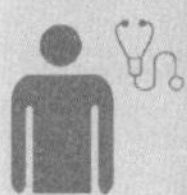

指数≤ 300mmHg）、中度（100mmHg < 氧合指数≤ 200mmHg）和重度（氧合指数≤ 100mmHg）。

3）肺功能检查：尽管某些重症患者肺功能检查受到限制，但通过对肺功能的检查能判断通气功能障碍的性质（阻塞性、限制性或混合性）及是否合并有换气功能障碍，并对通气和换气功能障碍的严重程度进行判断，而呼吸肌功能测试能够提示呼吸肌无力的原因和严重程度。

4）胸部影像学检查：包括普通胸部 X 线片、胸部 CT 和核素通气 / 灌注扫描、肺血管造影等。

5）纤维支气管镜检查：对于明确大气道情况和取得病理学证据具有重要意义。

（2）慢性呼吸衰竭的诊断：

慢性呼吸衰竭的血气分析诊断标准同急性呼吸衰竭，但在临床上Ⅱ型呼吸衰竭患者还常见于另一种情况，即吸氧治疗后，动脉血氧分压 > 60mmHg，但动脉二氧化碳分压仍高于正常水平。

4. 不同类型呼吸衰竭的特点和治疗原则

（1）上气道阻塞性疾病：

1）基本特点和呼吸生理变化：以阻塞性睡眠呼吸暂停低通气综合征为代表，由于解剖结构异常和咽部骨骼肌张力下降等因素，出现上气道顺应性增大，睡眠时发生间歇性低通气和呼吸暂停，出现低氧血症和动脉二氧化碳分压升高；咽部压力感受器和骨骼肌（主要是呼吸肌）本体感受器、化学性感受器等兴奋性增强，呼吸驱动明显增强，故表现为睡眠时（包括夜间或白天睡眠时）打鼾、呼吸暂停，白天嗜睡；反复觉醒，代偿性每分钟静息通气量增大，由于氧、二氧化碳的特点不同，动脉二氧化碳分压降至正常或低于正常，但低氧血症不能恢复正常。

2）临床表现：患者常有肥胖，颈部粗短，一般情况较好，坐位时呼吸平稳，呼吸音正常。肺功能检查和影像学检查基本正常，或可见肺底部淤血。追问病史，有活动少、打鼾、呼吸暂停、嗜睡等表现。

3）动态变化：随着病情加重，打鼾和嗜睡加重，睡眠时低氧血症明显加重，并出现白天低氧血症；出现轻度限制性通气功能障碍伴轻度弥散功能障碍；胸部 CT 表现为肺底部淤血（患者活动少，重力依赖性所致）。若未采取相应治疗，部分患者出现过度增强的呼吸驱动减弱（继发中枢性紊乱），通气功能下降，打鼾反而减轻，嗜睡加重，出现睡眠时高碳酸血症、眼睑水肿或眼结膜充血，并逐渐出现清醒时高碳酸血症；但坐位时呼吸仍平稳，限制性肺通气功能障碍和肺底部淤血加重。由于患者很少将打鼾、嗜

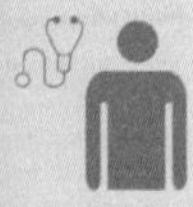

睡作为主诉，故上述其他表现常有重要提示作用。

4）治疗原则：核心是防治咽壁睡眠时塌陷。具体措施包括禁烟酒、侧位睡觉或睡眠时抬高颈部、运动、减肥；中重度患者以睡眠时无创持续气道正压通气治疗为主，还需锻炼深慢呼吸；有咽部解剖畸形者可手术治疗，有鼻息肉、扁桃体增大者也可手术。

（2）中央气道阻塞性疾病：

主要表现为活动后呼吸窘迫，颈部、上胸部出现喘鸣音，胸廓外疾病以吸气相喘鸣为主，胸廓内以呼气相喘鸣为主；动脉血气正常，故以介入治疗为主；气管、支气管的分泌物不完全阻塞或一侧支气管完全阻塞，可表现为单纯Ⅰ型呼吸衰竭或Ⅱ型呼吸衰竭，常有明显临床及影像学表现，迅速改善引流（支气管镜吸引、人工气道、无创高压力通气）是主要治疗手段。

（3）周围气道阻塞性疾病（以慢性阻塞性肺疾病和支气管哮喘为代表）：

1）基本特点和呼吸生理变化：由于气流阻力显著增大、内源性呼气末正压形成，本体感受器兴奋，患者呼吸增强，出现呼吸窘迫，三凹征阳性，胸腹矛盾运动，辅助呼吸肌活动增强，胸部饱满或呈桶状胸，双肺满布哮鸣音或呼吸音明显减弱、呼气音延长。肺功能检查表现为阻塞性通气功能障碍，伴换气功能障碍。

在急性加重的早期或轻症阶段，以通气 / 血流比例失调为主，代偿性每分钟静息通气量和肺泡通气量增大，表现为单纯低氧血症；随着气流阻塞加重，肺泡通气量下降，出现高碳酸血症型呼吸衰竭。影像学主要表现为肺纹理增多或双肺过度充气。

2）治疗原则：在适当氧疗的基础上，延长呼气时间，适当应用呼气末正压对抗气道陷闭；重症患者给予无创或有创机械通气，危重哮喘患者应采取允许性高碳酸血症，具体措施为小潮气量、慢呼吸频率、长吸呼气时间比。

（4）急性肺实质疾病（以急性呼吸窘迫综合征和急性肺水肿为代表）：

1）基本特点和呼吸生理变化：由于肺弹性阻力显著增大，牵张感受器、毛细血管旁感受器等兴奋，呼吸增快、增强，双肺呼吸音增强或出现混合呼吸音、湿啰音。影像学主要表现为肺大片渗出或实变。肺功能检查表现为限制性通气功能障碍伴换气功能障碍，部分患者出现明显动静脉血分流。动脉血气分析表现为严重或顽固性低氧血症；由于代偿性每分钟静息通气量和肺泡通气量增大，动脉二氧化碳分压多下降或正常。

2）治疗原则：主要是氧疗，适当应用镇静剂抑制过度的自主呼吸；给予无创或有创通气，适当应用呼气末正压改善肺泡陷闭或肺水肿；危重患者采取允许性高碳酸血症，具体措施为小潮气量、适当较快呼吸频率、短呼气时间比，与危重支气管哮喘有较大差别。

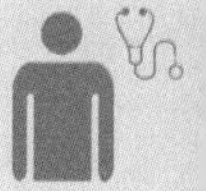

（5）慢性肺实质疾病（以慢性肺纤维化和慢性肺水肿为代表）：

1）基本特点和呼吸生理变化：由于肺弹性阻力显著增大，牵张感受器、毛细血管旁感受器等兴奋；但患者有一定程度的适应，主要表现为浅快呼吸，双肺呼吸音增强，可有湿啰音。影像学主要表现为肺部广泛性纤维增生病变或慢性肺水肿。肺功能检查表现为限制性通气功能障碍伴换气功能障碍。动脉血气主要表现为低氧血症，动脉二氧化碳分压多正常。

2）治疗原则：给予氧疗，必要时适当应用无创通气缓解呼吸窘迫和呼吸肌疲劳。

（6）肺血管疾病：

1）大、中血管疾病：常见肺栓塞、多种情况的肺动脉高压。其基本特点和呼吸生理变化为生理无效腔明显增大，有效弥散膜面积显著下降，通气效率显著降低，主要表现为活动后气急、呼吸增快和每分钟静息通气量增大，双肺呼吸音清；肺动脉压升高，体循环（支气管循环）、肺循环吻合支开放，部分卵圆孔开放，肺血分流率增大。故常规肺功能检查主要表现为通气功能基本正常，换气功能障碍，动脉血氧分压明显下降，动脉二氧化碳分压正常或下降；当存在基础肺通气功能障碍，却无法用其完全解释低氧血症的情况时，需考虑肺血管病的可能性。肺部影像学基本正常或出现乏血管表现或肺动脉高压表现，部分肺栓塞患者出现周边部位实变，临床有咯血表现；有基础肺疾病，但不能解释上述表现。治疗原则为根据低氧血症程度进行氧疗。肺栓塞以抗凝治疗为主；不同情况的肺动脉高压以降压治疗和抗凝治疗为主；有手术指征者及早手术。

2）弥漫性肺毛细血管扩张症：少见、容易被忽视的疾病。基本特点是活动后气急伴低氧血症，胸部 CT 平扫检查正常，肺通气功能正常伴换气功能障碍，无肺动脉高压，肺血分流率正常。以氧疗和原发病的治疗为主。

（7）胸膜、胸廓疾病：

呼吸衰竭相对较轻，有典型的临床和影像学表现，肺功能检查主要表现为限制性通气功能障碍和低氧血症，以氧疗为主。

（8）急性呼吸中枢疾病：

主要有药物中毒、毒物中毒、脑血管意外、脑外伤，常有明显的病史和典型临床表现，表现为Ⅱ型呼吸衰竭，多需及早建立人工气道，给予大潮气量、慢呼吸频率通气，以防治肺泡陷闭，改善肺泡引流；加强原发病和诱发因素的治疗。

（9）慢性呼吸中枢疾病：

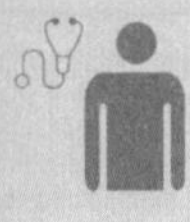

主要有特发性中枢性低通气、中枢性睡眠呼吸暂停低通气综合征、应用镇静 / 麻醉剂时间较长的机械通气患者。

1）基本特点和呼吸生理变化：由于呼吸中枢兴奋性下降，尽管表现为高碳酸血症型呼吸衰竭，但患者无呼吸窘迫表现，胸腹运动协调；膈肌肌力、肌张力正常，0.1 秒口腔闭合压下降，高浓度氧疗会明显加重高碳酸血症。肺功能检查基本正常或表现为轻度限制性通气功能障碍伴轻度换气功能障碍。肺部影像学正常或有肺底部淤血表现。

2）治疗原则：以无创通气为主，并加强运动锻炼，充分发挥行为性呼吸调节的作用。强调深慢呼吸或大潮气量通气，以改善肺底部淤血、肺泡萎陷和通气 / 血流比例失调。

3）部分患者呈呼吸中枢功能紊乱，基本皆见于机械通气患者镇静 / 麻醉剂应用时间过长，主要表现为低支持压力通气的较短时间内胸腹呼吸协调，呼吸频率明显增快；适当增大支持压力，RR 迅速减慢；动脉血气无二氧化碳潴留。治疗原则是逐渐降低支持压力强度，评价标准以 RR 极少超过 30 次 / 分为原则。

（10）脊髓运动神经元或运动神经元疾病：

1）基本特点和呼吸生理变化：主要见于膈神经及相应运动神经元疾病。呼吸中枢兴奋性正常或增强，但神经冲动传导严重障碍，神经营养功能下降，故表现为严重呼吸窘迫，呼吸浅快，胸腹矛盾运动，辅助呼吸肌活动；四肢肌力下降，慢性患者常出现严重肌肉萎缩，特别是鱼际肌萎缩。肺功能检查表现为限制性通气功能障碍，高碳酸血症型呼吸衰竭。胸部 CT 常有肺底部淤血改变。

2）治疗原则：急性者以人工气道机械通气为主，强调深慢呼吸或大潮气量、慢呼吸频率通气，以防治肺泡陷闭，改善肺泡引流；慢性者主要加强深慢呼吸和呼吸肌锻炼，以改善通气 / 血流比例失调和减缓肌肉萎缩的进展，加重后改为以无创通气治疗为主。

（11）呼吸肌肉疾病：与运动神经疾病的总体表现相似，但鱼际肌萎缩不明显，常有肌酶的变化。可通过神经 – 肌电图等进一步鉴别。治疗原则同上。

（12）电解质紊乱：与运动神经元疾病的表现相似，主要通过影响神经 – 肌肉的静息电位和动作电位而发挥作用，常见于慢性缺钠性低钠血症、慢性缺钾性低钾血症，其中慢性低钠血症容易被忽视或评价错误。慢性钠紊乱是可交换钠紊乱，紊乱程度比急性者严重，常有肾小管的器质性或功能性减退，肾小管调节电解质代谢的能力显著减退或失控，尿电解质离子排出显著增多，必然伴继续丢失量的持续增大以及电解质离子的复合型紊乱。治疗原则是平衡补充各电解质离子，恢复肾小管的调节功能。

（13）不同疾病并存：周围气道疾病合并肺实质 – 胸廓疾病或肌无力常见，相对容易鉴别；呼吸器官疾病合并中枢性低通气并不少见，但准确判断有一定难度，核心是对呼吸生理知识的正确掌握以及对影像学变化、临床表现（见上述）特点的综合分析。治

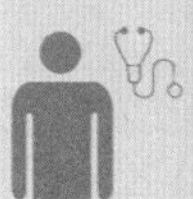

疗原则是兼顾不同疾病，其中合并呼吸中枢性紊乱者，无论肺功能状态如何，皆强调行为性呼吸调节的重要作用。

5. 临床关键工具

（1）血氧饱和度：

脉搏血氧仪可以对血氧进行无创和连续的监测，并且设备广泛用于医院、诊所和家庭。将分光光度探头放置在手指、脚趾、耳垂或前额皮肤上，可以检测脉动血流并计算氧合血红蛋白与总（氧合和脱氧）血红蛋白之间的比率。通过听到脉搏血氧仪的周期性蜂鸣声或观察体积描记法波形，可以验证脉动流量检测是否准确。通过检查检测到的脉动信号得出的数字心率是否与使用另一种方法测量的心率相匹配，可以进一步确认。

当动脉血氧饱和度高于 90% 时，通过脉搏血氧仪测量的经皮血氧饱和度与通过动脉血气分析仪测量的动脉血氧饱和度非常接近，但当动脉血氧饱和度低于 90% 时，通过动脉血氧饱和度测量可能会高估动脉血氧饱和度。脉搏血氧仪的局限性可能导致无法获得读数（当脉动流量很差或不存在时）或导致经皮血氧饱和度和动脉血氧饱和度之间的不一致。如果经皮血氧饱和度大大低于动脉血氧饱和度，则患者在低经皮血氧饱和度的情况下看起来很好。相反，尽管经皮血氧饱和度超过 90%，但如果经皮血氧饱和度明显高于动脉血氧饱和度，患者可能看起来有病。假设传感器应用正确，如果无法可靠地获得脉搏血氧仪读数或怀疑动脉血氧饱和度与经皮血氧饱和度不一致，则动脉血气分析将是必需的。

（2）动脉血气：

可以使用床旁设备或在中心实验室进行血气分析。静脉血气的酸碱度和血清碳酸氢盐值与动脉血气值近似，但静脉血氧和二氧化碳水平与动脉血气水平存在偏差。因此，即使动脉血和静脉血都可以分析，但只有前者可以用来确定低氧血症和高碳酸血症。考虑低氧血症后，应根据酸碱度、动脉二氧化碳分压和血清碳酸氢盐确定酸碱状态。

低氧性呼吸衰竭的严重程度通常通过动脉血氧分压与吸氧分数的比值（氧合指数）来确定。例如，动脉血氧分压为 80mmHg 而通过文丘里面罩接受 50% 吸氧分数的患者的氧合指数为 160mmHg。通常，氧合指数为 200 ~ 299mmHg，表示轻度低氧血症，氧合指数 100 ~ 199mmHg，表示中度低氧血症，而氧合指数 < 100mmHg，表示严重低氧血症。氧合指数可指导治疗：早期急性呼吸窘迫综合征，当氧合指数 < 150mmHg时，考虑俯卧位，当氧合指数 < 80mmHg 时，考虑体外膜肺氧合治疗严重难治性低氧血症。此外，监测氧合指数可以跟踪恶化（降低氧合指数）或改善（增加氧合指数）氧合状态。氧合指数的变化可以反映患者潜在疾病的变化或正压通气对心肺系统的净影响。关于后一点，增加

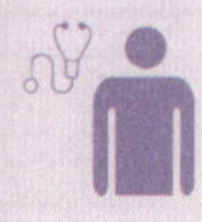

呼气末正压可能通过逆转肺不张和降低低血容量患者的心输出量对氧合作用产生相反的影响。

6. 急性呼吸窘迫综合征的相关知识

（1）急性呼吸窘迫综合征的定义：

急性呼吸窘迫综合征是一种严重的肺部疾病，其特征是弥漫性肺部炎症和水肿导致的急性呼吸衰竭，通常是由于各种原因引起的肺部损伤和炎症导致的。急性呼吸窘迫综合征的症状包括呼吸急促、心跳加快、低氧血症、肺部啰音等。患者可能需要在重症监护室接受治疗，以维持氧气供应和监测病情。治疗通常包括通气支持、吸入氧气以及治疗原发病。

（2）呼吸衰竭严重程度分级：

轻度：200mmHg < 氧合指数 < 300mmHg。

中度：100mmHg < 氧合指数 < 200mmHg。

重度：氧合指数 < 100mmHg。

（3）急性呼吸窘迫综合征的呼吸支持策略：

2023 年急性呼吸窘迫综合征全球新定义对急性呼吸窘迫综合征的治疗策略进行了全面的探讨和更新，其中包括经鼻高流量湿化氧疗、无创通气 / 持续气道正压通气、小潮气量通气、呼气末正压通气、俯卧位通气、神经肌肉阻滞剂和体外生命支持等方面的建议。

1）经皮高流量湿化氧疗：

一种能够提供加温、加湿氧气的治疗方式，具有稳定氧浓度、减少解剖死腔和提供一定呼气末正压的优点。对于非气管插管患者，将经皮高流量湿化氧疗用于肺损伤较轻的急性呼吸窘迫综合征患者，可帮助早期诊断和治疗。

2）无创通气 / 持续气道正压通气：

用于非心源性肺水肿、肥胖或慢性阻塞性肺疾病急性加重引起的急性呼吸窘迫综合征患者的治疗手段，但过度依赖无创通气 / 持续气道正压通气可能会延误插管并增加死亡风险。

3）小潮气量通气：

肺保护性通气策略的核心，建议使用 4 ~ 8mL/kg 预测体重的小潮气量来预防通气相关肺损伤。

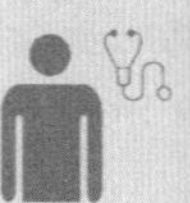

4）呼气末正压通气：

压力设定是个复杂的问题，过高或过低的呼气末正压都可能导致不良后果。在缺乏足够监测数据的情况下，呼气末正压的选择需要进行个体化评估。

5）俯卧位通气：

其重要性一直被强调，特别是对于中重度急性呼吸窘迫综合征患者。

6）神经肌肉阻滞剂：

可改善呼吸支持的协同性，但长时间使用可能需要深度镇静和止痛，这可能导致不良预后。不建议常规持续输注神经肌肉阻滞剂来降低中重度急性呼吸窘迫综合征患者的死亡率。

7）体外生命支持：

体外膜肺氧合可用于严重急性呼吸窘迫综合征的治疗。但体外膜肺氧合治疗后可能面临严重、长期的残疾和生存质量下降的风险。因此在选择体外膜肺氧合治疗时，需要仔细权衡风险和利益。

六、思考题

1. 呼吸衰竭的分类？
2. 呼吸衰竭的诊断标准？
3. 呼吸衰竭的治疗原则是什么？

七、科普小常识

1. 呼吸衰竭患者日常生活中有哪些需要注意的事项？

（1）加强营养，进食高蛋白、高热量、低脂肪饮食，急性期予鼻饲流质饮食，病情稳定后可逐步过渡到半流质饮食、软食；急性呼吸衰竭病人康复后可进食普食、半流质饮食如鸡蛋羹、肉末面食、饺子、馄饨等。

（2）戒烟戒酒，预防上呼吸道感染，注意保暖，季节变换和流感季节少外出，少去公共场所。

（3）进行耐寒锻炼和呼吸功能锻炼，适当进行体育锻炼，避免剧烈运动。急性期绝对卧床休息，可在床上活动四肢，勤翻身以防皮肤受损，保证充足的睡眠；缓解期可坐起并在床边活动，逐渐增大活动范围。

2. 呼吸衰竭患者饮食有哪些需要注意的？

（1）指导患者进食高热量、清淡易消化流质或半流质，并在心功能允许的情况下，鼓励患者多饮水，补充充足的水分，使痰液易于咳出，减少并发症。

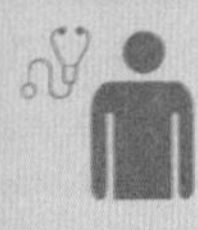

（2）指导患者逐步增加食物中的蛋白质及纤维素，食物以软而易消化的半流质为主，

可选用稀肉粥、馒头、面包、软饭、新鲜蔬菜及水果等，少食多餐。

（3）对于应用利尿剂的患者，指导其进食橘子、番茄、香菇等含钾多的食物。

3. 呼吸衰竭患者有哪些临床表现?

胸闷、气急、呼吸困难、紫绀，严重者可出现心律失常、消化道出血、精神紊乱、躁狂、昏迷、抽搐、谵妄等症状。

（编者　熊　雪）

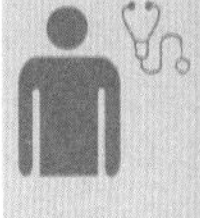

第七章

慢性阻塞性肺疾病

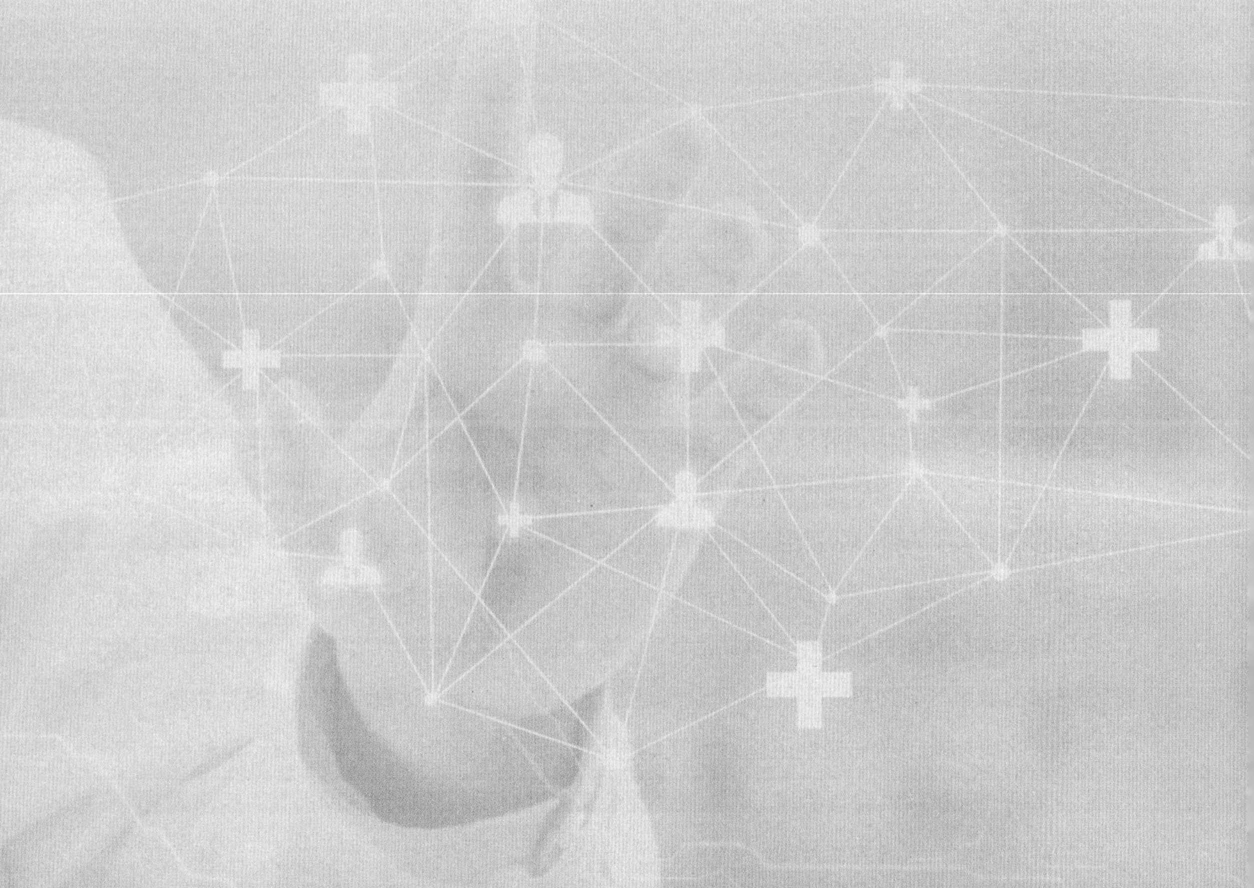

慢性阻塞性肺疾病（案例 7）

核心提示

❖认清慢性阻塞性肺疾病的典型临床表现。

❖掌握慢性阻塞性肺疾病的诊断原则。

❖学会慢性阻塞性肺疾病急性加重糖皮质激素的使用原则。

一、病历资料

1. 病史

刘 ××，男，65 岁，主因“活动后气短 14 年，加重 1 周”入院。

患者 14 年前受凉后出现气短，活动后明显，咳嗽、咳痰不明显，未予诊治。4 年前气短较前明显加重，就诊于我科，给予吸氧、抗感染、解痉、平喘等对症治疗后患者症状缓解出院，出院诊断为慢性阻塞性肺疾病急性加重、慢性肺源性心脏病。出院后平素不规律吸入布地奈德福莫特罗吸入粉雾剂、噻托溴铵粉雾剂，家庭氧疗以及无创呼吸机辅助通气治疗，活动后气短进行性加重。曾于 2019 年 5 月因上述症状加重住院治疗，给予抗感染、解痉平喘、对症治疗后好转出院，院外规律吸入布地奈德福莫特罗吸入粉雾剂、口服补肺活血胶囊、家庭氧疗等对症治疗，此后日常活动不受限制。2021 年 5 月，患者再次因活动后气短住院治疗，对症治疗后好转出院，院外规律药物治疗。2022 年 4 月出现日常活动后气短加重，步行 10 米、爬坡即感气短、心慌，休息时好转，偶见腹胀，伴咳嗽、咳痰加重，考虑慢性阻塞性肺疾病急性加重，住院治疗后症状缓解，院外规律用药、无创呼吸机辅助通气治疗。1 周前患者未规律进行无创呼吸机辅助通气，后出现气短症状再次加重，表现为步行 20 米左右即感气不够用，伴双肋弓下缘憋痛感，不伴发热、

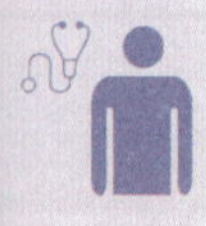

盗汗等不适。近 3 天上述症状加重，伴咳嗽、咳白黏痰，痰液不易咳出，自行口服消炎药，效果不明显，为进一步诊疗就诊于我院。发病以来精神、进食、睡眠可，二便如常，体重无明显变化。

患者否认高血压、糖尿病史，否认肝炎、结核病史；否认手术、外伤史；否认输血史；否认食物、药物过敏史；已婚，已育；曾吸烟 30 余年，每天平均吸 10 支，戒烟 5 年，无饮酒嗜好，无粉尘职业史；家族史无特殊记载。

2. 体格检查

查体：体温 36.3℃，脉搏 85 次 / 分，呼吸 20 次 / 分，血压 126/65mmHg。发育正常，营养欠佳，神志清楚，精神尚可，慢性病容，喘息貌，自由体位，查体合作，浅表淋巴结未触及肿大，球结膜水肿，口唇紫绀，颈静脉明显充盈，脊柱侧弯畸形，胸廓畸形，桶状胸，双肺呼吸音弱，双肺可闻及散在喘鸣音，心率 85 次 / 分，律齐，各瓣膜听诊区未闻及病理性杂音。腹软，无压痛、反跳痛，肝、脾肋缘下未触及。双下肢无水肿。

3. 实验室和辅助检查

入院后血气分析：酸碱度 7.348，氧分压 37.1mmHg，二氧化碳分压 65mmHg，实际碳酸氢盐 35.7mmol/L，标准碳酸氢盐 30.1mmol/L，乳酸 0.5mmol/L。

4. 初步诊断

慢性阻塞性肺疾病急性加重、慢性肺源性心脏病、II 型呼吸衰竭、呼吸性酸中毒、脊柱侧弯畸形、胸廓畸形。

二、诊治经过

患者主因“活动后气短 14 年，加重 1 周”入院。入院后给予氧疗，静点哌拉西林他唑巴坦抗感染，静点氨茶碱、甲泼尼龙抗炎平喘，雾化吸入布地奈德、特布他林、乙酰半胱氨酸解痉、平喘、排痰，无创呼吸机辅助通气，口服桉柠蒎肠溶胶、补肺活血胶囊等治疗 7 天，患者咳嗽咳痰气短症状明显改善，复查血气分析：氧分压 53.3mmHg、二氧化碳分压 49.6mmHg、酸碱度 7.490，提示通气功能改善。指导患者院外稳定期规范吸入布地奈德福莫特罗、坚持家庭氧疗、使用无创呼吸机辅助呼吸及坚持肺康复训练。患者入院后的相关检查及检查结果如下：

血常规：白细胞计数 6.37×10^9/L，中性粒细胞百分比 72.3%，淋巴细胞百分比 13.5%，红细胞计数 5.77×10^{12}/L，血红蛋白 160g/L，红细胞比容 0.534，血小板计数 186×10^9/L。

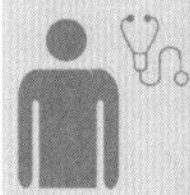

C 反应蛋白：20.36mg/L。

肝功能：丙氨酸氨基转移酶 24.24IU/L，天冬氨酸氨基转移酶 29.52IU/L，白蛋白 33.52g/L。

心脏指标：高敏肌钙蛋白 42.2pg/mL，B 型利钠肽 317.00pg/mL。

凝血：凝血酶原时间 12.3 秒，正常对照 10.8 秒，国际标准化比值 1.14，活动度 83%，活化部分凝血活酶时间 33.8 秒，凝血酶时间 14.0 秒，纤维蛋白原 3.07g/L，抗凝血酶Ⅲ活性 79%，D- 二聚体 454ng/mL。

尿常规、便常规：未见明显异常。

痰培养：正常菌群。

胸部 CT（图 7–1）：

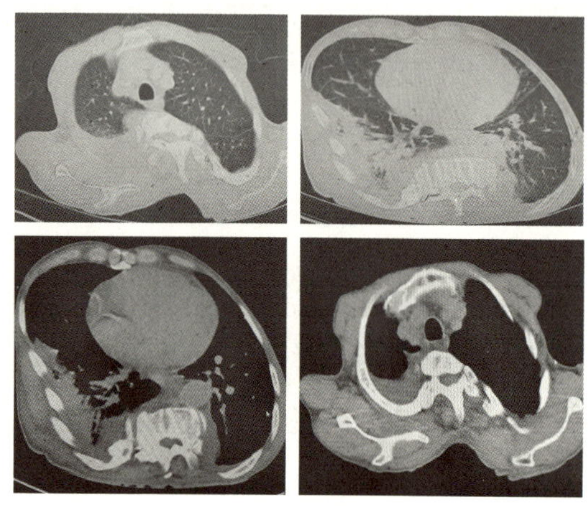

图 7–1　胸部 CT 检查

肺功能检查：通气功能减退，F–V（流量 – 容积）曲线异常，第一秒用力呼气容积 / 用力肺活量减退，肺活量、用力肺活量、第一秒用力呼气容积、最大通气量均降低，符合重度阻塞性通气功能障碍，第一秒用力呼气容积 / 用力肺活量 49.6%，第一秒用力呼气容积占预计值百分比 25%，支气管舒张试验阴性。

心脏彩超：左房增大，肺动脉高压（轻度），肺动脉压 40mmHg。

三、案例分析

1. 病史特点

（1）老年男性，65 岁，有吸烟史。慢性病程急性加重。

（2）活动后气短 14 年，加重 1 周，日常活动后气短加重，步行 10 米、爬坡即感气短、心慌，休息时好转，偶伴有腹胀，伴咳嗽、咳痰加重。

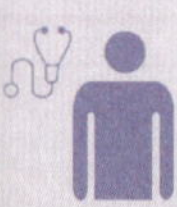

（3）体格检查：慢性病容，口唇紫绀，球结膜水肿，颈静脉充盈，脊柱侧弯畸形，

胸廓畸形，桶状胸，双肺呼吸音减弱，可闻及散在喘鸣音，双下肢不肿。

（4）实验室和辅助检查：血气分析示 II 型呼吸衰竭。C 反应蛋白、B 型利钠肽增高。胸部 CT 示慢性支气管炎样改变、肺气肿改变、双肺炎性改变。心脏彩超示左房增大、肺动脉高压（轻度）。肺功能检查示重度阻塞性通气功能障碍。

2. 诊断和诊断依据

（1）诊断：慢性阻塞性肺疾病急性加重、慢性肺源性心脏病、II 型呼吸衰竭。

（2）诊断依据：有吸烟史、慢性病史，活动后气短。慢性病容，口唇紫绀，球结膜水肿，颈静脉充盈，脊柱侧弯畸形，胸廓畸形，桶状胸，双肺呼吸音减弱，可闻及散在喘鸣音，下肢不肿。胸部 CT 示慢性支气管炎样改变，肺气肿改变，双肺炎性改变。肺功能检查示重度阻塞性通气功能障碍。血气分析示 II 型呼吸衰竭，B 型利钠肽增高。

3. 鉴别诊断

患者主要表现为活动后气短，需与支气管哮喘、支气管扩张、心源性哮喘等相鉴别。

（1）支气管哮喘：发病年龄轻，多为青少年时期发病，多伴有过敏性鼻炎、荨麻疹等过敏性疾病，可有家族史。典型临床表现为发作性胸闷、咳嗽、喘息，夜间明显，自行缓解或吸入支气管舒张剂后缓解，发作时双肺可闻及高调哮鸣音，胸部影像学多正常，支气管舒张试验阳性，或激发试验阳性可诊断。

（2）支气管扩张：慢性病程，咳嗽、咳痰，多为大量黄脓痰，严重时有活动后气短、喘息，有时伴咯血，肺功能检查也可表现为阻塞性通气功能障碍，与慢性阻塞性肺疾病相似，胸部 CT 可见支气管扩张表现，如双轨征、戒指征、支气管囊状扩张、囊柱状改变等，可鉴别。

（3）心源性哮喘：多有冠心病、高血压等基础心脏病史，起病急，表现为端坐位、大汗、喘息、咳粉红色泡沫痰，双肺可闻及湿性啰音，伴心率增快、烦躁等。

四、处理方案及基本原则

1. 一般治疗

《慢性阻塞性肺疾病急性加重诊治中国专家共识（2023 年修订版）》指出，氧疗是慢性阻塞性肺疾病急性加重的基础治疗。无严重并发症的慢性阻塞性肺疾病急性加重患者氧疗后易达到满意的氧合水平（动脉血氧分压 > 60mmHg 或经皮血氧饱和度 > 90%）。但吸氧分数不宜过高，以防二氧化碳潴留及呼吸性酸中毒。氧疗后应监测动脉血气，以既满足基本氧合又不引起二氧化碳潴留为目标。

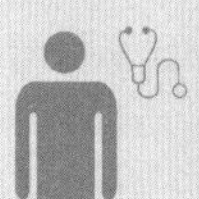

对常规氧疗或无创正压通气不能耐受或有禁忌证者，特别是合并痰液黏稠不易咳出

者可考虑经鼻高流量湿化氧疗治疗。经鼻高流量湿化氧疗具有改善气体交换和减少呼吸做功、降低呼吸频率、增加肺容量等生理优势。适应证：轻至中度呼吸衰竭（100mmHg ≤ 氧合指数 < 300mmHg，酸碱度≥ 7.30）；轻度呼吸窘迫（呼吸频率 > 24 次 / 分）。禁忌证：心跳呼吸骤停，需紧急气管插管有创机械通气，自主呼吸微弱，昏迷，重度Ⅰ型呼吸衰竭（氧合指数 < 100mmHg），中重度呼吸性酸中毒及高碳酸血症（酸碱度 < 7.30）。

2. 针对该患者的相关诊治

（1）入院后进一步完善血常规、C 反应蛋白、肝功能、肾功能、高敏肌钙蛋白、B 型利钠肽、凝血、尿常规、便常规、痰培养、胸部 CT、肺功能检查、心脏彩超。

（2）抗感染治疗：静点哌拉西林他唑巴坦抗感染治疗。

（3）支气管舒张剂：特布他林雾化液联合布地奈德混悬液雾化吸入。静脉使用茶碱及糖皮质激素抗炎平喘治疗。

（4）予无创呼吸机辅助呼吸改善通气治疗。患者入院后查血气分析提示 II 型呼吸衰竭，给予无创呼吸机辅助呼吸，每天 8 小时。

（5）治疗 7 天后，患者咳嗽咳痰气短症状明显改善，复查血气分析示氧分压 53.3mmHg、二氧化碳分压 49.6mmHg、酸碱度 7.490，提示通气功能改善。指导患者院外稳定期规范吸入布地奈德福莫特罗、坚持家庭氧疗、使用无创呼吸机辅助呼吸及坚持肺康复训练，鼓励患者戒烟。

3. 转诊及社区随访

《慢性阻塞性肺疾病急性加重诊治中国专家共识（2023 年修订版）》指出，慢性阻塞性肺疾病急性加重基层医疗机构紧急转诊指征如下：

（1）高度怀疑为急性肺血栓栓塞症导致的急性加重，基层医疗机构无必需的医疗设备、技术诊治。

（2）患者意识状态改变，如出现嗜睡、谵妄或昏迷。

（3）无法纠正的呼吸衰竭，如经皮血氧饱和度 < 92%，或呼吸困难持续不缓解。

（4）持续性症状性心律失常，药物治疗无法改善。

（5）循环血流动力学不稳定，如低血压状态用药后未改善。

（6）基层医疗机构转诊前应该进行紧急处置。如对于慢性阻塞性肺疾病急性加重患者，首先给予抗感染治疗并保持呼吸道通畅，控制性氧疗与必要的呼吸支持；低血压时应用血管活性药物（如多巴胺、间羟胺）维持血压稳定；对于高度怀疑急性肺血栓栓塞症者，应给予吸氧，暂时制动，如无抗凝禁忌证，可给予低分子量肝素皮下注射。

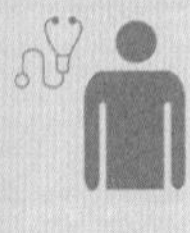

五、要点与讨论

1. 肺功能检查提示持续性气流受限就可诊断为慢性阻塞性肺疾病吗?

慢性阻塞性肺疾病诊断的必要条件是出现持续气流受限，即肺功能检查表现为吸入支气管舒张剂后第一秒用力呼气容积 / 用力肺活量 < 70%。但不是伴有持续气流受限的疾病都是慢性阻塞性肺疾病。临床上有许多已知病因或具有特征病理表现的疾病，如支气管扩张、肺结核纤维化病变、严重间质性肺疾病及弥漫性泛细支气管炎等均可出现持续气流受限，但不属于慢性阻塞性肺疾病，临床容易误诊。

2. 慢性阻塞性肺疾病稳定期吸入治疗的选择

慢性阻塞性肺疾病患者稳定期建议规范吸入治疗，包括长效支气管舒张剂，包括双支气管舒张剂、双支气管舒张剂 + 吸入性糖皮质激素（新三联）。

慢性阻塞性肺疾病患者稳定期患者病情严重程度根据呼吸困难症状、肺功能检查气流受限程度、急性加重风险综合评估分 A、B、C、D 四组，各组选择的吸入治疗药物不同。A 组患者呼吸困难症状少，急性加重风险小，建议必要时选择一种支气管舒张剂，短效 β_2 受体激动剂或短效抗胆碱能药。B 组患者呼吸困难症状多，急性加重风险小，建议选择一种长效支气管舒张剂，长效 β_2 受体激动剂或长效抗胆碱能药物，如慢性阻塞性肺疾病评估测试问卷评分 > 20，推荐长效 β_2 受体激动剂 + 长效抗胆碱能药联合治疗作为起始治疗；C 组患者呼吸困难症状少，急性加重风险高，建议选择长效抗胆碱能药或吸入性糖皮质激素 + 长效 β_2 受体激动剂；D 组患者呼吸困难症状多，肺功能差，急性加重风险高，建议选择长效抗胆碱能药或长效 β_2 受体激动剂 + 长效抗胆碱能药，吸入性糖皮质激素 + 长效 β_2 受体激动剂，吸入性糖皮质激素 + 长效抗胆碱能药 + 长效 β_2 受体激动剂，如慢性阻塞性肺疾病评估测试问卷评分 > 20 和血嗜酸粒细胞计数≥ 300/μL，可考虑吸入性糖皮质激素 + 长效抗胆碱能药 + 长效 β_2 受体激动剂三联治疗，尤其是重度以上气流受限者。

3. 慢性阻塞性肺疾病急性加重抗菌药物使用的相关知识

1）慢性阻塞性肺疾病急性加重抗菌药物应用指征：

呼吸困难加重、痰量增加和痰液变脓性 3 种症状同时出现；仅出现前述 2 种症状，但包括痰液变脓性；严重的急性加重，需要有创机械通气或无创通气。如果只有前述 2 种加重症状，但无痰液变脓性或者只有 1 种急性加重的症状时，一般不建议应用抗菌药物。住院慢性阻塞性肺疾病急性加重患者应在抗菌药物使用前送检痰或气管吸取物（机械通气患者）行微生物培养，无脓性痰液患者不推荐常规痰培养，阳性率低且结果常不可靠。

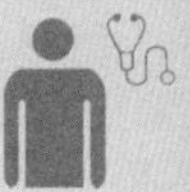

2）应用途径和时间：

药物治疗的途径（口服或静脉给药）取决于患者的进食能力和抗菌药物的药代动

力学，最好给予口服治疗。呼吸困难改善和脓痰减少提示治疗有效。抗菌药物的推荐治疗疗程为 5 ~ 7 天，严重感染、合并肺炎、支气管扩张等患者适当延长抗菌药物疗程至 10 ~ 14 天。

3）初始抗菌治疗的建议：

慢性阻塞性肺疾病急性加重患者通常可分成 2 组。

A 组：无铜绿假单胞菌感染危险因素；

B 组：有铜绿假单胞菌感染危险因素，包括近期住院史；经常（ > 4 次 / 年）或近期（近 3 个月内）抗菌药物应用史；气流阻塞严重（稳定期第一秒用力呼气容积占预计值百分比 < 30%）；应用口服糖皮质激素（近 2 周服用泼尼松 > 10mg/d）。

慢性阻塞性肺疾病急性加重初始经验性抗感染药物推荐：对于无铜绿假单胞菌感染危险因素的患者，主要依据慢性阻塞性肺疾病急性加重严重程度、当地耐药状况、费用负担和依从性综合决定，可选用阿莫西林克拉维酸钾、左氧氟沙星或莫西沙星。对于有铜绿假单胞菌等革兰氏阴性菌感染危险因素的患者，可选用环丙沙星或左氧氟沙星按足够剂量口服。重症患者选择环丙沙星和（或）有抗铜绿假单胞菌活性的 β－内酰胺类抗菌药物，联合氨基糖苷类抗菌药物静脉滴注。我国慢性阻塞性肺疾病急性加重住院患者静脉使用抗菌药物非常普遍，经验性抗菌药物选择级别偏高，值得关注。

初始抗菌疗效：抗菌治疗既要关注患者的短期疗效，又要尽量减少慢性阻塞性肺疾病患者未来急性加重的风险，减少慢性阻塞性肺疾病急性加重发作的频率，延长 2 次发作的间期，将下呼吸道细菌负荷降低到最低水平。

初始经验治疗反应不佳的可能原因：初始经验治疗未能覆盖致病微生物，如铜绿假单胞菌、金黄色葡萄球菌（包括耐甲氧西林金黄色葡萄球菌）、不动杆菌和其他非发酵菌；长期使用糖皮质激素的患者诱发真菌感染；高度耐药菌感染，包括耐药肺炎链球菌；机械通气患者并发院内感染；非感染因素，如肺血栓栓塞症、心力衰竭等影响治疗效果。

通常应采取的处理措施包括寻找治疗无效的非感染因素；重新评价可能的病原体；更换抗菌药物，使之能覆盖铜绿假单胞菌、耐药肺炎链球菌和非发酵菌，或根据微生物学检测结果对新的抗菌药物治疗方案进行调整。

4. 慢性阻塞性肺疾病急性加重患者的抗病毒治疗

不推荐慢性阻塞性肺疾病急性加重患者进行经验性抗流感病毒治疗，包括鼻病毒。仅仅在出现流感症状（发热、肌肉酸痛、全身乏力和呼吸道感染）时间 < 2 天并且正处于流感暴发时期的慢性阻塞性肺疾病急性加重高危流感患者方可尝试使用。

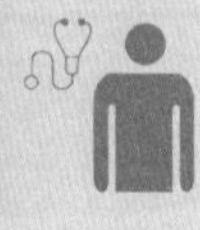

5. 慢性阻塞性肺疾病急性加重患者 β_2 受体激动剂的应用

雾化吸入短效 β_2 受体激动剂，或短效 β_2 受体激动剂 + 短效抗胆碱能联合制剂是慢性阻塞性肺疾病急性加重患者的主要治疗方案。一般不推荐吸入长效支气管舒张剂（β_2 受体激动剂或抗胆碱能药物或联合制剂）。但建议出院前尽早开始应用长效支气管舒张剂，包括双支气管舒张剂、双支气管舒张剂 + 吸入性糖皮质激素（新三联）。

慢性阻塞性肺疾病急性加重时单用短效吸入 β_2 受体激动剂或联用短效抗胆碱能药物是常用的治疗方法，通常以吸入用药为佳。临床上常用的短效支气管舒张剂雾化溶液如下：吸入用硫酸沙丁胺醇溶液，雾化溶液 5mg/mL，每天可重复 4 次，部分患者若出现心悸、肌肉震颤等不良反应，可减量使用；异丙托溴铵雾化吸入溶液，通常成人每次吸入 500μg/2mL。吸入用复方异丙托溴铵溶液，每 2.5mL 雾化溶液含有异丙托溴铵 0.5mg 和硫酸沙丁胺醇 3.0mg，维持治疗每次吸入 2.5mL，3 ～ 4 次 / 天。对前列腺肥大患者可能导致尿潴留，应注意观察。

6. 慢性阻塞性肺疾病患者使用吸入性糖皮质激素的相关问题

1）慢性阻塞性肺疾病患者是否联用吸入性糖皮质激素?

慢性阻塞性肺疾病症状严重程度的评估多采用慢性阻塞性肺疾病评估测试问卷和 mMRC 量表，慢性阻塞性肺疾病评估测试问卷评分≥ 10 分、mMRC 量表≥ 2 级者为多症状患者，对于经过规范的支气管舒张剂治疗后仍有急性加重的患者，应考虑联合吸入性糖皮质激素治疗。在初始治疗中，若症状显著，且患者既往病情频繁急性加重、外周血嗜酸粒细胞升高，可考虑联合吸入性糖皮质激素治疗。

急性加重是慢性阻塞性肺疾病患者死亡的重要因素，因慢性阻塞性肺疾病急性加重住院治疗的患者，其长期预后不佳，5 年病死率约 50%。常见原因包括上呼吸道病毒感染和气管 - 支气管感染，当患者出现运动耐力下降、发热和（或）胸部影像学异常时可能为慢性阻塞性肺疾病症状加重的临床表现。若上一年发生 2 次及以上中度急性加重，或者 1 次及以上因急性加重住院，则评估为急性加重的高风险人群。

吸入性糖皮质激素 / 长效 β_2 受体激动剂联合制剂对于降低慢性阻塞性肺疾病急性加重风险的获益已非常明确，特别是在频繁急性加重的患者中。同时多项循证医学证据表明，在双联治疗控制不佳的患者中（包括症状和急性加重），使用固定三联治疗可以进一步改善慢性阻塞性肺疾病的控制。推荐有急性加重住院史，或者每年≥ 2 次中度急性加重的患者，使用含有吸入性糖皮质激素的吸入治疗方案。而对于既往有 1 次中度急性加重史的患者，可考虑使用含有吸入性糖皮质激素的治疗方案。

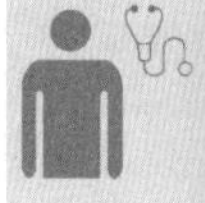

2）慢性阻塞性肺疾病合并症患者如何使用吸入性糖皮质激素?

哮喘合并慢性阻塞性肺疾病患者往往伴随着生活质量更差、疾病进展更快速、急性加重和死亡风险更高，建议有哮喘病史或合并哮喘的慢性阻塞性肺疾病患者选择包含吸入激素的联合治疗方案。对于需要吸入性糖皮质激素和支气管扩张剂联合治疗或吸入性糖皮质激素 + 长效 β_2 受体激动剂治疗反应欠佳和（或）有气流受限的哮喘合并慢性阻塞性肺疾病患者应积极考虑启用三联治疗。对于在长效 β_2 受体激动剂 + 吸入性糖皮质激素联合治疗下仍有气流受限的患者，应考虑添加长效抗胆碱能药物治疗，因此对于需要吸入性糖皮质激素和支气管扩张剂联合治疗或吸入性糖皮质激素 + 长效 β_2 受体激动剂治疗反应欠佳和（或）有气流受限的哮喘合并慢性阻塞性肺疾病重叠患者应积极考虑启用三联治疗。但对于存在细菌定植或反复下呼吸道感染的慢性阻塞性肺疾病合并支气管扩张患者，需要关注吸入性糖皮质激素治疗与肺炎的关系，因此建议谨慎应用吸入性糖皮质激素治疗。

3）稳定期慢性阻塞性肺疾病患者吸入性糖皮质激素使用建议：

在 1 种或 2 种长效支气管舒张剂使用的基础上推荐使用（存在下列因素之一）：有慢性阻塞性肺疾病急性加重住院史和（或）> 2 次 / 年中度急性加重；外周血嗜酸粒细胞计数 > 300/μL；合并支气管哮喘或具备哮喘特征。

考虑使用（存在下列因素之一）：有每年 1 次中度急性加重；外周血嗜酸粒细胞计数为 100 ~ 300/μL。

不推荐使用（存在下列因素之一）：反复发生肺炎；外周血嗜酸粒细胞计数 < 100/μL；合并分枝杆菌感染。

4）吸入性糖皮质激素初始治疗后随访及调整治疗：

外周血嗜酸粒细胞计数 < 300/μL 且无频繁急性加重的慢性阻塞性肺疾病患者，可以考虑停用吸入性糖皮质激素，撤离吸入性糖皮质激素前要再次评估使用吸入性糖皮质激素的风险和获益，同时加强随访和评估；外周血嗜酸性粒细胞计数≥ 300/μL 的患者，无论有无频繁急性加重史，不推荐撤停吸入性糖皮质激素；撤除吸入性糖皮质激素后推荐使用 1 种或 2 种长效支气管舒张剂治疗。

对于已经使用吸入性糖皮质激素 + 长效 β_2 受体激动剂 + 长效抗胆碱能药的患者，如发现有吸入性糖皮质激素使用不恰当的指征（如无急性加重史的患者使用吸入性糖皮质激素、对吸入性糖皮质激素无应答或出现吸入性糖皮质激素相关不良反应，如反复发生肺炎或合并分枝杆菌感染）需要考虑撤除吸入性糖皮质激素，换用长效 β_2 受体激动剂 + 长效抗胆碱能药。

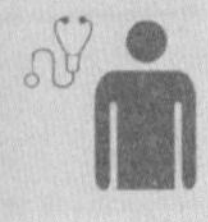

撤除吸入性糖皮质激素时建议逐渐减量，不适当地撤除吸入性糖皮质激素可能会导致急性加重风险增高，并加速慢性阻塞性肺疾病的疾病进程，血嗜酸性粒细胞计数对于是否适合撤除吸入性糖皮质激素同样具有重要的指导价值。有研究表明在特定人群中，外周血嗜酸性粒细胞计数 < 300/μL 且无频繁急性加重史的患者，撤除吸入性糖皮质激素对急性加重发生率、肺功能及患者生活质量无显著影响，可以考虑撤除吸入性糖皮质激素；而对于外周血嗜酸性粒细胞计数 ≥ 300/μL 时，撤除吸入性糖皮质激素的慢性阻塞性肺疾病患者急性加重发生率明显增加，不建议撤除。

5）慢性阻塞性肺疾病急性加重患者是否需要使用吸入性糖皮质激素？

慢性阻塞性肺疾病急性加重患者全身应用糖皮质激素可缩短康复时间，改善肺功能和氧合指数，降低早期反复住院和治疗失败的风险，缩短住院时间。口服糖皮质激素与静脉应用糖皮质激素疗效相当。通常外周血嗜酸性粒细胞增高的慢性阻塞性肺疾病急性加重患者对糖皮质激素的治疗反应更好。慢性阻塞性肺疾病急性加重住院患者宜在应用支气管舒张剂的基础上，加用糖皮质激素治疗。能正常进食的患者建议口服用药。我国住院慢性阻塞性肺疾病急性加重患者多予泼尼松龙 40mg/d，疗程 5 ~ 7 天，重症患者还可能会联合雾化吸入布地奈德 3 ~ 4mg/d。

6）吸入性糖皮质激素在慢性阻塞性肺疾病急性加重患者中的应用？

慢性阻塞性肺疾病急性加重患者要根据严重程度推荐个体化、短程全身应用糖皮质激素。慢性阻塞性肺疾病急性加重可分为轻度、中度和重度慢性阻塞性肺疾病急性加重，对于轻度急性加重门诊患者不推荐全身激素治疗，推荐单独使用短效支气管舒张剂治疗；中度慢性阻塞性肺疾病急性加重患者推荐使用短效支气管舒张剂和抗菌药物，加用或不加用口服糖皮质激素；对于重度慢性阻塞性肺疾病急性加重需要住院或急诊、重症监护室治疗且可能并发急性呼吸衰竭的患者，用无创通气或有创通气治疗；急性加重以细菌感染为主要病因的，不推荐用全身糖皮质激素。对于以喘息为主要症状，诊断为哮喘合并慢性阻塞性肺疾病的患者，经雾化吸入不能缓解症状的推荐用全身糖皮质激素，但糖皮质激素对于嗜酸性粒细胞计数较低（≤ 2% 或 300/μL）的急性加重患者治疗效果可能欠佳。因此，要根据严重程度谨慎推荐个体化短程全身应用糖皮质激素。

推荐加用吸入短效 β_2 受体激动剂，联用或不联用短效抗胆碱能药物，作为急性加重的起始支气管舒张剂治疗。对于中重度急性加重患者，推荐在非危重患者中应用雾化吸入性糖皮质激素，建议在应用短效支气管舒张剂雾化治疗的基础上联合雾化吸入性糖皮质激素治疗，疗程 10 ~ 14 天。文献报道，雾化吸入布地奈德与静脉注射甲泼尼龙均可改善慢性阻塞性肺疾病急性加重患者的肺功能及动脉血气分析，但雾化吸入布地奈德的

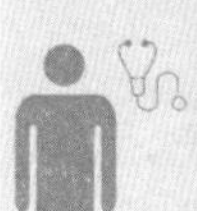

患者不良事件发生率更低。雾化吸入性糖皮质激素或许是慢性阻塞性肺疾病急性加重治疗中全身性皮质类固醇的可替代方案。

7）慢性阻塞性肺疾病急性加重患者吸入性糖皮质激素序贯疗法的临床使用方案：

全身糖皮质激素联合雾化吸入性糖皮质激素序贯为单独雾化吸入性糖皮质激素；全身糖皮质激素序贯为雾化吸入性糖皮质激素；雾化吸入性糖皮质激素改为全身糖皮质激素 +/– 雾化吸入性糖皮质激素；雾化吸入性糖皮质激素序贯为含吸入性糖皮质激素的联合吸入制剂。

7. 无创机械通气的相关知识

无创机械通气可在慢性阻塞性肺疾病急性加重患者并发呼吸衰竭时，纠正严重的低氧血症，改善重要脏器的氧供应；治疗急性呼吸性酸中毒，纠正危及生命的急性高碳酸血症；缓解呼吸窘迫；纠正呼吸肌的疲劳；降低全身或心肌的氧耗量。

1）无创机械通气适应证和禁忌证：

慢性阻塞性肺疾病急性加重无创机械通气的适应证（至少符合以下 1 个条件）：呼吸性酸中毒［动脉血酸碱度≤ 7.35 和（或）动脉二氧化碳分压 > 6kPa 或 45mmHg］；严重呼吸困难合并临床症状，提示呼吸肌疲劳；呼吸做功增加，例如应用辅助呼吸肌呼吸，出现胸腹矛盾运动，或者肋间隙肌群收缩；虽然持续氧疗，但仍然有低氧血症。

慢性阻塞性肺疾病急性加重无创机械通气的相对禁忌证：呼吸停止或呼吸明显抑制；心血管系统不稳定（低血压、心律失常、心肌梗死）；严重的血流动力学不稳定（低血压对液体治疗和血管升压药无反应，收缩压 < 90mmHg）；危及生命的心律失常；精神状态改变，不能合作；易误吸者；分泌物黏稠或大量；在无创机械通气面罩不能舒适地使用时；近期曾做面部或胃食管手术；颅面部外伤；固定的鼻咽部异常；烧伤。

2）常用无创机械通气模式：

持续气道正压、压力 / 容量控制通气、比例辅助通气、压力支持通气 + 呼气末正压、双水平气道正压，其中以双水平气道正压通气模式最为常用。

3）参数调节采取适应性调节方式：

呼气相压力从 2 ~ 4cmH_2O（1cmH_2O=0.098kPa）开始，逐渐上调压力水平，以尽量保证患者每一次吸气动作都能触发呼吸机送气；吸气相压力从 8 ~ 12cmH_2O 开始，待患者耐受后再逐渐上调，直至达到满意的通气水平，或患者可能耐受的最高通气支持水平（一般为 20 ~ 25cmH_2O）。

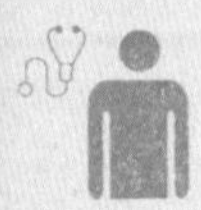

4）无创机械通气治疗慢性阻塞性肺疾病急性加重时的监测时间：

无创机械通气治疗后 1 ~ 2 小时是评估的最重要时期，应根据患者的临床状态和动脉血气分析结果进行评估。

5）无创机械通气治疗慢性阻塞性肺疾病急性加重时的监测内容：

一般生命体征：一般状态、神志改变等；

呼吸系统：呼吸困难程度、呼吸频率、胸腹活动度、辅助呼吸肌活动、呼吸音、人机协调性等；

循环系统：心率、心律和血压等；

通气参数：潮气量、压力、频率、吸气时间、漏气量等；血气分析和血氧饱和度，经皮血氧饱和度、酸碱度、动脉二氧化碳分压、动脉血氧分压等；

痰液引流：必须密切关注患者排痰能力。依据病情及痰量，定时去除面罩，进行痰液引流，鼓励咳痰；

不良反应：胃肠胀气、误吸、面罩压迫、口鼻咽干燥、鼻面部皮肤压伤、排痰障碍、不耐受、恐惧（幽闭症）、气压伤等。

8. 慢性阻塞性肺疾病患者进行呼吸康复的意义？

呼吸康复目前是临床关注的热点之一，是对有症状、日常生活能力下降的慢性呼吸系统疾病患者采取的有循证医学证据、多学科、全面干预的非药物治疗方法，旨在减轻慢性呼吸系统疾病患者的呼吸困难、乏力等症状，提高运动耐力及生活质量，改善患者心理障碍及社会适应能力。呼吸康复是慢性呼吸道疾病长期管理的核心组成部分，是基于全面患者评估，为患者量身定制的综合干预措施，是最具成本效益的非药物治疗手段之一。全面的呼吸康复治疗包括患者病情评估、呼吸肌训练、运动训练、气道廓清技术、教育及心理行为干预、氧疗和机械通气、营养治疗等。

呼吸康复评定是呼吸康复的重要环节。呼吸康复常用的评估方法包括量表分析、影像学检查、肺功能检查等。呼吸康复技术包括不依赖设备的运动训练、手法排痰和体位引流、主动循环呼吸技术、自主引流，依赖设备的呼气末正压 / 振荡、呼气末正压治疗、高频胸壁振荡等。同时，可通过应用呼吸支持技术如氧疗、高流量氧疗、无创通气，以及辅助使用支气管舒张剂等措施，保证上述康复技术的安全性和高效性。

中度至重度慢性阻塞性肺疾病稳定期或慢性阻塞性肺疾病急性加重出院后的患者接受呼吸康复，可减少加重住院治疗。轻度慢性阻塞性肺疾病患者应根据症状进行呼吸康复。

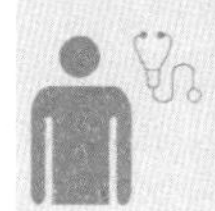

六、思考题

1. 慢性阻塞性肺疾病的诊断要点有哪些？

2. 慢性阻塞性肺疾病急性加重的治疗原则有哪些？

3. 慢性阻塞性肺疾病稳定期吸入治疗该如何选择？

七、科普小常识

1. 慢性支气管炎、肺气肿、慢性阻塞性肺疾病是一回事吗？

日常生活中许多人分不清这三者之间的关系，慢性支气管炎是指由于吸烟等危险因素导致患者反复出现咳嗽、咳痰，慢性咳嗽、咳痰每年持续 3 个月以上，连续 2 年，且除外其他疾病。肺气肿是因反复慢性气道炎症导致肺结构破坏，影像学上出现肺部含气量增多，大疱样改变。慢性支气管炎，肺气肿进一步发展，出现肺功能异常，即吸入支气管舒张剂后第一秒用力呼气容积 / 用力肺活量 < 70% 提示出现持续气流受限，可以诊断慢性阻塞性肺疾病。

2. 什么是慢性阻塞性肺疾病前期？

慢性阻塞性肺疾病前期是指部分人群已经出现呼吸道症状和（或）结构性肺部病变（如肺气肿）和（或）生理异常（第一秒用力呼气容积低于正常值，气道陷闭、过度充气、肺一氧化碳弥散量降低或第一秒用力呼气容积快速下降），但不伴有气流阻塞（吸入支气管舒张剂后第一秒用力呼气容积 / 用力肺活量≥ 70%），这些人群随着时间推移有发展为慢性阻塞性肺疾病的风险，但并非所有人都如此。

（编者　刘维萍）

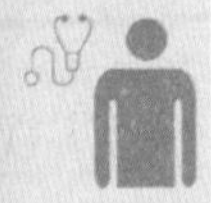

第八章

肺动脉高压与肺源性心脏病

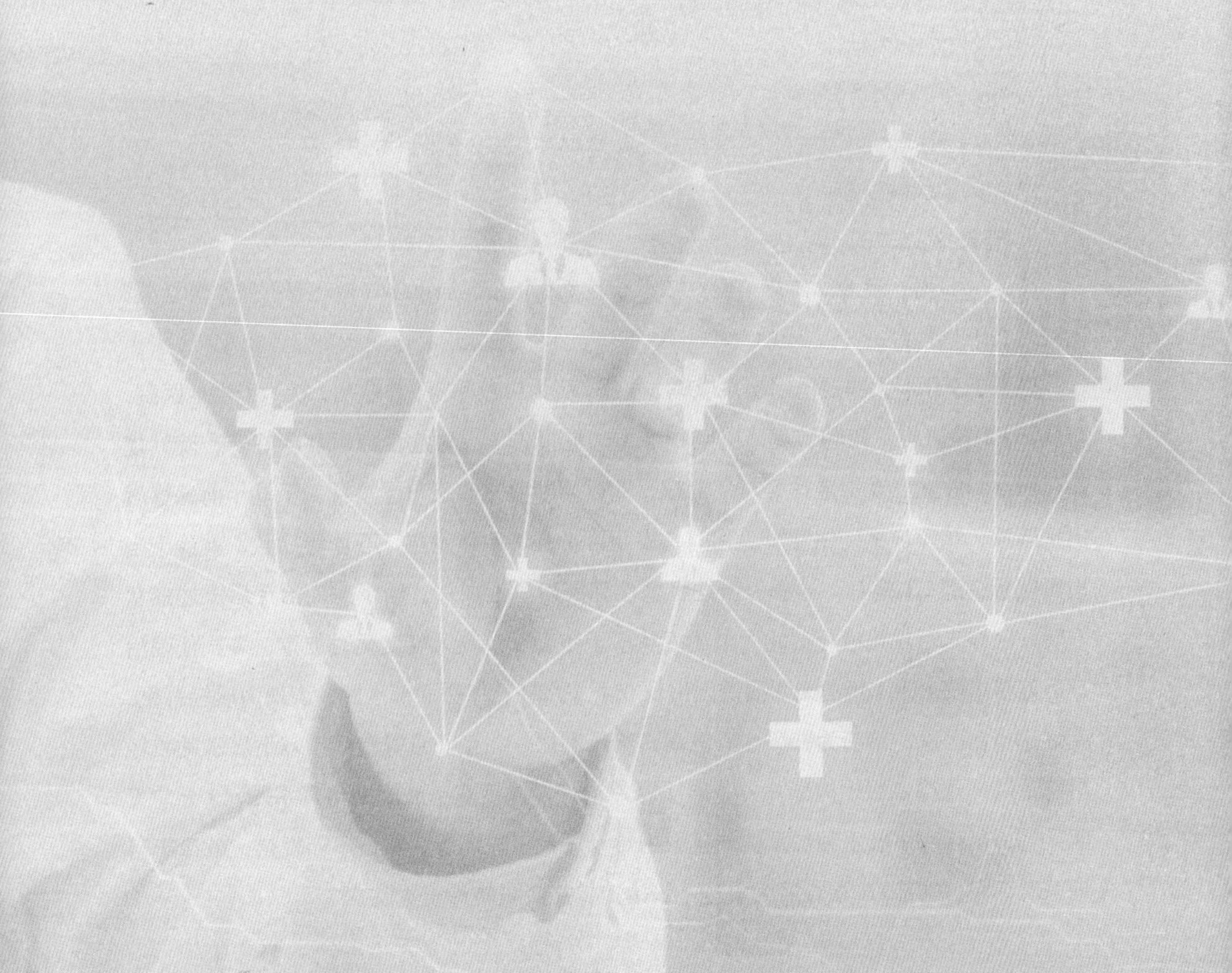

肺动脉高压与肺源性心脏病（案例8）

核心提示

❖掌握肺动脉高压的临床分类。

❖学会慢性肺源性心脏病的处理原则。

❖认清慢性肺源性心脏病肺动脉高压的治疗药物。

一、病历资料

1. 病史

胡 ××，男，83 岁，主因“慢性咳嗽、咳痰 9 年余，加重伴气短、双下肢水肿 2 天”入院。

患者于 9 年前无明显诱因出现咳嗽、咳痰，痰为白色黏痰，易咳出，就诊于当地医院，行胸部 CT 检查提示双肺肺炎、胸腔积液（未见报告）。对症治疗后症状好转，院外规律口服益肺胶囊、金水宝片等对症治疗。此后间断咳嗽咳痰未予重视。于 6 年前感冒后出现咳嗽、咳痰加重，伴气短、胸闷，夜间可平卧，不伴发热、心悸等症状，就诊于当地医院行胸部 CT 检查，诊断为慢性阻塞性肺疾病急性加重，给予对症治疗后上述症状好转，院外未行规律治疗。此后上述症状多于冬春季节及天气变化时加重，多次住院治疗后好转出院。于 1 年前无明显诱因出现双下肢水肿，伴颜面部水肿，表现为晨轻暮重，就诊于当地医院，诊断为肺源性心脏病，给予利尿、纠正心衰等治疗后双下肢水肿减轻出院，院外规律口服螺内酯片、茶碱缓释片治疗。此后双下肢间断出现水肿。2 天前无明显诱因出现双下肢水肿加重，伴排尿困难、尿频、尿痛等症状，不伴发热，就诊于当地医院，完善胸部 CT 检查后为求进一步治疗，患者被转诊至本院。

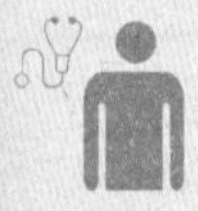

否认高血压史，否认糖尿病史，否认肾脏病史，否认冠心病史，无脑血管意外疾病史。否认食物、药物过敏史。有吸烟史 60 年，20 ~ 40 支 / 天，戒烟 2 年。有煤矿粉尘环境工作史 10 余年。

2. 体格检查

查体：体温 36.3℃，脉搏 81 次 / 分，呼吸 20 次 / 分，血压 121/75mmHg。发育正常，营养欠佳，神志清楚，精神可，慢性病容，肤色发黑，自由体位，查体合作。安静时喘息不明显，全身浅表淋巴结未触及肿大，球结膜无充血水肿，口唇紫绀，咽无充血，颈静脉充盈明显，桶状胸，双肺呼吸音减弱，可闻及吸气相喘鸣音。心率 81 次 / 分，心律齐，心脏各瓣膜听诊区未闻及病理性杂音。腹壁水肿，腹部无压痛、反跳痛，肝、脾肋缘下未触及。双下肢重度可凹性水肿，足背动脉未触及搏动，左足趾紫绀，双足皮肤可见多处小片状皮肤溃疡。

3. 实验室和辅助检查

胸部 CT：1）双上肺不规则状高密度影，考虑肺实性病变；2）慢性支气管炎、肺气肿、肺大疱；3）双下肺中下野小索条状、网格状影，考虑间质性肺改变；4）心脏外形增大，建议进一步检查；5）双侧胸腔积液。

血气分析（患者入院时）：氧分压 34.9mmHg，二氧化碳分压 37.3mmHg，酸碱度 7.450。实际碳酸氢盐 25.3mmol/L，标准碳酸氢盐 24.9mmol/L，氧饱和度 64.6%。

4. 初步诊断

慢性阻塞性肺疾病急性加重、慢性肺源性心脏病、心功能不全、I 型呼吸衰竭、双肺间质性改变、尿潴留？

二、诊治经过

患者主因“慢性咳嗽、咳痰 9 年余，加重伴气短、双下肢水肿 2 天”入院。患者有呼吸困难，重度浮肿，血气分析提示 I 型呼吸衰竭，胸部 CT 提示心影增大。初步考虑慢性阻塞性肺疾病急性加重、慢性肺源性心脏病、心功能不全、I 型呼吸衰竭、双肺间质性改变。入院后给予氧疗，抗感染、平喘，泵入硝酸甘油，静点前列地尔降低肺动脉压力，纠正心功能不全，患者症状改善。患者入院后的相关检查及检查结果如下：

血常规：白细胞计数 7.51×10^9/L，中性粒细胞百分比 81.4%，淋巴细胞百分比 9.8%，红细胞计数 3.91×10^{12}/L，血红蛋白 172g/L，红细胞比容 0.499，血小板计数 123×10^9/L。

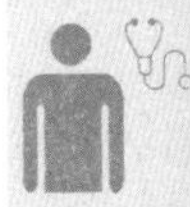

C 反应蛋白：6.36mg/L。

肝功能：丙氨酸氨基转移酶 7.21IU/L，天冬氨酸氨基转移酶 27.80IU/L，白蛋白 27.79g/L。

电解质：钾 3.53mmol/L，钠 131.50mmol/L，氯 91.86mmol/L。

心脏指标：高敏肌钙蛋白 1.16ng/mL，B 型利钠肽 3952.00pg/mL。

凝血：凝血酶原时间 15.3 秒，正常对照 10.8 秒，国际标准化比值 1.41，活动度 67%，活化部分凝血活酶时间 30.8 秒，凝血酶时间 12.0 秒，纤维蛋白原 3.64g/L，抗凝血酶Ⅲ活性 61%，D– 二聚体 612ng/mL。

肿瘤标志物：癌胚抗原 4.59ng/mL、细胞角蛋白 19 片段 1.95ng/mL、神经元特异性烯醇化酶 35.67ng/mL。

尿常规：潜血（+），红细胞 6/μL。

便常规：未见明显异常。

呼吸道病原体筛查：阴性。

痰找抗酸杆菌：阴性。

结核感染 T 细胞：阴性。

痰培养：正常菌群。

胸部 CT：慢性支气管炎、肺气肿，肺大疱；双肺上叶慢性炎症可能，请结合临床；双侧胸腔积液伴邻近肺组织膨胀不全；双肺多发索条；心脏增大，肺主动脉增宽；食管下段多发高密度影，请结合临床。

彩超检查：心脏彩超示右心扩大，左心受压变小；肺动脉主干及分支增宽；肺动脉高压（重度）；估测肺动脉压 84mmHg；主动脉瓣反流（少量）；心包积液（微量）。

腹部彩超：双肾弥漫性病变；肝内胆管壁多发胆固醇结晶；胆未显示；肝、胰、脾及门脉未见明显异常。

双下肢血管彩超：双下肢动脉硬化伴多发斑块形成，双侧胫前动脉狭窄，双下肢深静脉及浅静脉未见明显异常。

泌尿系彩超：前列腺体积增大，伴钙化灶，膀胱壁毛糙（考虑炎症），双肾，双侧输尿管未见明显异常。

肺功能检查：混合型通气功能障碍。

支气管舒张试验阴性：吸入沙丁胺醇 400μg，20 分钟后第一秒用力呼气容积较前无改善，弥散功能重度减退。

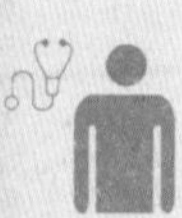

肺容量测定：肺总量重度减低。

三、案例分析

1. 病史特点

（1）患者男性，83 岁，有吸烟史，慢性病程急性加重。

（2）慢性咳嗽、咳痰，活动后气短，间断双下肢浮肿。

（3）体格检查：慢性病容，球结膜无充血水肿，口唇紫绀，颈静脉充盈明显，桶状胸，双肺呼吸音减弱，可闻及吸气相喘鸣音。腹壁水肿，腹部无压痛、反跳痛，肝、脾肋缘下未触及。双下肢重度可凹性水肿，足背动脉未触及搏动，左足趾紫绀，双足皮肤可见多处小片状皮肤溃疡。

（4）血气分析提示 I 型呼吸衰竭；血常规提示红细胞及红细胞比容增高；B 型利钠肽未见明显增高，提示心功能不全；心脏彩超示右心扩大，肺动脉压重度增高；胸部 CT 提示慢性支气管炎、肺气肿、肺大疱改变、双侧胸腔积液。

2. 诊断和诊断依据

（1）诊断：慢性阻塞性肺疾病急性加重、慢性肺源性心脏病、心功能不全、尿潴留。

（2）诊断依据：重度吸烟史；慢性咳嗽、咳痰，活动后气短，间断双下肢浮肿；血气分析提示 I 型呼吸衰竭；血常规提示红细胞及红细胞比容增高；B 型利钠肽未见明显增高，提示心功能不全；心脏彩超示右心扩大，肺动脉压重度增高；胸部 CT 提示慢性支气管炎、肺气肿、肺大疱改变、双侧胸腔积液。

3. 鉴别诊断

（1）冠状动脉粥样硬化性心脏病（以下简称“冠心病”）：慢性肺源性心脏病与冠心病多常见于老年人，有许多相似之处，而且常有两病共存。冠心病患者多有典型的心绞痛、心肌梗死病史或心电图表现，若有左心衰竭的发作史、原发性高血压、高脂血症、糖尿病史，则更有助于鉴别。体格检查、胸部 X 线片、心电图、超声心动图检查呈以左心室肥厚为主的征象，冠状动脉造影提示冠状动脉狭窄可资鉴别。慢性肺源性心脏病合并冠心病时鉴别有较多困难，应详细询问病史，并结合体格检查和有关心、肺功能的检查加以鉴别。

（2）风湿性心脏病：风湿性心脏病的三尖瓣疾病，应与慢性肺源性心脏病的相对三尖瓣关闭不全相鉴别。前者往往有风湿性关节炎和心肌炎病史，其他瓣膜如二尖瓣、主动脉瓣常有病变，胸部 X 线片、心电图、超声心动图可见特殊表现。

（3）原发性心肌病：本病多为全心增大，无慢性支气管、肺疾病史，无肺动脉高压的胸部 X 线片表现等。

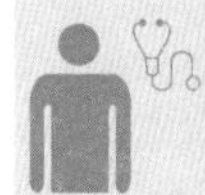

四、处理方案及基本原则

1. 一般治疗

慢性肺源性心脏病（以下简称“肺心病”）最常见的原因是慢性阻塞性肺疾病，多因慢性阻塞性肺疾病急性加重入院，需处理慢性阻塞性肺疾病急性加重，给予抗感染、解痉、平喘、雾化、排痰、氧疗纠正缺氧、无创呼吸机辅助通气纠正二氧化碳潴留、纠正酸中毒及改善通气治疗。补液支持治疗。

2. 针对该患者的相关诊治

（1）利尿药：口服呋塞米 10mg 1 次 / 天，螺内酯 20mg 1 次 / 天，效果不理想可予呋塞米 10mg 间断静脉推注。

（2）正性肌力药物在慢性阻塞性肺疾病导致的慢性肺心病中需慎用。

（3）前列地尔 10mg 静点 1 次 / 天。

（4）静点盐酸川芎嗪有活血化瘀、降低血液黏稠度、扩张冠状动脉的作用。

（5）硝酸甘油 10mg 微量泵入；效果不理想，可微量泵入重组人脑利钠肽。

3. 转诊及社区随访

《慢性肺源性心脏病基层诊疗指南（2018 年）》指出，慢性肺心病的基层医疗机构转诊指征：

（1）紧急转诊：对于慢性肺心病患者，以下情况建议紧急转诊至上级医院。

1）高度怀疑为急性肺栓塞导致的急性加重。社区无条件诊治。

2）患者意识状态改变，如出现嗜睡、谵妄或昏迷等。

3）无法纠正的呼吸衰竭，如经皮血氧饱和度 $< 90\%$，或呼吸困难持续不缓解。

4）持续性症状性心律失常，药物治疗无法改善。

5）循环血流动力学不稳定，如低血压状态用药后不改善。

转诊前紧急处置：根据不同病因，处置方法不同。

对于慢性肺心病急性加重的患者，首先纠正急性加重因素（如抗感染治疗并保持呼吸道通畅），氧疗或呼吸支持，当存在低血压时，适当应用血管活性药物（如多巴胺）维持血压稳定。

高度怀疑急性肺栓塞导致的急性加重，应给予吸氧、暂时制动，如无抗凝禁忌证，可给予普通肝素 3000 ~ 5000U 静脉注射（10 分钟）或低分子肝素皮下注射。

（2）普通转诊：以下情况建议择期转诊至上级医院进一步诊治。

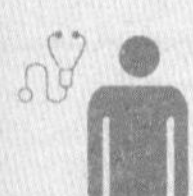

1）根据患者的病史、体征疑诊肺心病，但无诊断条件者。

2）常规检查无法诊断、无法明确病因的肺心病。

3）经过常规治疗及氧疗，呼吸衰竭无法纠正。

4）心功能改善不满意，持续存在心力衰竭症状者，如持续尿少、下肢水肿等。

（3）建议对肺心病稳定期患者应每个月进行 1 次随访。随访内容应包括以下方面。

1）引起肺心病的基础疾病情况：如慢性阻塞性肺疾病、支气管扩张等的控制情况，有无急性加重等。

2）体格检查：包括体重监测、有无外周水肿、颈静脉怒张，以及心率、肝、脾等检查情况。

3）吸烟患者是否戒烟。

4）吸入剂使用方法：包括是否规律使用，使用方法是否正确。

5）氧疗：包括氧疗的时间、氧流量的设定、无创呼吸机的使用情况及经皮血氧饱和度的监测。

6）利尿剂的使用及指导。

7）运动及锻炼情况并进行相应指导。

8）疾病的心理影响：采用量表工具量化焦虑或抑郁程度，并提供治疗。

9）一旦发现患者出现右心功能不全的表现，应积极处理，必要时转上级医院处理。

五、要点与讨论

1. 肺源性心脏病概述

肺源性心脏病简称肺心病，是由于呼吸系统疾病（包括支气管 – 肺组织、胸廓或肺血管病变）导致右心室结构和（或）功能改变的疾病，肺血管阻力增加和肺动脉高压是其中的关键环节。

根据起病缓急和病程长短，可分为急性肺心病和慢性肺心病两类。急性肺心病主要见于急性肺栓塞，其处理主要是针对急性肺栓塞的治疗；在我国，慢性肺心病是一种常见病，多继发于慢性阻塞性肺疾病、间质性肺疾病等。慢性阻塞性肺疾病继发的慢性肺源性心脏病临床最为常见。

2. 慢性肺源性心脏病的病因

1）支气管、肺疾病：包括慢性阻塞性肺疾病、支气管哮喘、支气管扩张、肺结核、间质性肺疾病等。

2）肺血管疾病：原发于肺血管的病变，包括特发性肺动脉高压、慢性血栓栓塞性肺动脉高压等均可引起肺血管阻力增加、肺动脉压升高和右心室负荷加重，发展为慢性肺心病。

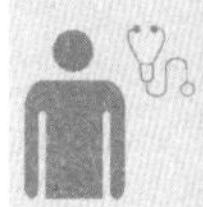

3）胸廓运动障碍性疾病：较少见，严重的胸廓或脊椎畸形以及神经肌肉疾患均可引起胸廓活动受限、肺受压、支气管扭曲或变形，导致肺功能及肺血管受损，继发肺动脉压力升高，产生肺心病。

4）其他：原发性肺泡通气不足、睡眠呼吸暂停低通气综合征等可产生低氧血症，引起肺血管收缩，导致肺动脉高压，发展成慢性肺心病。

3. 肺动脉高压的血流动力学定义及临床分类？

肺动脉高压是指由多种异源性疾病（病因）和不同发病机制导致肺血管结构或功能改变，引起肺血管阻力和肺动脉压力升高的临床和病理生理综合征，可发展成右心衰竭甚至死亡。根据《中国肺动脉高压诊断与治疗指南（2021版）》，肺动脉高压是指海平面、静息状态下，经右心导管检查测定的平均肺动脉压≥25mHg（1mmHg=0.133kPa）。正常成年人在静息状态下，平均肺动脉压为（14.0±3.3）mmHg，其上限不超过20mmHg。但针对平均肺动脉压在21～24mmHg的人群，特别是存在结缔组织病、血栓栓塞性疾病、特发性肺动脉高压家族史等情况的人群，确实有必要重视其筛查、随访与管理，建立我国此类人群数据库，开展多中心临床研究。

临床上将肺动脉高压分为5大类：1）动脉性肺动脉高压；2）左心疾病所致肺动脉高压；3）肺部疾病和（或）低氧所致肺动脉高压；4）慢性血栓栓塞性肺动脉高压和（或）其他肺动脉阻塞性病变所致肺动脉高压；5）未明和（或）多因素所致肺动脉高压。其中肺部疾病和（或）低氧所致肺动脉高压是临床工作中最常见的类型。慢性阻塞性肺疾病是该类肺动脉高压最常见的病因。

4. 肺动脉高压的发病机制

（1）肺血管阻力增加的功能性因素：

肺血管收缩在低氧性肺动脉高压的发生中起着关键作用。缺氧、高碳酸血症和呼吸性酸中毒会使肺血管收缩、痉挛，其中缺氧是肺动脉高压形成最重要的因素。缺氧时收缩血管的活性物质增多，如白三烯、5-羟色胺、血管紧张素Ⅱ、血小板活化因子等会使肺血管收缩，血管阻力增加。内皮源性舒张因子和内皮源性收缩因子的平衡失调，在缺氧性肺血管收缩中也起一定作用。缺氧使平滑肌细胞膜对钙离子的通透性增加，细胞内钙离子含量增高，肌肉兴奋-收缩偶联效应增强，直接使肺血管平滑肌收缩。高碳酸血症时，由于氢离子产生过多，使血管对缺氧的收缩敏感性增强，致肺动脉压增高。

（2）肺血管阻力增加的解剖学因素：

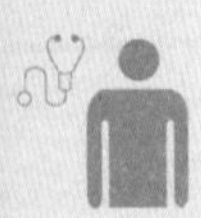

1）长期反复发作的慢性阻塞性肺疾病及支气管周围炎，可累及邻近肺小动脉，引起血管炎，管壁增厚、管腔狭窄或纤维化，甚至完全闭塞，使肺血管阻力增加，产生肺

动脉高压。2）肺气肿导致肺泡内压增高，压迫肺泡毛细血管，造成毛细血管管腔狭窄或闭塞。肺泡壁破裂造成毛细血管网的毁损，肺泡毛细血管床减损超过 70% 时肺循环阻力增大。3）肺血管重构：慢性缺氧使肺血管收缩，管壁张力增高，同时缺氧时肺内产生多种生长因子（如多肽生长因子），可直接刺激管壁平滑肌细胞、内膜弹力纤维及胶原纤维增生。4）血栓形成：尸检发现，部分慢性肺心病急性发作期病人存在多发性肺微小动脉原位血栓形成，引起肺血管阻力增加，加重肺动脉高压。

（3）血液黏稠度增加和血容量增多：

慢性缺氧会产生继发性红细胞增多，血液黏稠度增加。缺氧可使醛固酮增加，导致水钠潴留；缺氧又使肾小动脉收缩，肾血流减少也会加重水钠潴留，使血容量增多。血液黏稠度增加和血容量增多，可导致肺动脉压升高。

5. 肺心病的诊断

◆诊断思路：

可根据以下思路识别肺心病：

（1）病史：慢性咳嗽、咳痰、喘息等呼吸系统疾病史（原发于肺血管的疾病如特发性肺动脉高压、栓塞性肺动脉高压等可无相应病史）。

（2）主要症状：活动后呼吸困难。

（3）主要阳性体征：颈静脉充盈或怒张、听诊肺动脉瓣区第二心音亢进、下肢水肿或有腹水。（注意：轻症患者体征可不明显）

（4）辅助检查：如心电图、胸部 X 线片、超声心动图等可提示诊断肺心病。

◆临床表现：

（1）危险因素：有慢性支气管 – 肺部疾病、肺血管疾病、胸廓畸形等病变病史的患者均存在发生肺心病的风险，需要定期评估，以早期发现和处理肺心病。

（2）症状：本病发展缓慢，临床上除原有支气管、肺和胸廓疾病的各种症状和体征外，主要是逐步出现肺、心功能障碍以及其他脏器功能损害的表现。活动后呼吸困难、乏力和劳动耐力下降是最主要的症状，其他症状包括心悸、食欲不振、腹胀、恶心等。随着病情进展，上述症状逐渐加重。感染也可使上述症状加重。

（3）查体：除原发肺脏疾病体征外，肺心病可表现为肺动脉瓣听诊区第二心音大于主动脉瓣听诊区第二心音，三尖瓣区可出现收缩期杂音或剑突下心脏搏动增强，颈静脉充盈甚至怒张，肝颈静脉回流征阳性，下肢甚至躯干出现水肿，严重心力衰竭时出现腹腔积液、胸腔积液。

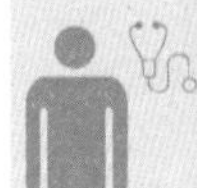

◆辅助检查：

（1）胸部 X 线片：除肺、胸基础疾病及可能存在的急性肺部感染表现外，常见表现为肺动脉高压和右心增大，包括右下肺动脉干扩张，其横径≥ 15mm；肺动脉段明显突出；中心肺动脉扩张和外周分支纤细，形成残根征；右心室增大。

（2）心电图检查：表现为电轴右偏，额面平均电轴≥ +90°；顺钟向转位，V1 导联 R/S ≥ 1，V5 导联 R/S ≤ 1，RV1+SV5 ≥ 1.05mV；aVR 导联 R/S 或 R/Q ≥ 1；V1 ~ V3 导联呈 QS、Qr 或 qr，V1 ~ V3 导联 ST 段压低或 T 波倒置；肺型 P 波等。

（3）超声心动图检查：超声心动图是无创评估心脏结构和功能的重要方法，应用伯努利方程可以计算出三尖瓣反流压力阶差。假设右心房压力为 5mmHg（1mmHg=0.133kPa），即可计算出右心室收缩压（右心房压 + 三尖瓣反流压差），右心室收缩压即等于肺动脉收缩压。也可以通过肺动脉和右心室之间的舒张末期压力阶差加上右心房压来估测肺动脉舒张压。脉冲超声多普勒也可以通过流速的测量来间接估测肺动脉收缩压。二维超声心动图可以测量右心室的大小和右心室壁的厚度，用于评价是否存在右心室肥厚和（或）扩张。慢性肺心病的超声心动图表现包括 1）右心室流出道内径≥ 30mm；2）右心室内径≥ 20mm；3）右心室前壁厚度≥ 5mm 或前壁搏动幅度增强；4）左、右心室内径比值 < 2；5）右肺动脉内径≥ 18mm 或肺动脉干≥ 20mm；6）右心室流出道与左心房内径比值 > 1.4；7）肺动脉瓣曲线出现肺动脉高压征象。

（4）磁共振成像：磁共振成像在测量右心室大小方面可能是一个更好的方法，因为它可以产生右心室的最佳影像。磁共振成像测量的右心室游离壁容积与肺动脉压力之间有很好的相关性。磁共振成像在检测右心室功能改变方面也是一个很好的方法。

1）肺动脉高压征象：主肺动脉和左右肺动脉主干增粗，管腔扩大，成人主肺动脉内径 > 30mm，或主肺动脉内径与升主动脉内径之比 > 1，提示有肺动脉高压。

2）右心室测量：磁共振成像软组织对比度高，无论是自旋回波还是快速成像技术，都能分辨高信号的心内膜和脂肪衬托下的心外膜以及灰色中等信号的心肌组织，故磁共振成像测量室壁厚度准确可靠。正常人舒张末期右心室壁厚度一般 < 4mm。另外，磁共振成像还可以测量右心房室腔内径，正常人舒张末期右心室三尖瓣口下 5mm 处，短轴径一般 < 40mm，而右心房前后径一般 < 30mm。肺心病时，上述指标超过正常标准。

3）右心室功能检查：磁共振成像测量右心室收缩和舒张功能方法简单，只需将连续扫描所包含的全部体素相加即可精确算出心腔的体积。

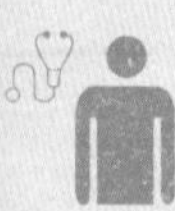

◆诊断标准：

（1）患者有慢性阻塞性肺疾病或慢性支气管炎、肺气肿病史或其他胸肺疾病史。

（2）存在活动后呼吸困难、乏力和劳动耐力下降。

（3）出现肺动脉压增高、右心室增大或右心功能不全的征象。

（4）心电图、胸部 X 线片有提示肺心病的征象。

（5）超声心动图有肺动脉增宽和右心增大、肥厚的征象。

符合（1）~（4）条中的任一条加上第 5 条，并除外其他疾病所致右心改变即可诊断慢性肺心病。

6. 肺心病的治疗

治疗目标：慢性肺心病的治疗目标包括减轻患者症状、改善患者生命质量和活动耐力，减少急性加重次数，提高患者生存率。

◆肺心病缓解期的治疗：

肺心病缓解期需要积极治疗和改善基础支气管、肺疾病，延缓基础疾病进展；增强患者的免疫功能，预防感染，减少或避免急性加重；加强康复锻炼和营养；使用长期家庭氧疗或家庭无创呼吸机治疗等，以改善患者的生命质量。

（1）积极治疗和改善基础支气管、肺疾病，延缓基础疾病进展。对于具有明显气流受限的患者，使用吸入性糖皮质激素联合长效 β 受体激动剂和（或）长效抗胆碱能药物吸入，如沙美特罗替卡松 50μg/500μg 或布地奈德福莫特罗 320μg/9μg 和（或）噻托溴铵吸入剂。如患者咳嗽、痰多不易咳出，可使用化痰药物如盐酸氨溴索或乙酰半胱氨酸等制剂。

（2）增强患者的免疫功能，预防感染：每年进行流感疫苗接种，对于反复发生肺炎者，接种肺炎疫苗。

（3）加强康复锻炼，坚持每周进行至少 5 天的康复锻炼，根据自身情况选择不同的锻炼方式。例如，可通过功率自行车或快步行走的方法进行，并量力循序渐进，保证在运动时经皮血氧饱和度 > 90%；可以做八段锦或太极拳等运动；每天进行上肢肌肉锻炼，如做哑铃操，立位无法完成时，可采取坐位或卧位的方法进行；进行呼吸操锻炼，如缩唇呼气、腹式呼吸等，改善呼吸肌肉的调节能力。

（4）对于血氧分压 < 60mmHg 者，使用家庭氧疗或家庭无创呼吸机治疗。家庭氧疗应采用持续低流量吸氧，氧流量 < 2L/min，每天氧疗时间在 15 小时以上，为保证氧疗时间及白天的活动时间，晚间需吸氧睡眠。使用无创呼吸机治疗的患者要注意气道湿化问题，以呼吸机管路及面罩内不干燥但又不产生水滴为最佳。

（5）对于吸烟的患者，积极劝导其戒烟。

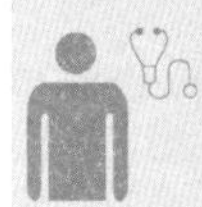

◆肺心病急性加重期的治疗：

对于急性加重期的患者，最好跟踪观察或住院治疗。治疗原则为积极控制急性加重的诱发因素，通畅呼吸道、改善呼吸功能，纠正缺氧和（或）二氧化碳潴留，控制心力衰竭，防治并发症。

（1）治疗和去除肺心病急性加重的诱发因素：呼吸系统感染是引起慢性肺心病急性加重致肺、心功能失代偿的常见原因，如存在感染征象，需积极控制感染。

（2）控制呼吸衰竭：根据基础病因的不同，采取相应措施，纠正呼吸衰竭，减轻心脏负荷。以慢性阻塞性肺疾病导致的肺心病为例，给予扩张支气管、祛痰等治疗，通畅呼吸道，改善通气功能。合理氧疗纠正缺氧，需要时给予无创正压通气或气管插管有创正压通气治疗。

（3）控制心力衰竭：对于慢性支气管－肺疾病导致的肺心病，一般在积极控制感染、改善呼吸功能、纠正缺氧和二氧化碳潴留后，心力衰竭便能得到改善，不需常规使用利尿药和正性肌力药。但对经上述治疗无效或严重心力衰竭患者，可适当选用利尿药、正性肌力药或扩血管药物。对于肺血管疾病如动脉性肺动脉高压、栓塞性肺动脉高压患者，利尿治疗是改善右心功能的基础治疗方法，通常需要根据患者的液体出入量情况常规给予利尿药。

1）利尿药：通过抑制肾脏钠、水重吸收而起到增加尿量、消除水肿、减少血容量、减轻右心前负荷的作用。但是利尿药应用后易出现低钾、低氯性碱中毒，痰液黏稠不易排出和血液浓缩，应注意预防。因此，对于肺心病急性期的患者，需要记录患者的出入量，采用量出为入的原则用药，控制液体入量，当患者尿少、入量明显大于出量或患者经治疗后水肿情况未减轻时，可使用利尿剂治疗。原则上宜选用作用温和的利尿药，联合保钾利尿药，小剂量、短疗程使用。如氢氯噻嗪 25mg，1 ~ 3 次 / 天，联用螺内酯 20 ~ 40mg，1 ~ 2 次 / 天。使用利尿剂后需要注意患者的电解质情况，防止发生电解质紊乱。

2）正性肌力药：慢性肺心病患者由于慢性缺氧及感染，对洋地黄类药物的耐受性低，易致中毒，出现心律失常。且正性肌力药物对改善患者的总体预后并无显著获益，因此不推荐常规应用。应用指征包括：感染已控制，呼吸功能已改善，利尿治疗后右心功能无改善者；以右心衰竭为主要表现而无明显感染的患者；合并室上性快速心律失常，如室上性心动过速、心房颤动（心室率 > 100 次 / 分）者；合并急性左心衰竭的患者。原则上选用作用快、排泄快的洋地黄类药物，小剂量（常规剂量的 1/2 或 2/3）静脉给药，常用毒毛花苷 K 0.125 ~ 0.250mg，或毛花苷丙 0.2 ~ 0.4mg 加入 10% 葡萄糖液内静脉缓慢注射。另外，也可选择多巴酚丁胺、米力农等。

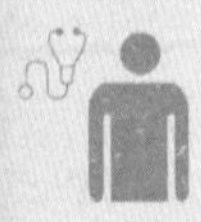

3）血管扩张药：前列环素类药物（如曲前列尼尔）、内皮素受体拮抗剂（如波生坦、安立生坦、马昔腾坦）、磷酸二酯酶 –5 抑制剂（如西地那非、他达拉非）、可溶性鸟苷酸环化酶激活剂等均已经上市，对于治疗肺血管病变本身导致的肺动脉高压（动脉性肺动脉高压）具有较好疗效，某些慢性血栓栓塞性动脉高压继发的肺心病也可应用，但对慢性肺部疾病继发的肺动脉高压及肺心病的疗效尚不满意。血管扩张药在扩张肺动脉的同时也扩张体动脉，往往造成体循环血压下降，反射性产生心率增快、氧分压下降、二氧化碳分压上升等不良反应，因而限制了血管扩张药物在慢性肺心病中的应用。

7. 肺心病并发症的防治

（1）酸碱失衡及电解质紊乱：慢性肺心病失代偿期常合并各种类型的酸碱失衡及电解质紊乱。呼吸性酸中毒以通畅气道、纠正缺氧和解除二氧化碳潴留为主。呼吸性酸中毒合并代谢性酸中毒通常需要补碱治疗，尤其当酸碱度 < 7.2 时，先补充 5% 碳酸氢钠 100mL，然后根据血气分析结果酌情处理。呼吸性酸中毒合并代谢性碱中毒常合并低钠、低钾、低氯等电解质紊乱，应根据具体情况进行补充。低钾、低氯引起的代谢性碱中毒多是医源性的，应注意预防。

（2）心律失常：多表现为房性期前收缩及阵发性室上性心动过速，一般的心律失常经过控制诱发急性加重因素，纠正缺氧、酸碱失衡和电解质紊乱后，心律失常可自行消失。如果持续存在，可根据心律失常的类型选用药物。

（3）静脉血栓栓塞症：慢性肺心病患者由于心功能不全、活动受限以及年龄等因素常存在静脉血栓栓塞症风险，且研究显示，应用普通肝素或低分子肝素可预防肺微小动脉原位血栓形成及深静脉血栓形成。对于急性加重住院患者，如无禁忌证，建议常规预防性应用抗凝药物。

（4）消化道出血：慢性肺心病由于感染、呼吸衰竭致缺氧和二氧化碳潴留，心力衰竭致胃肠道淤血以及应用糖皮质激素等，常常并发消化道出血。因此，除了针对消化道出血的治疗外，还需针对病因进行治疗和预防治疗。

六、思考题

1. 慢性肺源性心脏病如何诊断？
2. 动脉性肺动脉高压的治疗方法有哪些？
3. 慢性肺源性心脏病的治疗原则？
4. 哪些情况需要转诊？

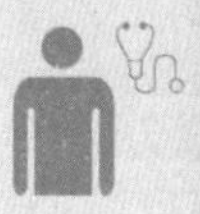

七、科普小常识

1. 慢性肺源性心脏病的预防

（1）一级预防：

主要是防治支气管、肺和肺血管等基础疾病，预防肺动脉高压、慢性肺心病的发生。生活方式管理是预防慢性气道和肺部疾病的关键。戒烟是预防慢性阻塞性肺疾病最重要的措施。控制职业环境污染，减少有害气体或有害颗粒的吸入，以降低肺心病的发病风险。通过接种流感疫苗、肺炎疫苗预防反复呼吸道感染等，避免呼吸道疾病的反复急性加重，对于预防肺心病的发生具有重要意义。

（2）二级预防：

积极治疗引起肺心病的支气管、肺和肺血管等基础疾病，控制基础疾病进展，避免因基础疾病的加重而导致肺心病；疾病任何阶段戒烟都有助于延缓肺心病的进展；增强体质，通过接种流感疫苗、肺炎疫苗预防反复呼吸道感染等，避免基础疾病的反复、急性加重。

（3）三级预防：

对于已经存在肺心病的患者，注意防止发生心功能不全。避免感染、过度劳累等诱发心力衰竭的因素，避免到高原缺氧的地方旅游；坚持规律服药，防止基础疾病的加重而诱发心力衰竭；需要积极进行运动康复，改善心脏功能。

2. 慢性肺心病患者生活上应注意哪些细节？

（1）注意休息，加强营养，增强抵抗力，预防反复呼吸道急性感染。

（2）戒烟、家庭氧疗、无创呼吸机辅助呼吸，坚持肺康复锻炼改善肺功能。

（3）坚持稳定期治疗，坚持吸入治疗，改善肺功能。

（4）及时随访、随诊。

（编者　刘维萍）

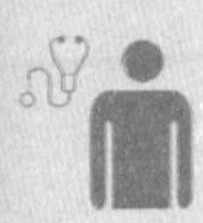

第九章
气　胸

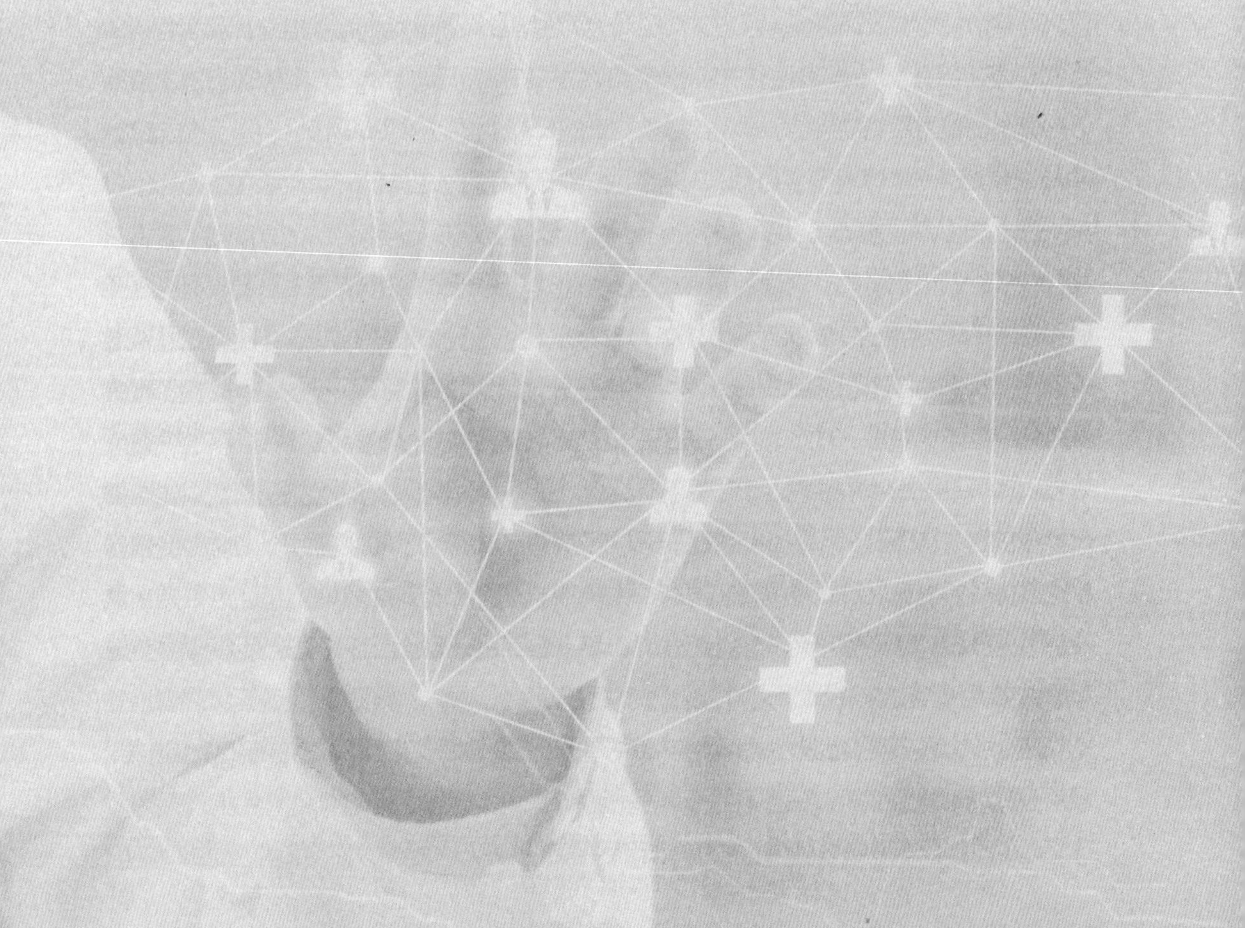

气　胸（案例9）

核心提示

❖掌握气胸的产生原因、临床特征和分类。

❖学会气胸量的胸部 X 线片评估方法。

❖掌握气胸的治疗方法。

一、病历资料

1. 病史

郑 ××，男，49 岁，主因“胸憋、气短 2 天”入院。

患者 2 天前无明显诱因出现胸憋、气短，无咳嗽、咳痰，无胸痛、背痛，1 天前就诊于我院急诊，行胸片示左侧气胸伴左肺不张，紧急予以左侧胸腔闭式引流术，引出大量气体后，患者胸闷、气短症状较前明显减轻，稍有咳嗽，无发热等不适，但胸腔引流瓶内持续有气体溢出。自发病以来，患者精神尚可，食欲尚可，睡眠一般，大小便未见异常，体重无变化。

既往有高血压史 2 年余，血压最高 150/90mmHg，口服硝苯地平缓释片 20mg 1 次 / 天，自诉血压控制可；否认糖尿病史，否认冠心病史，否认手术、外伤史；否认输血史，否认食物过敏史，否认药物过敏史。家族中无与患者类似疾病，无家族遗传倾向的疾病。

2. 体格检查

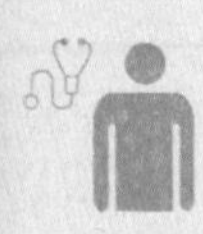

查体：体温 36.0℃，脉搏 80 次 / 分，呼吸 20 次 / 分，血压 110/70mmHg。神志清楚，口唇无紫绀，双侧颈部、锁骨上区未触及肿大淋巴结；胸壁无肿块及血管扩张，无皮下气肿，左侧胸部呼吸动度减弱，左侧胸部语音震颤减弱，左肺叩诊鼓音，右肺叩诊清音，

听诊左肺呼吸音弱，右肺呼吸音清，双肺未闻及干、湿性啰音；心率 80 次 / 分，律齐，各瓣膜听诊区未闻及病理性杂音；腹软，全腹无压痛、反跳痛，双下肢无水肿。

3. 实验室和辅助检查

胸部 X 线片（图 9–1）：左肺可见大片异常透亮无肺纹区，其内缘可见被压缩之肺组织边缘；右肺未见异常；心影不大；余未见明显异常。

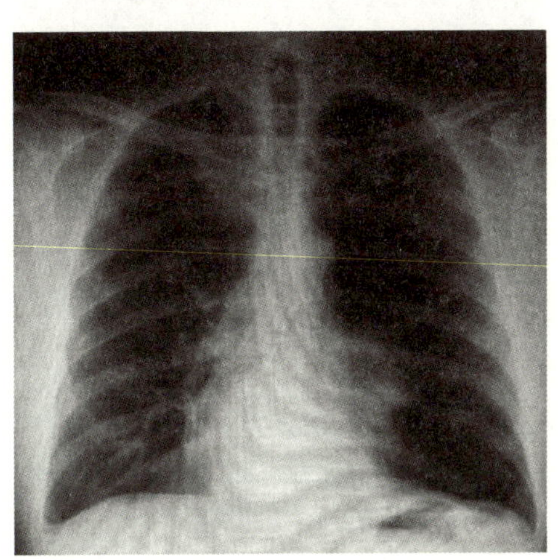

图 9–1　胸部 X 线片

4. 初步诊断

左侧自发性气胸、高血压 1 级（低危）。

二、诊治经过

患者主因“胸憋、气短 2 天”入院，入院后查体：左侧胸部呼吸动度减弱，左侧胸部语音震颤减弱，左肺叩诊鼓音，右肺叩诊清音，听诊左肺呼吸音弱；胸部 X 线片示左肺可见大片异常透亮无肺纹区，其内缘可见被压缩之肺组织缘，初步诊断为左侧自发性气胸，故行左侧胸腔闭式引流术，术后患者胸憋、气短明显减轻，但胸腔引流瓶内持续有气体溢出，肺复张欠佳，考虑肺部仍持续漏气，保守治疗欠佳。后完善术前相关化验检查，做好术前准备，全麻下行胸腔镜下左肺大疱切除术。术后患者症状明显改善。给予止咳、镇痛药物，出院时胸憋、气短症状消失。患者入院后的相关检查及检查结果如下：

床旁胸部 X 线片：左侧胸腔内可见引流管影，左肺上野可见弧形无肺纹理透亮区，内侧可见被压缩的肺组织边缘，双肺门影不大。心影及双侧膈面未见异常。

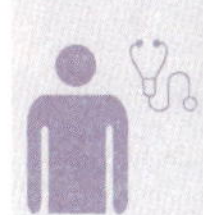

肺大疱组织病理检查（图 9–2）：（左肺大疱）楔形肺组织一块，大小 6.5cm × 2.5cm

×1.2cm，表面光滑，切面灰红，实性，质软，可见一直径2.5cm的灰白色囊泡，囊壁光滑，壁厚0.1cm。

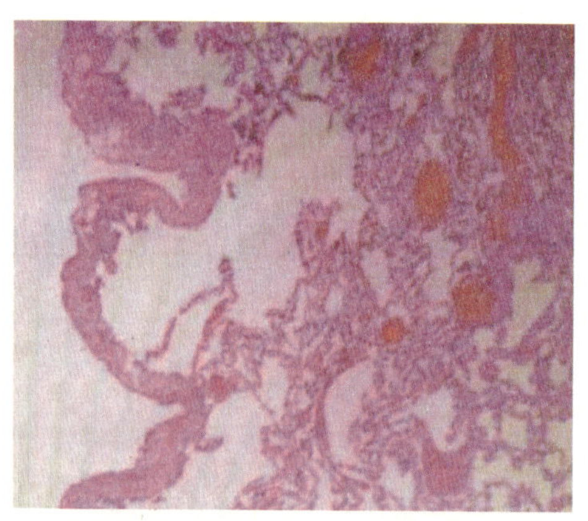

图9–2　肺大疱切除术后病理（肺膜周围纤维组织增生，符合肺大疱改变）

血常规、C反应蛋白、肝功能、肾功能、凝血、传染病系列、尿常规、便常规：未见异常。

胸部CT：左侧锁骨区、腋窝及前上胸壁软组织内可见多发气体影，左侧胸腔内可见大片状气体影、液性密度影及引流管影，邻近左肺部分肺组织受压，纵隔轻度右移，纵隔内各大血管走行正常，心脏不大，心包见少量积液，纵隔内未见明显肿大淋巴结。

三、案例分析

1. 病史特点

（1）中年男性，发病急，以胸憋、气短为主诉。

（2）既往有高血压史。

（3）体格检查：左侧胸部呼吸动度减弱，左侧胸部语音震颤减弱，左肺叩诊鼓音，右肺叩诊清音，听诊左肺呼吸音弱，右肺呼吸音清，未闻及干、湿性啰音。

（4）辅助检查：胸部正位片示左肺可见大片异常透亮无肺纹区，其内缘可见被压缩之肺组织边缘。

2. 诊断和诊断依据

（1）诊断：左侧自发性气胸，高血压1级（低危）。

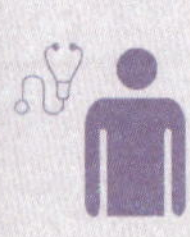

（2）诊断依据：患者有胸憋、气短症状；查体左侧胸部呼吸动度减弱，左侧胸部语音震颤减弱，左肺叩诊鼓音，听诊左肺呼吸音弱；胸部正位片示左肺可见大片异常透

亮无肺纹区，其内缘可见被压缩之肺组织边缘。

3. 鉴别诊断

（1）巨型肺大疱：局限性或包裹性气胸应与其鉴别，两者在症状、体征和胸部X线片上均类似，鉴别要点为1）巨型肺大疱病史长，症状发生较慢；而气胸病史短，症状多突然发生。2）大疱气腔呈圆形或卵圆形，位于肺野内；而气胸为带状气影，位于胸部外带胸膜腔内。3）肺上部肺大疱可见基底缘向下凹陷，下缘下外方肺组织向上外方延伸，而上胸部包裹性气胸使其外下方气影向外下方倾斜。4）肺大疱若在下叶，则肋膈角圆钝，贴近胸壁处可见到被挤压的肺组织和（或）胸膜，气腔内无液平面；而气胸患者肋膈角可见到液平面。5）经较长时间观察，肺大疱体积基本不变，而气胸的形态则变小，最后消失。怀疑包裹性气胸者最好行胸部CT检查，能够区别巨大肺大疱和局限性包裹性气胸。

（2）其他疾患：气胸还应与心肌梗死、肺梗死、支气管哮喘、支气管肺囊肿及膈疝、慢性阻塞性肺疾病等疾病鉴别。

四、处理方案及基本原则

1. 一般治疗

卧床休息和吸氧，尽量减少活动，补充足够的热量和营养，心电监护。根据气胸的不同原因和类型采取适当措施，解除胸腔积气对呼吸、循环系统所造成的影响，使肺尽早复张和恢复功能，同时也要治疗并发症和原发病。

2. 针对该患者的相关诊治

（1）入院后进一步完善血常规、C反应蛋白、肝功能、肾功能、凝血、传染病系列、尿常规、便常规等相关化验检查。

（2）予止咳及镇痛治疗。

（3）行左侧胸腔闭式引流术，术后患者胸憋、气短明显减轻，但胸腔引流瓶内持续有气体溢出，肺复张欠佳，考虑肺部仍持续漏气，保守治疗欠佳，完善术前相关化验检查后行全麻下行胸腔镜下左肺大疱切除术。

五、要点与讨论

1. 气胸的分类和症状

（1）自发性气胸，包括原发性自发气胸（发生于没有肺部基础病变者）和继发性自发气胸（继发于原有肺部基础病变者）；（2）外伤性气胸；（3）医源性气胸等。

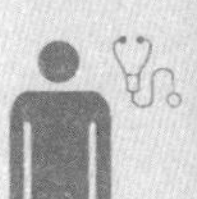

2. 气胸的症状和体征

症状的轻重与气胸发生的急缓、胸腔积气量的多少及气胸类型相关。急性发作时，胸腔突然大量进气，患者可有较剧烈的胸痛和明显的呼吸困难。胸痛都在患侧，可放射至肩背、腋侧或前臂，因咳嗽及深吸气而加剧。呼吸困难与胸痛同时发生，如患者平时肺功能良好，肺萎陷少于 20%，呼吸困难症状可不明显。如原有肺功能不全，虽少量气胸也可出现严重呼吸困难。张力性气胸常有进行性呼吸困难，甚至呼吸衰竭、休克、昏迷等。此外，气胸患者常有咳嗽，多为干咳，为胸膜受刺激所致。超过 3 个月的慢性气胸，由于肺长期萎陷，通气与血流比例调整和代偿，患者已逐渐适应，胸痛和呼吸困难症状可不明显。

小量气胸可仅有呼吸音减低，气胸量增大时可出现气管及心脏向健侧移位。患侧肋间隙饱满并增宽，呼吸动度减小，叩诊呈鼓音，语颤或呼吸音减弱或消失。左侧气胸时心浊音界消失，右侧气胸时肝浊音界缩小或消失。并发皮下气肿时可触及握雪感。

3. 气胸的诊断

根据患者的症状和体征，可以做出气胸的初步诊断，但要证实诊断需胸部 X 线片或胸部 CT，一般后前位胸片即可明确气胸是否存在。在胸片上可见脏层和壁层胸膜分离，其间无肺纹理，萎陷的肺与胸腔内气体的交界面可勾出一条白色的线，称为气胸线，此外尚可见膈肌下降，气管和心脏向健侧移位。

计算气胸量的大小有多种方法，有一种根据胸部 X 线片来计算的方法，可根据测定的肺和胸平均直径来推算气胸量的大小。气胸大小的分类标准：< 20% 为少量气胸；20% ~ 40% 为中量气胸；> 40% 为大量气胸。

4. 胸部 X 线片怎样评估气胸的程度?

胸部 X 线片可以通过估计胸腔中气体所占的比例，即以一侧肺组织受压的范围来判断气胸的量，但 X 线平片对于少量气胸可能存在漏诊的情况，因此建议出现胸痛、咳嗽等症状而怀疑气胸的患者，及时到医院就诊。

由于肺组织在胸部 X 线片检查时可以出现纹理，而空气不会出现纹理，因此可以通过胸部 X 线片上肺组织受压的情况，即肺野缩小的情况，判断气胸的量。气胸时肺组织被压缩的程度，对于临床的治疗有着重要意义，所以对气胸程度进行判定是必要的，可采用 kircher 方法计算，具体方法如下：

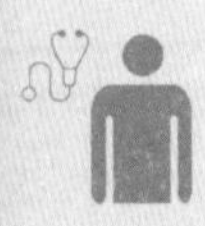

如果胸部 X 线片显示肺组织外侧受压至正常肺野范围的 1/4，通常可以判断气胸的量为 35%，患者的肺组织受压至正常肺野的 1/3，通常判断气胸的量为 50%，肺组织受压至正常肺野的 1/2 时，提示气胸的量为 65%，肺组织受压至正常肺野的 2/3 时，通常

判断气胸的量为 80%，而当肺组织全部被压缩至肺门，肺野密度上升，呈软组织密度时，说明气胸的量约为 95%。

5. 自发性气胸的处理

（1）一般治疗：

应卧床休息和吸氧，尽量减少活动，有利于气体吸收和肺复张。无肺部基础疾病的年轻患者，如果肺萎陷在 20% 以下，呼吸困难不明显者，可以采取本方法，但须密切观察。

胸腔内气体的回吸收受四个因素影响：1）胸腔与静脉血间的气体压力梯度；2）气体的弥散能力；3）胸腔内气体和胸膜的接触面积；4）胸膜的通透性，如增厚或纤维化的胸膜会降低气体的吸收速度。因此在胸腔内气体压力和静脉气体压力间存在梯度差，这有助于促进胸腔内气体的再吸收。

（2）排气疗法：

对于呼吸困难明显、肺压缩程度超过 20% ~ 30%、合并有肺部基础疾病者，需采取排气疗法，尤其是张力性气胸应紧急排气。

1）胸膜腔穿刺排气常规选择患侧锁骨中线第 2 前肋间为穿刺进针点，少数选择腋前区第 4、第 5 或第 6 肋间为穿刺进针点，对于局限包裹性气胸需根据胸部 CT 进行仔细定位后确定穿刺进针点。在皮肤消毒后用穿刺针直接穿刺入胸膜腔，随后连接于 50mL 或 100mL 注射器。如属张力性气胸，需要进行持续的胸腔闭式引流，但如病情紧急，可行紧急胸膜腔穿刺排气，以达到迅速减压的目的。

2）胸腔闭式引流术对于交通性和张力性气胸、压缩范围大的单纯性气胸者，单纯胸腔穿刺抽气只能暂时缓解症状，往往需要胸腔置管持续引流，通常选择锁骨中线第 2 前肋间置入引流管；局限包裹性气胸或有胸膜粘连者，应根据 X 线片或胸部 CT 定位置管；液气胸需排气、排液者，多选择上胸部置管引流，有时需置上、下两根引流管。将引流管连接于水封正压连续排气装置［水封瓶内的玻璃管一端置于水面下 1 ~ 2cm，患者呼气时胸膜腔内正压，只要高于体外大气压（1 ~ 2cmH_2O）就有气体排出］。如单纯持续引流较长时间肺仍不能复张，可考虑持续负压引流，在负压吸引装置与水封瓶之间接上调压瓶，调整调压管入水深度以维持吸引负压在之间 -5cmH_2O 到 -18cmH_2O 为宜。大量气胸时如引流或抽气需注意复张性肺水肿的发生，与气体量多少及气胸发生时间有关。

（3）胸膜粘连术：

为了减少复发，可在胸腔内注入硬化剂，产生无菌性胸膜炎症，使脏层和壁层胸膜粘连从而消灭胸膜腔间隙。仅限于不宜手术或拒绝手术的下列患者：1）慢性或复发性气胸；2）双侧气胸；3）合并肺大疱；4）肺功能不全，不能耐受手术者。常用硬化剂

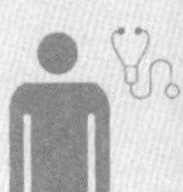

有多西环素、医用滑石粉等，用生理盐水 60 ~ 100mL 稀释后经胸腔导管注入，夹管 4 ~ 6 小时后引流；或经内科胸腔镜直视下喷洒。

（4）肺大疱破口闭合法：

在诊断为肺气肿大疱破裂而无其他的肺实质性病变时，可在不开胸的情况下经内镜使用激光或黏合剂使裂口闭合。

（5）外科手术：

对于慢性气胸、血气胸、双侧气胸、复发性气胸、张力性气胸经内科观察治疗失败者、胸膜增厚或者粘连带致肺膨胀不全或影像学上有多发性肺大疱者，可予手术。手术治疗成功率高，复发率低。电视辅助胸腔镜手术直视下分离胸膜间粘连，烙断粘连带；视野清晰，对较小肺大疱和破口也能发现和处理；同时行胸膜粘连术，具有微创、安全等优点。如无禁忌，亦可考虑开胸手术，但目前已基本被电视辅助胸腔镜手术取代。

六、思考题

1. 气胸时，插入胸腔气体引流管的方法有哪些，各有什么优缺点？
2. 自发性气胸患者外科手术的指征有哪些？
3. 自发性气胸患者外科手术的目的是什么？
4. 按照病因，气胸的分类有哪些?

七、科普小常识

1. 气胸发生的原因有什么？哪些人容易出现气胸?

气胸发生的原因：1）遗传因素；2）身材因素：特别是偏瘦长型男生，可能是因肺尖发育不全，形成胸膜肺大疱，在各种诱因下发生破裂；3）疾病因素：肺结核、肺炎、肺大疱的患者更容易发生气胸；4）外伤因素：锐器直接刺穿胸膜腔、刀伤、枪伤等情况；5）胸膜腔压力变化：突然屏气用力、抬举重物、剧烈咳嗽、大笑、用力排便等。

原发性气胸好发于青年人，特别是男性瘦长体型者。研究发现，年龄、性别与气胸类型密切相关。某些学者认为肺组织先天性发育不全是肺大疱形成的主要原因。也有学者提出“新膜理论”、侧支通气障碍机制和大气污染学说等。继发性自发性气胸是在其他肺部疾病的基础上，形成肺大疱或直接损伤胸膜所致的。常为慢性阻塞性肺疾病或炎症后纤维病灶（如矽肺、肺结核、肺间质纤维化、囊性肺纤维化等）的基础上，细支气管因炎症狭窄、扭曲，产生活瓣机制而形成肺大疱。肿大的肺大疱因营养、循环障碍而退行性变性。在咳嗽、打喷嚏等肺内压增高因素诱发下导致大疱破裂引起气胸。肺癌、

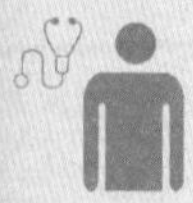

结节病、肺淋巴管平滑肌瘤病和艾滋病也可引起继发性气胸。最常见的病因为慢性阻塞性肺疾病。

2. 哪些原发自发性气胸患者需要手术?

对于首次发作的原发自发性气胸，经观察或置管排气等内科保守处理肺复张后，建议行胸部 HRCT 检查，若发现明显肺大疱病变存在，建议手术治疗。对首次发作的患者是否进行手术，还要根据患者对复发和运动等心理耐受程度和治愈期望进行决策。

对于首次发作的原发自发性气胸，非手术治疗方式（如单纯观察、穿刺抽气或置管引流）均可获得良好的短期治疗效果。但由于原发自发性气胸经内科保守治疗后仍有较高的复发率，预防复发是治疗的重点。有资料显示，原发自发性气胸首次发作经保守治疗后的复发率为 16% ~ 52%，而第二次复发后如再次接受保守治疗，同侧复发率则高达 65%。因此，为达到治疗的彻底性，对有复发风险的患者进行确定性治疗具有重要意义。虽然手术是治疗原发自发性气胸最确切的手段，但包括英国和美国在内几乎所有指南和共识都不建议对首次发作的原发自发性气胸进行手术干预，这些指南仅推荐对特殊职业的患者（如飞行员、潜水员等）、伴发血胸者以及保守治疗后仍延期漏气者进行手术治疗。因此，对首次发作的原发自发性气胸如何有效鉴别出复发风险高的患者并进行有效治疗具有重要意义。

3. 为什么气胸偏爱体型瘦高的人群?

肺大疱有先天性和后天性两种。先天性肺大疱好发于身高瘦长体型、扁平胸的青少年，随着身高增长，胸廓生长发育过快，而肺组织生长发育跟不上，加上肺部、支气管感染等因素，会出现肺组织的气肿，特别是在肺尖的部位，肺组织气肿之后会导致肺泡组织腔内的压力增高，形成肺大疱。肺大疱破裂类同于气球过度充气破掉，不过这个气漏到了一个本该是负压状态的胸膜腔里，肺等于被压瘪了，也就失去正常的血气交换功能。这就是我们常说的气胸。

（编者 郭万全）

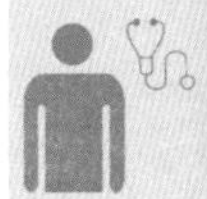

第十章
胸腔积液

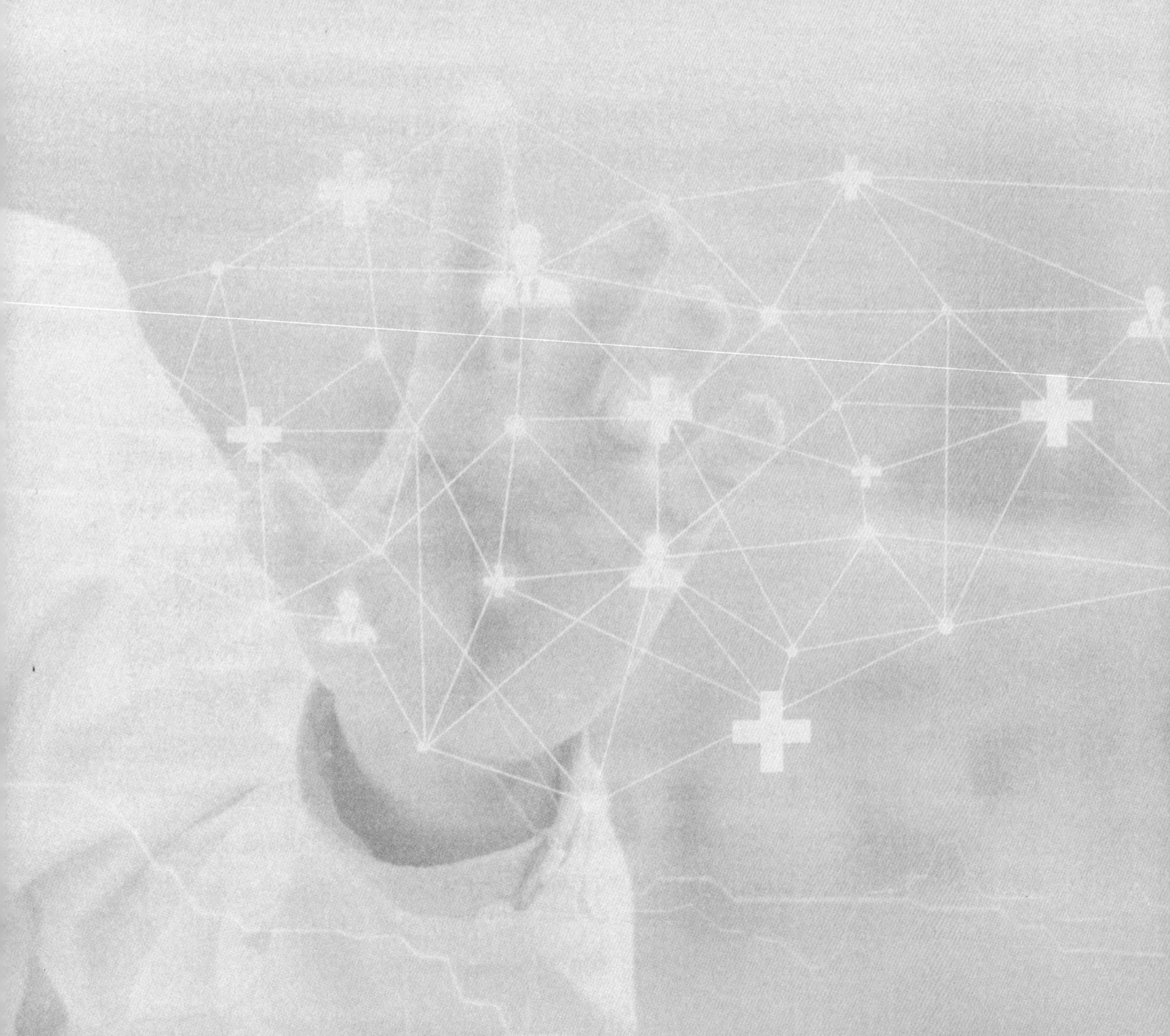

胸腔积液（案例10）

核心提示

❖ 学会胸腔积液的诊断流程。

❖ 认清胸腔积液是漏出液还是渗出液。

❖ 了解恶性胸腔积液增长较快并持续存在的患者应采取的治疗方法。

一、病历资料

1. 病史

韩 ××，男，63 岁，主因“间断咳嗽、咳痰伴气短 1 月余”入院。

患者1月余前无明显诱因出现咳嗽、咳痰，为白黏痰，不易咳出，伴气短，运动后明显，休息可缓解，无发热、盗汗、痰中带血等，无流涕、打喷嚏，无心慌、心悸，无胸憋、胸痛，就诊于当地不同诊所，予以抗感染、针灸等治疗，均未见好转。1 天前就诊于当地医院完善胸部 CT 示左肺下叶膨胀不全、左侧胸腔积液，未予治疗，今为进一步诊治收入我科。自发病以来，患者精神、睡眠可，食欲差，小便未见异常，便秘，近 3 月体重下降约 10kg。

既往患高血压病 20 年，平素规律服用尼群地平片 20mg 1 次 / 天，复方利血平片 2 片 / 天”，血压控制在 120 ~ 130/70 ~ 80mmHg。患冠心病 10 余年，平素规律口服阿司匹林 100mg 1 次 / 天（停用 2 ~ 3 天），阿托伐他汀 20mg 1 次 / 天”。否认糖尿病史，否认传染病史，否认手术、外伤史；否认输血史，否认食物过敏史，否认药物过敏史。吸烟 40 年，40 支 / 天，未戒烟。家族中无与患者类似疾病，无家族遗传倾向的疾病。

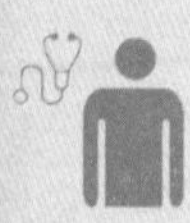

2. 体格检查

查体：体温 36.6℃，脉搏 86 次 / 分，呼吸 19 次 / 分，血压 129/92mmHg。神志清楚，慢性病容，浅表淋巴结未触及肿大，口唇略紫绀，颈静脉无怒张，左肺语音共振减弱，左肺呼吸音弱，右肺呼吸音正常，双肺未闻及干、湿性啰音，未闻及胸膜摩擦音。心率 86 次 / 分，律齐，心脏各瓣膜听诊区未闻及病理性杂音，腹软，上腹部有压痛，无反跳痛，未触及肿块，肝、脾肋下未触及，双下肢无水肿。

3. 实验室和辅助检查

胸部 CT（2024 年 1 月 31 日）：左肺下叶膨胀不全，左侧胸腔积液，两肺索条状硬结病灶，左肺下叶可见磨玻璃样密度影，右侧胸膜肥厚粘连。

4. 初步诊断

左侧胸腔积液性质待查（恶性胸腔积液？结核性胸膜炎？）、高血压 3 级（很高危）、冠状动脉粥样硬化性心脏病。

二、诊治经过

患者主因“间断咳嗽、咳痰伴气短 1 月余”入院，查体口唇略紫绀，左肺语音共振减弱，左肺呼吸音弱，院外胸部 CT 示左肺下叶膨胀不全，左侧胸腔积液，初步考虑左侧胸腔积液性质待查。活检后继续胸腔置管引流胸腔积液，送检肿瘤基因检测，结果提示 EGFR19 外显子缺失突变，给予奥希替尼靶向治疗后，患者咳嗽、咳痰气短症状好转，胸水引流量逐渐减少并消失。患者入院后的相关检查及检查结果如下：

胸腔彩超（图 10-1）：左侧胸腔积液，胸腔穿刺置管术后。

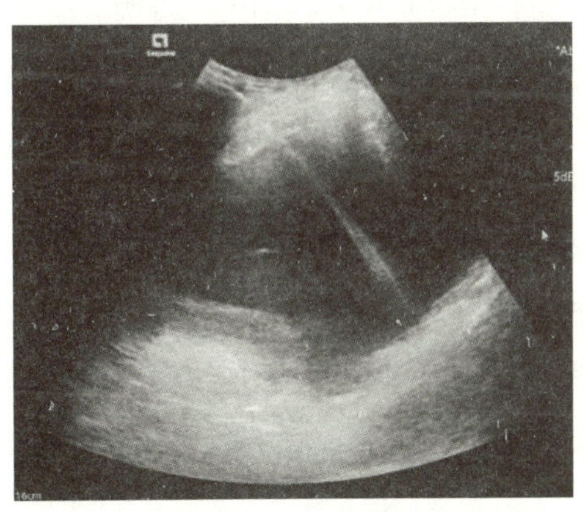

图 10-1　胸腔彩超

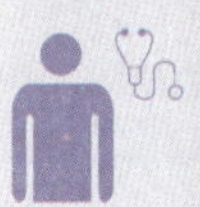

胸部增强 CT：左侧胸膜不规则增厚，左侧大量胸腔积液并引流术后，伴左肺部分

肺不张，左肺下叶软组织影。

胸水脱落细胞学检查：未见肿瘤细胞。

胸腔镜检查：胸顶部壁层胸膜、膈胸膜、前壁胸膜、后壁胸膜均可见大量白色物质附着于胸壁，为灰白色结节样新生物，质硬。

胸腔镜活检病理：（肺）结合免疫组化符合浸润性腺癌［免疫组化：TTF-I（-），NapsinA（+），P40（-），CK5/6（-），CK7（+），Ki-67（30%），Syn（-），CgA（-），CD56（-），SSTR2（-）］。

三、案例分析

1. 病史特点

（1）患者男性，63 岁，发病亚急性，以咳嗽、咳痰、气短为主诉。

（2）既往有高血压、冠心病史。

（3）阳性体征：口唇略紫绀，左肺呼吸音弱，左肺语音共振减弱。

（4）实验室和辅助检查：胸部增强 CT 示左侧胸膜不规则增厚，左侧胸腔内可见大量积液，左肺部分受压呈软组织改变，增强后左肺下叶强化欠均匀，见软组织密度影。

2. 诊断和诊断依据

（1）诊断：左肺腺癌 IV 期伴左侧胸膜转移、左侧胸腔积液、高血压 3 级（很高危）、冠状动脉粥样硬化性心脏病。

（2）诊断依据：患者有咳嗽、咳痰、气短症状；查体口唇略紫绀，左肺呼吸音弱，右肺呼吸音正常，左肺语音共振减弱；胸部增强 CT 示左侧胸膜不规则增厚，左侧胸腔内可见大量积液，左肺部分受压呈软组织改变，增强后左肺下叶强化欠均匀，见软组织密度影；胸腔积液为渗出液，胸腔镜胸膜组织活检示浸润性腺癌。

3. 鉴别诊断

胸腔积液是多种疾病的常见的并发症，引起胸腔积液最常见的病因以肺脏、胸膜、心脏、肝脏、肾脏、结缔组织疾病为主，其病因诊断具有挑战性。

（1）心力衰竭引起胸腔积液：

胸腔积液最常见的病因是左心功能衰竭。积液的发生是因为肺间质中增多的液体部分从脏层胸膜渗出；超出壁层胸膜淋巴管回收的容量。对心力衰竭患者来说，如果积液不是双侧，并且胸腔积液含量较多，应该行诊断性胸腔穿刺术，如果患者发热或者有胸膜疼痛，也应行诊断性胸腔穿刺术来鉴别是否有漏出性积液。另一方面，患者的心力衰竭也需要进行治疗。如果在积极治疗心力衰竭后胸腔积液持续存在，则需要进行诊断性胸腔穿刺。

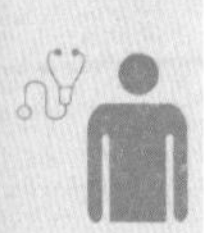

（2）肝性胸腔积液：

约 5% 的肝硬化腹水患者有胸腔积液。主要机制是腹水由横膈膜上的小孔进入胸腔中。此类型积液常发生在右侧，常会引起呼吸困难。

（3）肺炎旁胸腔积液：

当患者初步诊断肺部感染性疾病时，需要考虑到肺炎旁胸腔积液的可能性。游离性胸腔积液可以通过胸部侧卧位 X 线片、胸部 CT 或胸腔彩超来诊断。

（4）恶性肿瘤继发性胸腔积液（恶性胸腔积液）：

恶性胸腔积液是指胸膜原发恶性肿瘤或其他部位恶性肿瘤转移至胸膜引起的胸腔积液，胸腔积液样本或胸膜组织活检证实存在恶性肿瘤细胞可确诊。常见病因包括肺癌、乳腺癌、血液系统肿瘤、胃肠道肿瘤、妇科恶性肿瘤以及恶性间皮瘤等，其中肺癌和乳腺癌相关的恶性胸腔积液占总数的 50% 以上。恶性间皮瘤是起源于胸膜腔表面间皮细胞的原发性肿瘤，大多数病因与接触石棉有关。间皮瘤患者常表现为胸痛和气短，胸部 X 线片表现为胸腔积液，胸膜广泛性增厚，患侧胸廓萎缩，确诊常有赖于胸腔镜检或开胸胸膜活检。

胸腔积液呈渗出性，如果胸膜腔中肿瘤负担较高，则胸腔积液葡萄糖含量降低。诊断通常依赖于胸腔积液细胞学检查。在高度怀疑恶性胸腔积液的情况下，若细胞学检查为阴性，则应行胸腔镜检查。另一种替代胸腔镜检的方法是 CT 或超声引导下胸膜增厚结节活检。大部分恶性胸腔积液患者的治疗方法是对症治疗，因为出现积液意味着肿瘤扩散，且大部分伴有胸腔积液的恶性肿瘤是无法通过化疗治愈的。

（5）肺栓塞引起胸腔积液：

胸腔积液患者诊断中最常被忽略的一个鉴别诊断是肺栓塞。呼吸困难是最常见症状，积液性质常为渗出性，常通过 CT 肺动脉造影进行诊断。继发于肺栓塞的胸腔积液的治疗同肺动脉栓塞患者的治疗一样。如果患者在抗凝治疗后胸腔积液量增多，则可能是血栓栓塞复发或出现其他并发症，如血胸或胸膜感染。

（6）结核性胸膜炎：

在世界上许多国家，引起渗出性胸腔积液最常见的病因是结核。结核性胸腔积液常与原发性肺结核有关，常归因于对胸膜腔结核蛋白的过敏反应。结核性胸膜炎患者临床表现为发热、体重下降、呼吸困难和（或）胸膜炎性胸痛。胸腔积液呈渗出性。

（7）乳糜胸：

乳糜胸是指胸导管破裂后乳糜液积聚于胸腔所产生的胸腔积液。最常见的病因是创伤（最常见于胸外科手术），纵隔肿瘤也能引起该病。乳糜胸患者表现为呼吸困难，胸

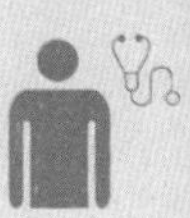

部 X 线片显示大量胸腔积液。胸腔穿刺检查显示乳状胸腔积液，生化分析显示积液中甘油三酯水平超过 1.2mmol/L。没有创伤的乳糜胸患者应行淋巴管造影和纵隔 CT 扫描检查纵隔淋巴结。

胸腔积液还有很多种其他原因，一些主要特点如下：如果胸腔积液淀粉酶升高，则可能是食管破裂或胰腺疾病；如果患者发热，胸腔积液细胞学检查中性粒细胞占大多数，而肺内无实质病灶，则应考虑腹腔脓肿。

四、处理方案及基本原则

1. 一般治疗

补充高蛋白、高热量、高维生素饮食，必要时静脉补液并输注白蛋白，心电监护。

2. 针对该患者的相关诊治

（1）入院后进一步完善胸腔彩超、胸部增强 CT、胸水脱落细胞学检查、胸腔镜检查、胸腔镜活检病理等相关检查。

（2）治疗性胸腔穿刺及胸膜腔置管引流。

（3）积极治疗原发病。

五、要点与讨论

1. 胸腔积液的评估和检测方法

（1）根据病史和临床表现怀疑为胸腔积液的患者，推荐行胸部 CT 和（或）胸腔超声检查以明确有无胸腔积液。

（2）有条件的情况下，推荐在超声引导下行胸腔穿刺。诊断性胸腔穿刺，建议至少检测胸腔积液总蛋白、乳酸脱氢酶、腺苷脱氨酶、细胞分类计数和细胞病理。

（3）建议用 Light 标准来区分渗出液和漏出液；部分漏出液经 Light 标准可能被误判为渗出液；如果存在心脏疾病，而胸腔积液判断为渗出液，建议检测胸腔积液 N- 末端 B 型利钠肽前体或血清 - 胸腔积液白蛋白梯度协助判断。

（4）针对胸腔积液样本检测未能明确病因的患者，推荐行胸膜活检，CT 或超声引导下胸膜活检准确性更高。经胸腔积液实验室检测和（或）胸膜活检未能明确病因者，建议行胸腔镜检查。

2. 胸腔积液的评估

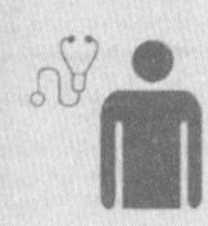

（1）症状和体征：不同病因和积液量所致的临床症状具有差异。典型的胸腔积液最初表现为非特异性的呼吸道症状，如呼吸困难、胸痛、咳嗽。突然发作的剧烈胸痛、与胸腔积液量不成比例的呼吸困难则要排查有无肺栓塞。少量胸腔积液时，无明显体征，少部分患者可触及胸膜摩擦感、闻及胸膜摩擦音。中至大量积液时，患侧胸廓饱满，可伴有气管、纵隔、心脏移向健侧，触觉语颤减弱，局部叩诊浊音，听诊呼吸音减低或消失。不典型的胸腔积液，如早期少量胸腔积液或部位不典型的胸腔积液，如肺底积液、叶间胸膜积液、包裹性积液等，诊断可能存在困难，需要借助影像学检查明确诊断。

（2）胸部 X 线片、胸部 CT 和胸腔超声检查：胸部 X 线片可以判断有无胸腔积液，其诊断的敏感度与积液量、是否存在包裹或粘连有关。一般情况下，后前位胸部 X 线片能检测到 200mL 以上的胸腔积液，而患侧卧位片可以检测到 50mL 以上的肋膈角积液。

胸部 CT 或胸腔超声可准确评估有无胸腔积液，可以鉴别少量胸腔积液与胸膜增厚。胸部 CT 还可以显示肺内、胸膜、膈肌、肺门和纵隔等部位的病变，有助于病因诊断。

与胸部 X 线片相比，胸腔超声检查对探测胸腔积液的敏感度更高，超声检查可以识别仅 3 ~ 5mL 的液体，同时可以测量胸腔积液深度，便于诊断性胸腔穿刺，而对于 > 100mL 的胸腔积液，超声诊断的敏感度达 100%。超声检查可以识别分隔性胸腔积液，在鉴别胸腔积液和胸膜增厚时，超声检查也具有高度特异度。此外，对机械通气、危重症患者，超声检查对胸腔积液的诊断也更具有优势。

3. 什么样的病人应考虑行胸腔穿刺术?

除有明显心力衰竭的患者外，对所有不明原因的胸腔积液患者都应进行诊断性胸腔穿刺。对心力衰竭患者，存在下列情形之一时可考虑行诊断性胸腔穿刺术：1）患者出现发热或胸膜炎性胸痛；2）单侧胸腔积液，或双侧胸腔积液的积液量差异明显；3）胸腔积液不伴有心脏扩大；4）治疗心力衰竭后胸腔积液无吸收。

4. 漏出液和渗出液的诊断

建议用 Light 标准来区分渗出液和漏出液。部分漏出液经 Light 标准可能被误判为渗出液。如果存在心脏疾病，而胸腔积液判断为渗出液，建议检测胸腔积液 N- 末端 B 型利钠肽前体或血清 - 胸腔积液白蛋白梯度协助判断。Light 标准是区分渗出液和漏出液最常用的标准，渗出液诊断标准：1）积液中总蛋白与血清总蛋白浓度的比值 > 0.5；2）积液中乳酸脱氢酶与血清乳酸脱氢酶浓度比值 > 0.6；3）积液中乳酸脱氢酶大于血清乳酸脱氢酶正常值上限的 2/3。只要满足三个条件中任意一个，可诊断为渗出液，三个条件均不满足为漏出液。

5. 胸腔积液的病因诊断

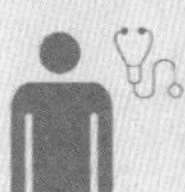

1）内科胸腔镜下胸膜活检组织病理是诊断不明原因胸腔积液的“金标准”。恶性胸腔积液镜下表现多为大小不等的结节，可呈葡萄状、菜花状，部分结节融合成肿块，

亦可表现为充血、水肿、胸膜粘连或弥漫性小结节等改变。结核性胸膜炎是良性胸腔积液中最常见的原因，急性期镜下主要表现为壁层胸膜弥漫性充血水肿、粟粒样改变或散在的小结节。慢性期可见灰白色、淡黄色厚薄不均的纤维素沉积和广泛粘连形成的包裹性积液。内科胸腔镜还可为一些诊断不明的胸腔积液提供内镜下证据，如类风湿关节炎胸腔积液、肝硬化或胰腺炎导致的胸腔积液以及一些罕见病因（如淀粉样变或结节病）。即使是少量胸腔积液，内科胸腔镜也有较高的诊断价值。

2）电视辅助胸腔镜手术，可直观评估胸膜间隙和直接组织取样，也可用于不明原因胸腔积液的诊断和复杂胸腔积液的处理。由于内科胸腔镜也可以达到类似的效果，电视辅助胸腔镜手术在疑难胸腔积液的诊断和良性胸膜疾病治疗中的地位已逐渐被取代。

3）在胸腔积液的病因诊断过程中，部分患者可能同时存在其他症状和体征（腹腔积液、浅表淋巴结肿大等），要注意排除呼吸系统以外的疾病导致胸腔积液的可能。淋巴结活检尽管不作为常规诊断方法，但当通过常规检测不能明确胸腔积液病因时，可针对肿大的浅表淋巴结进行活检，寻找某些罕见病因。

以下为胸腔积液的病因诊断流程（图 10–2）：

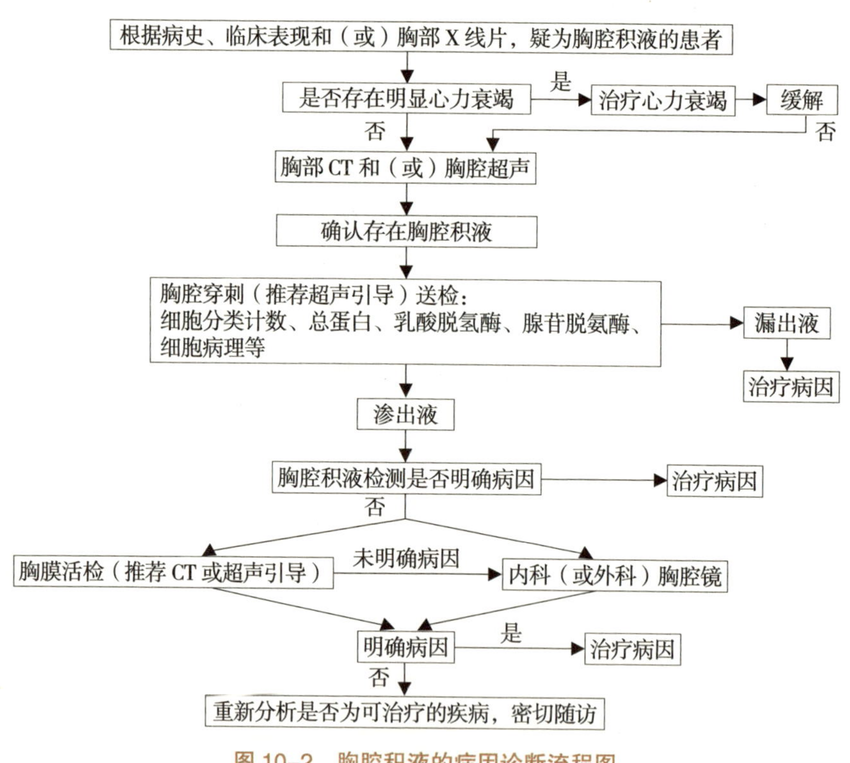

图 10–2　胸腔积液的病因诊断流程图

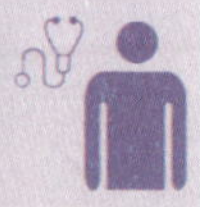

6. 胸腔积液的诊断

1）恶性胸腔积液的诊断：

在胸腔积液和（或）胸膜组织中查见恶性肿瘤细胞是确诊恶性胸腔积液的“金标准”。研究报道，胸腔积液细胞学检查诊断恶性胸腔积液的敏感度为60.0%（40.0% ~ 87.0%）。其诊断性能取决于肿瘤位置，位于胸膜间皮细胞表面则恶性肿瘤细胞易脱落进入胸腔积液；位于浆液层及以下时，只有少数恶性肿瘤细胞会脱落到胸腔间隙。细胞病理学检查所需的最少积液量仍存在争议，一般认为20 ~ 50mL即可，但有文献报道送检积液量 > 75mL可提高恶性胸腔积液的诊断率。两次或多次胸腔积液细胞病理学检查可提高恶性疾病诊断阳性率，对怀疑恶性胸腔积液患者，如果一次送检未能确诊，建议两次或多次送检细胞病理学，且送检积液量 > 75mL。胸腔积液细胞病理显示为异型细胞、可疑恶性或恶性细胞，建议获取更多样本或通过免疫细胞化学协助确诊及分型。对非小细胞肺癌合并恶性胸腔积液，在肿瘤组织样本或胸腔积液沉渣细胞块样本不可获得或样本不满意时，建议采用恶性胸腔积液细胞块或恶性胸腔积液上清液行肿瘤基因检测。

2）结核性胸腔积液的诊断：

在胸腔积液或胸膜活检组织标本中通过显微镜和（或）培养发现结核分枝杆菌可确诊结核性胸腔积液。胸腔积液抗酸染色和固体培养基培养结核分枝杆菌的阳性率低，建议用液体培养基进行培养以提高阳性率。胸腔积液分子诊断技术（核酸扩增或Xpert MTB/RIF）诊断结核性胸腔积液特异度高，推荐在疑诊结核性胸腔积液时检测。疑诊结核性胸腔积液而胸腔积液检查未能确诊者，推荐行胸部CT或超声引导下胸膜活检或胸腔镜获取胸膜组织行抗酸染色、结核分枝杆菌核酸扩增和培养。

3）肺炎旁胸腔积液和脓胸的诊断：

肺炎旁胸腔积液常继发于细菌性肺炎、肺脓肿或支气管扩张等合并感染。在提示感染的情况下，必须进行胸腔穿刺并送检病原培养以协助明确诊断。当胸腔积液量大、感染症状典型时，肺炎旁胸腔积液容易诊断。建议结合患者的临床表现、胸部影像学和胸腔积液的实验室检查来诊断肺炎旁胸腔积液。建议将胸腔积液接种到血液培养瓶中或将超声引导下胸膜活检的标本进行培养，可提高培养阳性率。

如果胸腔积液不能用常见病因解释，建议综合分析患者的病史、临床表现、积液特征和活检病理结果等以排查少见或罕见病因。临床疑诊乳糜胸或假性乳糜胸，推荐检测胸腔积液中是否存在乳糜微粒或胆固醇晶体，并检测胸腔积液甘油三酯和胆固醇水平。胸腔积液可能是多种病因共同作用的结果，对重症患者伴胸腔积液，建议排查心力衰竭、低蛋白血症、胸腔感染等因素。对于经胸腔镜胸膜活检仍未明确病因的胸腔积液患者，

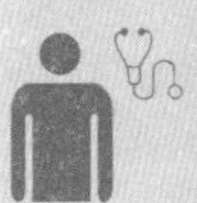

建议密切随访至少 2 年，以排除恶性疾病。

7. 胸腔积液的治疗

（1）肺炎旁胸腔积液：

肺炎旁胸腔积液大多数为胸膜反应性渗出，液体较少，随肺炎好转而吸收。积液量多、酸碱度 < 7.20 时应尽早行胸膜腔置管引流。极少数患者可演变成脓胸。对显著包裹性胸腔积液或胸膜粘连显著，单纯引流效果不佳者，可向胸腔内注射纤维蛋白溶解剂如尿激酶、链激酶等。

（2）结核性胸腔积液：

一旦诊断，应进行正规抗结核治疗，如不治疗，65% 的患者会在 5 年内发展为活动性肺结核，部分患者甚至可能进展为结核性脓胸。世界卫生组织推荐在没有合并中枢神经和骨关节结核的情况下结核性胸膜炎参照痰菌阳性的肺结核方案，推荐结核性胸膜炎的化疗方案。如果是耐药结核性胸膜炎则参考多耐药结核病的治疗方案。胸腔穿刺引流不仅是诊断需要，也是治疗的必要手段。由于高达 50% 的患者在开始治疗后的 6 ～ 12 个月内出现胸膜增厚，胸腔抽液有助于减少纤维蛋白沉着和胸膜增厚，使肺功能免遭损害。对于包裹性积液可在胸腔内注射尿激酶 5 ～ 10 万单位，利于把胸腔积液引流干净，以减少胸膜粘连。由于结核性胸膜炎大部分患者在治疗后都有胸膜增厚和粘连，因此减轻炎症反应、减少胸膜粘连的治疗一直在探索，糖皮质激素是应用最多的方法，但其作用一直受到争议。由于国内结核性胸膜炎的诊断许多时候仅仅是临床诊断，需要通过抗结核治疗反应来确认诊断，糖皮质激素的应用尤需慎重。

（3）化脓性胸腔积液（脓胸）：

急性脓胸经过有效抗生素的治疗并及时排出脓液，炎症可逐渐消退，仅在胸膜腔内残留一定的粘连和胸膜肥厚。慢性脓胸预后差，多需要手术治疗。患者抗生素治疗均应覆盖厌氧菌，细菌培养阴性时，抗生素需覆盖常见社区获得性肺炎病原体和厌氧菌。医院获得性脓胸的经验性抗生素治疗需覆盖耐甲氧西林金黄色葡萄球菌和厌氧菌。胸腔引流是治疗的关键。每次胸腔穿刺时均应尽可能将脓液抽净，在抽净之后，注入等量的生理盐水冲洗，直到抽出液变清亮为止。可于腔内注入尿激酶等，促进包裹性脓胸引流。同时应包括给予高蛋白、高热量、高维生素饮食，必要时静脉补液并输注白蛋白。慢性脓胸的治疗主要是手术消除脓腔。术前应适当补充营养，纠正低蛋白和贫血，少量多次输血，增强机体抵抗力，选用有效抗生素，控制感染。

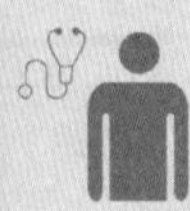

（4）恶性胸腔积液：

恶性胸腔积液是指胸膜原发恶性肿瘤或其他部位恶性肿瘤转移至胸膜引起的胸腔积

液，胸腔积液样本或胸膜组织活检证实存在恶性肿瘤细胞可确诊。常见病因包括肺癌、乳腺癌、血液系统肿瘤、胃肠道肿瘤、妇科恶性肿瘤以及恶性间皮瘤等，其中肺癌和乳腺癌相关的恶性胸腔积液占总数的50%以上。有部分恶性胸腔积液原发肿瘤的部位不清。

（5）结缔组织相关性胸腔积液：

结缔组织病中并发胸膜炎者，以类风湿关节炎为最多，亦可见于系统性红斑狼疮，结节性多动脉炎等。治疗时可抽取胸腔积液以改善症状，同时积极使用治疗风湿结缔组织疾病的药物。

8. 常见类型胸腔积液的相关知识

（1）肺炎旁胸腔积液和化脓性胸腔积液（脓胸）：

临床表现与普通肺炎相似，发热，胸痛，白细胞增多，脓痰，胸部X线片有新出现的片状阴影。但老年人或卧床患者临床表现不典型。胸部X线片常表现为少量至中等量同侧胸腔积液，积液量少时胸部X线片不易显示，此时胸腔超声检查或胸部CT检查，可以明确诊断。

肺炎旁胸腔积液与感染的病原体相关。胸腔积液中分离出致病菌的患者比例差别很大，取决于肺炎旁积液是简单的、复杂的或脓胸。总的说来，只有很少部分患者在肺炎旁胸腔积液中能分离到致病菌，但在复杂性肺炎旁胸腔积液和脓胸中，50%的病例能分离到致病菌。社区获得性肺炎伴胸腔积液中最常分离到的细菌是革兰氏阳性菌，以金黄色葡萄球菌和肺炎链球菌多见，而医院内肺炎伴胸腔积液最常分离到的细菌是革兰氏阴性菌和葡萄球菌。革兰氏阴性菌感染以大肠埃希菌、铜绿假单胞菌、肺炎克雷伯菌属多见。此外，厌氧菌感染引起的胸腔积液也不少见。

（2）结核性胸腔积液：

大多急性起病，有结核的全身中毒症状和胸腔积液的局部表现。但大多数结核性胸膜炎患者不能依靠特殊的临床症状和体征来与其他胸腔积液鉴别，而且胸部X线片检查或结核菌素试验也不足以为确定诊断提供足够资料。胸膜结核的诊断依靠胸腔积液中或胸膜活检中鉴定有结核杆菌或胸膜中可见结核性肉芽肿来证实。

胸腔积液检查很有价值，其胸腔积液几乎全是渗出液，93%的患者胸腔积液中主要是淋巴细胞，虽然在开始有症状的2周内主要是中性粒细胞。如果胸腔积液内主要是嗜酸性粒细胞，就不可能是结核性的。若胸腔积液内或活检组织中分离出结核分枝杆菌，则可确诊结核性胸腔积液。如果肺受侵犯，则痰培养有意义，若在胸部X线片上看不见肺实质病变，则痰培养的阳性率不高，除非是人类免疫缺陷病毒感染患者。如果在活检组织中可见肉芽肿病变，只要排除结节病、类风湿关节炎、土拉菌病和真菌病，即可诊

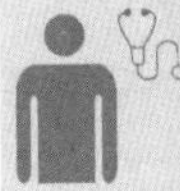

断结核性胸膜炎，如果同时将标本送培养，阳性率可提高，如果进行胸腔镜检查，即诊断率可达 98%。

近年来，已建立了一些诊断结核性胸腔积液的生化标志物，如腺苷脱氨酶、γ 干扰素等。其中比较常用的有腺苷脱氨酶 > 45U/L 和 γ 干扰素 > 3.7U/mL，有助于结核性胸腔积液的诊断。其他标志物还没有一致的临界阈值。单次测定腺苷脱氨酶值不高，并不能排除结核性胸腔积液的诊断。

（3）恶性胸腔积液：

恶性胸腔积液是指原发于胸膜的恶性肿瘤或其他部位的恶性肿瘤转移至胸膜引起的胸腔积液。肺癌是导致恶性胸腔积液最常见的病因，约占恶性胸腔积液的 1/3，同时恶性胸腔积液也是肺癌患者预后不良的重要因素。据统计，10% ~ 15% 的非小细胞肺癌患者初诊时合并恶性胸腔积液，50% 的非小细胞肺癌最终会转移至胸膜而引发恶性胸腔积液，约 11.16% 的小细胞肺癌患者初诊时合并有恶性胸腔积液。恶性胸腔积液一般提示肿瘤出现胸膜转移或已进展至晚期，与未合并恶性胸腔积液者比较，合并恶性胸腔积液患者中位生存时间缩短。

目前恶性胸腔积液诊断的金标准仍是在胸腔积液细胞沉淀中找到恶性细胞或在胸膜活检组织中观察到恶性肿瘤的病理改变；超声等检查方法有各自的特点及优势，可依据不同情况使用。

1）胸腔积液沉淀物包埋检查：目前，诊断肺癌合并恶性胸腔积液的金标准是在肺癌患者胸膜腔的引流液中检出肺癌细胞，或在胸膜活检组织中检出肺癌细胞。积液沉淀物包埋是肺癌合并恶性胸腔积液的常用病理诊断方法，除患有中、重度心衰外，合并有胸腔积液的肺癌患者应行诊断性胸膜腔穿刺，有助于明确诊断和临床分期。

2）闭式胸膜活检和胸腔镜检查：如需对肿瘤组织进行更精确的免疫组化检测和（或）基因分型，可行胸膜组织活检。闭式胸膜活检术的诊断阳性率约为 40% ~ 74%，采用 CT 引导的胸膜活检可提高其诊断敏感度。胸腔镜检查是恶性胸腔积液的辅助诊断方法，需排空积液后，在胸腔镜下对胸膜进行观察和（或）活检，适用于影像学检查发现可疑的胸膜异常，需行组织学诊断的患者。

肺癌合并恶性胸腔积液的治疗包括全身治疗和局部治疗。全身治疗即通过积极治疗肺癌原发疾病从而缓解恶性胸腔积液，是治疗肺癌合并恶性胸腔积液的基石。临床上需根据驱动基因的表达状态以及免疫分型对肺癌合并恶性胸腔积液患者给予相应的全身治疗。局部治疗是针对原发性肺癌引起恶性胸腔积液的治疗手段，主要目的是缓解患者症状、提高生活质量。对于症状明显、合并较大量恶性胸腔积液的患者建议先选择局部治

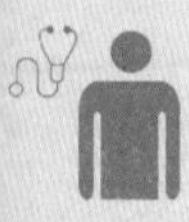

疗缓解症状。

9. 分隔性恶性胸腔积液的治疗

由于恶性肿瘤的生物学特性，胸腔积液中纤维蛋白的沉积以及化疗药物对脏、壁层胸膜的作用，使之产生化学性炎症，形成分隔性恶性胸腔积液，或称包裹性恶性胸腔积液。据报道，约 33.3% 的恶性胸腔积液出现多房分隔。出现分隔性恶性胸腔积液时，由于多房分隔的存在造成胸腔积液难以有效地引流，不能缓解患者的症状，也使注入胸腔的药物不能与胸膜充分接触，降低局部药物的疗效，从而影响治疗效果和患者预后，成为恶性胸腔积液治疗的难点。可通过胸腔超声和胸部 CT 来判断胸腔积液是否存在多房分隔。超声识别多房分隔优于胸部 CT。出现分隔性恶性胸腔积液时需要根据患者的病情和症状来决定是否需要将造成分隔的纤维隔离带切割和清除，便于胸腔积液的有效引流和提高局部药物治疗的疗效。目前常用方法包括经胸腔内注射纤维蛋白溶解剂和经胸腔镜粘连带分离。

（1）胸腔内注射纤维蛋白溶解剂：胸腔内注射纤维蛋白溶解剂是通过降解胸腔中的纤维蛋白，降低胸腔积液的黏稠度，减少胸膜粘连及胸腔分隔，促进积液排出。尿激酶和链激酶是最常用的药物。小样本前瞻性观察性研究发现，胸腔内注入尿激酶或链激酶均可促进分隔性胸腔积液的排出。尿激酶治疗通常一次 10~25 万 U，1 次 / 天胸腔注入，连续 3 天；链激酶治疗通常一次 25 万 U，1 ~ 2 次 / 天，连续 3 天。

（2）经胸腔镜粘连带分离：对于症状明显而不能有效引流的分隔性恶性胸腔积液患者，在胸腔镜下可用活检钳、电刀或氩气刀等工具进行切割、分离和清除纤维隔离带。通过胸腔镜进行切割分离纤维间隔后直视下注入尿激酶，对分隔性恶性胸腔积液有更好的疗效。胸腔镜手术存在一定的风险，如出血、气胸、空气栓塞等，因此术前需充分评估患者病情和操作风险。

10. 胸腔穿刺置管引流的常见并发症及其处理

常见并发症包括导管移位、感染等；部分患者可能出现胸膜反应、复张性肺水肿、气胸等。处理方法如下。

（1）导管移位：可适当退出少许导管，调整位置，若引流不畅，应重新安置导管。

（2）感染：蜂窝织炎、导管出口或导管通道感染时，选用可覆盖皮肤表面常见病原体的抗生素，在充分抗感染治疗未能改善的情况下，建议拔除导管。如果存在胸腔感染，应通过胸腔导管积极引流，选用可覆盖革兰氏阳性、革兰氏阴性和厌氧菌的广谱抗生素，并进行胸腔积液培养以寻找病原学证据。对于引流不畅的患者，可考虑在胸腔内注入适量链激酶或尿激酶，有助于促进积液排出、控制感染。考虑导管通道感染合

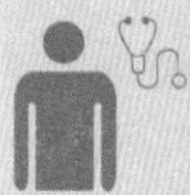

并胸腔感染时，应使用广谱抗生素并尽早拔除引流管，必要时可在感染得到控制或缓解后重新留置引流管。

（3）胸膜反应：嘱患者平卧、吸氧；必要时给予 0.1% 肾上腺素 0.5mL 皮下注射。

（4）复张性肺水肿：立即停止引流，给予吸氧，心电监护，酌情予利尿剂、强心剂等治疗。

（5）气胸：评估严重程度，少量气胸可自行吸收，必要时穿刺排气或行胸腔闭式引流。

（6）导管无引流：首先通过影像学评估积液量，若仍存在较多积液，首先考虑分隔性积液形成或导管内纤维蛋白形成致导管阻塞。导管阻塞时，应用无菌生理盐水冲洗导管；若导管仍无引流，可考虑使用胸腔内注射纤溶药物治疗。

上述措施均失败后，应考虑拔除和更换导管。

11. 怎样区分乳糜胸与假性乳糜胸？

如果胸腔积液呈乳白色，则应考虑乳糜胸或假性乳糜胸。乳糜胸是由于胸导管或其分支破坏而产生，其原因包括创伤（胸部外科手术、胸部外伤）、肿瘤（淋巴瘤或转移癌）、淋巴管疾病（淋巴管平滑肌瘤病）、肺结核、肝硬化、中心静脉阻塞等，约 10% 的乳糜胸为特发性。假性乳糜胸通常为多年的慢性胸腔积液，同时伴有胸膜明显增厚；其常见病因为类风湿关节炎所致胸腔积液和结核性胸膜炎。

乳糜胸和假性乳糜胸可以通过检测胸腔积液里乳糜微粒、胆固醇晶体、甘油三酯和胆固醇水平来鉴别。乳糜胸的积液里存在乳糜微粒，甘油三酯水平 > 1.24mmol/L；若甘油三酯水平 < 0.56mmol/L，则可以排除乳糜胸。假性乳糜胸是指积液里存在胆固醇晶体但没有乳糜微粒，胆固醇水平 > 5.18mmol/L，与甘油三酯水平无关。

六、思考题

1. 哪些全身疾病能够引起胸腔积液？

2. 内科胸腔镜检查有哪些优点？

3. 胸腔积液影像学诊断方法有哪些？

七、科普小常识

1. 正常人群存在胸腔积液吗？

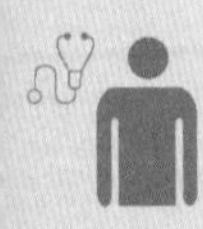

胸膜腔是脏层和壁层胸膜之间的完全封闭的潜在性腔隙，内含 5 ~ 15mL 浆液，在呼吸运动时起润滑作用。正常情况下，胸膜腔内每天有 500 ~ 1000mL 的液体形成与吸收。

任何原因导致胸膜腔内液体产生增多或吸收减少，即可产生胸腔积液。

2. 出现胸腔积液时有什么临床症状？

（1）咳嗽、胸痛：咳嗽或深呼吸时胸痛加剧，胸痛常为干咳，伴胸部刺痛。

（2）呼吸困难：少量积液时，症状不明显，或略感胸闷；大量积液时有明显呼吸困难，而此时胸痛可趋缓。

（3）少量积液时，可有胸膜摩擦音，典型的积液体征为患侧胸廓饱满，呼吸运动减弱，叩诊浊音，语颤及呼吸音减弱或消失，中量积液时，在叩诊浊音界的上缘可闻及支气管呼吸音，大量积液时气管向健侧移位。

（4）需注意，全身症状取决于胸腔积液的病因，如结核性胸膜炎可伴有低热、咳嗽、盗汗等结核病的临床表现；恶性肿瘤可伴有消瘦以及其他原发部位肿瘤的表现；感染性疾病可伴有发热、咳嗽、咳痰的表现；心功能不全可有肺水肿、下肢对称性水肿等心功能不全的表现。

3. 胸腔积液如何治疗？

（1）积极防治原发病。胸腔积液为胸部或全身疾患的一部分，因此积极防治原发病是预防本病的关键。通常来说，当胸腔积液量较少、未产生明显临床症状时，可以观察，等待积液自然吸收。而当胸腔积液量较多时，往往需要穿刺抽液或胸腔置管引流，以缓解气短、呼吸困难等症状，同时针对不同的病因如感染、结核、肿瘤等进行治疗。

（2）采取无痛、创伤小的胸腔穿刺抽液。中等量以上积液需治疗性胸腔穿刺抽液，可减轻或解除肺、心血管的受压症状，减少纤维蛋白沉着及胸膜增厚。另外，抽液治疗具有减轻结核毒性症状作用。抽液每次不宜超过1000mL，不宜过快、过多，以免造成胸腔压力骤降，出现复张性肺水肿。

（3）恶性胸腔积液多为晚期恶性肿瘤常见并发症，其胸水生长迅速，常因大量积液的压迫引起严重呼吸困难，常需反复胸腔穿刺抽液，部分可考虑局部药物治疗。

1）胸导管阻塞并发乳糜胸且对化疗不敏感者，可考虑纵隔淋巴结放射治疗。

2）对化疗不敏感、放疗亦非适应证或无效者，可考虑行胸膜粘连术、化学性胸膜固定术，以减轻症状，改善生存质量。

3）在抽吸胸水或胸腔插管引流后，胸腔内注入博来霉素、顺铂、丝裂霉素等抗肿瘤药物，或胸膜粘连剂，如滑石粉等，可减缓胸水的产生。也可在胸腔内注入生物免疫调节剂，可抑制恶性肿瘤细胞、增强淋巴细胞局部浸润及活性，并使胸膜粘连。

（编者　郭万金）

第十一章

睡眠呼吸暂停低通气综合征

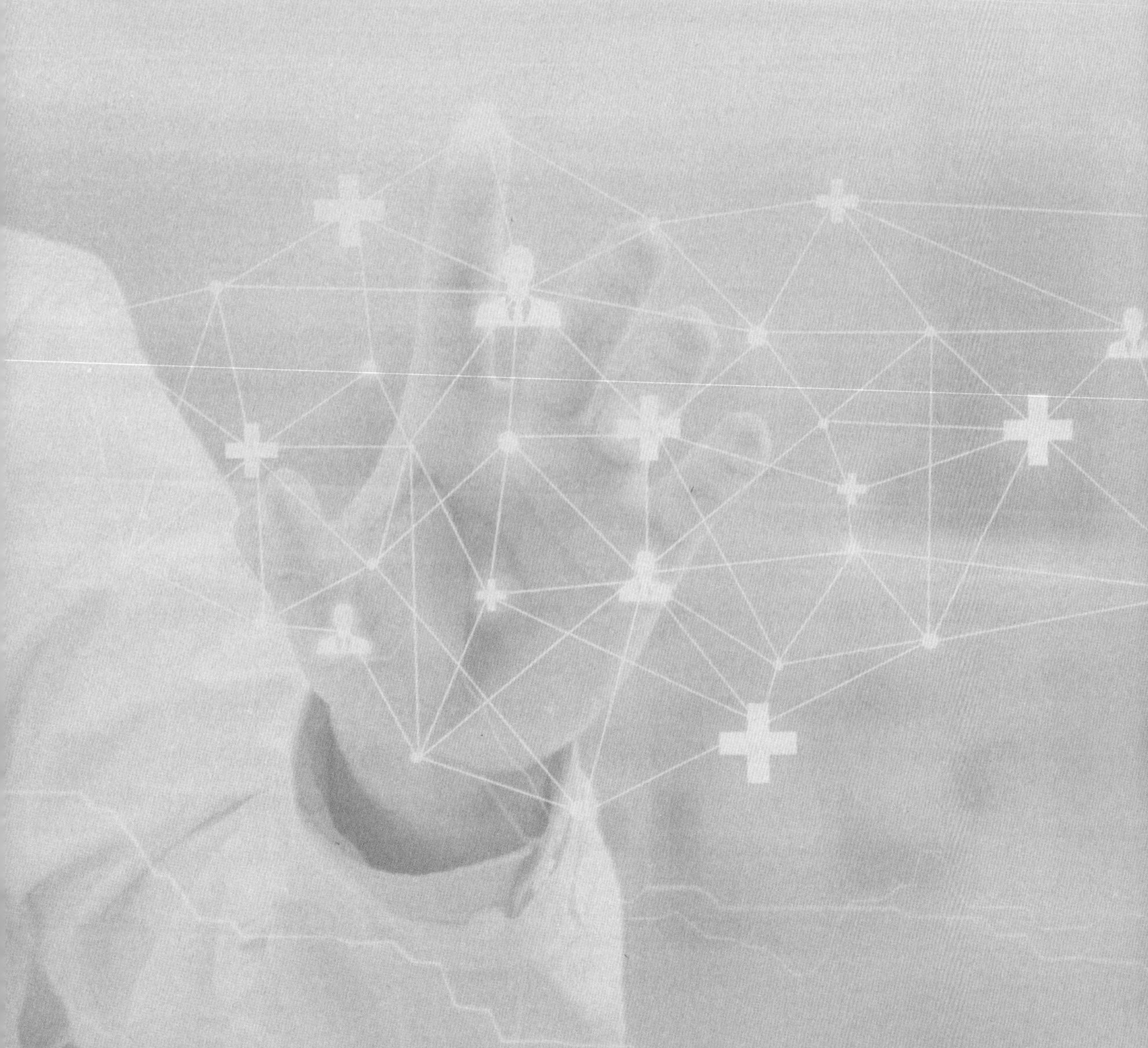

睡眠呼吸暂停低通气综合征（案例 11）

核心提示

❖掌握睡眠呼吸暂停低通气综合征的诊断标准。

❖明确睡眠呼吸暂停低通气综合征的患者需完善的检查。

❖了解睡眠呼吸暂停低通气综合征的治疗方法。

一、病历资料

1. 病史

赵 ××，男，47 岁，主因“睡眠打鼾 10 余年，加重伴夜间憋醒半月”入院。

患者于 10 年前开始出现睡眠打鼾，鼾声响亮，张口呼吸，影响他人休息，晨起时常有乏力、口干，近年来自觉记忆力减退、多梦，但睡眠过程中无憋醒，白天稍有困乏，但不影响参加会议及看电视等，不伴胸憋、胸痛，不伴气短等不适，未予重视。半个月前无明显诱因出现上述症状加重，夜间睡眠过程中憋醒，醒后症状消失，家属诉患者夜间有呼吸暂停，不伴头痛、白天嗜睡等，不伴咳嗽、咳痰，不伴胸闷、气短等不适。今为求进一步诊治收入我科。自患病以来，患者精神、睡眠、食欲尚可，大小便未见明显异常，近 3 月患者体重增加 5kg。

否认高血压病史，否认糖尿病史，否认肾脏病史、否认冠心病史，无脑血管意外疾病史，否认咽炎、鼻炎病史。否认手术史，否认外伤史，否认输血史，否认肝炎史，否认结核病史，无传染病史，预防接种史不详，否认食物过敏史，无药物过敏史。吸烟 10 年，20 支 / 天，未戒烟。家族中无与患者类似疾病，无家族遗传倾向的疾病。

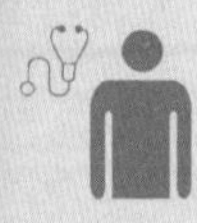

2. 体格检查

查体：体温 36.3℃，脉搏 90 次 / 分，呼吸 17 次 / 分，血压 137/108mmHg。神志清楚，肥胖体型，浅表淋巴结未触及肿大，口唇轻度紫绀，小颌畸形，悬雍垂低，睑结膜、球结膜无充血、水肿，颈静脉无充盈，无桶状胸，双肺呼吸音清，未闻及干、湿性啰音，心律齐，心率 90 次 / 分，心脏各瓣膜听诊区未闻及病理性杂音，腹软，腹部无压痛、反跳痛，未触及肿块，肝、脾肋下未触及，双下肢无水肿。

3. 实验室和辅助检查

动脉血气分析（2021 年 12 月 17 日）：酸碱度 7.416，氧分压 68.1mmHg，二氧化碳分压 40.7mmHg，标准碳酸氢盐 25.5mmol/L，血浆碳酸氢盐 26.1mmol/L，乳酸 1.1mmol/L。

血常规（2021 年 12 月 17 日）：白细胞计数 6.6×10^9/L，红细胞计数 5.72×10^{12}/L，血红蛋白 172g/L，血小板计数 227×10^9/L。

心电图（2021 年 12 月 17 日）：窦性心律，大致正常。

4. 初步诊断

阻塞性睡眠呼吸暂停低通气综合征？低氧血症？

二、诊治经过

患者主因“睡眠打鼾 10 余年，加重伴夜间憋醒半月”入院，查体肥胖体型，口唇略紫绀，小颌畸形，悬雍垂低，双肺呼吸音清，未闻及干、湿性啰音，动脉血气分析示氧分压 68.1mmHg，血红蛋白 172g/L，初步考虑阻塞性睡眠呼吸暂停低通气综合征。根据检查结果，给予患者夜间睡眠时佩戴无创呼吸机治疗（模式为持续气道正压通气），后患者夜间打鼾消失，未再出现夜间憋醒，同时给予患者健康宣教，嘱患者侧卧休息，减肥，定期复查。患者入院后的相关检查及检查结果如下：

肺功能检查：通气功能正常，舒张试验阴性。

心脏彩超：目前心脏结构及功能未见明显异常。

胸部 CT：双肺下叶背侧索条影，其余未见明显异常。

腹部彩超：脂肪肝，慢性胆囊炎伴胆囊多发息肉样病变，左肾囊肿，胰、脾、右肾及门脉未见异常。

睡眠监测报告（呼吸事件总结）：呼吸暂停低通气指数 52.5 次 / 小时，夜间最低动脉血氧饱和度 55%，符合重度阻塞性通气功能障碍，夜间重度低氧血症。

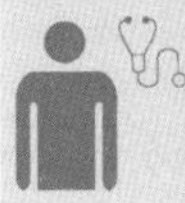

自动压力滴定：夜间佩戴无创正压呼吸机所测 90% 吸气正压 13cmH_2O，90% 呼气正压 10.8cmH_2O。

三、案例分析

1. 病史特点

（1）患者男性，47 岁，发病缓慢，以“睡眠打鼾 10 余年，加重伴夜间憋醒半月”为主诉；

（2）否认高血压、冠心病史；

（3）阳性体征：肥胖体型，口唇轻度紫绀，小颌畸形，悬雍垂低；

（4）实验室和辅助检查：呼吸暂停低通气指数 52.5 次 / 小时，夜间最低动脉血氧饱和度 55%，符合重度阻塞性通气功能障碍，夜间重度低氧血症。

2. 诊断和诊断依据

（1）诊断：重度阻塞性睡眠呼吸暂停低通气综合征、低氧血症、脂肪肝、慢性胆囊炎、胆囊息肉、左肾囊肿。

（2）诊断依据：1）患者有睡眠打鼾，夜间憋醒；2）查体见肥胖体型，口唇轻度紫绀，小颌畸形，悬雍垂低；3）呼吸暂停低通气指数 52.5 次 / 小时，夜间最低动脉血氧饱和度 55%。

3. 鉴别诊断

睡眠呼吸暂停低通气综合征需与以下疾病进行鉴别：

（1）原发性肺泡低通气：一种原因不明的呼吸调节异常，以慢性高碳酸血症和低氧血症为特点，不存在神经肌肉疾病或阻塞性通气功能障碍。自主呼吸由化学感受器和呼吸中枢调节，使二氧化碳分压和酸碱度保持在狭窄的生理范围内。原发性肺泡低通气的发病机制可能和呼吸中枢调节有关，患者的呼吸中枢对二氧化碳刺激的敏感性和反应性降低，致使肺泡通气减少，从而导致持续存在的高碳酸血症和低氧血症。典型者呈隐袭发展，低通气通常在睡眠时加重。原发性肺泡低通气可发生在任何年龄，多见于 20 ~ 50 岁的男性。

（2）原发性呼吸暂停：白天常无呼吸困难等不适，首次发病常表现为应用常规剂量镇静剂或麻醉药物后出现严重的呼吸抑制。随着疾病进展及通气不足至一定程度，可逐渐出现乏力、疲倦、记忆力减退、白天嗜睡、睡眠紊乱和晨起头痛，严重者可出现发绀、红细胞增多、肺动脉高压和心力衰竭。由于化学感受器和中枢通气驱动障碍，即便已经出现严重的动脉血气异常，患者仍可没有明显的呼吸困难。如不治疗，通常可在数月或数年内进行性加重，最终死亡。

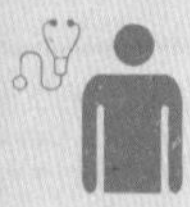

（3）单纯性鼾症：表现为不同程度的睡眠时打鼾，但无呼吸暂停和动脉血氧饱和度降低。

（4）上气道阻力综合征：上气道阻力综合征是指不伴有呼吸暂停的习惯性鼾症患者，在睡眠过程中出现的周期性的上气道阻力增加的现象，睡眠中上气道气流受限导致胸腔负压增加，出现觉醒，也可导致睡眠片段化和白天嗜睡。呼吸暂停低通气指数 < 5 次 / 小时是与阻塞性睡眠呼吸暂停低通气综合征的鉴别要点。

四、处理方案及基本原则

1. 一般治疗

减肥，戒烟限酒，侧卧休息，白天避免过度劳累。

2. 针对该患者的相关诊治

（1）入院后进一步完善肺功能检查、心脏彩超、胸部 CT、腹部彩超、睡眠监测、自动压力滴定等相关化验检查。

（2）控制危险因素，如减重、对患者进行体位睡眠教育和培训。

（3）纠正电解质紊乱及酸碱失衡。

（4）无创通气治疗。

（5）评估患者是否具有手术适应证，必要时进行手术治疗。

3. 转诊与社区随访

（1）随访内容：

对于确诊的阻塞性睡眠呼吸暂停低通气综合征患者，要积极治疗，减少疾病带来的不良作用，预防并发症，提高患者生命质量和劳动能力。

1）病情总体随访：确诊为阻塞性睡眠呼吸暂停低通气综合征的患者如未接受积极的治疗，应注意病情的变化，特别是其家属应注意患者夜间鼾声的变化，有无憋气及患者白天嗜睡的情况，鼾声时断时续或白天嗜睡加重均提示患者病情可能恶化或进展，应及时就诊并复查多导睡眠监测，必要时采取积极的治疗。

2）持续气道正压通气：压力调定后，患者带机回家进行长期家庭治疗，一般要求接受治疗的第 1 周、第 1 个月和第 3 个月时应进行严密随访，了解患者治疗过程中有何不适，评估疗效、依从性及耐受性，将随访内容记录在病案中，并及时处理相关问题，必要时应再调定持续气道正压通气压力，以保证患者长期治疗的依从性。长期管理是提高疗效的基础，每半年或 1 年应进行规律随访。

3）口腔矫治器及外科手术：治疗后 3、6 个月应复查多导睡眠监测，以了解其疗效，对于不能耐受或效果不佳的患者应尽快改用疗效更肯定的治疗方法，如持续气道正压通气等。

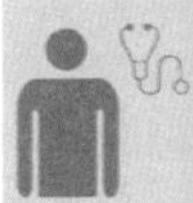

（2）随访评估：

依从性良好的标准：1 个月内超过 70% 的夜晚接受无创正压通气治疗，每晚 4 小时以上。

提高长期依从性的策略强调基于“生物－社会－心理”医学模式的综合策略。这些措施包括减少和处理无创通气治疗的不良反应，处理鼻部阻力增加的原因（如鼻中隔偏曲、鼻甲肥大等），选择合适的面罩和合理的工作模式，适当的精神心理干预，对患者和家属进行疾病和治疗相关知识的宣教以及加强家庭和社会的支持等措施。

五、要点与讨论

1. 睡眠呼吸暂停低通气综合征的诊断

睡眠呼吸暂停低通气综合征是一种常见的睡眠呼吸紊乱疾病，患者在睡眠过程中出现口鼻呼吸气流消失或明显减弱，包括阻塞性、中枢性和混合性呼吸暂停以及低通气等表现。其中，以阻塞性睡眠呼吸暂停低通气综合征最常见，呼吸事件以阻塞性睡眠呼吸暂停为主，伴打鼾、白天嗜睡等症状。睡眠呼吸暂停低通气综合征是多种全身性疾病的独立危险因素，可引发多系统损害，易发生夜间猝死，需高度重视和积极应对。

（1）重要诊断指标：

1）睡眠呼吸暂停是指睡眠过程中口鼻呼吸气流消失或明显减弱（较基线幅度下降≥ 90%）持续时间≥ 10 秒。

2）低通气是指睡眠过程中口鼻气流较基线水平降低≥ 30% 并伴动脉血氧饱和度下降≥ 4%，持续时间≥ 10 秒，或口鼻气流较基线水平降低≥ 50% 并伴动脉血氧饱和度下降≥ 3%，持续时间≥ 10 秒。

3）呼吸暂停低通气指数，即平均每小时睡眠呼吸暂停和低通气的次数。

（2）诊断标准：

睡眠呼吸暂停低通气综合征的诊断主要根据病史、体征和多导睡眠监测：

阻塞性睡眠呼吸暂停低通气综合征诊断标准包括 1）临床有典型的夜间睡眠时打鼾伴呼吸暂停、日间嗜睡等症状，查体可见上气道任何部位的狭窄及阻塞，呼吸暂停－低通气指数≥ 5 次 / 小时者可诊断阻塞性睡眠呼吸暂停低通气综合征；2）对于日间嗜睡不明显者，呼吸暂停低通气指数≥ 10 次 / 小时或呼吸暂停低通气指数≥ 5 次 / 小时，存在认知功能障碍、高血压、冠心病、脑血管疾病、糖尿病和失眠等 1 项或 1 项以上阻塞性睡眠呼吸暂停低通气综合征合并症也可确立诊断。

中枢性睡眠暂停低通气综合征多无夜间打鼾，其诊断需满足以下 3 个条件：

1）以下至少1种症状不能用其他原因解释：白天嗜睡、频繁夜间觉醒或唤醒；2）整夜多导睡眠监测显示睡眠中中枢性呼吸暂停和低通气时间＞5次/小时；3）清醒时动脉血氧分压＜45mmHg。

（3）严重程度可依据临床症状、受累器官、呼吸暂停低通气指数及动脉血氧饱和度等综合评判；现有的分级标准呼吸暂停低通气指数分级：轻度5～15次/小时，中度15～30次/小时，重度＞30次/小时；夜间最低动脉血氧饱和度分级：轻度85%～90%，中度80%～85%，重度＜80%。

2. 睡眠呼吸暂停低通气综合征发病危险因素

（1）性别、年龄和肥胖：阻塞性睡眠呼吸暂停低通气综合征常见于男性及妇女绝经前。男性发病率显著高于女性，比例约为2～3：1；女性绝经后发病率明显增加，与男性相近。阻塞性睡眠呼吸暂停低通气综合征随年龄增加而增多，高峰年龄为50～60岁。肥胖可致口咽部黏膜下脂肪沉积，对于体质指数≥25kg/m^{2}或体重超过标准体重＞20%者发病风险较高。

（2）上气道解剖异常：鼻息肉、鼻甲肥大等致鼻腔阻塞，Ⅱ度以上扁桃体肿大，慢性咽炎导致黏膜肿胀、增厚，舌体肥大、舌根后坠等因素使咽腔狭窄等；先天性因素包括颈短、下巴后缩、小颌畸形、颅面部畸形等均可造成上气道狭窄，反复发生呼吸暂停。

（3）肌肉因素：任何因素致上气道肌肉张力改变皆可致夜间发生上气道阻塞。

（4）神经、体液及内分泌因素：上气道扩张神经调节异常、绝经后妇女、肢端肥大症及甲状腺功能减退患者均易发生夜间呼吸暂停。

（5）种族及遗传因素：年轻的非洲裔美国人与高加索人相比，发生阻塞性睡眠呼吸暂停低通气综合征的危险性明显增加。非肥胖睡眠呼吸暂停低通气综合征存在家庭聚集，有一定遗传特性。

（6）酒精和镇静安眠药：乙醇及药物乙醇及镇静安眠药可降低上气道肌肉张力，抑制觉醒反应、网状激活系统的效应，降低颏舌肌对低氧及高碳酸血症的反应，发生阻塞性睡眠呼吸暂停低通气综合征。

（7）神经系统的损害：中枢神经系统疾病如肿瘤、外伤、血管栓塞、颅内感染、脊髓灰质炎、肌强制性营养不良等病变均可能发生中枢性睡眠呼吸暂停低通气综合征。

（8）低氧血症及高碳酸血症：慢性阻塞性肺疾病患者存在低氧血症或高碳酸血症时，可损害呼吸中枢功能，易合并中枢性睡眠呼吸暂停低通气综合征。

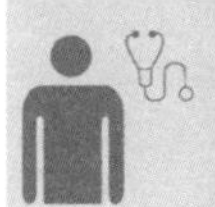

3. 睡眠呼吸暂停低通气综合征的发病机制

根据脑电活动和睡眠深浅，整个睡眠时相可分为非快速眼动睡眠及快速眼动睡眠两期，遵循“觉醒→非快速眼动睡眠→快速眼动睡眠→非快速眼动睡眠或觉醒”的规律周而复始。在快速眼动睡眠时相，上气道肌肉张力降低，内径减小，阻力增加，但上气道肌肉的放电时相和肋间肌的节律性收缩保持完整。在快速眼动睡眠时相，上气道肌肉、肋间肌和大部分骨骼肌张力进一步降低导致上气道吸气时陷闭。颏舌肌张力减退导致舌根后移和气道狭窄，肋间肌张力减退导致吸气时胸壁不稳定，出现胸腹矛盾运动；睡眠觉醒和对外界的刺激受抑制，易发生阻塞性呼吸暂停。由于中枢疾患抑制呼吸中枢，或血中二氧化碳水平的变化导致中枢通气功能的不稳定，易造成中枢性睡眠呼吸暂停低通气综合征。

4. 睡眠呼吸暂停低通气综合征的临床症状

阻塞性睡眠呼吸暂停低通气综合征患者睡眠时可出现间歇性鼾声、习惯性打鼾、阻塞性呼吸暂停、窒息发作、夜间憋醒、夜尿增多；晨起后可有头痛、口干，白天嗜睡；易发生交通意外；还可出现性格改变、易激惹、记忆力下降、性欲减退等。由于夜间出现反复的呼吸暂停及间歇性低氧血症，久之可出现全身多脏器功能损害及各种远期并发症，如心血管疾病（肺动脉高压、冠心病、心律失常、高血压等）、脑梗死、内分泌疾病（代谢综合征等）、神经认知功能障碍等。

中枢性睡眠呼吸暂停低通气综合征主要表现为暂时性节律性呼吸停止，即呼吸肌并未接收到中枢的信号输入。夜间有反复呼吸暂停发作且无呼吸肌运动。夜间无打鼾或不典型打鼾，严重者夜间可出现全身发绀。可反复发生低氧血症、高碳酸血症、觉醒和微觉醒，出现失眠、睡眠不安和频繁觉醒，晨起头痛、困乏或白天嗜睡。长久如此，出现慢性疲劳、记忆力以及认知功能下降，部分出现抑郁症。中枢性睡眠呼吸暂停低通气综合征多见于心力衰竭、脑卒中患者，可引起各种严重的并发症，如脑血管意外、肺动脉高压、呼吸衰竭、高血压和心律失常等。

5. 睡眠呼吸暂停低通气综合征的辅助检查

（1）多导睡眠监测：

可为临床怀疑为睡眠呼吸暂停低通气综合征者明确是否存在相关呼吸事件进行诊断或协助鉴别诊断。若临床上其他症状、体征支持患有阻塞性睡眠呼吸暂停低通气综合征，如难以解释的白天嗜睡或疲劳；难以解释的白天低氧血症或红细胞增多症；疑有肥胖低通气综合征；高血压尤其是难治性高血压；原因不明的心律失常、夜间心绞痛；慢性心功能不全；顽固性难治性糖尿病及胰岛素抵抗；脑卒中、癫痫、老年痴呆及认知功能障碍；性功能障碍；晨起口干或顽固性慢性干咳等表现，则应进行监测。对于疑有中枢性睡眠呼吸暂停低通气综合征者也可通过多导睡眠监测进行明确。

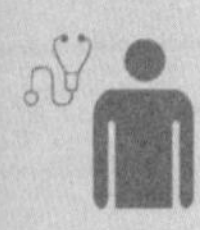

标准的多导睡眠监测有至少 7 个参数，包括脑电图、眼电图、颏肌电图、心电图、口鼻气流、胸腹呼吸运动、动脉血氧饱和度等，还应监测患者体位、腿动等，需有技术人员参与，必要时进行干预。以下检测方式可根据患者实际情况进行选择。

1）整夜多导睡眠监测：诊断阻塞性睡眠呼吸暂停低通气综合征的标准手段，需不少于 7 小时的睡眠，可客观评估患者夜间不良事件与疗效，还可鉴别诊断其他睡眠障碍性疾患等。

2）夜间分段多导睡眠监测：前 2 ~ 4 小时进行多导睡眠监测，之后进行 2 ~ 4 小时的持续气道正压通气压力调定，可减少检查和治疗费用。

3）午后小睡的多导睡眠监测：可用于白天嗜睡明显者，需保证有 2 ~ 4 小时的睡眠（包括快速眼动睡眠和非快速眼动睡眠）。

（2）便携式睡眠监测：

需至少包括口鼻气流、动脉血氧饱和度、胸腹运动等参数。可用于：1）临床症状严重且提示有呼吸暂停，需尽快治疗，且无法进行标准多导睡眠监测者；2）无法在睡眠实验室进行监测；3）已明确诊断，用于疗效随访。由于便携式睡眠监测未记录睡眠分期、体位和呼吸相关觉醒，监测结果阴性时仍不能除外阻塞性睡眠呼吸暂停低通气综合征。

（3）其他通气测定方法：

直接监测通气：用咬口或面罩收集呼出气，不易耐受，且影响自然睡眠状态。间接监测通气：包括定性和半定量两种方法。定性方法：应用热敏电阻或快速二氧化碳分析仪监测呼出气体。半定量方法：采用磁强计或呼吸感应性体容积描记仪。胸腹呼吸运动可用膈肌肌电图、经膈压测定和呼吸感应性容积描记仪监测。监测的内容主要有动脉血氧分压、动脉二氧化碳分压和动脉血氧饱和度。

（4）相关检查：

测量身高、体重，计算体质指数 = 体重（kg）/ 身高（m^2）；体格检查包括颈围、血压（睡前和醒后血压）、评定颌面形态、鼻咽部的检查；心、肺、脑、神经系统检查等；检验血细胞计数，特别是红细胞计数、红细胞比容、红细胞平均体积、红细胞平均血红蛋白浓度；动脉血气分析；肺功能检查；影像学检查，如头颈部 X 线片可发现下颌畸形 / 缺陷、舌骨下移等所致的上气道狭窄，多层螺旋 CT 气道三维重建可测量上气道的横断面积、气道周围结构、呼吸周期中上气道的动态变化，多用于疾病辅助诊断，也可用于阻塞性睡眠呼吸暂停低通气综合征与中枢性睡眠呼吸暂停低通气综合征的鉴别诊断；心电图或动态心电图；病因或高危因素的相关检查，如甲状腺功能；合并症的相关检查。

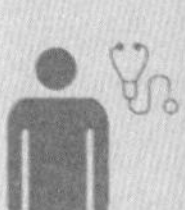

（5）嗜睡评估：

1）主观评价主要有 Epworth 嗜睡量表（ESS 评分量表）和斯坦福嗜睡量表（SSS 评分量表），现多采用 ESS 评分量表。但 ESS 评分仅提示白天嗜睡，并不是睡眠呼吸暂停低通气综合征的必要条件。其中，ESS 评分量表主要是对以下情况有无嗜睡的可能性进行评估，其中包括坐着阅读时、看电视时、在公共场所坐着不动时（超过 1 小时）、长时间坐车时不休息（超过 1 小时）、坐着与人谈话时、饭后休息时（未饮酒时）、开车等红绿灯时、下车静卧休息。评估以上情形，若从不为 0 分，很少为 1 分，有时为 2 分，经常为 3 分。

2）客观评价主要为睡眠潜伏期试验。通过让患者白天进行一系列的小睡来客观判断其白天嗜睡程度的检查方法。每 2 小时测试 1 次，每次小睡持续 30 分钟，计算患者入睡的平均潜伏时间及异常快速眼动睡眠出现的次数，正常成年人睡眠潜伏期为 10 ~ 20 分钟，如果平均睡眠潜伏期 < 5 分钟为嗜睡，5 ~ 10 分钟为可疑嗜睡，> 10 分钟为正常。

6. 睡眠呼吸暂停低通气综合征的治疗

睡眠障碍治疗应遵循有效性、合理性、个体化、综合性治疗等基本原则。对于有明确病因的睡眠障碍需针对原发基础疾病进行治疗，结合对症治疗，主要目标为缓解临床症状、改善日间社会功能、预防和减少并发症等。睡眠障碍的非药物治疗，包括避免诱因、改善睡眠环境、针对不同疾病的基本健康教育，如发作性睡病患者应保持作息规律、充足的夜间睡眠，白天有计划地安排小睡，避免从事驾驶、高空及危险作业等；阻塞性睡眠呼吸暂停低通气综合征患者应注意睡眠体位、减重、戒烟、戒酒、避免白天过度劳累等；快速眼动睡眠行为障碍患者应注意保证相对安全的睡眠环境，如在地板上放置床垫、对家具边角用软物包裹、对玻璃窗进行安全性保护、移去潜在危险物品，必要时患者与同床者分室居住及安置报警器等。

睡眠呼吸障碍的主要非药物治疗方式为持续气道正压通气治疗、口腔矫治器治疗、鼻腔或咽部软组织等外科手术治疗、减重和代谢手术治疗等。失眠的非药物治疗包括心理和行为治疗、补充和替代医学治疗，后者包括物理治疗（经颅电刺激、重复经颅磁刺激、磁疗、光疗等）、身心干预（太极、瑜伽、冥想等）、操作及躯体疗法（按摩、针灸、穴位按压等）、芳香疗法等。昼夜节律相关睡眠 – 觉醒障碍还包括调整生物节律及定时光照治疗等。

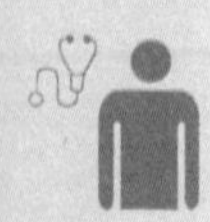

总之，睡眠障碍的治疗方式多种多样，具体需根据每个患者的病情制定个体化、综合性治疗方案，可考虑对因与对症治疗结合、药物及非药物治疗结合，以使患者得到最

大治疗获益。

7. 睡眠呼吸暂停低通气综合征的非药物治疗

呼吸机治疗：经鼻持续气道正压通气是成人阻塞性睡眠呼吸暂停低通气综合征的首选治疗方法，可保证上气道通畅，疗效达 90% ~ 95%；长期有效的持续气道正压通气治疗可明显改善相关并发症。适用于中、重度患者；轻度但症状明显者、合并或并发心脑血管疾病和糖尿病等患者；经过其他治疗无效者；合并慢性阻塞性肺疾病；围术期治疗等。自动调节持续气道正压通气呼吸机可根据夜间检测的气流、鼾症、呼吸暂停、吸气流速、气道振动等来自动调整压力，有利于提高依从性。对于重叠综合征、阻塞性睡眠呼吸暂停低通气综合征等病情严重且持续气道正压通气压力较高及持续气道正压通气耐受性较差的患者可以选用双水平气道正压辅助通气。

手术治疗：外科手术主要用于解除上气道结构性狭窄和（或）降低上气道软组织塌陷性。主要手术包括鼻腔扩容术，悬雍垂 - 腭 - 咽成形术，颏舌肌前移术等。悬雍垂 - 腭 - 咽成形术近期疗效较好，远期（3 ~ 5 年内）易复发，总有效率为 50% ~ 60%。对于颌面部畸形者，可视病情进行下颌前移术。对于病情严重且危及生命、无法适应呼吸机治疗或不适宜手术者，可进行气管切开。

其他：口腔正畸及矫治器可减轻打鼾，但其疗效尚难评价，耐受性差。适用于单纯性鼾症及轻中度的阻塞性睡眠呼吸暂停低通气综合征患者，特别是有下颌后缩者；不能耐受持续气道正压通气、不能手术或手术效果不佳者；持续气道正压通气治疗的补充治疗。中枢性睡眠暂停低通气综合征患者可使用呼吸中枢兴奋药物治疗，必要时可使用无创双水平气道正压通气治疗。

六、科普小常识

1. 哪些人群需要做睡眠监测？

（1）打鼾：

打鼾是临床上引起嗜睡的最常见病因，常见症状为白天嗜睡、晨起头痛、口干、人格改变、认知功能障碍，夜间常见行为为打鼾、睡眠中窒息、频繁觉醒、呼吸暂停、睡眠不安、夜尿增多等。

（2）发作性睡病：

主要表现为难以控制的思睡、发作性猝倒（可不伴猝倒）、睡瘫（俗称鬼压床）、入睡幻觉及夜间睡眠紊乱。该疾病的诊断除病史外，还需要做多次睡眠潜伏时间实验（又称小睡实验）。小睡试验是在整夜多导睡眠监测的基础上第二天进行的五次小睡，在睡

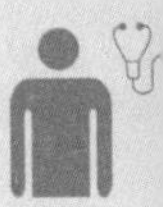

眠监测室进行。

（3）异态睡眠：

异态睡眠是指在入睡、睡眠期间或从睡眠中醒来时发生的非自主性躯体行为或体验。可表现为夜游、夜惊、夜间惊恐发作、伴随梦境的粗暴动作等。

（4）睡眠相关运动障碍：

比如睡眠相关性磨牙、周期性肢体运动障碍等，需要睡眠监测来协助诊断的。

（5）失眠：

失眠是临床最常见的睡眠障碍，患者常常抱怨难入睡、半夜易醒、睡眠时间不充足或睡眠质量差。主要用于临床症状不典型或治疗效果欠佳的失眠患者的临床评估，以明确是否存在主观性失眠，鉴别是否合并睡眠呼吸障碍、周期性肢体运动障碍、异态睡眠等影响睡眠的其他睡眠疾病。

（6）睡眠相关性癫痫：

通常发作形式刻板，发作频率高，需与异态睡眠、睡眠相关运动障碍等鉴别。

（7）其他相关疾病：

如糖尿病血糖不易控制、高血压不易控制、夜间哮喘或反酸、烧心，可进行睡眠监测的来协助诊断的。

（8）无创通气治疗（呼吸机治疗）压力滴定：

无创正压通气治疗是阻塞性睡眠呼吸暂停患者的治疗方法之一，患者需要在睡眠监测同时，佩戴无创正压通气治疗设备，来调节和确定最佳治疗压力。

2. 睡眠监测应该注意什么？

（1）检查日按日常作息时间，尽量避免午睡；当天晚餐正常饮食，检查前三天请勿饮酒及含咖啡因的饮料，勿使用影响睡眠的药物（小睡试验前需遵医嘱暂停影响睡眠的药物 2 周）。避免过于饱食或饮水过多造成夜尿频繁，影响睡眠质量。

（2）检查当天请洗澡洗头，清除油脂，洗头后不要使用护发及定型产品。男性患者请在检查前剃须，女性患者不要化妆及美甲，不要戴耳环、耳钉。

（3）请自备宽松衣物（领口、裤脚不宜过紧）。

（4）检查期间为避免信号干扰影响检查结果，请尽量关闭手机。

（5）有过敏史的患者请告知睡眠技师（注意：检查过程中需要使用酒精、胶布、电极膏及金属电极）。

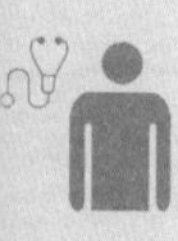

（6）因睡眠监测为精密仪器，所有安装及拆卸，需在工作人员指导下完成，不要自行拆装，以免损坏睡眠监测仪器。

3. 睡眠呼吸暂停有什么危害?

睡眠呼吸暂停常常被忽视，又被称为“健康的隐形杀手”。事实上，它不仅会引起睡眠时血氧反复下降和睡眠片段化，也会导致工作效率下降、交通事故高发，还与高血压、冠心病、脑卒中、糖尿病、抑郁症、流产、早产、猝死、肿瘤的高发等密切相关，所以它也被认为是一种全身性疾病。如果未接受合理的治疗，中、重度睡眠呼吸障碍性疾病患者的死亡率高达 13%，死亡原因多与心、脑血管并发症相关。

（编者　郭万金）

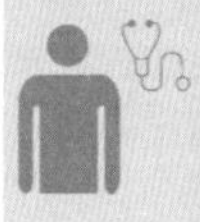

第十二章
肺结核

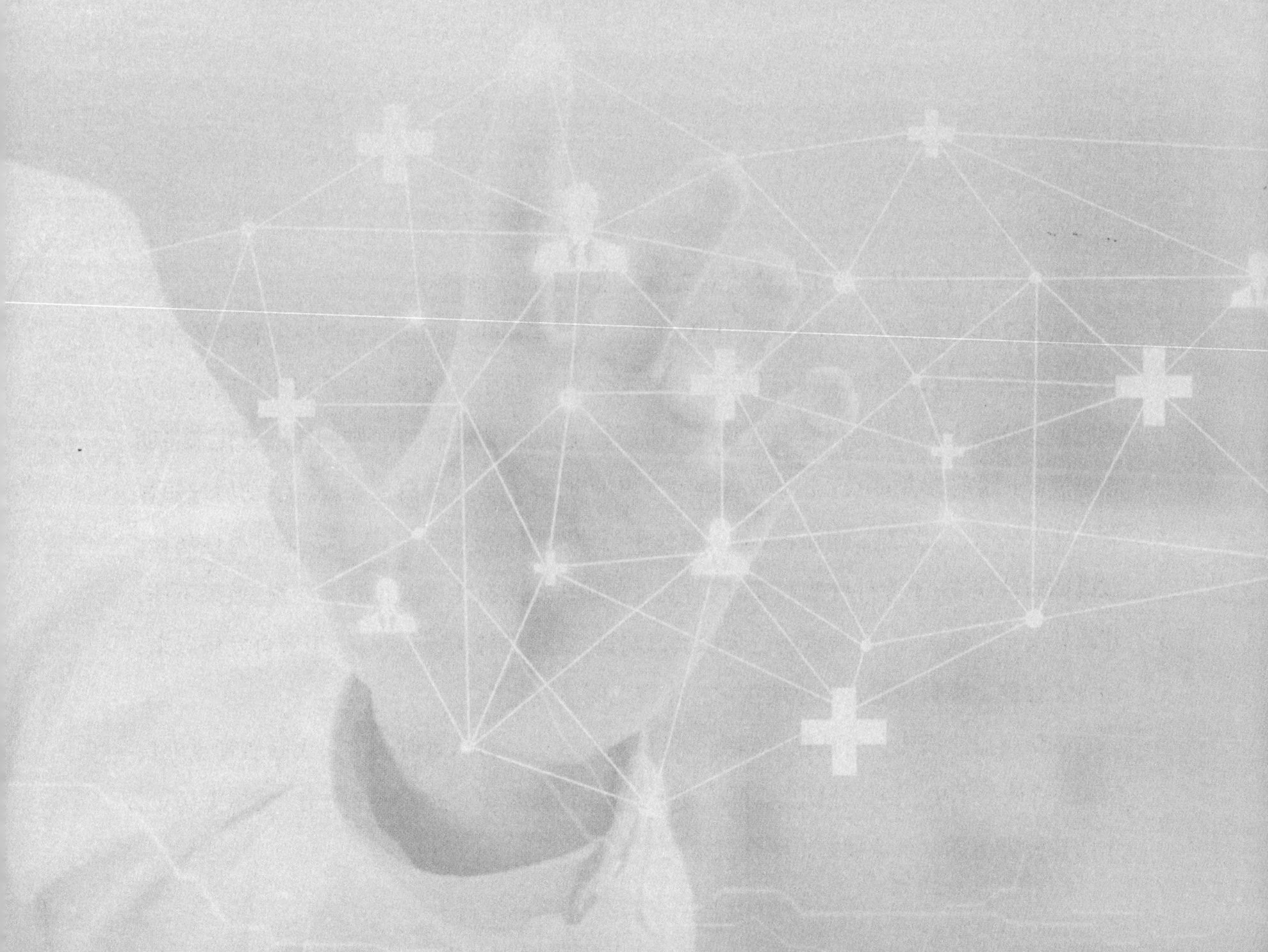

肺结核（案例 12）

核心提示

- ❖掌握肺结核的诊断标准。
- ❖明确肺结核的治疗及药物的选择。
- ❖了解肺结核患者的健康管理内容。
- ❖学习肺结核患者的康复治疗方法。

一、病历资料

1. 病史

刘 × ×，女，76 岁，主因“咳嗽 2 年，加重 1 月”就诊。

患者 2 年前无诱因出现咳嗽，伴活动后气短，走路快时即感气短明显，遂就诊于我院，完善胸部 CT 示双肺间质纤维化，考虑特发性肺间质纤维化，院外规律口服吡非尼酮胶囊 300mg 3 次 / 天，仍有慢性咳嗽、少痰，定期监测胸部 CT，肺间质纤维化未见明显进展。1 周前患者着凉后出现咳嗽加重，夜间明显，咳少量白色黏痰，活动后气短显著，食欲减退，无发热、胸痛、咯血，就诊于当地医院，完善胸部 CT 示左下肺炎性病灶，双肺间质性病变，不除外肿瘤病变。同时院外使用头孢类抗生素及止咳类药物，效果不佳，建议转诊至上级医院，后为求进一步诊治，以社区获得性肺炎收住我科。患者自发病以来，精神、食欲、睡眠一般，大小便正常，体重无明显变化。

否认高血压病史，否认糖尿病史，否认冠心病史，否认肾脏病史，无脑血管意外疾病史。否认手术史，否认外伤史，否认输血史，否认肝炎史，否认结核病史，无传染病史，预防接种史不详，否认食物、药物过敏史。

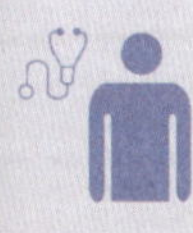

2. 体格检查

查体：体温 36.2℃，脉搏 70 次 / 分，呼吸 20 次 / 分，血压 115/54mmHg。神志清楚，查体配合，口唇无紫绀，球结膜无充血水肿，双肺呼吸音清，双肺底可及 velcro 啰音，心律齐，各瓣膜听诊区未闻及病理性杂音，腹部查体阴性，双下肢未见水肿。

3. 实验室和辅助检查

胸部 CT（图 12–1）：左下肺可见炎性病变，可见支气管充气征，双肺间质改变。

心电图：大致正常心电图。

血常规：白细胞计数 5.21×10^9/L，血红蛋白 106g/L，血小板计数 186×10^9/L。

红细胞沉降率：58mm/h。

C 反应蛋白：11.48mg/L。

降钙素原：0.021ng/mL。

结核抗体：阴性。

痰培养：正常菌群。

痰找结核分枝杆菌：阴性。

结核菌素皮肤试验：阴性。

支气管镜：左上叶黏膜充血、水肿，渗血明显，痰渍沉积，内有脓性分泌物溢出，冲洗吸出并送检，管口尚通畅，未见新生物，余各支气管黏膜轻度充血，散在少量痰渍沉积，少量白黏分泌物冲洗吸出，管口通畅，未见新生物。

肺泡灌洗液细菌及真菌培养：抗酸杆菌阴性，真菌阴性，细菌培养阴性。

肺泡灌洗液病理检查：未见肿瘤细胞。

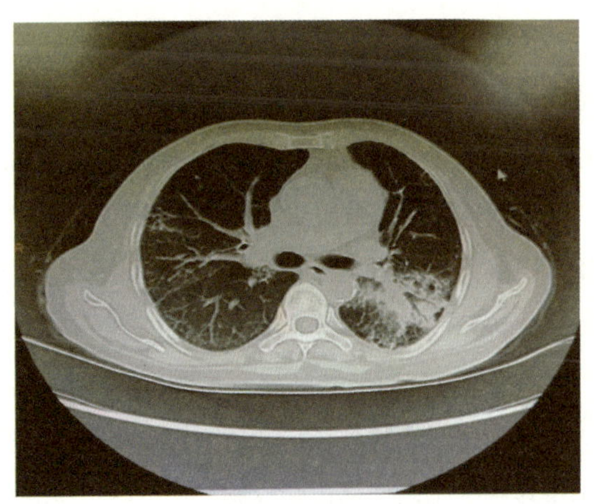

图 12–1　胸部 CT

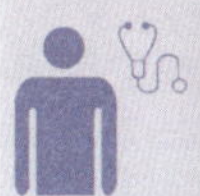

二、诊治经过

患者院外抗感染失败，入院后经验性给予哌拉西林他唑巴坦联合莫西沙星抗感染。一周后患者症状无改善，复查胸部CT较前无变化，升级抗生素为亚胺培南西司他丁，同时因为咳嗽显著，给予止咳药物止咳。给予支气管镜检查，送检肺泡灌洗液mNGS，结果提示：细菌、真菌均为阴性，结核分枝杆菌复合群序列数2809。必要时准备经皮肺穿刺活检。

院外规律抗结核治疗，治疗后病灶吸收，咳嗽显著好转。

三、案例分析

1. 病史特点

（1）患者女性，76岁，因“咳嗽2年，加重1月”就诊。

（2）既往发现肺间质纤维化2年，平素口服吡非尼酮胶囊抗纤维化。间断复查胸部CT。

（3）生命体征平稳，双肺底可及Velcro啰音，全身无皮疹。

（4）实验室及辅助检查：胸部CT提示左下肺病变，炎症？肿瘤？肺结核？

2. 诊断和诊断依据

（1）诊断：左肺继发性肺结核、肺间质纤维化。

（2）诊断依据：反复咳嗽2年，加重1周；间质性肺疾病无明显进展；左下肺不规则大范围炎性改变；近半年新出现的病灶；否认低热、盗汗、体重下降；痰或肺泡灌洗液中找到抗酸杆菌或抗酸杆菌核酸阳性。

3. 鉴别诊断

（1）影像呈浸润表现的肺结核：影像呈浸润表现的肺结核应与细菌性肺炎、肺真菌病和肺寄生虫病等感染性肺疾病相鉴别。细菌性肺炎常有受凉史，多伴血白细胞升高，抗感染治疗病灶吸收较快；肺真菌病常有长期应用抗生素、免疫抑制剂或患有免疫疾病史，痰真菌培养阳性，血G试验及半乳甘露聚糖检测试验阳性，抗炎、抗结核治疗无效，抗真菌治疗有效；肺寄生虫病患者常有在流行地区居住史，食用污染食物及饮生水史，痰内或胸水查到虫卵，血清特异性抗体检查有助于诊断。

（2）肺结核球：肺结核球应与周围性肺癌、炎性假瘤、肺错构瘤和肺隔离症等相鉴别。周围性肺癌患者常以咳嗽、胸痛就诊或体检发现病灶，病灶多有分叶、毛刺，多无卫星病灶，患者痰中可找到瘤细胞，经皮肺穿刺活检或经支气管镜肺活检等病理检查常能确诊；炎性假瘤是一种病因不明的炎性肉芽肿病变，患者以前曾有慢性肺部感染史，

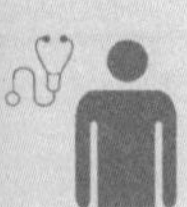

抗炎治疗后病灶逐渐缩小；肺错构瘤常为孤立病灶，呈爆米花样阴影；肺隔离症以 20 岁年轻人较多见，不伴肺内感染时可长期无症状，病变好发于肺下叶后基底段，以左下肺多见，密度均匀、边缘清楚，很少钙化，血管造影及肺放射性核素扫描见单独血供时可确诊。

（3）血行播散性肺结核：血行播散性肺结核应与肺泡细胞癌、肺含铁血黄素沉着症和弥漫性肺间质疾病相鉴别。肺泡细胞癌患者多无结核中毒症状，胸闷、气短等症状明显，可以有较多泡沫样痰液，病灶多发生于双肺中下肺野，分布不均匀，经皮肺活检、经支气管镜肺活检常能确诊；肺含铁血黄素沉着症患者常有反复咳嗽、咯血及缺铁性贫血症状，有过敏、二尖瓣狭窄、肺出血-肾炎综合征等病史，阴影中下肺野分布较多，患者痰巨噬细胞内发现含铁血黄素颗粒可助诊断，确诊通常依靠经皮肺组织活检或经支气管镜肺活检病理检查；弥漫性肺间质疾病患者病史较长，呼吸困难呈进行性加重，部分患者有粉尘接触史，阴影以中下肺野、内中带较多，患者未并发感染时，多无发热，低氧血症明显，确诊通常需肺活检病理检查。

（4）支气管淋巴结结核：支气管淋巴结结核应与中央型肺癌、淋巴瘤和结节病相鉴别。肺癌患者年龄多在 40 岁以上，患者早期可有刺激性干咳、血痰，多无结核中毒症状；淋巴瘤为淋巴系统的恶性肿瘤，可表现为单侧或双侧肺门淋巴结肿大，患者多伴血色素降低、浅表部位淋巴结肿大；结节病是原因不明的全身性肉芽肿疾病，影像学表现为双侧肺门或纵隔淋巴结肿大，结核菌素试验多为阴性，Kveim 试验阳性，血管紧张素转化酶升高，肾上腺皮质激素治疗有效，以上疾病确诊通常需支气管镜检查或超声内镜检查并病理检查。

（5）肺结核空洞：肺结核空洞应与癌性空洞、肺囊肿和囊性支气管扩张相鉴别。肺癌性空洞洞壁多不规则，空洞内可见结节状突起，空洞周围无卫星灶，空洞增大速度较快；肺囊肿为肺组织先天性异常，多发生在肺上野，并发感染时，空腔内可见液平面，周围无卫星灶，未并发感染时可多年无症状，病灶多年无变化；囊性支气管扩张多发生在双肺中下肺野，患者常有咳大量脓痰、咯血病史，薄层 CT 扫描或支气管碘油造影可助诊断。

（6）结核性胸膜炎：结核性胸膜炎应与各种漏出性胸腔积液、癌性胸腔积液和肺炎旁胸腔积液相鉴别。胸腔积液诊断的一项必要工作是鉴别是渗出液［来自侵及胸膜的疾病或导致血管通透性增加和（或）胸腔淋巴回流减少的疾病］还是漏出液（起因与正常胸膜系统胸内流体静水压和胶体渗透压的紊乱相关），其鉴别目前仍采用 Light 标准检测胸腔积液、血清乳酸脱氢酶和总蛋白。如果符合下列一项或多项标准，胸腔积液

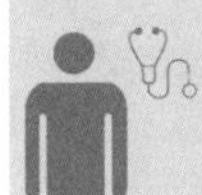

可能是渗出性的：

1）胸腔积液的蛋白 / 血清蛋白比值 > 0.5；

2）胸腔积液的乳酸脱氢酶 / 血清乳酸脱氢酶比值 > 0.6；

3）胸腔积液的乳酸脱氢酶 > 2/3 正常血清乳酸脱氢酶上限。

胸腔积液脂质和胆固醇的测量一般用于怀疑乳糜胸或假性乳糜胸的诊断。当胸腔积液总甘油三酯 > 110mg/dL，胸腔积液甘油三酯 / 血清甘油三酯 > 1，胸腔积液胆固醇 / 血清胆固醇 < 1 时，可诊断乳糜胸。胸腔积液甘油三酯 < 50mg/dL 可排除乳糜胸的诊断。心源性胸腔积液、肝性胸腔积液和肾性胸腔积液，临床上多有原发病史，无结核中毒症状，胸水密度 1.016，蛋白含量 < 30g/L，通常为漏出液，原发病好转后胸水很快吸收。肿瘤胸膜转移及胸膜间皮瘤，患者常有剧痛，胸水多为血性，胸水肿瘤细胞及胸膜活检特别是胸腔镜下直视活检病理检查可助诊断。肺炎旁胸腔积液患者有感染史，抗感染治疗后胸水很快吸收。

（7）肺结核与非结核分枝杆菌肺病：非结核分枝杆菌肺病临床表现酷似肺结核病。多继发于支气管扩张、矽肺和肺结核病等慢性肺病，也是人类免疫缺陷病毒感染或获得性免疫缺陷综合征的常见并发症。常见临床症状有咳嗽、咳痰、咯血、发热等。胸片可表现为炎性病灶及单发或多发薄壁空洞，纤维硬结灶、球形病变及胸膜渗出相对少见。病变多累及上叶的尖段和前段。但亦有 20% ~ 50% 的病人无明显症状。痰抗酸染色涂片检查阳性，无法区别结核分枝杆菌与非结核分枝杆菌，只有通过分枝杆菌培养菌型鉴别方可鉴别。其病理组织学基本改变类似于结核病，但非结核分枝杆菌肺病的组织学上改变以类上皮细胞肉芽肿改变多见，无明显干酪样坏死。胶原纤维增生且多呈现玻璃样变，这是与结核病的组织学改变区别的主要特点。目前尚无特效治疗非结核分枝杆菌肺病的化学药物和标准的化疗方案，且多数非结核分枝杆菌对抗结核药物耐药，故主张抗结核药物与其他抗生素联合使用，方案中药物以 3 种 ~ 5 种为宜，一般情况下，非结核分枝杆菌肺病在抗酸杆菌阴转后仍需继续治疗 18 个月 ~ 24 个月，至少 12 个月，与肺结核化疗方案明显不同。

三、处理方案及基本原则

1. 一般治疗

补充足够的热量和营养，保持呼吸道通畅，防止受凉。

2. 针对该患者的相关诊治

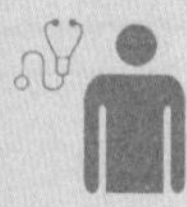

（1）入院后进一步完善血常规、C 反应蛋白、降钙素原、结核抗体、痰培养、痰

找结核分枝杆菌、结核菌素皮肤试验、支气管镜、肺泡灌洗液细菌及真菌培养、肺泡灌洗液病理检查等相关化验检查，且定期复查胸部 CT。

（2）规律抗结核治疗同时注意监测肝肾功能。

（3）止咳：对症予以止咳药物缓解症状。

（4）积极预防治疗并发症及药物不良反应，保肝治疗。

3. 转诊与社区随访

◆在基层医疗卫生机构中初步诊断或怀疑肺结核的患者以及抗结核治疗过程中出现以下情况，需转诊至结核病定点医院或有收治结核病能力的综合医院：

（1）紧急转诊建议：

1）存在较严重的合并症或并发症：大气道狭窄，有窒息风险者；短时间内出现呼吸、循环系统衰竭症状及体征者；发生大咯血、生命体征不稳定者。

2）治疗中出现严重不良反应和脏器功能衰竭：急性肝衰竭、急性肾衰竭、严重皮肤过敏反应、严重骨髓抑制或明显出血倾向等。

（2）普通转诊建议：

1）临床疑似肺结核者。

2）直接涂片抗酸杆菌镜检阳性者。

3）肺结核治疗过程中出现明显不良反应者。

4）抗肺结核治疗效果不佳者。

◆社区随访：

对辖区内的居民进行结核病相关知识的宣传，包括讲座、发放宣传资料等。同时对结核病患者及家属的治疗、预防进行指导、监测与随访，指导患者规律用药，随访患者有无出现药品不良反应，并给予正确处置。如果出现严重并发症或不良反应（见转诊部分），应将患者转诊至有条件的上级医院。

五、要点与讨论

1. 肺结核分类

根据病变部位及影像学表现，分为原发性肺结核、血行播散性肺结核、继发性肺结核，气管支气管结核、结核性胸膜炎五类。其中继发性肺结核又分为浸润性肺结核、空洞型肺结核、肺结核球、干酪性肺炎、纤维空洞型肺结核。

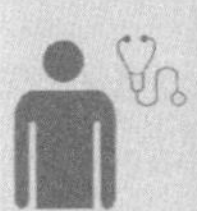

2. 肺结核的诱因或危险因素

（1）传染源：结核病的传染源主要是肺结核痰菌阳性的患者。传染性的大小取决于痰内结核菌数量的多少。直接涂片法检出结核菌者排菌量较大，直接涂片法检查阴性而仅培养阳性者排菌量较小。

（2）传播途径：结核菌主要通过咳嗽、打喷嚏、大笑、大声谈话等方式把含有结核菌的微粒排到空气中而传播。飞沫传播是肺结核最重要的传播途径，经消化道和皮肤等其他传播途径现已罕见。

（3）易感人群：影响机体对结核菌自然抵抗力的因素除遗传因素外，还包括生活贫困、居住拥挤、营养不良等社会因素。婴幼儿细胞免疫系统不完善，老年人、人类免疫缺陷病毒感染者、糖皮质激素和免疫抑制剂使用者、糖尿病和尘肺等慢性疾病患者，都是结核病的易感人群。

3. 结核感染的病理及生理变化

（1）基本病理变化：

结核病的基本病理变化是炎性渗出、增生和干酪样坏死。结核病的病理过程特点是破坏与修复常同时进行，故上述3种病理变化多同时存在，可相互转化，也可以某一种变化为主，这主要取决于结核菌的感染菌量、毒力大小以及机体的抵抗力和变态反应状态。渗出为主的病变主要出现在结核性炎症初期阶段或病变恶化复发时，可表现为局部中性粒细胞浸润，继之由巨噬细胞及淋巴细胞取代。增生为主的病变表现为典型的结核结节，由淋巴细胞、上皮样细胞、朗格汉斯巨细胞以及成纤维细胞组成，结核结节的中央可出现干酪样坏死。增生为主的病变多发生在机体抵抗力较强和病变恢复阶段。干酪样坏死为主的病变多发生在结核菌毒力强、感染菌量多、机体超敏反应增强、抵抗力低下时。干酪样坏死病变镜检为红染无细胞结构的颗粒状物，含脂质多，肉眼观察呈淡黄色，状似奶酪，故称干酪样坏死。

（2）病理变化转归：

结核病的早期渗出性病变可完全吸收消失或仅留下少许纤维条索。一些增生病变或较小的干酪样病变在抗结核治疗后也可吸收缩小逐渐纤维化，或纤维组织增生形成散在的小硬结灶或钙化。未经化学治疗的干酪样坏死病变常发生液化或形成空洞，含有大量结核菌的液化物可经支气管播散至对侧肺或同侧肺其他部位，引起新发病灶。

（3）发病机制与病理结局：

1）原发感染：

在结核病普遍流行的国家和地区，人们常受到结核菌的感染，成为潜伏结核感染者。当首次吸入含结核菌的微粒后，是否感染患病取决于结核菌的毒力和肺泡内巨噬细胞固有的吞噬杀菌能力。结核菌的类脂质等成分能抵抗溶酶体酶类的破坏作用或逃避巨噬细

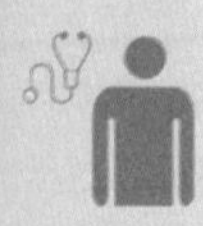

胞的吞噬溶解，并在肺泡巨噬细胞内外生长繁殖，此部分肺组织即出现炎性病变，称为原发病灶。原发病灶中的结核菌沿着肺内引流淋巴管到达肺门淋巴结，引起淋巴结肿大。原发病灶和肿大的气管支气管淋巴结称为“原发综合征”。原发病灶可直接或经血流播散到邻近组织器官，发生结核病。

当结核菌侵入人体开始繁殖时，人体通过细胞介导的免疫系统对结核菌产生特异性免疫，使结核菌停止繁殖，原发病灶炎症迅速吸收或留下少量钙化灶，肿大的肺门淋巴结逐渐缩小、纤维化或钙化，播散到全身各器官的结核菌大部分被消灭，这就是原发感染最常见的良性过程。但仍有少量结核菌不能被消灭，长期处于休眠期，成为继发性结核的潜在来源。

2）结核病免疫和迟发性变态反应：

结核病主要的免疫保护机制是细胞免疫，体液免疫处于次要地位。人体受结核菌感染后，首先是巨噬细胞分泌细胞因子使淋巴细胞和单核细胞聚集到结核菌入侵部位，逐渐形成结核肉芽肿，限制结核菌扩散并杀灭结核菌。1890 年 Koch 观察到，将结核菌皮下注射到未感染的豚鼠身上，10 ~ 14 天后注射局部皮肤会出现红肿、溃烂，形成较深的溃疡，难以愈合，最后豚鼠会因结核菌播散到全身而死亡，而对 3 ~ 6 周前受少量结核菌感染和结核菌素皮肤试验阳性的动物，给予同等剂量的结核菌皮下注射，2 ~ 3 天后其局部皮肤会出现红肿，形成表浅溃烂，继之较快愈合，无淋巴结肿大，无结核播散和死亡。这种机体对结核菌初次感染和再感染所表现出不同反应的现象称为 Koch 现象。较快的局部红肿和表浅溃烂是由结核菌素诱导的迟发性变态反应；结核菌无播散、引流淋巴结无肿大以及溃疡较快愈合是免疫力的反映。免疫力与迟发性变态反应之间关系相当复杂，尚不十分清楚，大致认为两者既有相似的方面，又有独立的一面，变态反应不等于免疫力。

3）继发性结核病：

继发性结核病的发病，目前认为有两种方式：一种是原发性结核感染时期潜伏在病灶中的结核菌重新增殖而发生的结核病，称为内源性复发；另一种是由于受到结核菌的再感染而发病，称为外源性重染。据统计约 10% 的潜伏结核感染者在一生的某个时期会发生继发性结核病。两种不同发病方式主要取决于当地的结核病流行情况。继发性结核病有明显的临床症状，容易出现空洞和排菌，有传染性，是结核病防控工作的重点。

继发性肺结核的发病有两种类型：一种是起病隐匿，临床症状少而轻，多发生在肺尖或锁骨下，痰涂片检查阴性，一般预后良好。另一种是起病迅速，在几周内即出现广泛的病变、空洞和播散，痰涂片检查多为阳性，此类多发生于青春期女性、营养不良和

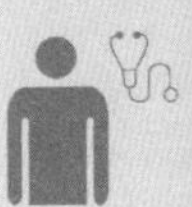

抵抗力减弱的群体以及免疫功能受损的患者。

4. 肺结核的诊断要点

（1）一般症状：

肺结核的症状与感染部位相关，有局部呼吸道症状、全身症状和变态反应症状。呼吸道症状有咳嗽、咳痰、呼吸困难、咯血、胸痛（结核性胸膜炎），结核中毒全身症状有发热、午后低热、夜间盗汗、食欲减退、体重下降、疲劳、贫血，变态反应症状有结节性红斑、结核变态反应性关节炎、疱疹性结膜炎 / 角膜炎，女性患者可伴有月经失调或闭经等。

（2）老年肺结核的特点：

老年肺结核的特点为“四高二低一易”，即高发病率、高患病率、高构成比、高病死率、低病原学阳性率、低治疗成功率、易延误诊治。

（3）体征：

早期肺部体征不明显，当病变累及范围较大时，局部叩诊呈浊音，听诊可闻及支气管呼吸音，合并感染或合并支气管扩张时，可闻及湿啰音。病变累及气管、支气管，引起局部狭窄时，听诊可闻及固定、局限性的哮鸣音，当引起肺不张时，可表现为气管向患侧移位，患侧胸廓塌陷、肋间隙变窄、叩诊为浊音或实音、听诊呼吸音减弱或消失。病变累及胸膜时，早期于患侧可闻及胸膜摩擦音，随着胸腔积液的增加，患侧胸廓饱满，肋间隙增宽，气管向健侧移位，叩诊呈浊音至实音，听诊呼吸音减弱至消失。当积液减少或消失后，可出现胸膜增厚、粘连，气管向患侧移位，患侧胸廓可塌陷，肋间隙变窄、呼吸运动受限，叩诊为浊音，听诊呼吸音减弱。原发性肺结核可伴有浅表淋巴结肿大，血行播散性肺结核可伴肝脾肿大、眼底脉络膜结节，儿童患者可伴皮肤粟粒疹。

（4）胸部 CT 表现：

好发部位为上叶尖后段、下叶背段、下叶基底段、中叶、舌叶，形态表现多样，可累及多叶、胸膜，表现为斑点状、结节状、空洞状、团块影、云絮状、树芽征、梅花瓣征等多形态多密度改变，可伴有卫星灶、纤维钙化、胸膜增厚、支气管扩张、支气管播散等特点。空洞病变在老年患者中相对较少。

1）原发性肺结核：

原发性肺结核主要表现为肺内原发病灶及胸内淋巴结肿大，或单纯胸内淋巴结肿大。儿童原发性肺结核也可表现为空洞、干酪性肺炎以及由支气管淋巴瘘导致的支气管结核。

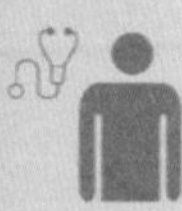

2）血行播散性肺结核：

急性血行播散性肺结核表现为两肺均匀分布的大小、密度一致的粟粒阴影；亚急性或慢性血行播散性肺结核的弥漫病灶，多分布于两肺的上中部，大小不一，密度不等，可有融合。儿童急性血行播散性肺结核有时仅表现为磨玻璃样影，婴幼儿粟粒病灶周围渗出明显，边缘模糊，易于融合。

3）继发性肺结核：

继发性肺结核胸部影像学表现多样。轻者主要表现为斑片、结节及索条影，或表现为结核瘤或孤立空洞；重者可表现为大叶性浸润、干酪性肺炎、多发空洞形成和支气管播散等；反复迁延进展者可出现肺损毁，损毁肺组织体积缩小，其内多发纤维厚壁空洞、继发性支气管扩张，或伴有多发钙化等，邻近肺门和纵隔结构牵拉移位，胸廓塌陷，胸膜增厚粘连，其他肺组织出现代偿性肺气肿和新旧不一的支气管播散病灶等。继发性肺结核可以分为5个亚型：

浸润性肺结核：渗出性病变和纤维干酪增殖灶多发生在上叶，影像学表现为小片状或斑点状阴影。

空洞型肺结核：空洞大小不一，多为干酪渗出病变溶解形成洞壁不明显、多个空腔的虫蚀样空洞；伴周围浸润病变的薄壁空洞，当引流支气管出现炎症伴阻塞时，可形成薄壁的张力性空洞。

肺结核球：多由干酪样病变吸收和周围纤维包裹形成，常有钙化，周围有小结节的卫星病灶。

干酪性肺炎：机体免疫力减退者受到大量结核菌感染，或淋巴结中的大量干酪样物经支气管进入肺内而发生。大叶性干酪性肺炎影像呈大叶性密度均匀磨玻璃状阴影，逐渐出现溶解区，呈虫蚀样空洞，可出现播散灶。

纤维空洞型肺结核：该型病程长，反复进展恶化，肺组织严重破坏，肺功能严重受损，双侧或单侧出现纤维厚壁空洞和广泛的纤维增生，造成肺门抬高和肺纹理呈垂柳样，患侧肺组织收缩，常见胸膜粘连和代偿性肺气肿。

4）气管支气管结核：

气管及支气管结核主要表现为气管或支气管壁不规则增厚、管腔狭窄或阻塞，狭窄支气管远端肺组织可出现继发性不张或实变、支气管扩张及其他部位支气管播散病灶等。

5）结核性胸膜炎：

结核性胸膜炎可分为干性胸膜炎和渗出性胸膜炎。干性胸膜炎为胸膜的早期炎性反应，通常无明显的影像学表现；渗出性胸膜炎主要表现为胸腔积液，且胸腔积液可表现为少量或中到大量的游离胸腔积液，或存在于胸腔任何部位的局限性积液，吸收缓慢者常合并胸膜增厚粘连，也可演变为胸膜结核瘤及脓胸等。

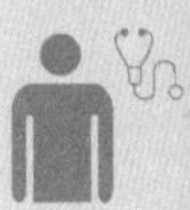

5. 肺结核的实验室检查方法

（1）细菌学检查：

1）涂片显微镜检查：简单、快速、易行和较可靠的方法，但欠敏感，通常菌量（条）≥ 104/mL 方能检测阳性。痰涂片阳性仅说明痰中存在抗酸杆菌，由于我国的非结核分枝杆菌感染并不多见，故痰中检出抗酸杆菌对诊断肺结核有极重要的意义。一般至少检测 2 次。

2）分枝杆菌培养：结核菌培养为痰结核菌检查提供准确可靠的结果，灵敏度高于涂片，常作为结核病诊断的“金标准”。但培养周期较长，一般为 2 ~ 8 周。培养阳性需要进行药物敏感性检测，以指导抗结核药物的选择和尽早发现耐药结核。

（2）分子生物学检查：

分子生物学检测比涂片、培养敏感，能够有效提升病原学检测阳性率。世界卫生组织推荐在结核高负担国家使用结核分枝杆菌及利福平耐药检测系统（Xpert MTB/RIF）、环介导等温扩增、恒温扩增、基因芯片等。标本为痰、灌洗液、胸水、穿刺组织等。

（3）病理学检查：

1）穿刺物涂片检查：

穿刺物涂片检查是利用细针穿刺，吸取病变部位的少量体液及细胞标本，通过对穿刺物涂片行萋 - 尼（Ziehl-Neelsen）氏抗酸染色法染色，镜检查找抗酸杆菌，方法简便易行，结果较为可靠，广泛应用于临床。

2）活检组织病理学诊断：

结核分枝杆菌引起慢性感染属于特殊性炎症，可引起细胞免疫反应和Ⅳ型变态反应，具备一般炎症的渗出、坏死和增生 3 种基本变化，亦有其特殊性，详见如下：

渗出性病变：主要表现为浆液性或浆液纤维素性炎。病变早期局部有中性粒细胞浸润，但很快被巨噬细胞所取代，在渗出液和巨噬细胞中可查见结核杆菌。

增生性病变：形成具有诊断价值的结核结节，由上皮样细胞、朗格汉斯巨细胞以及外周聚集的淋巴细胞和少量增生的纤维细胞构成，典型者结节中央有干酪样坏死。

变质性病变：上述以渗出为主或以增生为主的病变均可继发干酪样坏死，结核坏死灶由于含脂质较多呈淡黄色、均匀细腻，质地较实，状似奶酪，故称干酪样坏死。干酪样坏死对结核病病理诊断具有一定的意义。显微镜下为红染无结构的颗粒状物，干酪样坏死物中常见少数结核杆菌。渗出、坏死和增生 3 种变化往往同时存在而以某一种改变为主，而且可以互相转化。

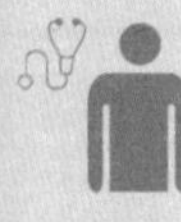

典型结核（结核结节）的病理诊断较容易，而不具备典型结核病理变化的病例则常

需借助抗酸染色找到结核杆菌从而明确诊断。多数结核病灶特别是干酪样坏死组织中及其周围组织内可查到结核杆菌。还可采用现代分子生物学检测手段，如聚合酶链反应、原位杂交和基因测序等做辅助诊断。尽管如此，仍有少数病例可能因组织取材以及处理不当等因素不能明确诊断，还需参考临床表现、结核菌素试验、影像学及诊断性治疗等才能明确诊断。

（4）免疫学检查：

1）结核菌素皮肤试验：

◆查验反应：

阴性（–）：硬结平均直径＜ 5mm 或无反应者为阴性；

阳性反应（+）：硬结平均直径≥ 5mm 者为阳性；

硬结平均直径≥ 5mm，＜ 10mm 为一般阳性；

硬结平均直径≥ 10mm，＜ 15mm 为中度阳性；

硬结平均直径≥ 15mm 或局部出现双圈、水泡、坏死及淋巴管炎者为强阳性；

需注意假阴性的鉴别。

◆结果判断：

一般情况下，在没有卡介苗接种和非结核分枝杆菌干扰时，结核菌素皮肤试验反应硬结直径≥ 5mm 应视为已受结核菌感染：

在卡介苗接种地区和（或）非结核分枝杆菌感染流行地区，以结核菌素皮肤试验反应硬结直径≥ 10mm 为结核感染标准；

在卡介苗接种地区和或非结核分枝杆菌流行地区，对人类免疫缺陷病毒阳性、接受免疫抑制剂＞ 1 个月，结核菌素皮肤试验反应硬结直径≥ 5mm 为结核感染；

与涂片阳性肺结核有密切接触的 5 岁以下儿童，结核菌素皮肤试验反应硬结直径≥ 5mm 为结核感染；

结核菌素皮肤试验反应硬结直径≥ 15mm 及以上或存在水泡、坏死、淋巴管炎等为结核感染强反应。

◆结核菌素皮肤试验假阴性反应如下：

变态反应前期：从结核分枝杆菌感染到产生反应约需一个多月，在反应前期，结核菌素试验无反应；

免疫系统受干扰：急性传染病，如百日咳、麻疹、白喉等，可使原有反应暂时受到抑制，呈阴性反应；

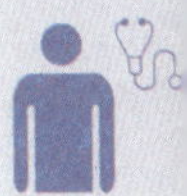

免疫功能低下：重症结核病、肿瘤、结节病、艾滋病等患者结核菌素皮肤试验反应

可降低或无反应，但随着病情好转，结核菌素皮肤试验可又呈阳性反应；

结核菌素试剂失效或试验方法错误，也可出现结核菌素皮肤试验阴性。

2）γ 干扰素释放试验：

γ 干扰素释放试验是通过检测结核菌特异性抗原早期分泌抗原 6 和培养滤液蛋白 10 刺激 T 淋巴细胞所产生的 γ 干扰素水平，进一步判断机体是否存在结核菌感染。γ 干扰素释放试验结果不受卡介苗接种和非结核分枝杆菌感染的影响，γ 干扰素释放试验正逐渐取代结核菌素皮肤试验作为潜伏性结核感染的首选检测方法。

3）结核分枝杆菌抗体检测。

（5）支气管镜检查：

支气管镜检查可直接观察气管和支气管病变。常应用于临床表现不典型的肺结核以及气管支气管结核的诊断，可以在病变部位钳取活体组织进行病理学检查和结核菌培养，同时可采集分泌物或支气管肺泡灌洗液进行结核菌的涂片、培养以及核酸检测。外周病变性质不清者可进行经皮肺穿刺获得肺组织，考虑结核性胸膜炎者可进行内科胸腔镜获取胸膜并进行病理组织学检查。

（6）胸水检查：

存在胸腔积液者可行胸腔穿刺术抽取胸水并进行胸水常规、生化、结核菌等相关检查。结核性胸膜炎的胸水为渗出液，以单核细胞为主，胸水腺苷脱氨酶常明显升高，通常≥ 40U/L。必要时可行胸腔镜检查确诊。

6. 非结核分枝杆菌肺病的相关知识

（1）非结核分枝杆菌定义：

非结核分枝杆菌是指除结核分枝杆菌复合群和麻风分枝杆菌以外的其他分枝杆菌总称。非结核分枝杆菌感染指感染了非结核分枝杆菌，但未发病；非结核分枝杆菌病指感染了非结核分枝杆菌，并引起相关组织、脏器的病变。

（2）非结核分枝杆菌分离培养和菌种鉴定方法：

非结核分枝杆菌分离培养和菌种鉴定方法包括以下几种：

1）传统方法：包括液体和固体培养基培养；

2）高效液相色谱法；

3）分子生物学方法。

（3）非结核分枝杆菌肺病的临床表现：

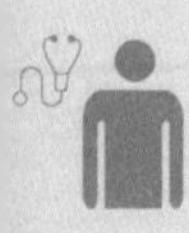

非结核分枝杆菌病的全身中毒症状和局部损害表现与结核病相似，在无菌种鉴定结果的情况下，可长期被误诊为结核病。女性患病率明显高于男性，老年人居多。大多数患者肺部已有基础疾病，如慢性阻塞性肺疾病、支气管扩张、囊性纤维化、尘肺、肺结核和肺泡蛋白沉着症等。患者的临床表现差别较大，有的人没有明显症状，由体检发现；有的人已进展到肺空洞，病情严重；多数人发病缓慢，常表现为慢性肺部疾病的恶化，也可有急性发病；可有咳嗽、咳痰、咯血、胸痛、气急、盗汗、低热、乏力、消瘦和萎靡不振等症状。

胸部 X 线片显示炎性病灶及单发或多发的薄壁空洞，而纤维硬结灶、球形病变及胸膜渗出相对少见。病变多累及上叶尖段和前段。胸部 CT，尤其是 HRCT 可清楚显示非结核分枝杆菌肺病的肺部病灶，可有结节影、斑片及小斑片样实变影、空洞（尤其是薄壁空洞）影、支气管扩张、树芽征、磨玻璃影、线状及纤维索条影、胸膜肥厚粘连等表现，且通常以多种形态病变混杂存在。由于非结核分枝杆菌病程较长、肺组织破坏较重及并发症的存在，一般非结核分枝杆菌肺病患者的肺通气功能减退较肺结核更为明显。

（4）非结核分枝杆菌肺病的诊断：

1）非结核分枝杆菌感染：

非结核分枝杆菌皮肤试验阳性以及缺乏组织、器官受到非结核分枝杆菌侵犯的依据，符合上述条件者即可诊断为非结核分枝杆菌感染。

2）疑似非结核分枝杆菌病：

符合以下条件之一即可考虑为疑似非结核分枝杆菌病：

痰抗酸杆菌检查阳性而临床表现与肺结核不相符者；

痰液显微镜检查发现菌体异常的分枝杆菌；

痰或其他标本中分枝杆菌培养阳性，但其菌落形态和生长情况与结核分枝杆菌复合群有异；

接受正规抗结核治疗无效而反复排菌的患者，且肺部病灶以支气管扩张、多发性小结节及薄壁空洞为主；

经支气管卫生净化处理后痰分枝杆菌不能阴转者；

有免疫功能缺陷，但已除外肺结核的肺病患者；

医源性或非医源性软组织损伤，或外科术后伤口长期不愈而找不到原因者。

3）非结核分枝杆菌肺病：

具有呼吸系统症状和（或）全身症状，经胸部影像学检查发现有空洞性阴影、多灶性支气管扩张及多发性小结节病变等，已排除其他疾病，在确保标本无外源性污染的前提下，符合以下条件之一者可做出非结核分枝杆菌肺病的诊断：

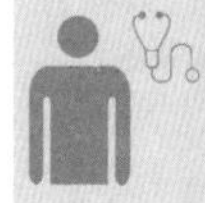

痰非结核分枝杆菌培养 2 次均为同一致病菌；

支气管肺泡灌洗液中非结核分枝杆菌培养阳性 1 次，阳性度为 + + 以上；

支气管肺泡灌洗液中非结核分枝杆菌培养阳性 1 次，抗酸杆菌涂片阳性度为 + + 以上；

经支气管镜或其他途径的肺活组织检查，发现分枝杆菌病的组织病理学特征性改变（肉芽肿性炎症或抗酸染色阳性），并且非结核分枝杆菌培养阳性；

肺活组织检查发现分枝杆菌病的组织病理学特征性改变（肉芽肿性炎症或抗酸染色阳性），并且痰标本和（或）支气管肺泡灌洗液非结核分枝杆菌培养阳性≥ 1 次。

7. 肺结核治疗

遵循早期、规律、全程、适量、联合的原则。整个疗程分为强化期和巩固期两个阶段。常用抗结核药物有：

异烟肼（INH，H）杀菌作用最强，特别是早期杀菌。可杀死巨噬细胞内外的结核杆菌，成人剂量为每天 300mg 顿服，偶发药物性肝炎、周围神经炎；

利福平（RFP，R）快速杀菌，可杀死巨噬细胞内外的结核杆菌，对偶尔繁殖的结核分枝杆菌 C 菌群有独特杀菌作用，成人剂量为 8 ~ 10mg/kg，体重大于 50kg 以上 600mg/d，体重等于或小于 50kg 为 450mg/d，顿服，有肝损害和过敏反应的不良反应；

吡嗪酰胺（PZA，Z）独特的杀菌作用，可杀死巨噬细胞内酸性环境中的结核杆菌，成人用量 20 ~ 30mg/kg，不良反应有高尿酸血症、皮疹、肝损害、食欲减退、关节痛、恶心；

乙胺丁醇（EMB，E）成人剂量为 0.75g/d，不良反应为球后视神经炎；

链霉素（SM，S）对巨噬细胞外的碱性环境中的结核菌有杀菌作用，肌肉注射时需皮试阴性方可使用，0.75 ~ 1.0g/d，不良反应有耳毒性，前庭功能受损害，肾毒性。

（1）标准化学治疗方案：初治活动性肺结核（含痰涂片阳性和阴性）通常选用 2HRZE/4HR 方案，即强化期使用异烟肼、利福平、吡嗪酰胺、乙胺丁醇，1 次 / 天，共 2 个月；巩固期使用异烟肼、利福平 1 次 / 天，共 4 个月。若强化期第 2 个月末痰涂片仍阳性，强化方案可延长 1 个月，总疗程 6 个月不变。对粟粒性肺结核或结核性胸膜炎可适当延长疗程，强化期 3 个月，巩固期 6 ~ 9 个月，在异烟肼高耐药区，可采用 2HRZE/4HRE 方案。

（2）复治活动性肺结核（含痰涂片阳性和阴性）：常用方案为 2HRZSE/6HRE，3HRZE/6HR，2HRZSE/1HRZE/5HRE。复治结核应进行药敏试验，对上述方案治疗无效的复治肺结核应参考耐多药结核可能，需按耐药或耐多药结核治疗。

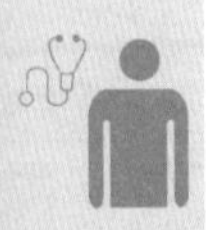

（3）耐药结核和耐多药结核：对包括异烟肼和利福平在内的 2 种以上药物产生耐

药的结核为耐多药结核（MDR-TB）。世界卫生组织根据药物的有效性和安全性将治疗耐药结核的药物分为 A、B、C、D4 组，其中 A、B、C 组为核心二线药物，D 组为非核心的附加药物。

A 组：氟喹诺酮类，包括高剂量左氧氟沙星（≥ 750mg/d）、莫西沙星及加替沙星。

B 组：二线注射类药物，包括阿米卡星、卷曲霉素、卡那霉素、链霉素。

C 组：其他二线核心药物，包括乙硫异烟胺（或丙硫异烟胺）、环丝氨酸（或特立齐酮）、利奈唑胺和氯法齐明。

D 组：可以添加的药物，但不能作为 MDR-TB 治疗的核心药物，分为 3 个亚类，D1 组包括吡嗪酰胺、乙胺丁醇和高剂量异烟肼；D2 组包括贝达喹啉和德拉马尼；D3 组包括对氨基水杨酸、亚胺培南西司他丁、美罗培南、阿莫西林克拉维酸、氨硫脲。

耐药结核治疗的强化期应包含至少 5 种有效抗结核药物，包括吡嗪酰胺及 4 个核心二线抗结核药物：A 组 1 个，B 组 1 个，C 组 2 个。如果以上的选择仍不能组成有效方案，可以加入 1 种 D2 组药物，再从 D3 组选择其他有效药物，组成 5 种有效抗结核药的方案。

（4）手术治疗：

对于药物治疗失败或威胁生命的单侧肺结核，特别是局限病变，可行外科手术治疗。

（5）对症治疗：

发热：非甾体抗炎药，或小剂量激素，如泼尼松，20 ~ 30mg/d，使用激素时需充分抗结核下使用。

咯血：少量咯血静卧，可用氨基己酸、凝血酶、卡络磺钠，大咯血注意抢救，保持气道通畅，插管，垂体后叶素止血，8 ~ 10U 缓慢静脉推注，血压正常者使用酚妥拉明 10 ~ 20mg 加入生理盐水 250mL 缓慢静点，转有条件介入的医院介入止血。

气管支气管狭窄，严重影响呼吸功能：抗结核同时，就诊于有条件的医院行冷冻，球囊扩张等气道介入治疗。

8. 肺结核的预防

（1）一级预防：新生儿接种卡介苗，尽管接种疫苗，仍需与肺结核患者隔离，不能得到永久防疫。

（2）二级预防：预防使用抗结核药，主要是适用于肺结核易感人群，包括尘肺患者、糖尿病患者、吸毒人群、营养不良人群等及 35 岁以下结核菌素试验硬结直径≥ 15mm 的人群等。常用异烟肼 300mg/d，顿服，6 ~ 8 个月，异烟肼和利福平联用 3 个月，每天顿服或每周 3 次。

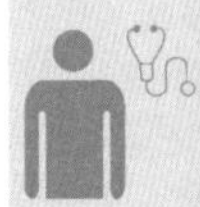

（3）三级预防：全程督导用药，提高治愈率，降低耐药率、复发率、病死率。

9. 肺结核患者如何进行康复治疗?

（1）营养支持：高蛋白、高能量、高维生素、足量矿物质。

（2）适度锻炼：太极拳和八段锦，散步和慢跑。

（3）肺功能训练：缩唇呼吸，腹式呼吸，有效的咳嗽训练。

（4）控制情绪，禁烟限酒，注意休息，避免熬夜。

10. 老年肺结核患者的用药有哪些注意事项?

老年肺结核患者的基础疾病多，肝肾功能减退，用药需注意对其根据年龄、脏器功能等制定个体化治疗方案。关注药物之间的相互作用，老年人常有多种慢性基础病，并已接受多种相应药物的治疗，因此抗结核药物种类不宜过多，更应注意药物之间可能发生相互作用。一般情况下，异烟肼与某些药物合用会增加药物的毒性，而利福平为肝酶诱导剂，可降低一些药物的血药浓度和效应，从而影响基础疾病及合并症的治疗效果。

11. 老年肺结核患者的经验性用药方法有哪些?

应根据年龄分层制定抗结核治疗方案，必要时给予个体化治疗方案，对于低龄老年人，可采用推荐的成人治疗方案，对于中、高龄老年人，利福平敏感肺结核以 3 ～ 4 种药物组成化疗方案；利福平耐药肺结核以 4 ～ 5 种药物为主组成化疗方案，特定情况下甚至可酌情减为 3 ～ 4 种药物。利福平敏感肺结核患者可考虑以利福喷丁替代利福平，对高龄老年利福平敏感肺结核患者避免使用链霉素，慎重使用吡嗪酰胺。老年人药代动力学特点是血药浓度偏高，肝脏代谢能力、肾脏排泄能力降低。因此，老年肺结核患者在接受治疗前应根据患者的年龄、健康状况、疾病严重程度、体重等因素，综合考虑用药剂量及给药间隔，抗结核药每天剂量可使用正常药量的 1/2 ～ 3/4，国内关于老年肺结核治疗的临床研究显示，应用抗结核药常规剂量的 2/3 安全性好，并可取得较好的治疗效果，必要时根据肌酐清除率给药或减量给药。

六、科普小常识

1. 得了肺结核，治疗多久才能重返工作?

需要根据具体情况而定，但首先必须是痰抗酸杆菌检查阴性且病情好转后；其次要在身体状况良好、症状消失，能够胜任本职工作的前提下。如果患者是从事餐饮、教育和服务等特殊行业的肺结核病人，恢复工作的条件需要更严格要求。

2. 得了肺结核，治疗多久才能重返校园?

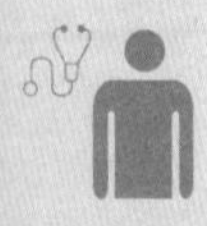

1）抗酸杆菌检查结果为阳性的肺结核患者至少经过 2 个月的规范治疗，症状减轻或消失，胸部 X 线片病灶明显吸收，连续 3 次痰涂片检查阴性（每次痰涂片检查的间隔

时间至少满 1 个月）；2）抗酸杆菌检查结果为阴性的肺结核患者经过 2 个月的规范治疗，症状减轻或消失，胸部 X 线片病灶明显吸收，空洞缩小或闭合，连续 3 次痰涂片检查阴性（每次痰涂片检查的间隔时间至少满 1 个月）。学生需要凭结核病定点医院开具的复学证明才可以复学。

3. 得了肺结核，能不能治愈？

得了肺结核并不可怕，只要坚持规范治疗，绝大多数肺结核病人是可以治愈的。按照医生要求，坚持全程、按时、按量服药是治愈的最重要条件，否则可能会转化为难治的耐药结核病。耐多药或广泛耐药结核病的治疗疗程通常需要 24 ~ 36 个月，而且，治愈率较低。

4. 得了肺结核，能不能生孩子？

因抗结核药对胎儿健康可能造成影响，因此，男性患者服药期间需避孕，停药后需避孕 6 个月，女性患者服药期间也应避孕，停药后备孕时间根据病情，遵医嘱而定。病情康复后，可考虑备孕。

5. 与肺结核患者能同桌吃饭吗？

对活动性肺结核，有排菌的患者，应避免一起在封闭环境中吃饭。

6. 怎样才不容易得肺结核？

尽量避免去人群密集的公共场所，必须去的话，佩戴好口罩。锻炼身体，避免劳累及熬夜，避免不良生活习惯，加强营养，均衡饮食，提高免疫，有良好的心态，新生儿接种卡介苗。

7. 结核病患者餐具如何消毒？

肺结核患者的餐具需专人专用，用后清洗干净，晾干，单独放置。患者餐具可按下列程序进行消毒：

1）煮沸 15 ~ 20 分钟，剩余食物煮沸 15 ~ 20 分钟后方可弃倒。

2）清洗去污。

3）煮沸 30 分钟或流通蒸汽消毒 30 分钟或用 1000mg/L 有效氯消毒液浸泡 30 分钟，消毒后用清水冲洗，晾干保存备用。消毒后的餐具用自来水冲洗，去除残留消毒剂后，存放在清洁密封的容器内。一次性餐具使用完后统一收集并进行无害化处理。

8. 结核病患者用品如何消毒？

物品消毒：物品消毒是用物理或化学方法消灭停留在不同物体上的病原体，藉以切断传播途径，阻止和控制传染发生。

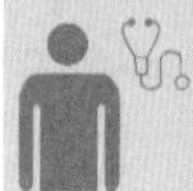

1）煮沸消毒法：耐煮物品（患者的衣物、被褥、毛巾、口罩等）及一般金属器械

均采用本法，将其置于100℃的沸水中，持续1 ～ 2分钟即可完成消毒。

2）化学消毒剂消毒：家具、陈设品、墙壁和地面可用1000mg/L的含氯或含溴消毒溶液擦拭消毒。门把手、水龙头、门窗、洗手池、卫生间、便池、拖把等容易受到污染的物体表面，每天用含氯消毒液消毒，再用洁净水擦拭干净。

3）日晒紫外线消毒：患者衣服、书籍等不能煮沸消毒的物品可以采取经常在日光下暴晒的方法通过阳光中的紫外线照射进行消毒，一般每次直接日光暴晒6小时并注意翻转才能达到消毒效果。

9. 结核病患者所处的环境，具体消毒方法有哪些？

患者居住的房间，可以安装射线消毒灯或空气消毒器进行消毒，需要在专业人员指导下实施。

1）紫外线消毒：

直接照射法：将紫外线灯悬挂于室内屋顶或使用移动式紫外线灯进行照射。这种方法简单、方便，对空间要求不高。采用悬吊式紫外线消毒时，灯管距地面不应超过2米，平均照射能量不少于1.5W/m^3，照射时间不少于30分钟。

间接照射法：将上照式紫外线消毒灯设备安装到墙壁上较高的位置，紫外线向上照射，微生物被杀灭，经过杀菌净化的气体会回流至房间底部。此种方法要求室内房间有足够的高度，层高在2.6米以上。可以在室内有人时进行消毒。

2）空气消毒器消毒：

空气消毒器是将室内空气循环进入设备内部的消毒反应区，对污染物进行治理或杀灭的消毒方式。消毒器每小时的循环风量必须超过消毒室内容积的8倍，且建议在关闭门窗的条件下使用。因采用低臭氧紫外线灯制备，消毒环境中臭氧浓度低于0.2mg/m^2，对人体安全，所以可在有人的房间内进行消毒。

3）空气化学消毒：

可采用弱酸性次氯酸消毒剂进行空气消毒。采用专用的气溶胶雾化器，按0.005L/m^3的用量向空气中均匀喷雾。在居家使用时，也可直接加在超声波加湿器中，对室内空气进行随时消毒。使用时应根据加湿器的雾化量，以0.005L/m^3的用量为宜。

10. 接触肺结核患者会被传染吗？

是否会被传染，与感染结核菌的数量和毒力，接触者自身的抵抗力有关，因此接触肺结核患者，不一定会得肺结核，必要时可在接触肺结核病患者后于医院就诊，明确是否被传染。

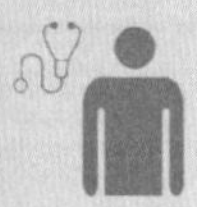

（编者　刘　芳）

第十三章

肺 癌

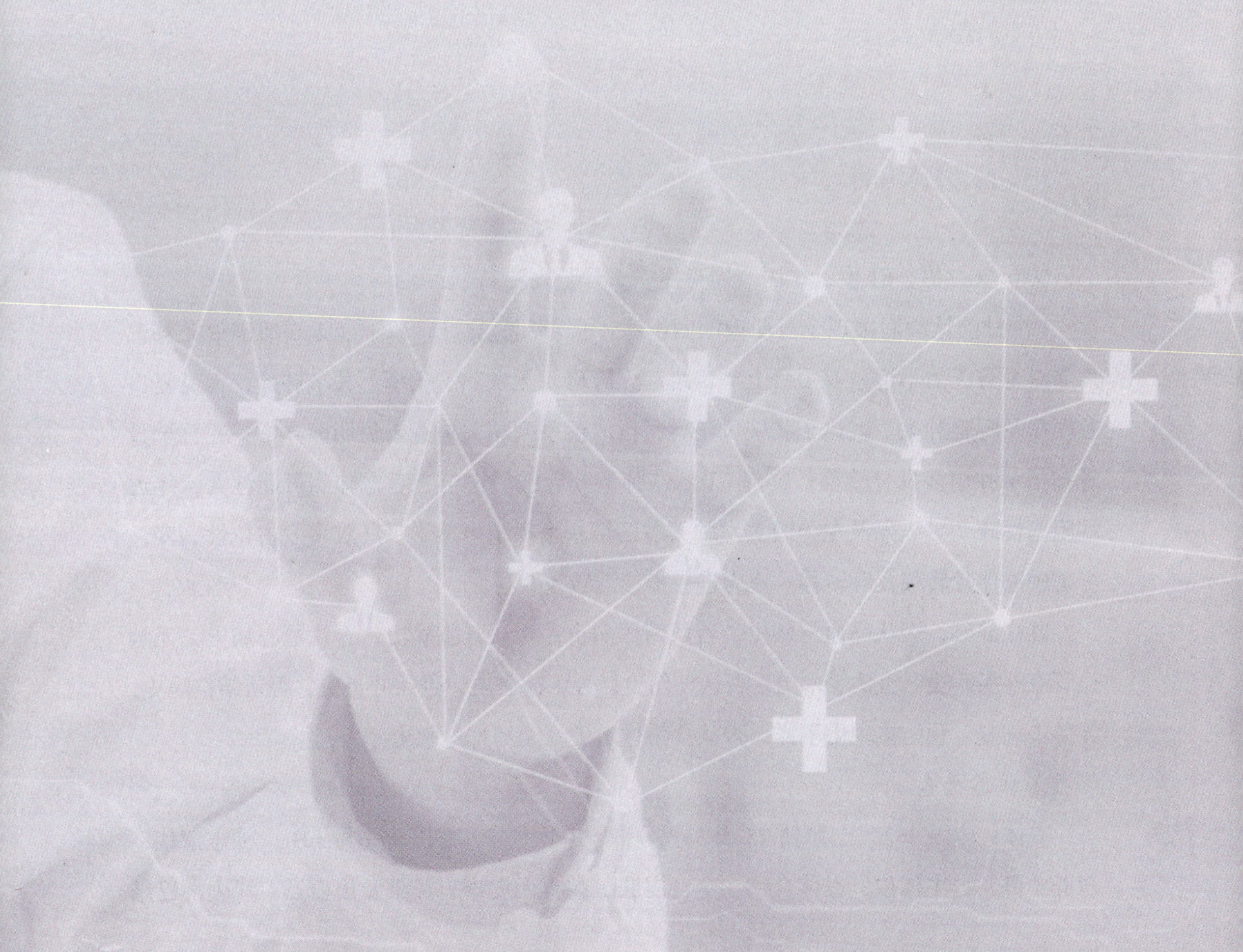

肺　癌（案例13）

核心提示

❖认清肺癌的各种组织学分型。

❖掌握肺癌的分期方法。

❖学习肺癌治疗的基本原则。

一、病历资料

1. 病史

文××，男，61岁，主因“周身疼痛1月”入院。

1个月前饮酒后出现全身肌肉酸困不适，腰背部、臀区、双下肢近端肌肉处尤甚，疼痛时全身乏力不适，双手可上举，蹲起无障碍，无发热、皮疹、关节肿痛，无反复口腔溃疡及腮腺肿大。就诊于我院风湿科，行风湿系列相关检查未见明显异常；完善全身骨扫描示肿瘤多发骨转移；胸部CT示左肺上叶近肺门占位，考虑肺癌可能性大，伴远端阻塞性改变，纵隔及左肺门多发肿大淋巴结；腹部超声造影示肝脏多发占位性病变，考虑肺癌伴骨转移及肝转移。现为进一步诊治转入我科。

既往健康，否认高血压病史，否认糖尿病史；否认肾脏病史，否认冠心病史，无脑血管意外疾病史。否认手术史；否认外伤史；否认输血史，否认肝炎史，否认结核病史，无传染病史，预防接种史不详，否认食物过敏史，无药物过敏史。

2. 体格检查

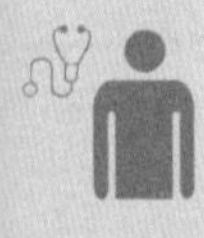

查体：体温36.6℃，脉搏75次/分，呼吸19次/分，血压97/67mmHg。神志清楚，营养中等，自主体位，查体合作。全身皮肤、黏膜无皮疹、黄染及出血点，浅表淋巴结未触及肿大，颈软，气管居中，颈静脉无怒张。双肺呼吸音低，双肺未闻及干、湿性啰音，心率75次/分，心音低钝，律齐，未闻及杂音。腹软，肝、脾肋下未触及，全腹无压痛及反跳痛，双下肢无水肿。

3. 实验室和辅助检查

风湿系列：未见明显异常。

骶髂关节CT：1）双侧骶髂关节退行性改变；2）右侧髋臼上壁、骶骨及双侧髂骨多发低密度影，建议结合骨扫描。

骨扫描：1）颅骨、左侧肩胛骨、肋骨、胸腰椎多个椎体、骶椎、骨盆、右侧股骨中上段骨质代谢增高，考虑肿瘤骨转移，建议89–锶治疗；2）其余全身诸骨显像未见明显异常。

浅表淋巴结彩超：双侧颈血管旁未见明显肿块及形态饱满淋巴结，双侧锁骨下未见明显肿块及形态饱满的淋巴结，双侧腋下未见明显肿块及形态饱满的淋巴结，双侧腹股沟区未见明显肿块及形态饱满的淋巴结。

头颅磁共振成像：1）颅脑共振平扫及增强未见明显异常；2）右侧上颌窦囊肿；3）蝶窦炎。

血管彩超：双上肢动脉未见明显异常，双上肢深静脉未见栓塞表现。双下肢动脉硬化伴双下肢股动脉混合回声斑块，双下肢深静脉未见栓塞表现。两侧颈动脉硬化伴双侧颈总动脉分叉处斑块，双侧颈静脉未见明显异常。

胸部CT：1）左肺上叶近肺门占位，考虑肺癌可能性大，伴远端阻塞性改变，纵隔及左肺门多发肿大淋巴结，建议进一步行增强扫描及支气管镜检查；2）肺气肿、肺大疱；3）右肺下叶小结节，建议定期复查；4）双肺上叶陈旧病变；5）左肺下叶索条；右肺中叶钙化灶；6）双侧胸膜局限性增厚；7）肝内多发结节，建议完善检查。8）部分胸腰椎内低密度影，建议必要时行骨扫描。

腹部超声造影：肝脏多发占位性病变，考虑肺癌伴骨转移及肝转移。

4. 初步诊断

小细胞肺癌（广泛期）伴纵隔及左肺门多发肿大淋巴结及多处骨转移、双下肢动脉硬化伴双下肢股动脉混合回声斑块、双骶髂关节退行性变、右上颌窦囊肿、蝶窦炎。

二、诊治经过

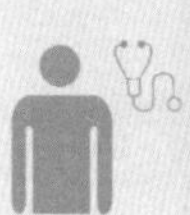

患者主因“周身疼痛1月”我院风湿免疫科，完善全身骨扫描、胸部CT、腹部超声检查结果，考虑肺癌伴骨转移及肝转移，转入我科。行支气管镜检查，根据病理组织

学依据诊断为小细胞肺癌。入院予吗啡缓释片止痛治疗。评估全身情况可耐受化疗，行第一周期依托泊苷和顺铂方案化疗，化疗时出现明显恶心、呕吐、纳差，化疗结束后第1天患者出现发热，完善胸部X线片检查，结果提示肺炎，给予抗感染治疗后症状好转。化疗结束后第5天查血常规，提示骨髓抑制4度，给予皮下注射重组人粒细胞刺激因子升白治疗5天，效果差。调整重组人粒细胞刺激因子剂量且换用进口重组人粒细胞刺激因子继续治疗5天后，化验白细胞及中性粒细胞计数升至正常范围，后出院。患者入院后的相关检查及检查结果如下：

支气管镜：声门闭合良好，气管通畅，粘膜未见异常，隆突锐利居中，活动度好。右主支气管、右上叶、右中叶、右下叶支气管间嵴未见增宽，管腔黏膜未见异常，管腔通畅，未见新生物。左主支气管管腔间嵴未见增宽，黏膜未见异常，各级管腔通畅，未见新生物。左上叶管口可见菜花样新生物，管腔黏膜增厚，可见多发新生物将管口完全堵塞，质地脆，活检后出血少，经止血治疗后出血停止。左舌叶管腔黏膜未见异常，管腔通畅，未见新生物。左肺下叶支气管口前外侧壁可见新生物凸向管腔，表面凹凸不平，致管腔狭窄。

支气管镜检查病理：（左肺上叶新生物）小细胞恶性肿瘤，结合免疫组化结果，符合小细胞癌，鉴于为多发病灶，建议临床除外转移后诊断原发病灶。免疫组化：MCK（+），TTF-1（+），CgA（+），Syn（++），CD56（++），LCA（-），NUT（-），Ki-67（+>75%）。

肝穿刺结果回报：肝组织内见小细胞恶性肿瘤，结合免疫组化结果，符合小细胞癌。免疫组化：MCK（±），TTF-1（少许+），CgA（-），Syn（++），CD56（+），LCA（-），NUT（-），Ki-67（+>70%），CK5/6（-），CK8/18（±），CD10（-），CD34（-），Hepatocyte（-）。

血常规：白细胞计数 1.10×10^9/L，中性粒细胞百分比15.5%，中性粒细胞计数 0.17×10^9/L，红细胞计数 3.28×10^{12}/L，血红蛋白100g/L。

肝功能：总蛋白63.12g/L，白蛋白33.50g/L，丙氨酸氨基转移酶51.54IU/L，天冬氨酸氨基转移酶24.28IU/L。

抗α-胞衬蛋白抗体0.69RU/ml。

过敏原IgE抗体：阴性。

尿常规：红细胞44/μL，白细胞4/μL，细菌100/μL。

心脏指标：正常。

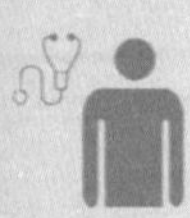

凝血：凝血酶原时间14.3秒，国际标准化比值1.31，活动度72%，纤维蛋白原6.73g/L，D-二聚体1709ng/mL。

肿瘤系列：细胞角蛋白 19 片段抗原 1.54ng/mL，鳞状细胞癌抗原 0.39ng/mL，神经元特异性烯醇化酶 > 370.0ng/mL。

三、案例分析

1. 病史特点

（1）患者男性，61 岁，因全身疼痛入院。

（2）体格检查：未见明显异常。

（3）肝穿刺结果回报：肝组织内见小细胞恶性肿瘤，结合免疫组化结果，符合小细胞癌。

2. 诊断和诊断依据

（1）诊断：小细胞肺癌（广泛期）伴纵隔及左肺门多发肿大淋巴结及多处骨转移、发热性中性粒细胞减少症、双下肢动脉硬化伴双下肢股动脉混合回声斑块、双骶髂关节退行性变、右上颌窦囊肿、蝶窦炎。

（2）诊断依据：1）有周身疼痛症状 1 个月；2）胸部 CT 示左肺上叶近肺门占位；3）肝穿刺结果回报示肝组织内见小细胞恶性肿瘤，结合免疫组化结果，符合小细胞癌。

3. 鉴别诊断

（1）肺结核：

1）肺结核球：见于年轻病人，多无症状。病灶多位于肺上叶尖后段和下叶背段，边界清楚，密度高，可有包膜，有时含钙化点，周围有纤维结节状病灶，多年不变。

2）肺门淋巴结结核：易与中央型肺癌相混淆，多见于儿童、青年，有发热、盗汗等结核中毒症状。结核菌素试验常为阳性，抗结核治疗有效。

3）急性粟粒型肺结核：患者年龄较轻，有发热、盗汗等全身中毒症状。胸部 X 线片表现为细小、分布均匀、密度较淡的粟粒样结节病灶。腺癌两肺多有大小不等的结节状播散病灶，边界清楚，密度较高，进行性发展和增大。

（2）肺炎：有发热、咳嗽、咳痰等症状，抗生素治疗有效。若无中毒症状，抗生素治疗后肺部阴影吸收缓慢，或同一部位反复发生肺炎时，应考虑肺癌可能。肺部慢性炎症机化，形成团块状的炎性假瘤，也易与肺癌相混淆。但炎性假瘤往往形态不整，边缘不齐，核心密度较高，易伴有胸膜增厚，病灶长期无明显变化。

（3）肺脓肿：起病急，中毒症状严重，寒战、高热、咳嗽、咳大量脓臭痰。影像学可见均匀的大片状阴影，空洞内常见液平面。癌性空洞病人一般不发热，继发感染时，可有肺脓肿的临床表现，影像学癌肿空洞偏心、壁厚、内壁凹凸不平。支气管镜和痰脱

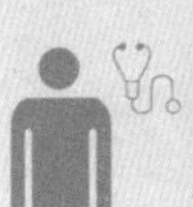

落细胞学检查有助于鉴别。

（4）结核性胸膜炎：我国渗出液常见的病因之一。多见于青壮年，胸痛、气短，常伴有干咳、潮热、盗汗等结核中毒症状，胸腔积液以淋巴细胞为主，间皮细胞 < 5%，蛋白质多 > 40g/L，腺苷脱氨酶及 γ 干扰素增高，沉渣找结核菌或培养可阳性，但阳性率仅约 20%。胸膜活检阳性率达 60% ～ 80%，结核菌素试验强阳性。老年病人可无发热，结核菌素试验亦呈阴性，应予注意。

（5）肺隐球菌病：可出现肺内单发或多发结节和肿块，大多位于胸膜下，单发病变易与周围型肺癌混淆。肺活检和血清隐球菌荚膜多糖抗原检测有助于鉴别。

（6）其他：如肺良性肿瘤、淋巴瘤等，需通过组织病理学鉴别。

四、处理方案及基本原则

1. 一般治疗

肺癌的治疗应根据病人的机体状况、病理学类型（包括分子病理诊断）、侵及范围（临床分期），采取多学科综合治疗模式，强调个体化治疗。有计划、合理地应用手术、化疗、生物靶向和放射治疗等手段，以期达到根治或者最大程度控制肿瘤、提高治愈率，改善病人的生活质量、延长生存期的目的。

2. 针对该患者的相关诊治

（1）入院后进一步完善支气管镜、血常规、尿常规、凝血、支气管镜等相关检验和检查。

（2）评估全身情况可耐受化疗，行第一周期依托泊苷和顺铂方案化疗。

（3）化验白细胞及中性粒细胞计数明显减低，且出现发热症状，考虑合并感染，予头孢哌酮舒巴坦积极抗感染治疗。

（4）化疗后出现骨髓抑制，给予重组人粒细胞刺激因子 150 μg 1 次 / 天，皮下注射。治疗 5 天后，白细胞及中性粒细胞计数未升高，反而较之前指标下降，分析骨髓抑制达到 4 度，积极调整重组人粒细胞刺激因子剂量且换用进口重组人粒细胞刺激因子继续治疗 5 天，后白细胞及中性粒细胞检查结果恢复正常。

（5）患者全身疼痛不能耐受，疼痛评分为 9 分，全程使用吗啡缓释片对症止痛治疗，患者疼痛症状缓解。

（6）患者全身骨转移，应用唑来膦酸钠以减轻疼痛、补充钙剂、预防病理性骨折。

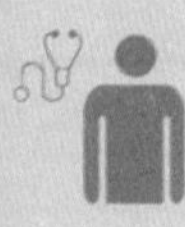

3. 转诊及社区随访

（1）无临床症状或症状稳定者：每 8 ～ 12 周随诊 1 次；病史、体格检查、胸腹部增强 CT；伴有脑、骨转移者需要复查脑磁共振成像和全身骨扫描；参加临床试验者，随访应遵循临床研究方案进行。

（2）临床出现新的症状和（或）症状加重者：立即随诊，是否行 CT、磁共振成像检查由临床医师决定。

五、要点与讨论

1. 肺癌的临床特殊体征

（1）上腔静脉阻塞综合征：右上肺癌直接侵犯或转移性淋巴结压迫附近上腔静脉，可引起上腔静脉阻塞综合征，表现为头面部、上半身水肿，颈部肿胀，颈静脉扩张，可在患者前胸壁见到扩张的静脉侧支循环。

（2）Horer 综合征：因癌肿侵犯或压迫交感神经节，引起患侧眼睑下垂、瞳孔缩小、眼球内陷、同侧额部或胸部少汗或无汗等症状。

（3）副癌综合征：肺癌作用于其他系统引起的肺外表现，包括内分泌系统、神经肌肉系统、血液系统和骨骼系统的异常改变。

2. 肺癌的诊断

肺癌的诊断通常需要结合影像学和病理学检查。虽然肺癌血清肿瘤标志物的灵敏度和特异度不高，但其升高有时可早于临床症状的出现。因此，检测与肺癌相关的肿瘤标志物，有助于辅助诊断和早期鉴别诊断并预测肺癌的病理类型。肿瘤标志物水平与肿瘤负荷和分期有一定关联，推荐在首次诊断及开始治疗前行肿瘤标志物检测了解其基线水平，监测治疗后动态变化可在肿瘤的疗效和预后判断中发挥一定作用。在对肿瘤患者长期监测过程中，改变肿瘤标志物检测方法可导致结果差异，因此，不同检测方法的肿瘤标志物结果不宜直接比较。注意排除饮食、药物、合并疾病等其他因素对检测结果的影响。对于影像学检查未发现明确新发或进展病灶，但肿瘤标志物持续升高的患者，建议查找原因，警惕疾病复发或进展的可能，并进行密切随访。

神经元特异性烯醇化酶（NSE）和胃泌素释放肽前体（ProGRP）是诊断小细胞肺癌（SCLC）的首选指标。NSE 由中枢或外周神经元以及神经外胚层性肿瘤分泌，当组织学结果无法确诊时，NSE 可以辅助支持 SCLC 的诊断；溶血会显著影响 NSE 检测结果，应在 60 分钟内与红细胞分离检测，防止假性升高。ProGRP 作为单个标志物对 SCLC 诊断的特异度优于其他标志物，且与 SCLC 分期呈正相关，有助于鉴别 SCLC 和良性肺部疾病。ProGRP 浓度升高也会出现在肾功能不全的患者中，其水平与血清肌酐有关，因此，当 ProGRP 水平升高而与患者临床症状不相符时，应首先评估患者的血清肌酐水平。

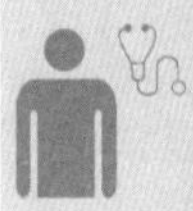

在患者的血清中，癌胚抗原（CEA）、鳞状上皮细胞癌抗原（SCCA）和细胞角蛋白19片段抗原（CYFRA21-1）水平的升高有助于诊断非小细胞肺癌（NSCLC）。CEA在肺腺癌和非神经内分泌大细胞肺癌中升高最为明显，且灵敏度较高。但需注意CEA增高还可见于消化道肿瘤和肺间质纤维化等。联合检测CYFRA21-1和CEA可以提高对肺腺癌诊断的灵敏度和特异度。长期吸烟人群CEA水平可能略高于健康人群。CYFRA21-1也是NSCLC的敏感指标之一，应注意外伤和唾液污染以及在肾功能衰竭的患者中CYFRA21-1可能会出现假性升高。SCCA对鳞状上皮肿瘤如肺鳞状细胞癌有较高的特异度，可以辅助组织学诊断。然而，单一的标志物并不能鉴别SCLC和NSCLC。约10%的NSCLC对神经内分泌标志物中至少1种存在免疫反应。若联合检测NSE、ProGRP、CYFRA21-1、CEA和SCCA等指标，可提高鉴别准确率。

3. 肺癌的影像学特征

（1）中央型肺癌：表现为肺门区肿块，形态不规则，边缘不整齐，有时呈分叶状，或表现为纵隔阴影增宽，轮廓呈波浪形。晚期可见肺野或肺门巨大肿块，可呈分叶状，边缘有毛刺，可出现厚壁、偏心空洞。

（2）周围型肺癌：肺野周围孤立性圆形或类圆形块影，轮廓不规则，常呈现小的分叶、切迹和毛刺。癌肿中心部分坏死液化后，可见厚壁偏心性空洞，内壁凹凸不平，很少有明显的液平面。

（3）弥漫型肺癌：部分肺腺癌可表现为弥漫型病变，为双肺大小不等的播散阴影，边界清楚，密度较高，随着病情进展逐渐增多、增大，可融合成肺炎样片状阴影。

4. 肺癌在病理诊断明确后还需要进行分期诊断，不同分期需要选择不同的综合治疗方案（表13-1、表13-2）。

表13-1　肺癌的INM分期

原发肿瘤（T）	
TX	无法评估原发性肿瘤，或痰、气管冲洗液中找到恶性细胞但未经影像或支气管镜检查证实
T0	无原发肿瘤证据
Tis	原位癌 原位鳞状细胞癌 原位腺癌：单纯贴壁型腺癌，最大径≤ 3cm

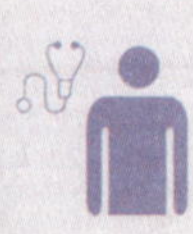

续表

原发肿瘤（T）	
T1	肿瘤最大径≤ 3cm，被肺或脏层胸膜包绕，无累及叶支气管近端的支气管镜证据（不在主支气管） T1mi：微浸润性腺癌：腺癌（最大径≤ 3cm），贴壁模式为主且浸润最大径≤ 5mm T1a：肿瘤最大径≤ 1cm。任何大小的浅表、播散性肿瘤，浸润部分局限于支气管壁，且可蔓延至近端主支气管也分为 T1a，但是这些肿瘤不常见 T1b：肿瘤最大径＞ 1cm 但≤ 2cm T1c：肿瘤最大径＞ 2cm 但≤ 3cm
T2	肿瘤＞ 3cm 但≤ 5cm 或具有以下任一特征：（1）累及主支气管，但不累及隆突，无论与隆突距离如何；（2）累及脏层胸膜；（3）与累及肺门区域的肺不张或阻塞性肺炎有关，累及部分或全部肺 T2a：肿瘤最大径＞ 3cm 但≤ 4cm T2b：肿瘤最大径＞ 4cm 但≤ 5cm
T3	肿瘤最大径＞ 5cm 但≤ 7cm 或直接侵犯以下任何结构：壁层胸膜、胸壁（包括肺上沟瘤）、膈神经、心包壁层或在原发肿瘤同一叶内单个或多个分散的瘤结节
T4	肿瘤＞ 7cm 或任何大小的肿瘤侵犯下列一个或多个结构：膈肌、纵隔、心脏、大血管、气管、喉返神经、食管、椎体、隆突；原发肿瘤同侧不同叶单发或散在多发的瘤结节
区域淋巴结（N）	
NX	区域淋巴结无法评估
N0	无区域淋巴结转移
N1	同侧支气管周围和（或）同侧肺门淋巴结和肺内淋巴结转移，包括直接蔓延累及
N2	转移至同侧纵隔和（或）隆突下淋巴结
N3	转移至对侧纵隔、对侧肺门、同侧或对侧斜角肌或锁骨上淋巴结
区域淋巴结（N）	
M0	区域淋巴结无法评估
M1	远处转移
M1a	对侧叶单独的肿瘤结节；肿瘤合并胸膜或心包结节或恶性胸腔或心包积液
M1b	胸腔外单个器官的单一转移（包括单个非区域淋巴结受累）
M1c	胸腔外单个或多个器官的多发转移

注：大多数肺癌伴胸膜（心包）积液是由肿瘤所致。但仍有少数患者胸腔积液多次镜下检查肿瘤细胞均呈阴性，且积液为非血性液，亦非渗出液。当这些因素和临床判断显示积液与肿瘤无关时，积液不作为分期因素。

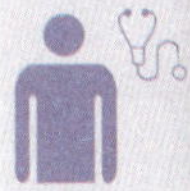

表 13-2 国际肺癌研究协会 TNM 分期（2009）

	N0	N1	N2	N3	N1a	N1b	N1c
T1a	ⅠA1	ⅢB	ⅢA	ⅢB	ⅣA	ⅣA	ⅣB
T1b	ⅠA2	ⅢB	ⅢA	ⅢB	ⅣA	ⅣA	ⅣB
T1c	ⅠA3	ⅢB	ⅢA	ⅢB	ⅣA	ⅣA	ⅣB
T2a	ⅠB	ⅢB	ⅢA	ⅢB	ⅣA	ⅣA	ⅣB
T2b	ⅡA	ⅢB	ⅢA	ⅢB	ⅣA	ⅣA	ⅣB
T3	ⅡB	ⅢA	ⅢB	ⅢC	ⅣA	ⅣA	ⅣB
T4	ⅢA	ⅢA	ⅢB	ⅢC	ⅣA	ⅣA	ⅣB

5. 肺癌的辅助影像学检查

肺癌的诊治过程中，建议根据不同的检查目的，合理、有效地选择 1 种或多种影像学检查方法。肺癌的医学影像学检查方法主要包括胸部 X 线片、胸部 CT、磁共振成像、正电子发射计算机断层扫描（PET-CT）、超声、核素显像等方法。影像学检查主要用于肺癌诊断、分期、疗效监测、再分期及预后评估等。

1）胸部 X 线片：

胸部 X 线片是胸部的基本检查方法，通常包括胸部正、侧位片。发现胸部 X 线片异常时，应有针对性地选择进一步的影像检查方法。虽然 X 线片空间分辨率较高，但是密度分辨率低于 CT，目前多用于常规检查或胸部术后复查等。

2）胸部 CT：

胸部 CT 可有效检出早期周围型肺癌、明确病变所在的部位和累及范围，是目前肺癌诊断、分期、疗效评价和随诊的主要影像学检查手段。密度分辨率高，可检出长径仅 2mm 以上的微小结节及胸部 X 线片时隐秘或重叠区部位（如心影后、横膈上、纵隔旁、锁骨及肋骨投影区下）的病灶；增强 CT 还可提供功能信息和全面评估，使用对比剂除了可提高病灶的定性能力、显示实性病灶的血供情况，还可帮助检出、区分血管和肺门及纵隔有无增大淋巴结，对做出更准确的肺癌临床分期和疗效评价、判断手术切除的可能性等有重要意义。

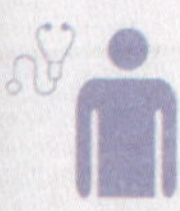

3）磁共振成像：

磁共振成像一般不用于肺癌原发灶的常规检查，但可选择性用于以下情况：判断胸壁或纵隔受侵情况，显示肺上沟瘤与臂丛神经及血管的关系，长径 > 8mm 的疑难实性肺结节的鉴别诊断等。磁共振成像检查在肺癌精准疗效评价中有重要潜在价值。另外，推荐使用增强磁共振成像检查判定有无脑转移、局部可疑骨转移及可疑脊髓转移。

4）PET-CT：

PET-CT 是诊断肺癌、分期与再分期、手术评估、放疗靶区勾画（尤其合并肺不张或有静脉 CT 造影禁忌证时）、疗效和预后评估的最佳方法之一。PET-CT 对于脑和脑膜转移诊断的敏感度相对较差，必要时需与脑部增强磁共振成像联合诊断以提高检出率。推荐有条件者进行 PET-CT 检查。

5）超声：

超声常用于检查肺癌患者腹部脏器及浅表淋巴结有无异常，对浅表淋巴结、邻近胸壁的肺内病变或胸壁病变可进行超声引导下穿刺活检，还可用于检查有无胸腔积液及心包积液，并可进行超声定位抽取积液。（对肺癌患者进行分期诊断时，有条件者可进行 PET-CT 和头部增强磁共振成像检查，亦可根据当地情况进行胸部增强 CT、腹部增强 CT 或超声（检查范围需包括锁骨上淋巴结）、头部增强 CT 或磁共振成像、全身骨扫描检查。

6）骨扫描：骨扫描是判断肺癌患者有无骨转移的常规检查，是筛查骨转移的首选方式。当骨扫描检查发现可疑骨转移时，可进行局部磁共振成像检查等进一步确认。

不同影像学检查方法的优缺点（表 13-3）。

表 13-3　肺癌检查的不同影像学方法比较

检查项目	优点	缺点
胸部 X 线	简便、放射损伤小	检出率低
胸部 CT	简便、灵敏度高	免疫治疗等非常规缓解模式的疗效评价能力有限
MRI	判断胸壁或纵隔受侵情况，观察脑、椎体有无转移	不用于肺癌常规诊断
PET-CT	肺癌诊断，分期、手术评估，放疗靶区勾画，评估疗效和预后	价格高、判断脑转移的敏感度相对略差
超声	检查胸腹腔脏器及浅表淋巴结，指导定位穿刺	不直接用于肺部检查
骨扫描	筛查骨转移的首选方式	特异度低

注：MRI 为磁共振成像，PET-CT 为正电子发射计算机断层扫描。

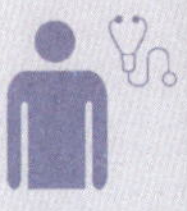

6. 非小细胞肺癌（NSCLC）的分期治疗原则

（1）外科手术根治性切除是Ⅰ、Ⅱ期 NSCLC 的推荐优选局部治疗方式。

（2）Ⅲ期 NSCLC 是一类异质性明显的肿瘤。根据国际肺癌研究学会第 8 版肺癌分期标准，Ⅲ期 NSCLC 分为Ⅲ A 期、Ⅲ B 期、Ⅲ C 期。Ⅲ C 期和绝大部分Ⅲ B 期被归类为不可切除的Ⅲ期 NSCLC，其治疗以根治性同步放化疗为主要治疗模式。Ⅲ A 期和少部分Ⅲ B 期 NSCLC 的治疗模式根据是否可切除分为两种情况：对于不可切除者，治疗以根治性同步放化疗为主；对于可切除者，治疗模式为以外科手术为主的综合治疗。

（3）Ⅳ期 NSCLC 患者的全身治疗建议在明确患者 NSCLC 病理类型（鳞癌或非鳞癌）和驱动基因突变状态，并进行美国东部肿瘤协作组（ECOG）功能状态（PS）评分的基础上，选择适合患者的全身治疗方案。

7. Ⅳ期 NSCLC 患者的全身治疗

（1）一线治疗：

◆非鳞状细胞癌驱动基因阳性且不伴有耐药基因突变患者的治疗：

1）表皮生长因子受体（EGFR）敏感基因突变的患者：推荐使用表皮生长因子－酪氨酸激酶抑制剂（EGFR-TKI），可选择奥希替尼、阿美替尼、伏美替尼、吉非替尼、厄洛替尼、埃克替尼、阿法替尼或达可替尼（也可使用厄洛替尼联合贝伐珠单抗；化疗联合吉非替尼；对于 G719X、L861Q、S768I 等非经典基因突变的患者，首先推荐阿法替尼。一线已经开始化疗的过程中发现 EGFR 敏感基因突变的患者，推荐完成常规化疗（包括维持治疗）后换用 EGFR-TKI，或者中断化疗后开始靶向治疗。

2）间变性淋巴瘤激酶（ALK）融合基因阳性的患者：可选择洛拉替尼、恩沙替尼、阿来替尼、塞瑞替尼、布格替尼、克唑替尼。若患者在一线化疗过程中发现 ALK 融合基因阳性，推荐可完成常规化疗（包括维持治疗后）换用靶向治疗或者中断化疗后开始靶向治疗。

3）c-ROS 癌基因 1（ROS1）融合基因阳性的患者：推荐选择克唑替尼或恩曲替尼，也可接受含铂双药化疗或者含铂双药化疗＋贝伐珠单抗。

4）间质－上皮细胞转化因子 14（MET14）外显子跳突的局部晚期或转移性非小细胞肺癌（NSCLC）患者：可使用谷美替尼，无法耐受化疗或含铂化疗后疾病进展可使用赛沃替尼。

5）丝氨酸 / 苏氨酸蛋白激酶 B1 基因（BRAF）V600 突变阳性的晚期 NSCLC 患者：可使用达拉非尼联合曲美替尼。

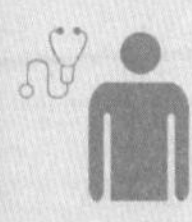

6）RET 融合基因（RET 基因发生重排）的局部晚期或转移性 NSCLC 患者：可使用

塞普替尼。其他少见突变者可接受含铂双药化疗或参加临床试验。

◆非鳞状细胞癌驱动基因阴性患者的治疗：

对于程序性细胞死亡配体1（PD-L1）表达阳性（≥1%）的患者可单药使用帕博利珠单抗，但PD-L1高表达（≥50%）的患者获益更明显。对于PD-L1高表达（≥50%）的患者，也可单药使用阿替利珠单抗。

1）PS评分0～1分的患者：推荐培美曲塞+铂类+帕博利珠单抗化疗，或培美曲塞+铂类+阿替利珠单抗，或培美曲塞+卡铂+卡瑞利珠单抗，或培美曲塞+铂类+信迪利单抗，或培美曲塞+铂类+替雷利珠单抗，或培美曲塞+卡铂+舒格利单抗，或培美曲塞+铂类+特瑞普利单抗；也可使用含铂两药联合的方案化疗，化疗4～6个周期，铂类可选择卡铂、顺铂或洛铂，与铂类联合使用的药物包括培美曲塞、紫杉醇、紫杉醇脂质体、紫杉醇聚合物胶束、吉西他滨或多西他赛；培美曲塞联合顺铂可以明显延长患者生存时间，且在疗效和降低不良反应方面优于吉西他滨联合顺铂；对于不适合铂类药物治疗的患者，可考虑非铂类两药联合方案化疗，包括吉西他滨联合长春瑞滨或吉西他滨联合多西他赛。对于无禁忌证患者可选择贝伐珠单抗或重组人血管内皮抑制素，与化疗联用并进行维持治疗，紫杉醇及卡铂为推荐方案，禁忌证包括中央型肺癌、近期有活动性出血、血小板降低、难以控制的高血压、肾病综合征、血栓相关事件、充血性心力衰竭、抗凝治疗等。

2）PS评分2分的患者：推荐单药治疗。与最佳支持治疗相比，单药化疗可以延长患者生存时间并提高生命质量。可选的单药包括吉西他滨、长春瑞滨、紫杉醇、多西他赛、培美曲塞。

3）PS评分3～4分的患者：不建议使用细胞毒类药物化疗。此类患者一般不能从化疗中获益，建议采用最佳支持治疗或参加临床试验。

4）一线化疗4～6个周期达到疾病控制（完全缓解、部分缓解和稳定）且PS评分好、化疗耐受性好的患者：可选择维持治疗。同药维持治疗的药物为帕博利珠单抗+培美曲塞、阿替利珠单抗+培美曲塞、卡瑞利珠单抗+培美曲塞、信迪利单抗+培美曲塞、替雷利珠单抗+培美曲塞、舒格利单抗+培美曲塞、特瑞普利单抗+培美曲塞、培美曲塞、吉西他滨或贝伐珠单抗，换药维持治疗的药物为培美曲塞。

（2）二线及后线治疗：

◆非鳞状细胞癌驱动基因阳性患者的治疗：

1）EGFR驱动基因阳性的Ⅳ期非鳞状细胞癌患者：如果一线未使用EGFR-TKI，二线治疗时建议首先使用EGFR-TKI。EGFR 20号外显子插入突变的患者在含铂化疗期间

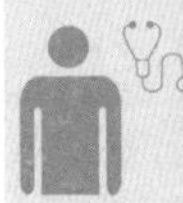

或之后进展可使用莫博赛替尼。一线使用 EGFR-TKI 后疾病进展患者，根据进展类型分为寡进展型、广泛进展型；若为寡进展型，推荐继续原 EGFR-TKI 治疗 ± 局部治疗。治疗后再次进展，推荐二次活组织检查检测 T790M 突变状态；若为广泛进展型，一代/二代 TKI 耐药后推荐二次活组织检查检测 T790M 突变状态，T790M 阳性者，推荐奥希替尼或阿美替尼、伏美替尼治疗，T790M 阴性者推荐含铂双药化疗联合或不联合贝伐珠单抗（非鳞癌患者）。若未进行 T790M 状态检测，推荐含铂双药化疗联合或不联合贝伐珠单抗（非鳞癌患者）。三线 PS 评分 0 ~ 2 分可接受单药化疗或在无禁忌证的情况下推荐使用安罗替尼。

2）ALK 融合基因阳性的Ⅳ期非鳞状细胞癌患者：如果一线未使用 ALK-TKI，二线治疗时建议首先使用 ALK-TKI，也可使用含铂双药化疗。一线克唑替尼治疗出现疾病进展者，若为寡进展推荐继续口服克唑替尼 ± 局部治疗；若为快速进展者，推荐洛拉替尼、阿来替尼、塞瑞替尼、恩沙替尼或布格替尼治疗，也可接受含铂双药化疗。在无禁忌证的情况下，三线可使用安罗替尼。

3）ROS1 基因重排阳性的Ⅳ期非鳞状细胞癌患者：若一线接受克唑替尼治疗或含铂双药化疗。在无禁忌证的情况下，三线推荐使用安罗替尼。

4）RET 融合基因（RET 基因，重排期间表达基因）阳性的Ⅳ期非鳞状细胞癌患者：铂类化疗进展后可使用普拉替尼、赛普替尼。

5）NTRK 融合基因（NTRK 基因，神经营养因子受体酪氨酸激酶基因）阳性的局部晚期或转移性非鳞状细胞癌初始治疗进展后可使用恩曲替尼、拉罗替尼。

◆非鳞状细胞癌驱动基因阴性患者的治疗：

PS 评分 0 ~ 2 分驱动基因阴性非鳞状细胞癌患者一线进展后，如未接受过免疫治疗，推荐二线治疗使用纳武利尤单抗或替雷利珠单抗。PS 评分 0 ~ 2 分驱动基因阴性非鳞状细胞癌患者一线进展后也可使用多西他赛或培美曲塞单药化疗。对于 PS 评分 > 2 分的患者，二线建议最佳支持治疗。若前期未使用培美曲塞或多西他赛单药治疗者，三线可接受培美曲塞或多西他赛单药治疗，或在无禁忌证的情况下推荐使用安罗替尼，后线建议最佳支持治疗。

8. 非小细胞肺癌的术后辅助治疗

（1）完整切除切缘阴性（R0 切除）NSCLC 后续治疗：

1）Ⅰ A（T1a/b/cN0）期患者术后应定期随访。

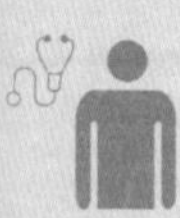

2）Ⅰ B（T2aN0）期患者术后可随访。Ⅰ B 期患者术后辅助治疗需行多学科评估，对每例患者评估术后辅助化疗的益处与风险。有高危因素者［如低分化肿瘤（包括神经内分泌肿瘤但不包括分化良好的神经内分泌肿瘤）、脉管侵犯、脏层胸膜侵犯、STAS、姑息性切除］推荐进行术后辅助化疗。病理亚型以实体型或微乳头为主的Ⅰ B 期腺癌患者也可考虑辅助化疗。

3）Ⅱ A/ Ⅱ B 期患者，推荐以铂类为基础的方案进行辅助化疗，不建议行术后辅助放疗。

4）Ⅰ B ~ Ⅱ期术后发现 EGFR 敏感基因突变的患者，可行奥希替尼辅助靶向治疗。Ⅱ A ~ Ⅲ期术后发现 EGFR 敏感基因突变的患者，可行埃克替尼辅助靶向治疗。Ⅱ A ~ Ⅲ期术后驱动基因阴性的患者，如 PD-L1 表达阳性（≥ 1%）可在铂类为基础的化疗后行阿替利珠辅助治疗。

（2）非完整切除切缘阳性 NSCLC 的后续治疗：

1）Ⅰ A（T1a/b/cN0）期患者，术中发现为 R1 或 R2 切除，均首选再次手术，放疗也可供选择。

2）Ⅰ B（T2aN0）/ Ⅱ A（T2bN0）期患者，术中发现为 R1 或 R2 切除，均应首选再次手术，放疗也可供选择，后续化疗视情况而定。Ⅰ B 期有高危险因素者［如低分化肿瘤（包括神经内分泌肿瘤但不包括分化良好的神经内分泌肿瘤）、脉管侵犯、楔形切除、脏层胸膜侵犯、未知的淋巴结状态 Rx］可考虑进行术后辅助化疗，病理亚型以实体型或微乳头为主的Ⅰ B 期腺癌患者也可考虑辅助化疗。Ⅱ A 期患者均应进行辅助化疗。

3）Ⅱ B 期 R1 切除患者可选择再次手术和术后辅助化疗，或同步或序贯放化疗；R2 切除患者可选择再次手术和术后辅助化疗，或者同步放化疗。

9. 小细胞肺癌（SCLC）的治疗

（1）局限期 SCLC 患者的治疗：

◆可手术局限期 SCLC 患者（T1 ~ 2N0）的治疗：

经系统的分期检查后提示无淋巴结转移的 T1 ~ 2N0 的患者，推荐根治性手术，术式为肺叶切除术 + 肺门、纵隔淋巴结清扫术；术后病理提示 N0 的患者推荐辅助化疗，方案包括依托泊苷 + 顺铂、依托泊苷 + 卡铂；术后病理提示 N1 和 N2 的患者，推荐行辅助化疗合并胸部放疗，同步或序贯均可。辅助化疗方案推荐依托泊苷 + 顺铂。可以根据患者的实际情况决定是否行预防性脑放疗。

◆不可手术局限期 SCLC 患者（超过 T1 ~ 2N0 或不能手术的 T1 ~ 2N0）的治疗：

1）PS 评分 0 ~ 2 分的患者：化疗同步胸部放疗是标准治疗方案。化疗方案为依托泊苷 + 顺铂和依托泊苷 + 卡铂。胸部放疗应在化疗的第 1 ~ 2 个周期尽早介入。如果患者不能耐受，也可行序贯化放疗。放疗最佳剂量和方案尚未确定，推荐胸部放疗总剂量

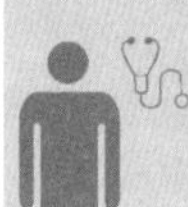

为 45Gy，1 次 1.5Gy，2 次 / 天，3 周，或总剂量为 60 ~ 70Gy，1 次 1.8 ~ 2.0Gy，1 次 / 天，6 ~ 8 周。对于特殊的临床情况，如巨大肿瘤、合并肺功能损害、阻塞性肺不张等，可考虑 2 个周期化疗后进行放疗。放化疗后疗效达完全缓解或部分缓解的患者，可考虑行预防性脑放疗。

2）PS 评分 3 ~ 4 分（由 SCLC 所致）的患者：建议应充分综合考虑各种因素，谨慎选择治疗方案，如化疗（单药方案或减量联合方案），如果治疗后 PS 评分能达到 2 分以下，可考虑给予同步或序贯放疗，如果 PS 评分仍无法恢复至 2 分以下，则根据具体情况决定是否采用胸部放疗。放化疗后疗效达到完全缓解或部分缓解的患者，可考虑行预防性脑放疗。

3）ECOG PS 评分 3 ~ 4 分（非 SCLC 所致）的患者：推荐最佳支持治疗。

（2）广泛期 SCLC 患者的一线治疗：

◆无症状或无脑转移的广泛期 SCLC 患者的治疗：

1）PS 评分 0 ~ 2 分的患者：推荐依托泊苷 + 卡铂 + 阿替利珠单抗、依托泊苷 + 铂类 + 度伐利尤单抗，或依托泊苷 + 铂类 + 阿得贝利单抗，或依托泊苷 + 铂类 + 斯鲁利单抗，或依托泊苷 + 铂类化疗。

2）PS 评分 3 ~ 4 分（由 SCLC 所致）的患者：推荐化疗，方案包括 EP 方案（依托泊苷 + 顺铂）、EC 方案（依托泊苷 + 卡铂）、IP 方案（伊立替康 + 顺铂）、IC 方案（伊立替康 + 卡铂）、依托泊苷 + 洛铂。曲拉西利可在 EP/EC 方案治疗前预防性给药，以降低化疗引起的骨髓抑制的发生率。化疗后疗效达完全缓解或部分缓解的患者，如果远处转移灶得到控制，且一般状态较好，可以加用胸部放疗；酌情谨慎选择预防性脑放疗。

3）ECOG PS 评分 3 ~ 4 分（非 SCLC 所致）的患者：推荐最佳支持治疗。

◆局部症状的广泛期 SCLC 患者的治疗：

1）上腔静脉综合征：临床症状严重者推荐先放疗后化疗；临床症状较轻者推荐先化疗后放疗，同时给予吸氧、利尿、镇静、止痛等对症治疗。局部放疗的放射野应包括原发灶、整个纵隔区及两锁骨上区，要将上腔静脉包括在照射野内；放疗初期可能出现局部水肿加重，必要时可使用激素和利尿剂辅助治疗；首次化疗应具有冲击性。放化疗结束后，根据患者具体情况决定是否行预防性脑放疗。

2）脊髓压迫症：如无特殊情况，患者应首先接受局部放疗，控制压迫症状，并给予化疗。由于脊髓压迫症的患者生存时间较短，生命质量较差，所以对于胸部放疗和预防性脑放疗的选择需综合考量多方因素，慎重选择（如完全缓解或部分缓解的患者可以放疗），但通常不建议手术减压治疗。

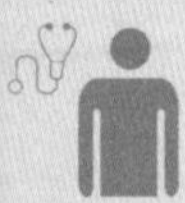

3）骨转移：推荐化疗 + 局部姑息外照射放疗 ± 双膦酸盐治疗；骨折高危患者可采取骨科固定。

4）阻塞性肺不张：推荐化疗 + 胸部放疗。2 个周期化疗后进行放疗易于明确病变范围，缩小照射体积，使患者能够耐受和完成放疗。

◆脑转移患者的治疗：

1）无症状脑转移患者：全身化疗结束后接受全脑放疗，若为脑寡转移，也可以考虑立体定向放射外科治疗。

2）有症状脑转移患者：推荐全脑放疗与化疗序贯进行，治疗后疗效达完全缓解或部分缓解的患者，若为脑寡转移，也可以考虑立体定向放射外科治疗。

（3）二线治疗：

1）一线治疗后 6 个月内复发的 PS 评分 0 ～ 2 分患者：推荐选择静脉或口服拓扑替康化疗，也可推荐患者参加临床试验或选用以下药物，包括伊立替康、紫杉醇、多西他赛、长春瑞滨、吉西他滨、替莫唑胺、环磷酰胺联合多柔比星及长春新碱。PS 评分 2 分的患者可酌情减量或应用集落刺激因子支持治疗。

2）一线治疗后 6 个月以上复发患者：选用原一线治疗方案。

（4）三线治疗：推荐安罗替尼口服。

（5）老年 SCLC 患者的治疗：

对于老年 SCLC 患者，不能仅根据年龄确定治疗方案，根据机体 PS 指导治疗更有意义。如果老年患者有日常生活自理能力、体力状况良好、器官功能相对较好，应当接受标准联合化疗（如有指征也可放疗），但因老年患者可能出现骨髓抑制、乏力和器官功能受损的概率更高，所以在治疗过程中应严密观察。

六、思考题

1. 肺癌诊断的要点有哪些？

2. 肺癌怎样进行分期？

3. 肺癌出现哪些情况需要转诊？

七、科普小常识

1. 哪些人要进行肺癌筛查？

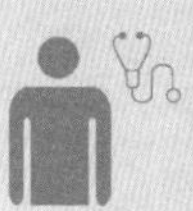

肺癌筛查的获益随着肺癌发病风险的增加而增加，对高危人群进行筛查是目前国内外专家的共识。结合中国肺癌的发病特点，推荐在符合年龄段的基础上，对含有下列危

险因素之一的人群进行肺癌筛查。

（1）吸烟：吸烟可显著增加肺癌的发病风险。吸烟人群的肺癌发病及死亡风险高于不吸烟人群，既往吸烟人群的肺癌发病和死亡风险亦显著升高，同时，吸烟剂量和肺癌发病风险呈线性正相关趋势。起始吸烟年龄越小、每天吸烟量越大、持续时间越长引发肺癌的相对危险度越大。建议吸烟量≥20包/年的人群进行肺癌筛查。吸烟与鳞状细胞癌和小细胞肺癌的关系相对更为密切，鳞状细胞癌和小细胞肺癌常呈中央型生长，因此，重度吸烟人群若条件允许可进行荧光支气管镜筛查，同时开展戒烟宣传教育。

（2）二手烟或环境油烟吸入史：亚洲人群中非吸烟女性的肺癌发生率显著高于欧美人群，推测可能与二手烟暴露和厨房等场所的环境油烟暴露有关。荟萃分析显示，二手烟暴露可显著增加肺癌发生风险。炒、炸等烹饪方式产生的厨房油烟可导致脱氧核糖核酸损伤或癌变，是中国非吸烟女性罹患肺癌的重要危险因素之一。

（3）职业致癌物质暴露史：长期接触氡、砷、铍、铬、镉及其化合物等高致癌物质者更易罹患肺癌。石棉暴露会显著增加肺癌的发病风险。另外，二氧化硅和煤烟也是明确的肺癌致癌物。

（4）个人肿瘤史：既往罹患其他恶性肿瘤者可能携带异常基因突变，基因突变可增加肺癌的发病风险。对于肺癌基因筛查的研究仍在进行中。

（5）一二级亲属肺癌家族史：一级亲属被诊断为肺癌的个体患肺癌的风险明显升高。有肺癌家族史的人群可能存在可遗传的肺癌易感位点。

（6）慢性肺部疾病史：慢性阻塞性肺疾病、肺结核和肺纤维化等慢性肺部疾病患者肺癌发病率高于健康人群。支气管肺组织的慢性炎症及其在愈合过程中的鳞状上皮化生或增生可能发展成肺癌。

2. 肺癌会遗传吗？

一级亲属被诊断为肺癌的个体患肺癌的风险明显升高。有肺癌家族史的人群可能存在可遗传的肺癌易感位点。

3. 肺癌患者生活上应注意哪些？

（1）在肺癌筛查中建议开展戒烟宣传教育，对每位吸烟的筛查对象都应建议戒烟，必要时可建议到戒烟门诊就诊，以提供相应的医疗干预及药物治疗。

（2）长期甚至终生随访。

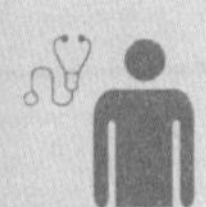

（编者　丘　蕾）

基层医院人才培养系列丛书
总主编◎李荣山

心内科

主　编

杨五小　张　虹

副主编

曹向红　王东霞　孙　帅

参编人员

（排名不分先后）

王月如　仝　凌　齐　杰　李　敏
李丽娟　吴桂萍　陈福恒　周景莉
赵　刚　申泽雪　石芳弟　冀友瑞
齐振辉　申萌楠

山西出版传媒集团
山西科学技术出版社

前言

随着人们健康意识和人均寿命的提高以及生活方式的改变，心血管疾病已经成为威胁人类健康的重要疾病之一。基层医院作为医疗服务体系的重要组成部分，承担着大量的心血管疾病防治任务。然而，由于基层医院在人才、技术、设备等方面的限制，心血管疾病的治疗效果和服务质量受到一定影响。因此，加强基层医院心血管人才培养，提高基层医院心血管疾病防治水平，已经成为当前亟待解决的问题。本书旨在根据基层医院实际需求，提供一套系统培训方案。通过本书的学习，基层医院医生可以逐步掌握心内科常见疾病的基本知识、临床技能和诊疗方法，提高临床实践能力，为患者提供更加优质的医疗服务。本书内容涵盖了心内科常见疾病如高血压、冠心病、心力衰竭、心律失常等的临床表现、诊断、鉴别诊断、治疗方案和诊疗思路等多个方面，总体编写思路为以案例为引导，书中挑选了30份典型病例，并从诊断、鉴别诊断、治疗等多个方面，进行了详细的介绍和分析，图文并茂，使基层医师能够更好地理解和应用所学知识，从而惠及更多的心血管疾病患者。

诚然，由于本书编写准备时间比较仓促，加之经验和水平有限，难免存在错误或疏漏，不妥之处敬请批评指正！

杨五小　张虹

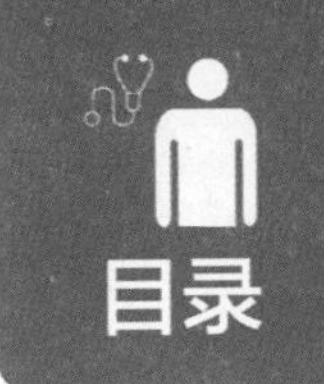
目录

第三章 心力衰竭

第四章 冠状动脉粥样硬化性心脏病

第一章

心律失常

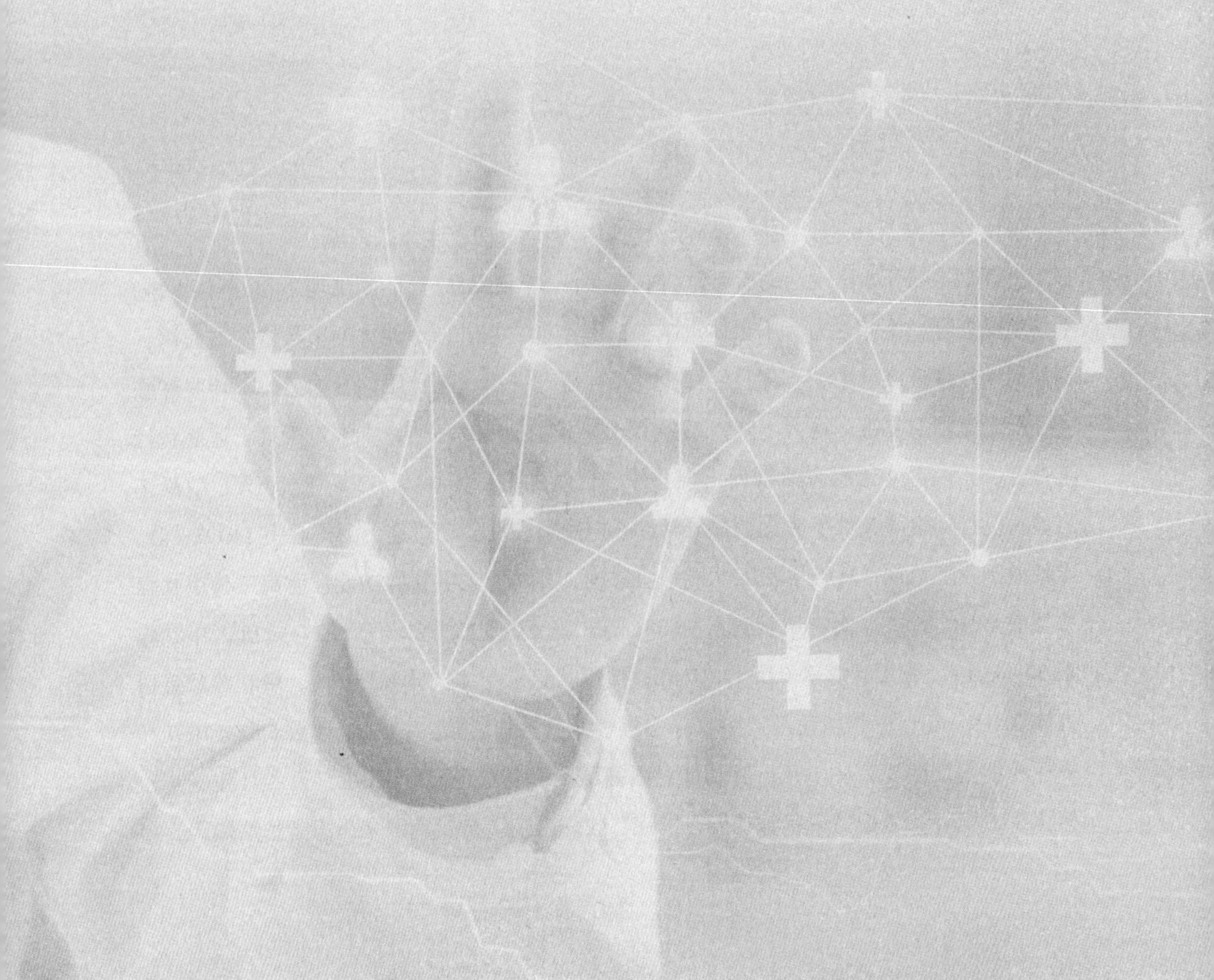

第一节　窦性心动过速（案例 1）

核心提示

❖掌握窦性心动过速的正确处理方式。

❖掌握窦性心动过速的治疗方法。

一、病历资料

1. 病史

张 ××，女，18 岁，主因“心悸、气短半年余，加重 4 天”入院。

患者半年前开始出现活动后心悸、怕热、多汗，伴烦躁易怒，间断出现恶心，不伴手抖，不伴烦躁失眠，不伴乏力，不伴体重减轻，不伴食欲亢进，不伴大便次数增多或腹泻，不伴周期性瘫痪或乏力，不伴月经稀少，不伴眼球突出，不伴眼内异物感、不伴眼球胀痛、畏光流泪、复视、视力下降，不伴呕吐，不伴发热或高热，未予重视且上述症状持续存在，入院前 4 天患者活动后出现心悸、气短加重，伴腹泻，2 ~ 3 次 / 天，就诊于当地医院行胸腹部 X 线平片无明显异常，心电图示窦性心动过速，测得心率 140 次 / 分，遂就诊于我院急诊，急查甲状腺功能、血常规、肝功能。甲状腺功能：游离三碘甲状腺原氨酸 42.10pmol/L，游离甲状腺素 99.38pmol/L，三碘甲状腺原氨酸 9.24nmol/L，甲状腺素 309nmol/L，促甲状腺素 0.005 μIU/mL，促甲状腺素受体抗体 8.15IU/L，甲状腺球蛋白抗体 31.1IU/mL；甲状腺超声：甲状腺弥漫性病变；血常规：白细胞计数 $5.51 \times 10^9/L$，中性粒细胞计数 $3.87 \times 10^9/L$；肝功能：丙氨酸氨基转移酶 23.78IU/L，天冬氨酸氨基转移酶 23.07IU/L，考虑“甲状腺功能亢进症”收住入院。自发病以来，患者情绪烦躁，食

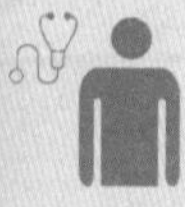

欲亢进，睡眠一般，腹泻，2 ~ 3 次 / 天，小便正常，体重无明显变化。

2. 体格检查

查体：体温 36.8℃，脉搏 120 次 / 分，呼吸 21 次 / 分，血压 107/64mmHg。神志清楚，言语流利，皮肤湿腻，无突眼，巩膜无黄染，甲状腺 II 度肿大，肿大呈弥漫性，质地软，无压痛，甲状腺上、下极可触及震颤，可闻及血管杂音，双肺呼吸音清，未闻及干、湿性啰音，心音正常，心率 102 次 / 分，律齐，各瓣膜听诊区未闻及杂音，腹软，全腹无压痛，无反跳痛，肝、脾肋下未触及，肠鸣音正常，胫前可见黏液性水肿。

3. 实验室和辅助检查

血常规：白细胞计数 5.51×10^9/L，中性粒细胞百分比 70.2%，中性粒细胞计数 3.87×10^9/L，淋巴细胞百分比 16.9%，单核细胞百分比 12.0%，嗜酸性粒细胞百分比 0.7%，嗜碱性粒细胞百分比 0.2%，红细胞计数 4.76×10^{12}/L，血红蛋白 133g/L，红细胞比容 0.389，红细胞平均容积 81.7fL，血小板计数 311×10^9/L。

肝功能：丙氨酸氨基转移酶 23.78IU/L，天冬氨酸氨基转移酶 23.07IU/L，白蛋白 42g/L，间接胆红素 14.71 μmol/L。

肾功能：尿酸 609.19 μmol/L，血肌酐 30.9 μmol/L。

心脏指标：高敏肌钙蛋白 7.1pg/mL，B 型利钠肽 23.00pg/mL。

凝血：凝血酶原时间 12.3 秒，国际标准化比值 1.14，活化部分凝血活酶时间 32.0 秒，纤维蛋白原 3.96g/L，抗凝血酶Ⅲ活性 128%。

甲状腺功能：游离三碘甲状腺原氨酸 42.10pmol/L，游离甲状腺素 99.25pmol/L，三碘甲状腺原氨酸 9.24nmol/L，甲状腺素 309nmol/L，促甲状腺素 0.005 μIU/mL，促甲状腺素受体抗体 8.15IU/L，甲状腺球蛋白抗体 31.1IU/mL。

C 反应蛋白：1.72mg/L。

心电图（图 1-1-1）：窦性心动过速。

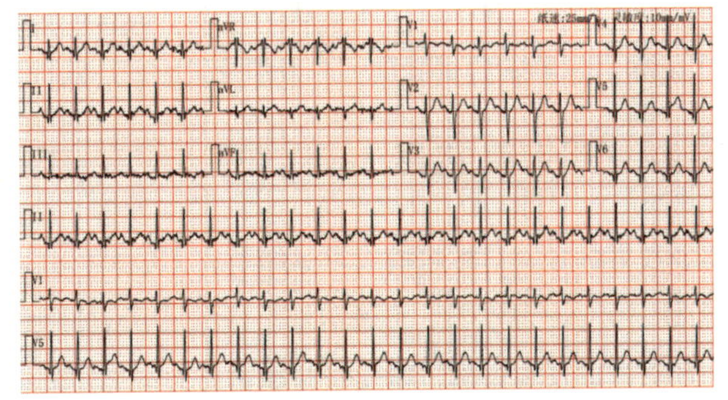

图 1-1-1　心电图符合窦性心律特点，心率达 150 次 / 分。

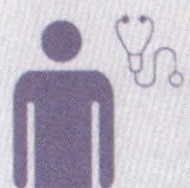

心脏彩超：目前心脏结构及功能未见明显异常。

腹部超声：肠系膜间多发淋巴结增大，餐后胆囊。

甲状腺超声：甲状腺弥漫性病变。

吸碘率：3 小时 95%，24 小时 99%。

4. 初步诊断

原发性甲状腺功能亢进症、毒性弥漫性甲状腺肿（Graves 病）、心律失常、窦性心动过速。

二、诊治经过

女性，18 岁，以“心悸、气短半年余，加重 4 天”为主诉，怕热、多汗，伴烦躁易怒，间断出现恶心，腹泻，2 ~ 3 次 / 天，心电图显示窦性心动过速。予低碘、高钙、高热量、高维生素饮食。嘱患者注意休息，避免感染、劳累及情绪激动。监测基础代谢率，完善相关检查，评估病情。予甲巯咪唑片抗甲状腺素合成，β 受体阻滞剂治疗代谢紊乱、控制心律失常。对症支持治疗，后症状好转出院。

三、病例分析

1. 病史特点

患者女性，以心悸、乏力、恶心起病，查体示甲状腺Ⅱ度肿大，质软，未触及结节，听诊闻及血管杂音，双手平举细震颤阳性。甲状腺功能提示游离三碘甲状腺原氨酸、游离甲状腺素偏高，促甲状腺素偏低，促甲状腺素受体抗体阳性。甲状腺超声提示甲状腺弥漫性病变。吸碘率增高。心电图示窦性心动过速。

2. 诊断和诊断依据

（1）诊断：窦性心动过速、原发性甲状腺功能亢进症、Graves 病、心律失常。

（2）诊断依据：患者女性，存在高代谢症状、查体甲状腺Ⅱ度肿大，化验甲状腺功能示甲状腺素水平增高，促甲状腺素减低，心电图显示窦性心动过速，考虑诊断窦性心动过速、心律失常、甲状腺功能亢进症。

3. 鉴别诊断

（1）毒性多结节性甲状腺肿：彩超检查可见结节，无包膜，放射核素扫描可见核素分布不均，增强和减弱区呈灶状分布，完善甲状腺彩超、甲状腺功能可协助诊断。

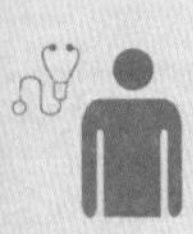

（2）自主性高功能性甲状腺腺瘤：甲状腺超声可发现肿瘤，有包膜，放射核素扫描仅在肿瘤区有核素浓聚，其他区域核素分布稀疏，可完善甲状腺超声、放射性核素扫

描诊断或除外。

（3）亚急性甲状腺炎：发病前多有上呼吸道感染史，甲状腺有触痛及压痛，查游离三碘甲状腺原氨酸、游离甲状腺素、三碘甲状腺原氨酸、甲状腺素升高，吸碘率下降，呈“分离现象”，可化验甲状腺功能、完善吸碘率检查协助诊断。

（4）桥本氏甲状腺炎：本病是最常见的自身免疫性甲状腺病，早期可出现一过性甲亢，查甲状腺过氧化物酶抗体阳性；病程晚期出现甲状腺功能减退；多数病例以甲状腺肿或甲状腺功能减退症状就诊，甲状腺超声可表现为弥漫性改变，完善甲状腺超声、甲状腺功能、甲状腺过氧化物酶抗体等相关检查协助诊断。

四、处理方案及基本原则

1. 一般治疗

窦性心动过速的治疗应针对病因和去除诱发因素，如治疗心力衰竭、纠正贫血、控制甲亢等。必要时单用或联合应用 β 受体阻滞剂、非二氢吡啶类钙离子通道阻滞剂（如地尔硫䓬）；如上述药物无效或不能耐受，可选用伊伐布雷定。药物无效而症状显著者可考虑行射频消融术以改善窦房结功能。

2. 针对该患者的相关诊治

本患者女性，以心悸、乏力、恶心起病，查体见甲状腺Ⅱ度肿大、质软，未触及结节，听诊闻及血管杂音，双手平举细震颤阳性，化验甲功提示游离三碘甲状腺原氨酸、游离甲状腺素高，促甲状腺素低，促甲状腺素受体抗体阳性，彩超提示甲状腺弥漫性病变，吸碘率增高，符合 Graves 病诊断明确。对患者进行甲亢相关疾病健康知识宣教，给予抗甲状腺药物、β 受体阻滞剂降低高代谢表现、对症治疗。

五、要点与讨论

窦性心动过速的相关知识

成人窦性心律的频率超过 100 次 / 分为窦性心动过速。目前临床上分为生理性窦性心动过速和不适当窦性心动过速。生理性窦性心动过速常见于健康人吸烟、饮茶或咖啡、饮酒、体力活动及情绪激动时；也可见于某些病理状态，如发热、甲亢、贫血、休克、心肌缺血、充血性心力衰竭以及应用肾上腺素、阿托品等药物时。不适当窦性心动过速是指在静息状态下心率的持续性增快，或心率的增快与生理、情绪激动、病理状态或药物作用水平无关或不相一致，也称特发性窦性心动过速。其发生机制不明，可能与窦房结本身的自律性增强，或自主神经对窦房结的调节异常有关。

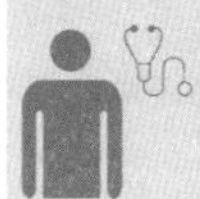

窦性心动过速通常逐渐开始和终止，频率大多在 100 ~ 150 次 / 分。刺激迷走神经可使其频率逐渐减慢，停止刺激后又加速至原先水平。

六、思考题

1. 引起窦性心动过速的常见疾病有哪些？

2. 减慢心率的药物有哪些？

七、科普小常识

1. 哪些人群可以出现窦性心动过速？

健康人在生理情况下是可以出现窦性心动过速的，比如运动后（如快跑、爬坡、上楼等）、情绪激动、饮酒、喝茶或咖啡、吸烟后均可发生窦性心动过速；某些药物如拟交感胺类药物（肾上腺素）或抗胆碱能药物（如阿托品）也可引起窦性心动过速。病理情况下发生窦性心动过速的原因也有很多，如贫血、感染、发热、甲状腺功能亢进、缺氧、充血性心力衰竭、急性心肌梗死、急性肺栓塞、急性风湿热、休克、急性心包炎、嗜铬细胞瘤等。

2. 窦性心动过速有什么样的临床表现？

窦性心动过速常不引起临床症状，有时可出现心悸、不安或心尖部可闻及收缩期杂音。

3. 窦性心动过速需要什么特殊治疗？

窦性心动过速本身无需治疗，主要针对其发病原因进行处理。如充血性心力衰竭伴窦性心动过速时，可用正性肌力药物（如洋地黄）、利尿剂、扩血管药物等治疗心衰，使窦性心动过速减慢。对精神紧张或情绪激动引起的窦性心动过速，可适量用镇静剂和 β 受体阻滞剂。窦性心动过速本身并不是一个独立的疾病，它是其他疾病的一种临床表现形式。因此其预后取决于病因。比如贫血引起的窦性心动过速，待贫血纠正后，窦性心动过速也就纠正了。如果是发热所致窦性心动过速，体温正常后，心动过速也会改善。

（编者　齐振辉）

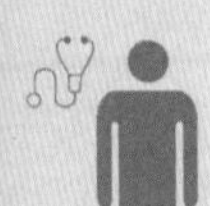

第二节　窦性心动过缓（案例2）

核心提示

❖学会窦性心动过缓的规范化处理方法。

❖明确窦性心动过缓治疗方式的选择。

一、病历资料

1. 病史

韩××，男，58岁，主因“发作性头晕5年余，加重1月”于2023年8月2日入院。

患者5年前无明显诱因出现头晕、黑蒙，伴乏力，持续3～5秒，休息后自行缓解，无胸憋、心慌、气短及晕厥等症状，活动后出现全身乏力、颜面部水肿，自觉记忆力下降。2年前于当地体检，行心电图检查，结果提示窦性心律，心率40次/分，未予重视及诊治。上述症状频繁发作，1个月前，就诊于××县人民医院，行头颅CT未见异常，心电图检查提示窦性心律，心率33次/分。4天前就诊于我院门诊，心电图检查提示窦性心动过缓，38次/分。现为求进一步诊治，收住我科。患者自发病以来，精神、食欲及睡眠可，大小便正常。体重无明显增减。

既往体健，否认高血压、糖尿病及脑梗死等病史。

2. 体格检查

查体：体温36.3℃，脉搏44次/分，呼吸20次/分，血压120/62mmHg。神情语利，查体合作，双肺呼吸音清，未闻及干、湿性啰音，心率44次/分，律齐，各瓣膜听诊区未闻及杂音，腹软，无压痛及反跳痛，肝、脾肋下未触及，双下肢不肿。

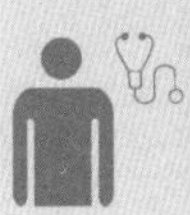

3. 实验室和辅助检查

肝功能：丙氨酸氨基转移酶 81.29IU/L。

甲状腺功能、血常规、血脂、肾功能、电解质：未见异常。

心电图（图 1–2–1）：窦性心律，心率 38 次 / 分，T 波高尖（V2 ~ V5）。

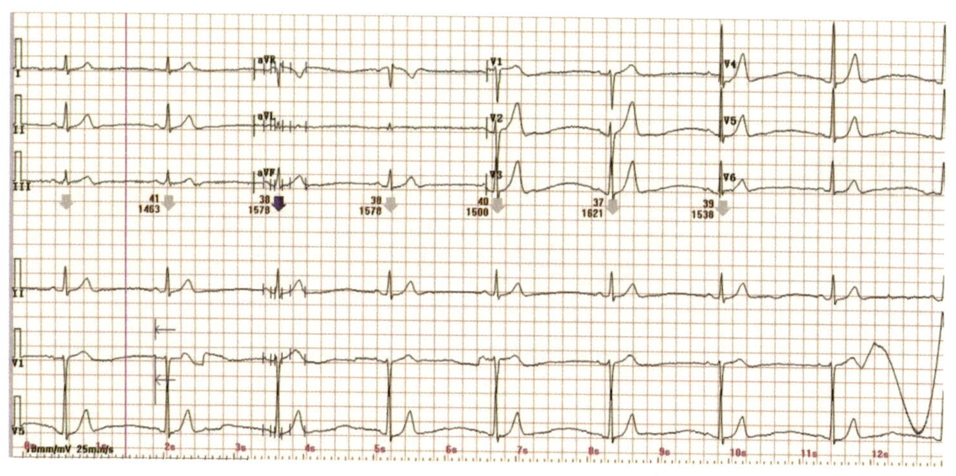

图 1–2–1 心电图

动态心电图：1）基本心律（窦性心律 + 窦房结内游走心律，24 小时总心率 64018 次，平均心率 46 次 / 分，最大心率 87 次 / 分，最小心率 33 次 / 分）；2）房性早搏（115 次，单发：79 次）；3）短阵房性心动过速；4）偶发多源性室性早搏；5）房室交界性逸搏及逸搏心律；6）ST–T 未见异常改变；7）心率变异性正常。

心脏彩超：主动脉瓣反流（少量），三尖瓣反流（少量）。

4. 初步诊断

窦性心动过缓、病态窦房结综合征、房室交界性逸搏及逸搏心律。

二、诊治经过

患者主因“发作性头晕 5 年余，加重 1 月”入院，入院后完善相关化验：D– 二聚体 69ng/mL，肌钙蛋白 I < 0.05ng/mL，肌酸激酶同工酶 < 1.00ng/mL，B 型利钠肽 49.40pg/mL，肌红蛋白 91.88ng/mL，白蛋白 39.62g/L，总胆红素 11.92 μmol/L，直接胆红素 1.90 μmol/L，间接胆红素 10.02 μmol/L，尿常规、便常规未见明显异常。于 2023 年 8 月 4 日在导管室行双腔永久起搏器植入术。

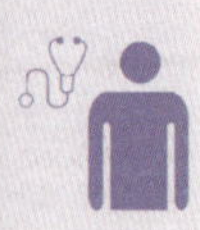

三、病例分析

1. 病史特点

（1）主因“发作性头晕 5 年余，加重 1 月”入院。

（2）否认高血压、糖尿病及脑梗死等病史。

（3）患者 5 年前无明显诱因出现头晕、黑蒙，伴乏力，持续 3 ~ 5 秒，休息后自行缓解，无胸憋、心慌、气短及晕厥等症状，活动后出现全身乏力、颜面部水肿，自觉记忆力下降。2 年前于当地体检，行心电图检查，结果提示窦性心律，心率 40 次 / 分，未予重视及诊治。上述症状频繁发作，1 个月前，就诊于 ×× 县人民医院，行头颅 CT 未见异常。心电图检查提示窦性心律，心率 33 次 / 分。4 天前就诊于我院门诊，行心电图检查提示窦性心动过缓，38 次 / 分。

2. 诊断和诊断依据

（1）诊断：窦性心动过缓、病态窦房结综合征、交界性逸搏及逸搏心律。

（2）诊断依据：否认高血压、糖尿病及脑梗死等病史。有头晕、黑蒙，乏力，活动后出现全身乏力、颜面部水肿，自觉记忆力下降，多次心电图检查提示窦性心动过缓，动态心电图检查提示窦性心律，24 小时总心率 64018 次，平均心率 46 次 / 分，最大心率 87 次 / 分，最小心率 33 次 / 分；房室交界性逸搏及逸搏心律；ST-T 未见异常改变；心率变异性正常。甲状腺功能、肾功能、心肌酶等化验检查未见异常。

3. 鉴别诊断

（1）病态窦房结综合征：常有心、脑、肾等重要脏器供血不足表现，轻者表现为头晕、心悸、乏力、纳减、记忆力减退等，重者表现为心功能不全、心绞痛、晕厥、少尿，甚至阿斯综合征等。心电图特点：1）连续而显著的窦性心动过缓（ < 50 次 / 分）；2）窦性停搏或窦房传导阻滞；3）同时出现窦房传导阻滞和房室传导阻滞；4）同时出现上述心动过缓与心动过速；5）同时出现窦性心动过缓、窦房传导阻滞、房室传导阻滞和室内传导阻滞。动态心电图特点为 24 小时总窦性心率减少，小于 8 万次，24 小时平均心率减慢（60 ~ 62 次 / 分）；反复出现 2.0 ~ 2.5 秒长间歇等。

（2）高度房室传导阻滞：高度、几乎完全性和三度房室传导阻滞的症状取决于发病原因和心室率快慢，常有心悸、心功能不全、心绞痛、眩晕和晕厥等症状，甚至发生阿斯综合征或猝死。完全性房室传导阻滞的特点：1）PP 间期和 RR 间期有各自的规律性，P 波与 QRS 波群无关（无传导关系）；2）P 波频率较 QRS 波群频率快；3）在整帧常规 12 导联心电图中，QRS 波群缓慢而规则，为被动出现的逸搏心律。

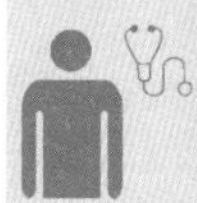

（3）室内传导阻滞：束支或分支传导阻滞本身多无明显症状，但严重的三分支阻

滞和双束支阻滞因可发生心室停搏而出现心悸、头晕、晕厥，甚至阿斯综合征。最常见的双分支阻滞为右束支伴左前分支或左后分支传导阻滞，最常见的三分支阻滞为右束支、左前分支和左后分支均发生不同程度的阻滞。

四、处理方案及基本原则

准确识别症状与心动过缓之间的时间相关性是决定是否启动永久起搏治疗的总体原则。临床上常选用动态心电图和心电事件记录仪来评估症状与心律失常间的关系。心脏电生理检查作为一种评估窦房结功能的侵入性操作，因其测得参数（如窦房结恢复时间）的敏感度和特异度较差，临床应用较为局限。生理状态下，迷走神经活动增加可使静息心率降低至 40 次 / 分以下，当年轻人、运动员、正常人在睡眠或深度休息中出现迷走神经张力增高介导的无症状性心动过缓时，一般不考虑起搏治疗；当症状性心动过缓被确定是由某些病因如药物过量使用、甲状腺功能异常或代谢综合征等引起时，应考虑尽早解除可逆性病因而非起搏治疗。

五、要点与讨论

窦性心动过缓的永久起搏器适应证

成人的心跳起源于窦房结，但频率低于 60 次 / 分称为窦性心动过缓。窦性心动过缓常同时伴有窦性心律不齐（不同 PP 间期的差异 > 0.12 秒）。窦性心动过缓常见于健康的青年人运动员及睡眠状态。其他原因包括颅内疾病、严重缺氧、低温、甲状腺功能减退、阻塞性黄疸和血管迷走性晕厥等，以及应用拟胆碱能药、胺碘酮、β 受体阻滞剂、非二氢吡啶类的钙离子通道阻滞剂或洋地黄等药物。窦房结病变和急性下壁心肌梗死亦常发生窦性心动过缓。无症状的窦性心动过缓通常无需治疗。如因心率过慢，出现心排血量不足症状，可应用阿托品或异丙肾上腺素等药物，但长期应用往往效果不确定，易发生严重副作用，故应考虑心脏起搏治疗，《中华心律失常学杂志》中关于窦性心动过缓的永久起搏器适应证：

◆ I 类适应证：

（1）明确症状是由窦房结功能障碍导致的，推荐永久起搏治疗以提高心率并改善症状。

（2）由于某些疾病必须使用某些类型和剂量的药物治疗，而这些药物又可引起或加重窦性心动过缓并产生临床症状，推荐永久起搏治疗以提高心率并改善症状。

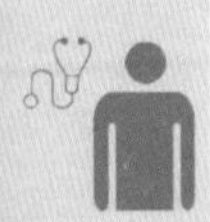

◆ Ⅱ类适应证：

（1）Ⅱ a类适应证：

1）对于心脏快慢综合征患者，如果症状是由于心动过缓导致的，应接受永久起搏治疗，可以提高心率并改善灌注不足的症状。

2）对于因窦房结变时功能不全引起症状的患者，应选择带有频率应答功能的起搏器治疗，可以增加活动耐量、改善症状。

（2）Ⅱ b类适应证：当症状很可能是由心动过缓导致，但未完全明确时，可以考虑口服茶碱提高心率，改善症状并帮助确定永久起搏的潜在获益。

2021年欧洲心脏病学会（ESC）发布的《ESC心脏起搏和心脏再同步化治疗指南》中也重点强调了植入指征和症状的关系：症状明确是由于心动过缓导致时，推荐起搏治疗。

（1）无症状的窦房结功能障碍，不建议永久起搏治疗。

（2）虽有类似心动过缓的症状，但证实该症状并非由窦性心动过缓引起，不建议永久起搏治疗。

（3）非必须应用的药物引起的症状性窦性心动过缓，不建议永久起搏治疗。

（4）症状貌似是由于心动过缓引起时，即使证据不是决定性的，仍可以考虑起搏治疗。

（5）对于无症状或可逆缓慢性窦性心律失常的患者，不推荐起搏治疗。

（6）对于以窦性心动过缓为基础的有症状的慢快综合征患者，推荐起搏治疗来纠正缓慢性心律失常，同时应当使用药物治疗，除非首先对快速性心律失常进行消融。

（7）由心房颤动（以下简称“房颤”）导致的心动过缓或伴随症状的停搏，应该考虑房颤消融术治疗，而不是起搏器治疗；在房颤复律后，再依据临床情况考虑后续疗法。

六、思考题

1. 引起窦性心动过缓的常见疾病有哪些？

2. 在什么情况下，窦性心动过缓患者需要植入永久起搏器治疗？

七、科普小常识

窦性心动过缓一定是心脏出问题了吗？

按照现行标准，正常的心率范围应该是每分钟60 ~ 100次，低于此范围就算窦性心动过缓。然而多数专家认为，健康人的静息心率波动在50 ~ 80次/分之间最为理想。

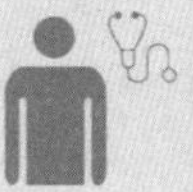

所以不能简单地认为窦性心动过缓就是心脏病。比如一个人做心电图发现心率是 52 次 / 分，心电图报告会诊断为窦性心动过缓，但是并不意味着心脏有问题。经常运动的人往往心跳偏慢，这是因为其心脏储备功能强大。在夜间或者睡眠中心率降低（小于 50 次）也不一定是病理状态。冠心病合并高血压病人会服用 β 受体阻滞剂以减慢心率、降低血压和降低心肌耗氧量，他们的心率会控制在 55 ~ 65 次 / 分。当然，如果心率太慢（比如白天低于 50 次 / 分钟），特别是伴随有头晕、胸闷、眼前发黑、乏力、疲倦甚至晕厥等表现，或者运动后心率不升反降，那就需要及时就医了。

（编者　齐振辉）

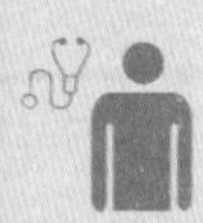

第三节　房性期前收缩（案例3）

核心提示

❖学习房性期前收缩的诊断方法。

❖认清房性期前收缩伴差异性传导与室性期前收缩的区别。

❖掌握房性期前收缩的治疗方法。

一、病历资料

1. 病史

白××，男，57岁，主因“间断胸憋闷、气短1月”入院。

患者于1个月前出现晚餐饱食后胸憋闷、气短，不伴胸痛，症状持续1小时缓解。症状发作时卧位加重，坐位减轻。于当地医院行动态心电图检查，提示频发房性期前收缩（又称房性早搏），服用稳心颗粒治疗，效果差。同期出现爬坡时胸憋闷、气短，不伴其他不适，休息1分钟左右可好转，遂就诊于我科，自发病以来患者精神、食欲、睡眠尚可，大小便正常，体重未见明显异常。

既往有高血压病史10年，血压最高180/80mmHg，未曾口服降压药物，近2个月来口服苯磺酸氨氯地平片5mg/d，厄贝沙坦氢氯噻嗪（150mg/12.5mg）1片/天，血压波动于110/80mmHg左右。否认冠状动脉粥样硬化性心脏病、糖尿病史；否认肝炎、结核病史；否认外伤史；否认输血史；吸烟40年，40支/天，近2月10支/天；饮酒30年，750毫升/天；否认食物、药物过敏史；父亲已故，死因不详，母亲死于结肠癌，其他家族成员健康，无与患者类似疾病。

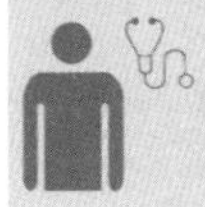

2. 体格检查

查体：体温 36.1℃，脉搏 70 次 / 分，呼吸 20 次 / 分，血压 158/84mmHg。一般情况可，正常面容，意识清楚，自主体位；双肺呼吸音清，未闻及干、湿性啰音；心界不大，心率 70 次 / 分，节律不齐，各瓣膜听诊区未闻及病理性杂音。腹软，脐周轻压痛，无反跳痛，肝、脾肋下未触及。双下肢无水肿。

3. 实验室和辅助检查

血常规、肝功能、电解质、心脏指标、凝血、尿常规：未见明显异常。

肾功能：肌酐 111 μmol/L。

血脂：低密度脂蛋白胆固醇 3.03mmol/L。

心电图（图 1–3–1）：窦性心律，频发房性期前收缩。

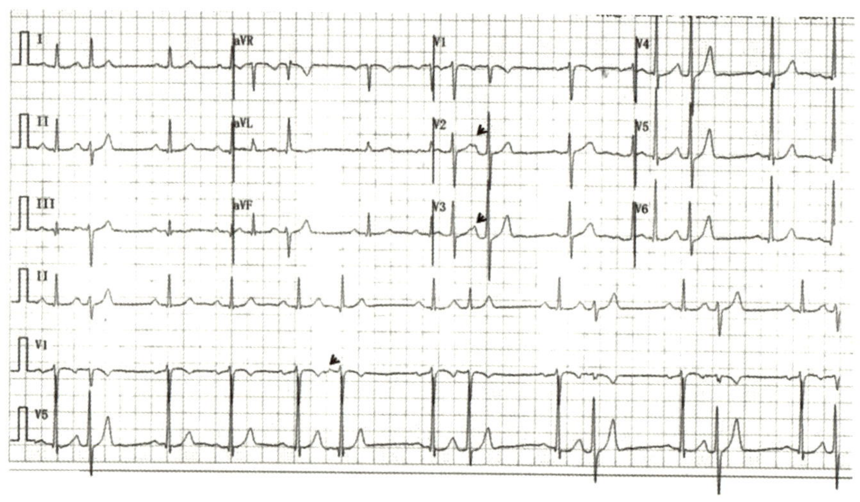

图 1–3–1　入院心电图显示频发房性期前收缩。在黑色箭头处 T 波顶峰处可见一个提早出现的 P 波，后方紧跟着一个经房室结下传的 QRS 波。

心脏彩超：左心房内径 31mm，左心室末期内径（舒张 / 收缩）51mm/31mm，间隔厚度（舒张 / 收缩）8mm/12mm，左室后壁厚度（舒张 / 收缩）10mm/12mm，左室舒张末期容积 126mL，左室收缩末期容积 38mL，左室射血分数 70%。各房室腔大小正常，房室间隔回声连续，各室壁厚度正常，运动及收缩期增厚率未见明显异常。各瓣膜形态及运动未见明显异常。收缩期三尖瓣口可见中量反流信号，二尖瓣口可见微量反流信号。

4. 初步诊断

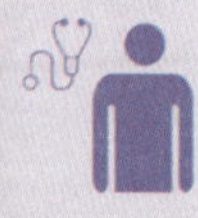

频发房性期前收缩、冠状动脉粥样硬化性心脏病、不稳定型心绞痛？高血压 3 级（很高危）。

二、诊治经过

患者主因“间断胸憋闷、气短1月”入院。患者症状发作与饱食相关，因患者还有吸烟、饮酒、高血压以及年龄等心血管危险因素，不能除外有不稳定型心绞痛的可能，所以要做冠状动脉造影以进一步检查。另外患者有高血压以及频发房性期前收缩，住院后予以动态血压及动态心电图检查。患者入院后的相关检查及检查结果如下：

动态心电图（图1-3-2）：共监测23小时6分。窦性心律，总心搏99598个；频发房性期前收缩，房性期前收缩总数35213个；Ⅱ、Ⅲ、aVF、V4～V6导联部分时段可见ST段下移。

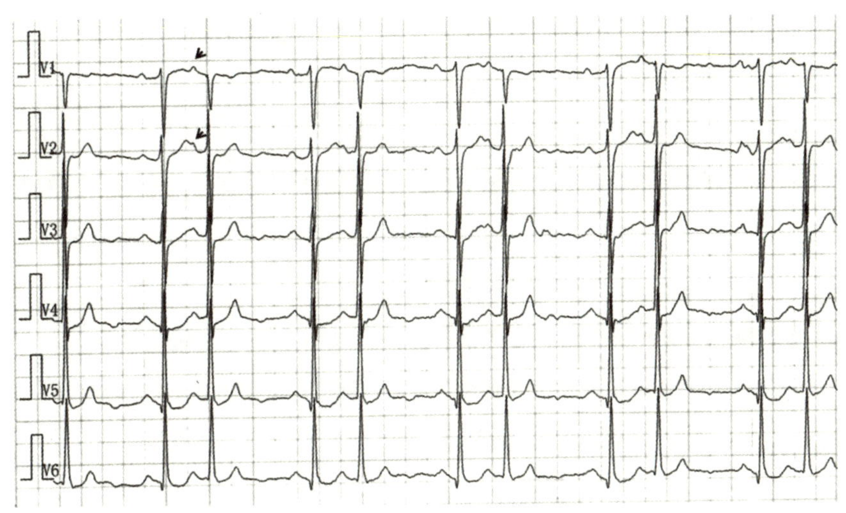

图1-3-2 动态心电图所示，黑色箭头处V1和V2导联在前一跳T波下降支出现一个提早出现的P波，该P波形态与窦性心律的P波形态不同，后方紧跟着一个经房室结下传的QRS波，形成房性期前收缩二联律。

动态血压：24小时平均收缩压129mmHg，平均舒张压70mmHg；白天平均收缩压136mmHg，平均舒张压73mmHg；夜间平均收缩压103mmHg，平均舒张压59mmHg。白天平均收缩压略高，24小时舒张压负荷正常。

冠状动脉造影：左主干以及前降支和回旋支近段钙化严重；前降支及回旋支未见明显狭窄性病变；右冠状动脉中段60%狭窄，后降支开口80%狭窄。

三、病例分析

1. 病史特点

（1）患者57岁，以“间断胸憋闷、气短1月”为主诉。

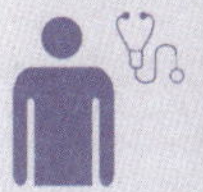

（2）患者症状发作多在饱食后以及爬坡时，症状主要以胸憋闷和气短为主，并没有出现典型的心悸症状。

（3）既往有吸烟及饮酒史；有高血压病史，血压控制尚好。

（4）服用稳心颗粒治疗效果差。

2. 诊断和诊断依据

（1）诊断：频发房性期前收缩、冠状动脉粥样硬化性心脏病、不稳定型心绞痛、高血压 3 级（很高危）。

（2）诊断依据：1）有胸憋闷和气短症状，与饱食及爬坡相关；2）心电图及动态心电图提示频发房性期前收缩；3）动态心电图提示Ⅱ、Ⅲ、aVF、V4 ~ V6 导联部分时段可见 ST 段下移；4）冠状动脉造影提示左主干以及前降支和回旋支近段钙化严重。前降支及回旋支未见明显狭窄性病变；右冠状动脉中段 60% 狭窄，后降支开口 80% 狭窄。

3. 鉴别诊断

一般情况下，房性期前收缩（房早）的鉴别诊断并不困难，但有时候需要与室性期前收缩、交界性期前收缩进行鉴别；另外，房性期前收缩的患者可出现胸闷、心悸、咳嗽等症状，需要与引起这些症状的疾病进行鉴别。

（1）房性期前收缩伴差异性传导与室性期前收缩鉴别：当房性期前收缩形成的激动下传至心室时，心室的部分传导系统尚处于不应期，所以就会形成差异性传导，表现为宽大畸形的 QRS 波，这时就需要与室性期前收缩（亦表现为宽大畸形的 QRS 波）进行鉴别。鉴别方法如下：

1）房性期前收缩伴差异性传导时，在 QRS 波前有明显相关的 P 波，但有时候该 P 波埋藏于前一心动周期的 T 波中不容易被发现，这时候就需要与窦性节律下的 T 波进行对比，如果该 T 波与窦性节律的 T 波不同，说明埋藏有一个 P 波，可考虑为房性期前收缩伴差异性传导，而室性期前收缩前面并没有相关的 P 波出现（图 1–3–3）。

2）房性期前收缩伴差异性传导时常伴有不完全代偿间歇，而室性期前收缩常伴有完全性代偿间歇，但此标准并非绝对，较晚的房性期前收缩如果没有影响窦房结节律，也会产生完全性代偿间歇，或者当存在窦性心律不齐时会影响对代偿间歇的判断（图 1–3–4）。

3）如果见到室性融合波，或者在 QRS 波中能见到按照窦性节律发放的 P 波，则考虑为室性期前收缩。

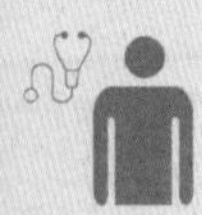

（2）与交界性期前收缩相鉴别：交界性期前收缩的冲动起源于房室交界区，可前向（向心室）和逆向（向心房）传导，产生的 P 波可在 QRS 秒波之前（PR 间期 < 0.12 秒）、

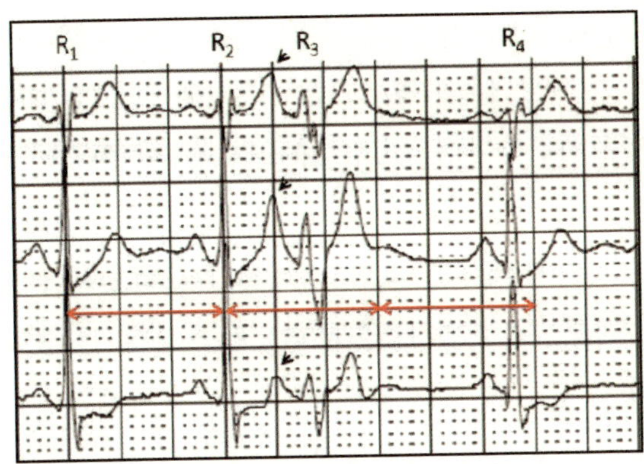

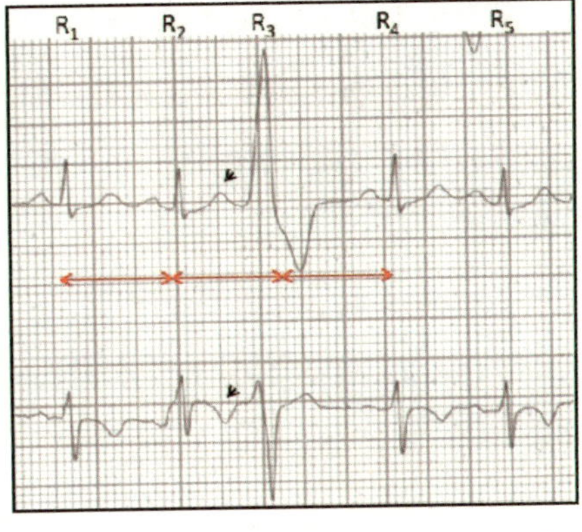

图 1-3-3　左图心电图所示 R_1、R_2、R_4 为窦性心律下的 QRS 波，R_3 为一宽大畸形的 QRS 波，黑色箭头所示前一跳 T 波较其他窦性心律下的 T 波高尖，说明该处 T 波中融合一 P 波；此外，红色箭头所示 R_2 和 R_4 之间的间期短于 2 倍的窦性节律间期，说明此处为不完全性代偿间歇。综合判断此宽 QRS 波为房早伴差异性传导。右图心电图所示 R_1、R_2、R_4、R_5 为窦性心律下的 QRS 波，R_3 为一宽大畸形的 QRS 波，黑色箭头所示前一跳 T 波与其他窦性心律下的 T 波无差异，所以此 T 波中没有隐藏 P 波。另外，红色箭头所示 R_2 和 R_4 之间的间期等于 2 倍的窦性节律间期，说明此处为完全性代偿间歇。综合判断此宽 QRS 波为室性期前收缩。

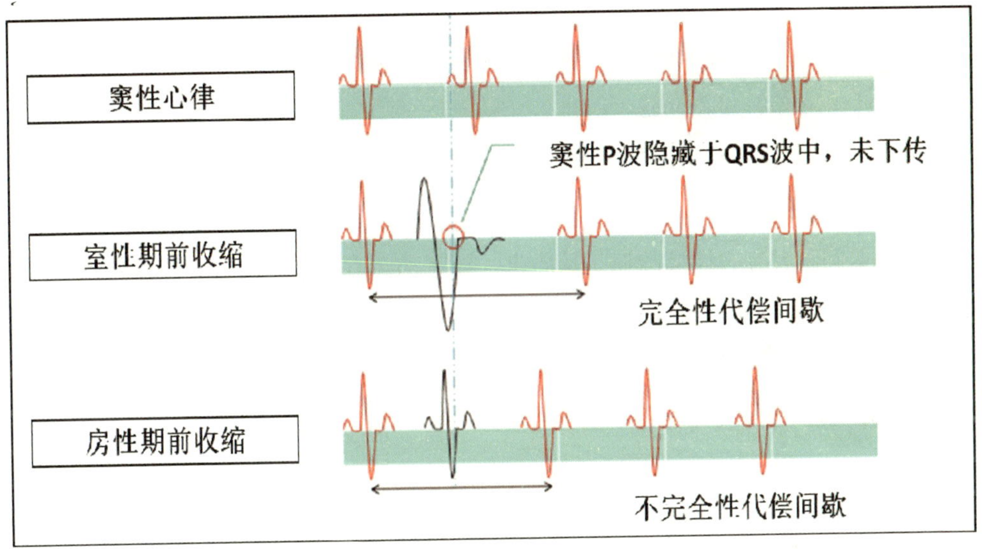

图 1-3-4　第一行为窦性心律示意图，在窦性节律下，P 波和 QRS 波按照固定的节律间期出现。第二行为室性期前收缩。第二跳可见一宽大畸形的 QRS 波，前方无相关 P 波出现，室性期前收缩相邻前后两个窦性 PP 间期（或者 RR 间期）等于窦性节律间期的 2 倍，所以形成了完全性代偿间歇。因为室性期前收缩出现后很难干扰窦房结的节律，所以不会影响其后一跳的窦性 P 波发放。第三行为房性期前收缩，房性期前收缩出现时，激动很容易侵入到窦房结内，使得窦房结提前激动，从而使窦房结的节律发生重整，就产生了不完全性的代偿间歇，表现为期前收缩前后两个窦性 PP 间期（或者 RR 间期）短于 2 倍的窦性节律间期。

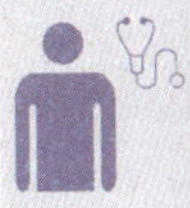

之中或之后（RP 间期 < 0.20 秒），取决于冲动前向和逆向激动的时间。而房性期前收缩时 P 波均在 QRS 波前，往往心房激动下传时会落入房室结的相对不应期引起 PR 间期较窦性心律时延长；有时候亦可见到心房激动下传时落入房室结的绝对不应期而不能下传至心室。

（3）与引起咳嗽的疾病相鉴别：咳嗽是由迷走神经反射介导的。在肺动脉主干及分叉部有迷走神经受体分布，实验证实，对其进行刺激可诱发咳嗽反射。房性期前收缩时肺动脉内血流动力学的短暂性改变，可以刺激其内的迷走神经受体，从而导致部分病人产生咳嗽反射。心电监测显示，房性期前收缩引起的咳嗽与期前收缩出现的时间段具有明确的关联，且不伴有感染及其他呼吸道症状。

四、处理方案及基本原则

1. 一般治疗

对于无明显症状的房性期前收缩通常无需治疗。部分病人可通过改善心理状态及生活方式（如避免紧张、熬夜、饮酒和过饱饮食等）使得房性期前收缩减少。对于有明显症状或频发的房性期前收缩，可以采取口服 β 受体阻滞剂、非二氢吡啶类钙离子通道阻滞剂、普罗帕酮、稳心颗粒等药物治疗或者采取射频消融术治疗。

2. 针对该患者的相关诊治

（1）入院后进一步完善血常规、肝功能、肾功能、心脏指标、动态心电图、心脏彩超、冠状动脉造影等相关检查。

（2）本例患者有心绞痛的症状及病史，冠状动脉造影结果也符合不稳定型心绞痛的诊断。由于冠状动脉主支血管为临界病变（右冠状动脉中段 60% 狭窄），未予支架植入治疗，但是给予抗心绞痛药物治疗后，患者期前收缩并未减少，且应用抗心律失常药物治疗效果差，所以考虑行射频消融术治疗（图 1-3-5）。

3. 转诊及社区随访

（1）对于频繁发作的房性期前收缩、有症状的房性期前收缩，在通过调整生活方式及常规抗心律失常药物治疗效果不好的情况下，建议转诊至具有丰富心律失常治疗经验的医疗中心，以进一步治疗。

（2）接受药物治疗或者射频消融术治疗的患者要定期进行动态心电图的复查，以评估治疗效果。

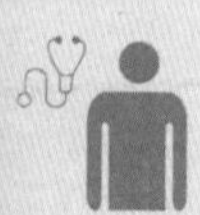

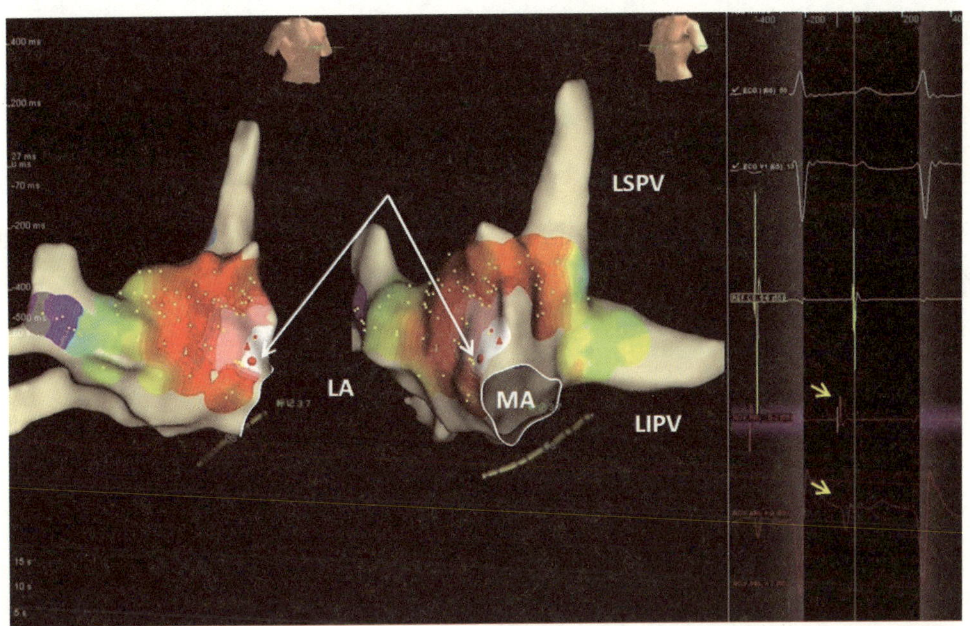

图 1-3-5　射频消融术采用雅培三维心脏电生理标测系统。术中构建出左心房及肺静脉模型。白色箭头所指处为二尖瓣环 11 点附近标测到的房性期前收缩时最早激动点，黄色箭头所指处为房性期前收缩时，此最早激动点处的腔内电位信号，明显领先于体表心电图的 P 波，在此处进行射频消融后房性期前收缩消失。LA 为左心房，MA 为二尖瓣环，LSPV 为左上肺静脉，LIPV 为左下肺静脉。

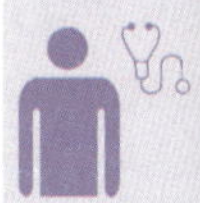

五、要点与讨论

1. 房性期前收缩的诊断

（1）房性期前收缩的心电图特征：

1）可见提前出现的 P 波，形态与窦性 P 波形态不同；

2）PR 间期常 > 120ms；

3）QRS 波形态通常与窦性心律时的 QRS 波形态相同，有时可见差异性传导；

4）当房性期前收缩产生的冲动恰好落入房室结前次搏动的绝对不应期时，则会出现传导中断，心电图表现为只有提前出现的 P 波而后没有 QRS 波。

5）房性期前收缩常伴随不完全性代偿间歇。

（2）诊断上常见误区：

1）房性期前收缩发作时，P 波常藏匿于 T 波中不易被发现，当发生差异性传导时，易被误诊为室性期前收缩。此时要注意辨别 T 波的形态变化以及是否具有完全性代偿间歇。通过动态心电图长时程记录，多数房性期前收缩可得到辨认。

2）房性期前收缩引起的咳嗽容易被误诊，所以当除外呼吸道疾病引起的咳嗽或按照常见咳嗽病因治疗效果不佳时，要想到有房性期前收缩引起咳嗽的可能，可进行动态心电图记录，以明确咳嗽与期前收缩是否有匹配关系。

2. 房性期前收缩治疗中的注意事项

在应用抗心律失常药物治疗时，要注意保持电解质在正常水平，电解质紊乱情况下应用抗心律失常药物有致心律失常风险。对于部分合并心力衰竭或者器质性心脏病的患者，使用I类抗心律失常药物时需要谨慎。

六、思考题

1. 房性期前收缩的诊断要点有哪些?
2. 房性期前收缩伴有差异性传导时，如何与室性期前收缩相鉴别?
3. 为什么房性期前收缩的病人会有脉搏漏搏现象?
4. 哪些情况需要转诊?

七、科普小常识

1. 房性期前收缩为什么会产生不完全性代偿间歇?

窦性心律下，窦房结按照固有的频率发放冲动，在发放一次窦性冲动的同时开始计算下一次窦性节律发放的时间。发生房性期前收缩时，过早的心房激动会侵入窦房结，使得窦房结提前感受到冲动的刺激并提前开始计算下一次窦房结发放的时间，所以房性期前收缩前后的窦性P波之间的间期就短于2倍的窦性节律间期，产生了不完全性代偿

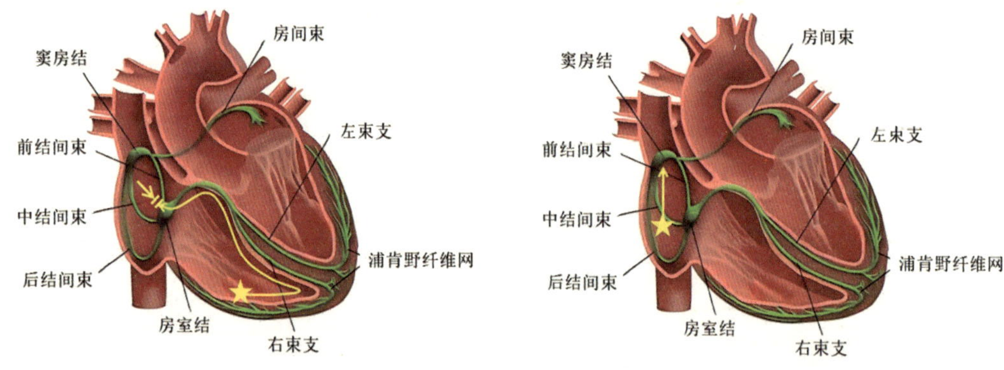

图 1-3-6　左图为室性期前收缩时（黄色五星），心室冲动要干扰到窦房结的节律就必须通过心室→希氏－浦肯野系统（希浦系统）→房室结的逆传才能到达心房，而此时窦性冲动也会经过房室结下传，二者在房室结内便会发生相互干扰，所以室性期前收缩很难影响窦房结的节律，因此并不能影响下一周期的窦房结冲动的发放，于是产生的是完全性代偿间歇。右图为房性期前收缩（黄色五星）示意图，因其距离窦房结很近，所以很容易重整窦房结节律，发生不完全性代偿间歇。

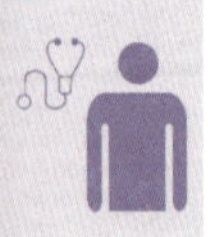

间歇（图 1-3-6）。

2. 在哪些情况下会产生房性期前收缩?

房性期前收缩常见于无器质性心脏病的人群，在情绪差、饱食、熬夜、劳累、饮酒、饮用咖啡等刺激性饮料后均可出现，所以此类人群要注意调整生活方式。此外，电解质紊乱时亦可出现房性期前收缩，所以长期服用利尿剂的患者一旦出现心悸症状，要注意复测电解质。此外，冠状动脉粥样硬化性心脏病、心肌炎、心肌病等均可产生房性期前收缩，单纯应用抗心律失常药物效果可能不好，要注意针对其病因进行治疗。

3. 房性期前收缩是否有害?

多数情况下，房性期前收缩不会对人体产生严重的不良反应，但是部分患者发生期前收缩时症状明显，严重时甚至会影响日常生活，给患者带来困惑。部分频发的房性期前收缩还会引起早搏性心肌病，产生心力衰竭的症状，需要积极治疗。

（编者　孙　帅）

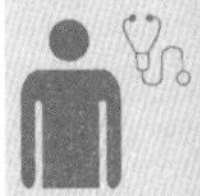

第四节　房性心动过速（案例 4）

核心提示

❖掌握房性心动过速的诊断要点。

❖学会房性心动过速的鉴别方法。

❖掌握房性心动过速的处置方法。

一、病历资料

1. 病史

刘 ××，女，57 岁，主因“发作性心悸 1 月余”入院。

患者 1 个月前无明显诱因出现心悸，伴气短、出汗、咳嗽，咳少量白痰，不伴胸痛，头晕，持续 3 分钟自行缓解。就诊于当地医院行动态心电图诊断为房性心动过速，给予口服咳特灵胶囊 2 粒，3 次 / 天；阿奇霉素片 0.25g/d；普罗帕酮片 150mg，3 次 / 天，症状未见明显好转。上述药物服用 1 周后自行改服复方丹参滴丸 10 粒，3 次 / 天，之后自觉症状稍缓解。病程中无胸背痛、肩背部放射痛、咽部紧缩感等，为进一步诊治入住本医院。发病以来，精神、食欲一般，睡眠欠佳，大小便正常，体重无明显变化。

患者 2010 年曾因阵发性室上性心动过速于外院行射频消融术治疗。否认高血压、冠状动脉粥样硬化性心脏病、糖尿病史；否认肝炎、结核病史；否认外伤史；否认输血史；无烟酒嗜好；否认食物、药物过敏史；已婚，已育；家族史无特殊记载。

2. 体格检查

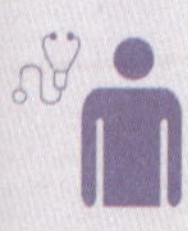

查体：体温 36.4℃，脉搏 97 次 / 分，呼吸 20 次 / 分，血压 149/92mmHg。一般情况可，正常面容，意识清楚，自主体位；双肺呼吸音清，未闻及干、湿性啰音；心界不大，

心率 97 次 / 分，节律不齐，各瓣膜听诊区未闻及病理性杂音。腹软，无压痛、反跳痛，肝、脾肋缘下未触及。双下肢无水肿。

3. 实验室和辅助检查

血常规、肝功能、肾功能、血脂、电解质、尿常规及便常规：未见异常。

心脏指标：B 型利钠肽 109.00pg/mL。

心电图：窦性心律，心率 104 次 / 分，频发房性期前收缩，短阵房性心动过速。

心脏彩超：左房内径 33mm，左室末期内径（舒张 / 收缩）43mm/26mm，间隔厚度（舒张 / 收缩）7mm/12mm，左室后壁厚度（舒张 / 收缩）7mm/12mm，左室舒张末期容积 83mL，左室收缩末期容积 24mL，左室射血分数 71%。心脏结构及功能未见明显异常。

4. 初步诊断

心律失常、阵发性房性心动过速、阵发性室上性心动过速射频消融术后。

二、诊治经过

患者主因“发作性心悸 1 月余”入院。在当地医院行动态心电图检查，诊断为房性心动过速。另外，患者既往曾因阵发性室上性心动过速行射频消融术。本次住院后要进一步除外是否为阵发性室上性心动过速复发，患者入院后给予动态心电图复查：

动态心电图（图 1–4–1）：24 小时房性期前收缩总数 36730 个，成对房性期前收缩 2654 对，房性心动过速 6896 阵次。

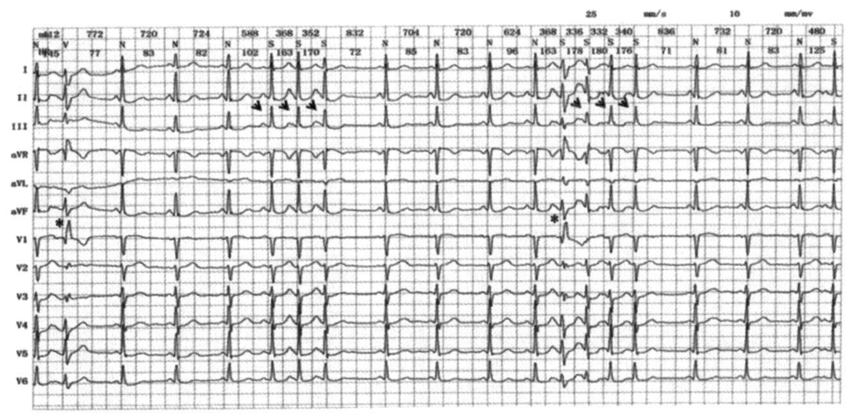

A

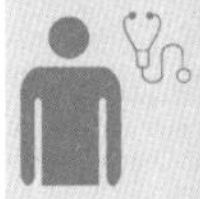

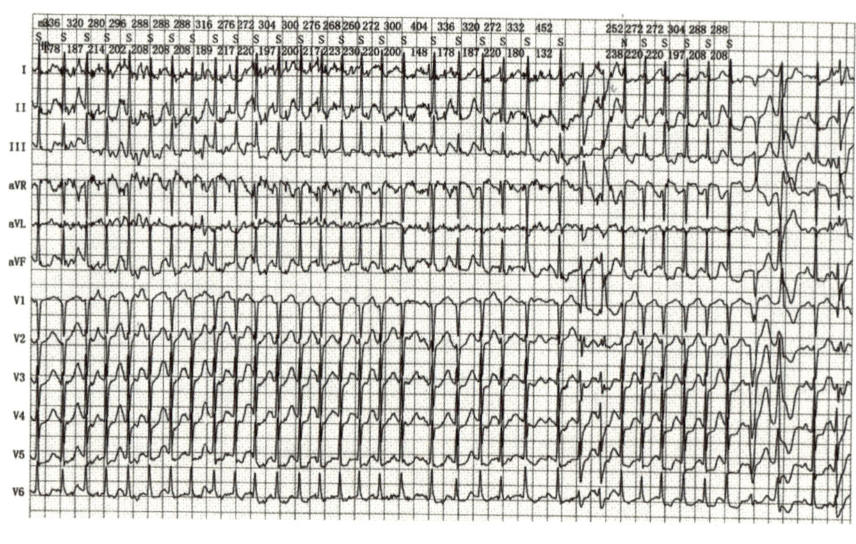

B

图 1-4-1　A. 如黑色箭头所示，出现两段短阵窄 QRS 波心动过速发作，* 标记处各有一宽 QRS 波，呈完全性右束支阻滞形态。B. 窄 QRS 波心动过速持续发作，发作期间可见到节律不齐。

三、病例分析

1. 病史特点

（1）患者女性，57 岁，以“发作性心悸 1 月余”为主诉。

（2）心悸发作无明显诱因，伴气短、出汗、咳嗽，咳少量白痰，不伴胸痛，头晕，持续 3 分钟自行缓解。

（3）既往曾因阵发性室上性心动过速行射频消融术。

（4）服用普罗帕酮治疗效果差。

2. 诊断和诊断依据

（1）诊断：心律失常、阵发性房性心动过速、频发房性期前收缩、房性期前收缩伴差异性传导、阵发性室上性心动过速射频消融术后。

（2）诊断依据：1）有频发的心悸症状；2）心电图及动态心电图有窄 QRS 波心动过速发作的特点。

3. 鉴别诊断

患者的主要表现为心悸，动态心电图可见窄 QRS 波心动过速，此外还可见到宽 QRS 波形态的期前收缩，所以需要与阵发性室上性心动过速、室性期前收缩以及阵发性心房颤动相鉴别。

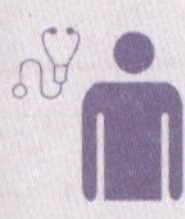

（1）与阵发性室上性心动过速相鉴别：一般来讲，狭义的阵发性室上性心动过速包括房室结折返性心动过速与房室折返性心动过速。从症状上来看，阵发性室上性心动

过速发作时与房性心动过速发作时均可以有突发、突止的特点，但是由于阵发性室上性心动过速是一种由房室结参与的折返性心动过速，一些影响房室结传导的因素可以终止心动过速，比如做 Valsalva 动作、按摩颈动脉窦等；而房性心动过速的发作并不依赖于房室结，所以上述动作对此类心动过速无效。阵发性室上性心动过速发作后，多数情况下是由于房室结传导延迟而终止，所以从心电图上来看，心动过速终止时经常可以看到一个 P 波而无 QRS 波，也就是说心动过速终止于房室结前向传导（图 1–4–2）。房性心动过速的终止并不依赖于房室结传导延迟，而是心房快速激动终止引起相应的心动过速终止，所以，一般当心动过速终止时，最后一个房性 P 波后面紧跟着一个经房室结下传的 QRS 波（图 1–4–3、图 1–4–4）。

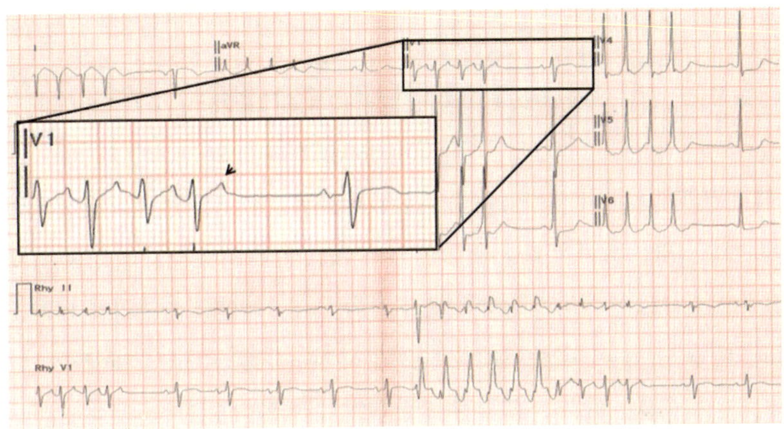

图 1–4–2　一例阵发性室上性心动过速。V1 导联所示的心动过速片段放大后，黑色箭头处 T 波较后面窦性心律时 T 波高尖，说明此处融有一个 P 波，且 P 波后无 QRS 波，同时心动过速终止，说明房室结参与了心动过速的折返机制。该患者已行射频消融术，术中证实为左侧房室旁路介导的房室折返性心动过速。

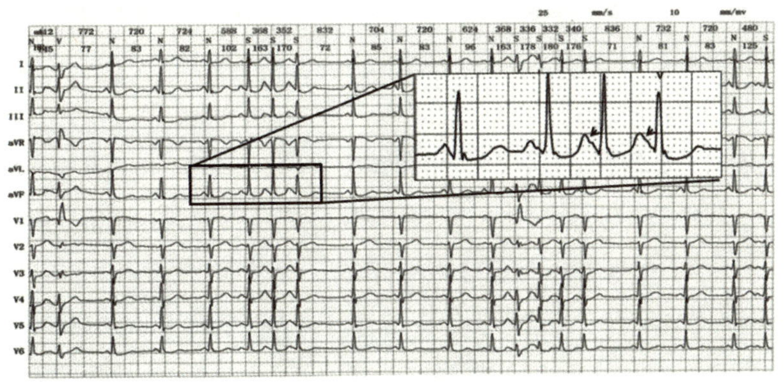

图 1–4–3　将心动过速发作时的片段放大后，心动过速时 T 波明显比窦律下的 T 波高尖，而且有切迹，说明在 T 波内融入了一个心房波；当心动过速终止时，最后一个 P 波后面紧跟着一个 QRS 波，符合房性心动过速发作与终止的特点。

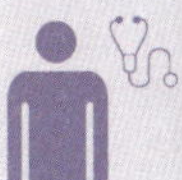

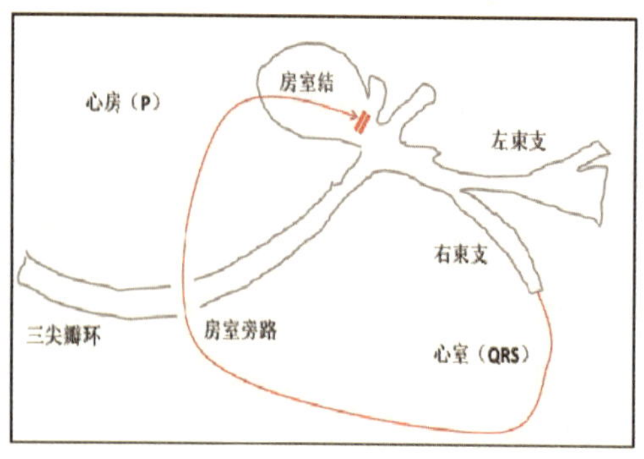

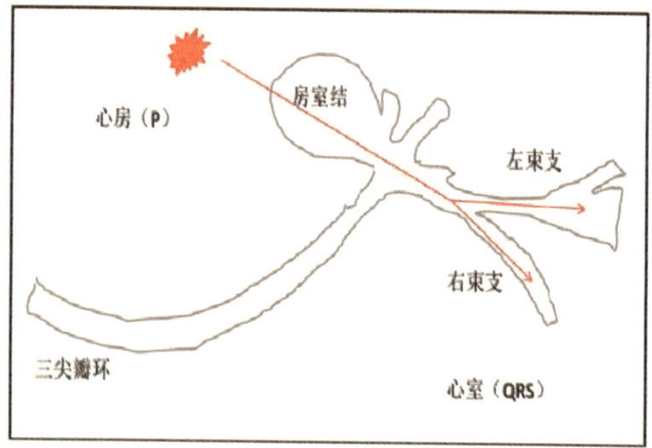

图 1–4–4　对上述机制的进一步解释。左图为房室旁路介导的阵发性室上性心动过速，心动过速发作时，激动沿着房室结→束支→心室→房室旁路→心房这一折返环路周而复始运转，当房室结内发生传导延迟时，这一折返环路则无法继续存在，心动过速便会终止，此时心房已经兴奋，但是无法下传到心室形成 QRS 波，于是，心电图上表现为有 P 波无 QRS 波。右图为房性心动过速发作时，心房内的激动灶向外发放冲动，激动沿着房室结下传至心室，当心动过速终止时，心房内激动灶对心房的激动终止，此时 P 波与 QRS 波一起消失，然而如果是单纯的房室结发生了传导延迟 / 阻滞，并不会影响心房的激动，因为心房的激动并不依赖于房室结的传导。

（2）与室性期前收缩相鉴别：房性期前收缩或者房性心动过速伴有差异性传导时，与室性期前收缩一样，均可呈宽大畸形的 QRS 波。但是室性期前收缩的激动不依赖于心房，所以无相关 P 波，而房性期前收缩或者房性心动过速伴差异性传导时一定有相关的 P 波存在。经常地，这个房性期前收缩会落入前一心搏的 T 波中被忽视，往往需要分析多个导联来仔细辨认。此外，差异性传导常发生于 RR 间期长短变化时，这是因为心脏传导系统的不应期与心动周期有关系，心动周期越长，其后动作电位时程就越长，复极就越缓慢，不应期就越长，相反则越短（Ashman 现象）。由于房性期前收缩出现前的窦性心律（以下简称“窦律”）RR 间期相对较长，使得此时的传导系统（右束支）不应期也较长。当房性期前收缩出现并经过房室结下传时，其下传冲动因右束支尚处于不应期，从而形成了完全性右束支传导阻滞的图形（图 1–4–5）。

（3）与心房颤动相鉴别：该例患者心动过速持续发作时动态心电图上也出现了节律不规整的现象，非常容易被误认为是心房颤动。心房颤动的心电图基础是 P 波消失，代之以小而不规则的基线波动，即 f 波，伴有 RR 间期绝对不规则。但仔细观察该例动态心电图，可在部分导联明确看到有房性 P 波存在，且 PP 间期关系固定。本例造成 RR 间期不规整的原因是房性心动过速时心房率过快，出现了经房室结的文氏传导和不等比下传心室（图 1–4–6）。另外，通过动态心电图的散点图分析也是很好的鉴别心房颤动与房性心动过速的办法（图 1–4–7）。

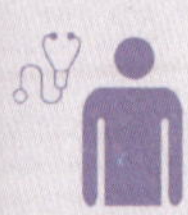

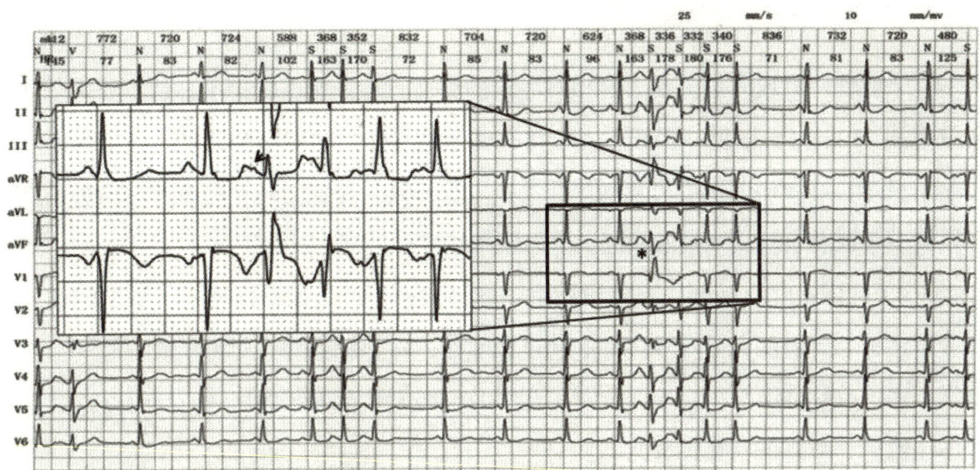

图 1-4-5　* 处所示为一右束支阻滞样宽 QRS 波图形，将此序列放大，在相邻导联（黑色箭头处）T 波降支可见到一切迹，此为房性 P 波与之融合的结果，所以此宽 QRS 前存在相关 P 波，证实为房性期前收缩伴差异性传导。此外，可见到该期前收缩前窦性 RR 间期相对较长，所以当期前收缩突然到来时就容易进入传导系统不应期形成差异性传导。

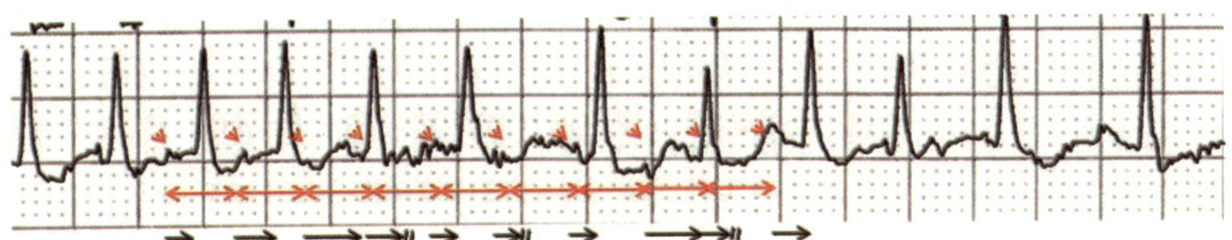

图 1-4-6　此图为动态心电图 V6 导联记录条带。此图中 RR 间期非常不规整，但是可明确记录到心房 P 波（红色单箭头），用等长的红色双箭头去测量，每一个 PP 间期均相等，但是可以看到 PR 间期呈逐渐延长状态，直至脱落 QRS 波（黑色单箭头）。

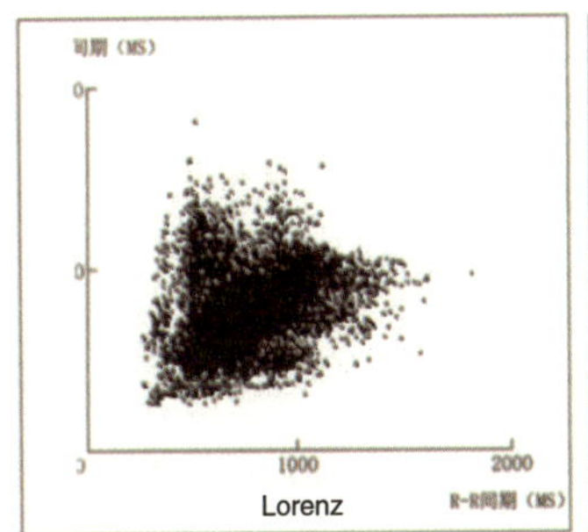

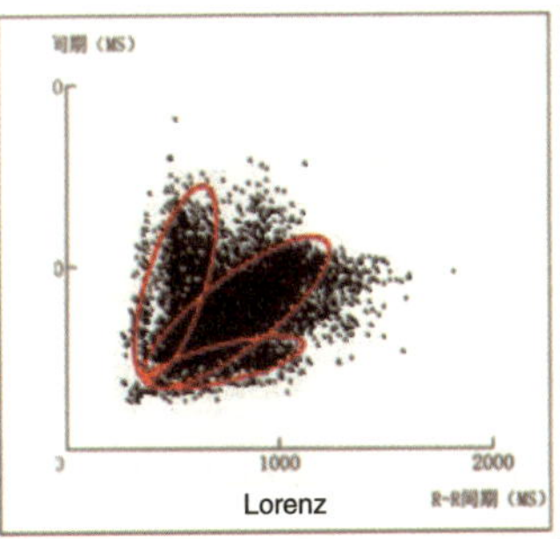

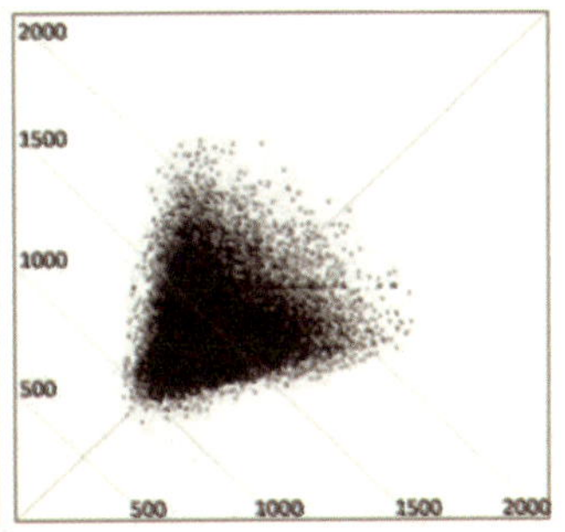

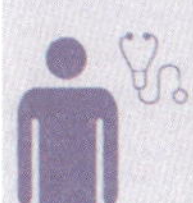

图 1-4-7　右图为房颤时 Lorenz 散点图，特征是图中的点呈扇形、均匀分布。左图为本例散点图，虽然看似呈扇形分布，但是并不均匀，局部呈密集型分布（中间图红圈），所以不是房颤。

四、处理方案及基本原则

1. 一般治疗

对于症状轻微或者血流动力学相对稳定的房性心动过速患者，不必紧急处理。如果心室率达 150 次 / 分以上，多数患者会伴有明显的心悸症状，部分患者还会出现血流动力学不稳定、心绞痛以及心力衰竭等征象，应进行紧急处置。还有些房性心动过速是由洋地黄中毒或者电解质紊乱所引起，也需紧急治疗。处理方法如下。

（1）病因治疗。肺部疾病如慢性阻塞性肺疾病、严重的肺部感染、肺部肿瘤、尘肺等常伴有低氧血症，可导致房性心动过速发作，对于此类病人应积极改善通气、纠正低氧血症、控制感染等。对于洋地黄中毒以及电解质紊乱引起的房性心动过速，需立即停用洋地黄，并纠正电解质紊乱。

（2）控制心室率治疗。对于心率过快且暂时不考虑转复窦性心律，或者转复窦性心律失败的患者可给予控制心室率治疗，常用药物有 β 受体阻滞剂（如美托洛尔、比索洛尔等）、非二氢吡啶类钙离子通道阻滞剂（如地尔硫䓬）以及洋地黄类药物（如地高辛、西地兰）。

（3）转复窦性心律可选用ⅠA、ⅠC或Ⅲ类（胺碘酮、伊布利特等）抗心律失常药物。在应用抗心律失常药物时一定要注意有无电解质紊乱以及器质性心脏病。如果存在电解质紊乱，如低钾血症，应用上述抗心律失常药物有导致恶性心律失常的风险。对于有器质性心脏病或者心功能严重减低的患者，给予ⅠA、ⅠC等抗心律失常药物时亦有发生恶性心律失常的风险。在转复窦性心律过程中需密切监测心电变化，并随时做好应急准备。对于血流动力学不稳定者宜立即行直流电复律。对于部分反复发作，特别是无休止发作的局灶性房性心动过速的病人，如果药物治疗效果不佳时，可考虑射频消融术治疗。

2. 针对该患者的相关诊治

（1）入院后进一步完善血常规、肝功能、肾功能、心肌酶、动态心电图等相关检查。

（2）因患者既往服用抗心律失常药物效果不佳，所以考虑射频消融术治疗（图 1-4-8）。

3. 转诊及社区随访

（1）对于无休止发作的房性心动过速，有发生心功能恶化和退变为心房颤动的风险，在常规抗心律失常药物疗效不佳的情况下，应尽早转诊至具有丰富心律失常治疗经验的医疗中心，以行射频消融术治疗。

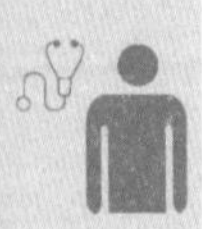

（2）部分患者孕期常合并有房性心动过速，此类患者由于用药所限，常给治疗带来困难。如症状不明显或者发作不频繁，可通过改善作息规律、调节过度紧张的精神状

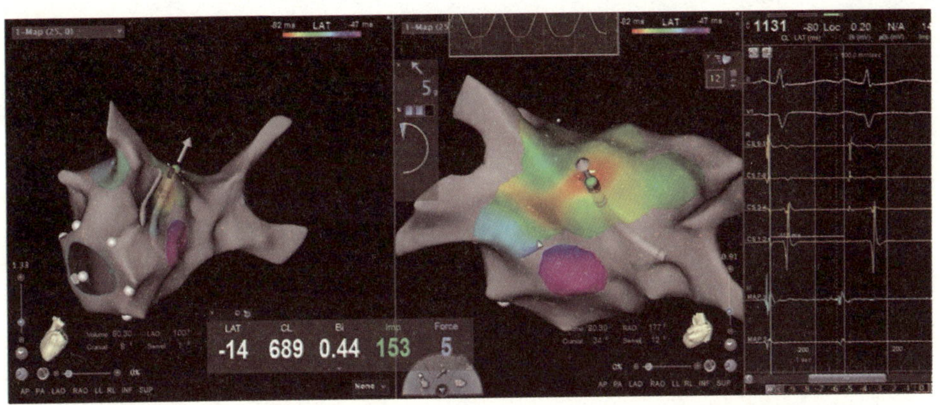

图 1–4–8　心内电生理检查证实患者为房性心动过速，进行左心房三维建模以及激动标测，心动过速发作下在左心房后壁顶部标测到最早心房激动点，考虑为局灶性房性心动过速，行射频消融治疗后患者房性期前收缩及房性心动过速消失。图中黑色箭头所指处为消融导管标记到的最早心房激动点。

态而减少房性心动过速的发作，常不需特殊的药物治疗。如症状明显、发作频繁，且影响到日常生活，或者有引起血流动力学不稳定和心功能恶化的倾向，需尽早转院，可进行“0 射线”射频消融术治疗（图 1–4–9）。

（3）患者在房性心动过速射频消融术后常不需要继续住院治疗，仅通过门诊随访即可。常需在术后 1 月、3 月、6 月、1 年左右复查动态心电图，以明确是否有心律失常复发，如果仅有少量的房性期前收缩或者短阵房性心动过速发作，且无明显症状者，可不予特殊处置；如果术后房性心动过速仍然频发，可加用 Ⅰ、Ⅱ、Ⅲ类抗心律失常药物治疗，或者再次进行射频消融术治疗。对于未行射频消融术，而是通过药物治疗控制心室率或者维持窦性心律的患者需加强随访，以明确药物疗效。

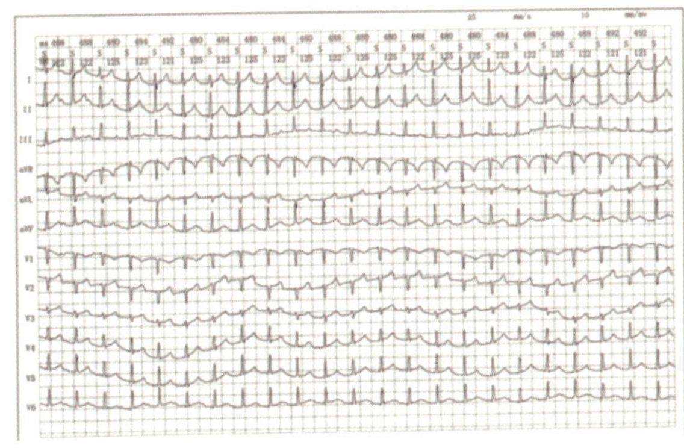

A

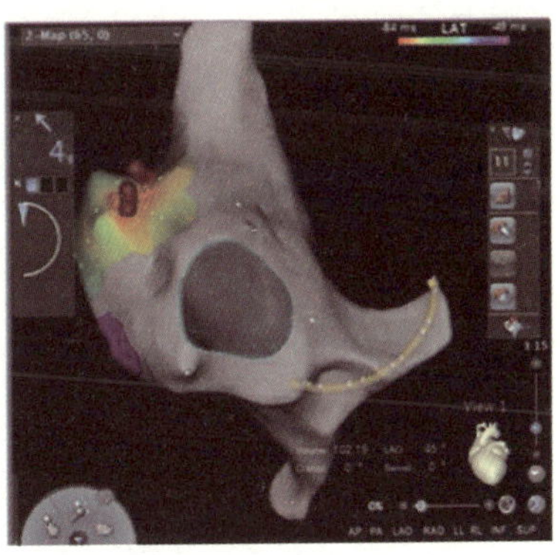

B

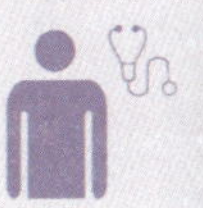

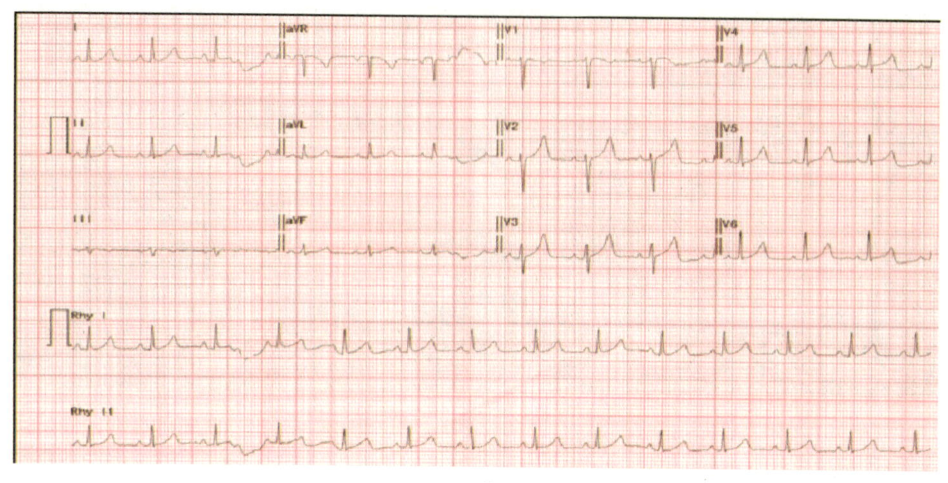

C

图 1-4-9　A. 一名孕 20 周女患者，房性心动过速无休止发作；B. 住院后给予“0 射线”射频消融术治疗，术中利用三维标测精准构建右心房模型，并在右心耳下方标测到房性心动过速靶点，给予消融；C. 术后转为窦律，患者恢复良好。

五、要点与讨论

1. 局灶性房性心动过速的心电图特征

（1）心房率通常为 150 ～ 200 次 / 分；

（2）P 波形态与窦性 P 波形态不同；

（3）当心房率过快时可出现二度Ⅰ型或Ⅱ型房室传导阻滞，有时房室传导亦可呈不等比例下传和 2:1 下传的特征；

（4）与心房扑动不同的是，局灶性房性心动过速时 P 波之间的等电位线依然存在；

（5）房性心动过速的发生与维持不依赖于房室结，所以刺激迷走神经的方法不能终止房性心动过速，仅会加重房室传导阻滞；

（6）心动过速在发作初始常可见到 QRS 波呈差异性传导图形（图 1-4-5）；

（7）心动过速发作开始时心率逐渐加速。

2. 多源性房性心动过速的心电图特征

（1）通常有 3 种或 3 种以上形态及联律间期各不相同的 P 波出现，同时伴有 PR 间期各不相等；

（2）心房率多在 100 ～ 130 次 / 分；

（3）多数 P 波能下传至心室，但部分过早出现的 P 波因落入房室结不应期而不能下传至心室，心室律不规则。

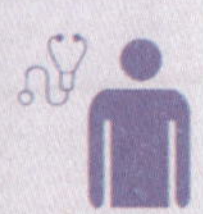

3. 房性心动过速诊断上常见误区

（1）房性心动过速发作时，P 波常藏匿于 T 波中不被发现，易被误诊为阵发性室上性心动过速，这时需要仔细与窦律时的心电图作比较，当 P 波融入 T 波中时，T 波与窦律下的 T 波会有所不同，常表现为 T 波变尖锐、变钝或者出现切迹；有时可以用兴奋迷走神经方法或者给予减慢房室结传导的药物使得 P 波显露出来。

（2）房性心动过速伴有心室差异性传导时，尤其是频率很快时，P 波不容易被辨认，易被误诊为室性心动过速。这时要仔细地辨认 QRS 波前是否有相关的 P 波来明确心动过速性质，可以借助以下方法（图 1–4–10）。

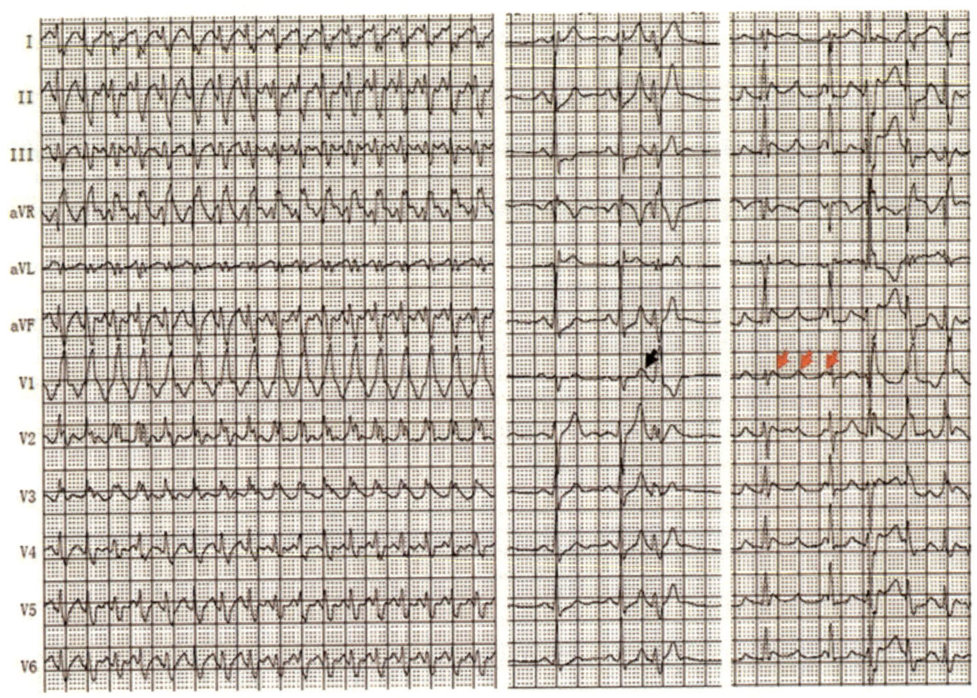

图 1–4–10　一名 69 岁女患者心动过速发作时动态心电图。A. 左图显示为宽 QRS 波心动过速，呈完全性右束支阻滞形态，非常容易被误诊为室性心动过速。B. 中间图显示该患者在窦律时间歇有期前收缩出现，该期前收缩呈完全性右束支阻滞图形，与心动过速发作时形态一致，所以考虑期前收缩与心动过速机制相同。黑色箭头所指处 T 波明显比前一跳窦律下 T 波高尖，说明此 T 波中隐藏一个 P 波，证实该期前收缩为房性期前收缩伴差异性传导。C. 心动过速发作时房室不等比下传时清晰显露出快速激动的 P 波（红色箭头所示），进一步证实为房性心动过速伴差异性传导。

1）窦律时，如果出现与心动过速发作具有相同 QRS 波形态的期前收缩，通过对比该期前收缩前 T 波与前一跳窦律时的 T 波是否相同来确定 T 波中有无隐藏 P 波；

2）当心动过速发作，出现房室不等比例下传时，往往可以显露出隐藏的 P 波。

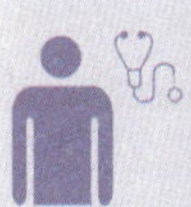

（3）房性心动过速发作时，如果出现房室不等比例下传或者房室文氏传导，可能会引起心室律不规整，从而容易被误诊为心房颤动，特别是当多源性房性心动过速频繁发作时，更易被误诊为心房颤动。如果是房室文氏传导，PR之间会存在逐渐延长的现象，并且可以周而复始地出现，当P波不好辨认时亦可以通过RR间期逐渐缩短来辨认。多源性房性心动过速发作时，虽然有多种不同形态的P波出现，但是P波仍然可以清晰辨识，且可以根据P波形态进行分组。

4. 房性心动过速治疗中的注意事项

对于持续发作的房性心动过速，在转律时要注意很可能终止心动过速后存在严重的窦性心动过缓，因该类病人很可能存在病态窦房结综合征，要向患者家属交代清楚后续起搏治疗的可能性。部分合并心力衰竭或者器质性心脏病的患者，用Ⅰ类抗心律失常药物时要谨慎，此外还要注意有无电解质紊乱及洋地黄中毒。长程持续性房性心动过速，尤其是伴有心脏扩大的患者，有合并血栓栓塞的风险，如果要转律，非紧急状态下需行经食管超声心动图除外心房附壁血栓。

六、思考题

1. 房性心动过速的诊断的要点有哪些？
2. 房性心动过速伴有差异性传导时，如何与室性心动过速相鉴别？
3. 治疗房性心动过速有哪些注意事项？
4. 哪些情况需要转诊?

七、科普小常识

1. 局灶性房性心动过速的机制是什么?

局灶性房性心动过速多由心房局部一个点状病灶引起，多为自律性或触发机制，也有可能是局部微折返机制，也就是说这个病灶频繁或持续地向外发放冲动，就导致了房性心动过速的发生。局灶性房性心动过速的发生常与心房内结构特点相关，病灶常位于心房内组织折叠、交会处，如界脊、肺静脉、房室结周围、冠状静脉窦口、心耳等处。

2. 房性心动过速都需要药物干预吗?

有些短阵发作的房性心动过速患者，若无明显症状或者发作不频繁，并不需要特殊药物干预。很多这样的患者并没有合并器质性心脏疾病，仅是与劳累、焦虑、饮酒、熬夜、肥胖以及夜间打鼾等相关，通过调整生活方式便可以改善症状。

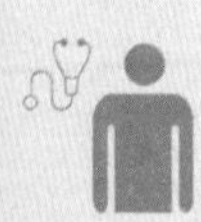

3. 房性心动过速引起的心衰能治愈吗?

长期慢性或持续快速心律失常可引起心脏扩大、心功能不全等类似扩张型心肌病的表现，被称为心动过速性心肌病，如房性心动过速、心房扑动、心房颤动、室上性心动过速等均可出现，只要心动过速得以纠正，心脏形态与心功能可部分或完全恢复正常。

4. 房性心动过速患者生活上应注意哪些细节?

（1）避免熬夜，长期熬夜可诱发房性心律失常。

（2）戒烟、戒酒、避免长期依赖浓茶和咖啡等，养成良好的生活习惯。

（3）长期焦虑、精神紧张亦可引起房性心律失常的发作，要及时调整情绪，保持心情舒畅。

（4）控制体重。

（5）如果有严重打鼾，需要及时治疗。

（6）部分患者在长期服用洋地黄类、利尿剂等药物时，要注意定期监测洋地黄以及电解质水平。

（7）合并器质性心脏病或慢性肺部疾病患者要针对原发病进行治疗。

（编者 孙 帅）

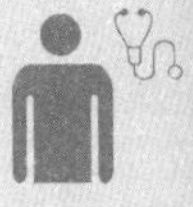

第五节　心房扑动（案例5）

核心提示

- ❖掌握心房扑动的诊断要点。
- ❖掌握心房扑动的治疗方法。
- ❖学习心房扑动在转律前的注意事项。

一、病历资料

1. 病史

冯 ××，女，30 岁，主因“发作性心悸伴晕厥 1 次”入院。

患者于 2020 年 6 月 20 日于活动中突感心悸，持续数分钟后突发意识丧失，不伴二便失禁、抽搐、双眼上吊、牙关紧闭，持续数分钟后意识恢复，明显感觉胸部憋闷，伴大汗淋漓，不伴胸痛、气紧等症状，持续半小时后逐渐好转。6 月 23 日就诊于当地医院，行心电图检查，结果示心房扑动（2：1 下传），心室率 108 次 / 分；心脏彩超结果示左心增大，室壁运动减弱，左心功能减低。后转诊于我科，患者自发病以来，精神、食欲、睡眠欠佳，大小便正常，体重未见明显变化。

另外，患者近 3 ～ 4 年来平路快走、爬坡或爬楼梯 3 层有气短症状，休息 10 余分钟可缓解。发现血压升高 3 天，最高达 141/105mmHg，未服用降压药物治疗。

患者 4 年前曾患心肌炎，经药物治疗后好转。近 1 ～ 2 年内经常出现咽痛、咳嗽，伴低热，体温波动于 37.5℃～ 38℃。否认糖尿病史、肾脏病史、冠心病史及脑血管意外疾病史；于 2013 年在当地肿瘤医院行胆囊切除术；否认外伤史；否认输血史；否认肝炎、结核病史；否认食物、药物过敏史；家族史无特殊记载。

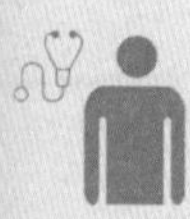

2. 体格检查

查体：体温 36.8℃，脉搏 91 次 / 分，呼吸 20 次 / 分，血压 145/95mmHg。一般情况可，正常面容，意识清楚，自主体位；双肺呼吸音清，未闻及干、湿性啰音；心界不大，心率 91 次 / 分，律齐，各瓣膜听诊区未闻及病理性杂音。腹软，无压痛、反跳痛，肝、脾肋缘下未触及，双下肢无水肿。

3. 实验室和辅助检查

血常规、肝功能、肾功能、血脂、电解质、尿常规、红细胞沉降率、心肌酶、凝血、甲状腺功能以及类风湿系列：未见异常。

心脏指标：B 型利钠肽 221.00pg/mL。

血气分析：氧分压 75.7mmHg，二氧化碳分压 30.5mmHg，酸碱度 7.356。

心电图：心房扑动，房室 2：1 传导，心室率 108 次 / 分。

动态心电图：异位心律，持续心房扑动。

动态血压：非杓型，24 小时平均血压为收缩压 127mmHg，舒张压 87mmHg；白天最高血压为收缩压 145mmHg，舒张压 103mmHg；夜间最高血压为收缩压 140mmHg，舒张压 96mmHg；24 小时收缩压及舒张压负荷异常，夜间血压下降率超标。

心脏彩超：左房 37mm × 43mm × 56mm，左室末期内径（舒张 / 收缩）60mm/44mm，间隔厚度（舒张 / 收缩）12mm/16mm，左室后壁厚度（舒张 / 收缩）12mm/16mm，左室舒张末期容积 176mL，左室收缩末期容积 85mL，左室射血分数 52%。室壁运动欠协调，左心扩大，二、三尖瓣反流（少量）。

4. 初步诊断

心律失常、持续性心房扑动、心脏扩大、心功能Ⅱ级（NYHA 分级）、高血压 2 级（很高危）、胆囊切除术后。

二、诊治经过

患者主因“发作性心悸伴晕厥 1 次”入院。曾于当地医院行心电图以及动态心电图检查，诊断为持续性心房扑动，入院后给予心电图复查，以及持续心电监测。患者行射频消融术终止心房扑动后症状好转出院。患者入院后的相关检查及检查结果如下：

心电图检查：持续性心房扑动，房室 2：1 传导（图 1–5–1）。

动态心电图：

1）持续心电监测显示不等比房室下传时，扑动波清晰显露（图 1–5–2）。

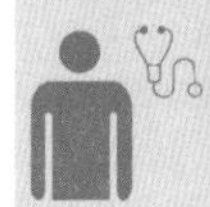

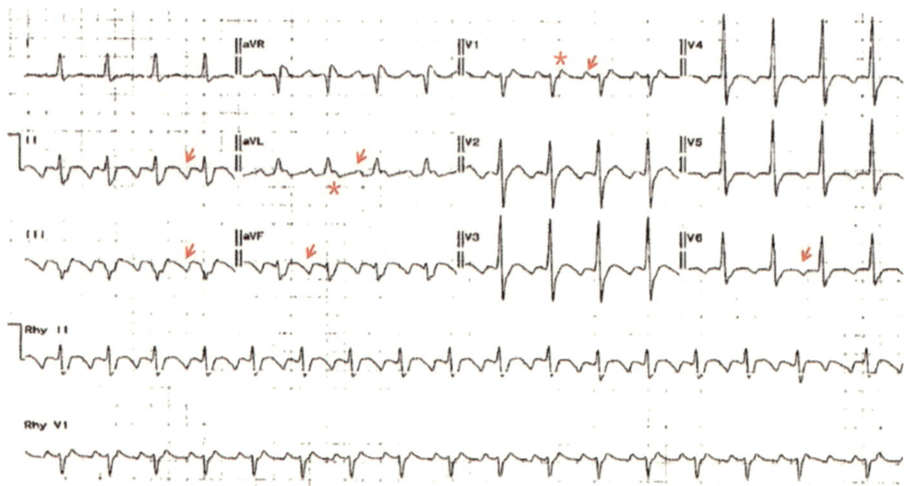

图 1–5–1　心电图呈窄 QRS 波心动过速，心室率 108 次 / 分。V1 和 aVL 导联红色箭头处所示清晰的心房扑动波，V1 导联心房波正向，V6 导联红色箭头处心房波倒置，在 V1 和 aVL 导联标＊处显示在 QRS 波后方亦是一心房波，证实房室 2:1 传导，心房率为 216 次 / 分。Ⅱ、Ⅲ、aVF 导联红色箭头处的 P 波形态为锯齿状 F 波，等电位线消失，证实为心房扑动。

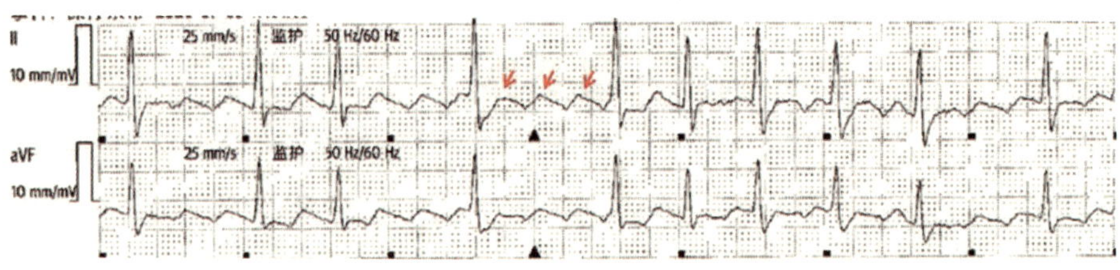

图 1–5–2　当出现房室不等比下传时，锯齿状扑动波即清晰显示（红色箭头所示）。

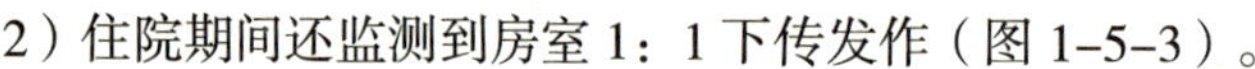

2）住院期间还监测到房室 1：1 下传发作（图 1–5–3）。

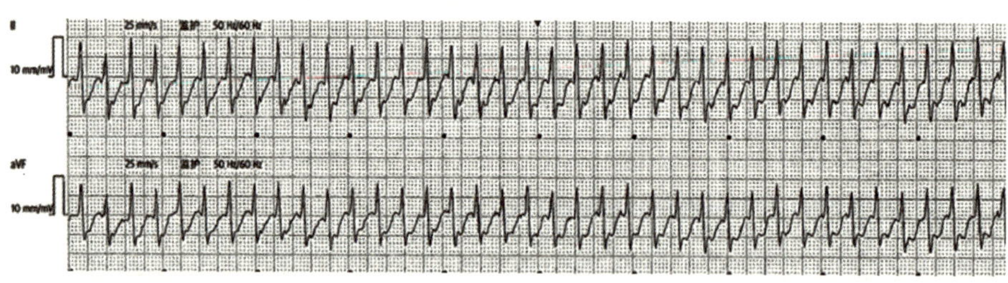

图 1–5–3　当出现房室 1:1 下传时，心室率达 216 次 / 分，患者可出现血压下降、头晕等症状。

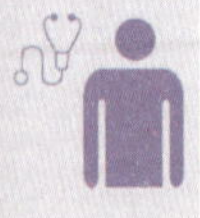

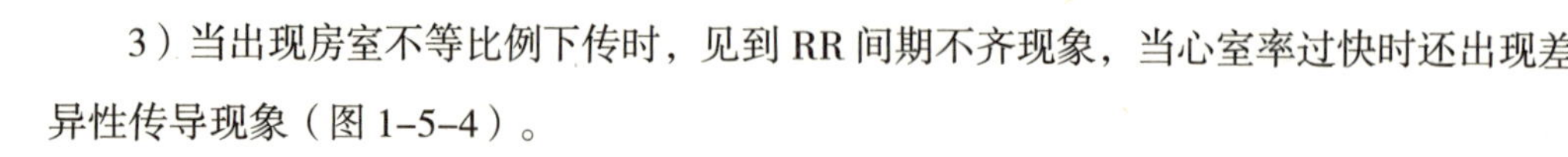

3）当出现房室不等比例下传时，见到 RR 间期不齐现象，当心室率过快时还出现差异性传导现象（图 1–5–4）。

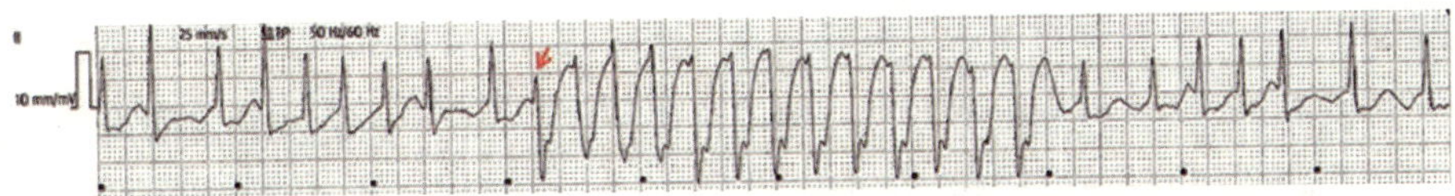

图 1-5-4　当出现房室不等比例下传时，RR 间期不齐，在一次长短周期序列后发生心室差异性传导现象。

三、病例分析

1. 病史特点

（1）患者女性，30 岁，以“发作性心悸伴晕厥 1 次”为主诉。

（2）症状发作特点为突发心悸伴晕厥，意识恢复后，伴有胸部憋闷及大汗，持续半小时后逐渐好转。

（3）4 年前曾患心肌炎。

2. 诊断和诊断依据

（1）诊断：心律失常、持续性心房扑动、房室 2：1 传导、心脏扩大、心功能Ⅱ级（NYHA 分级）、高血压 2 级（很高危）、胆囊切除术后。

（2）诊断依据：1）有心悸症状；2）心电图特征为窦性 P 波消失，代之以振幅、间距相同且有规律的锯齿状扑动波（F 波），F 波在Ⅱ、Ⅲ、aVF 导联清晰可见，其间等电位线消失，F 波的频率为 216 次 / 分，心房和心室呈 2：1 传导，心室率为 108 次 / 分。

3. 鉴别诊断

心房扑动的心电图多表现为窄 QRS 波心动过速，需要与阵发性室上性心动过速、局灶性房性心动过速、窦性心动过速等相鉴别，当发生房室不等比例传导时，可出现心室律不齐，还需要与心房颤动相鉴别。

（1）与阵发性室上性心动过速相鉴别：一般来讲，狭义的阵发性室上性心动过速包括房室结折返性心动过速和房室折返性心动过速。从症状上来看，阵发性室上性心动过速是一种由房室结参与的折返性心动过速，一些影响房室结传导的因素如做 Valsalva 动作、按摩颈动脉窦、应用 β 受体阻滞剂或非二氢吡啶类钙离子通道阻滞剂等均可以终止心动过速；然而心房扑动是一种心房内的折返性激动，其发生和维持不依赖于房室结，所以上述影响房室结传导的因素不会终止心房扑动，仅会加重房室传导阻滞。从心电图特点来看，阵发性室上性心动过速多为短 RP 间期心动过速，而心房扑动时在连续两个肢体导联 QRS 波中间可见到锯齿状 F 波，尤其是当房室下传比例 > 2：1 时更易辨识（图 1-5-2）。

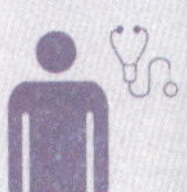

（2）与局灶性房性心动过速相鉴别：如前一章节所述，局灶性房性心动过速多为

心房局灶引起，可为自律性或触发机制，也可能是局部微折返机制，而心房扑动为心房内的大折返机制。局灶性房性心动过速亦可出现房室不等比下传，其在心房内的激动并非连续性，所以心电图特点是 PP 间期存在等电位线。心房扑动是心房内的大折返激动，可分为典型心房扑动和不典型心房扑动。典型心房扑动机制为右心房内围绕三尖瓣环的大折返激动，可呈现逆钟向或顺钟向激动模式。由于心房扑动时心房内的异位起搏点持续而快速地激动心房，所以心房波之间就没有了等电位线。单纯依靠心房搏动的频率并不能准确鉴别二者，因为当心房过大时，心房扑动波在心房内折返一周的周期就会变长，导致心房率降低。

（3）与心房颤动相鉴别：该例患者在住院后持续心电监测中也出现了节律不规整的现象，易被误诊为心房颤动。对于心房扑动而言，当房室出现不等比例下传时也会出现不规整的 RR 间期，但是这种 RR 间期的不规整并不像心房颤动时的 RR 间期那样绝对不规整，还是有一定的规律可寻，比如经过 2：1 房室传导产生的 RR 间期基本相等，经过 3：1 房室传导产生的 RR 间期也基本相等。此外，在心室率偏慢的时候，可以见到心房的扑动波（图 1–5–5）。

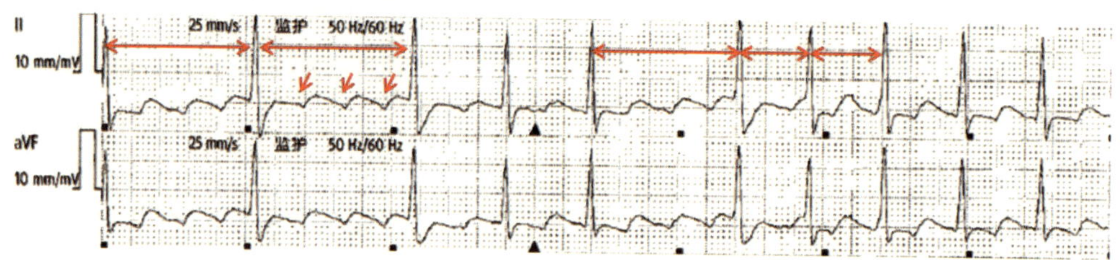

图 1–5–5 图中可见到长和短两种双箭头所示的 RR 间期，分别为房室 4:1 和 2:1 传导，这种房室不同比例交替传导导致了心室律不规整。长的双箭头所示的 RR 间期之间均相等，而短的双箭头所示的 RR 间期亦相等。另外，心室率慢的时候，可见到锯齿状心房扑动波（红色单箭头）。

四、处理方案及基本原则

1. 一般治疗

同房性心动过速一样，对于症状轻微或者血流动力学相对稳定的心房扑动患者，不必紧急处理。如果心室率达 150 次 / 分以上，多数患者会伴有明显的心悸症状，甚至还会出现血流动力学不稳定、心绞痛以及心力衰竭等征象，应进行紧急处置（图 1–5–6）。

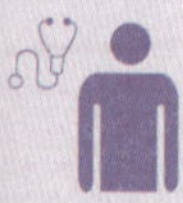

心房扑动的治疗方案有控制心室率治疗、转复窦性心律治疗和抗凝治疗：

（1）控制心室率治疗。控制心室率的药物包括 β 受体阻滞剂、非二氢吡啶类钙离子通道阻滞剂（如地尔硫䓬、维拉帕米）以及洋地黄制剂（如西地兰、地高辛）。

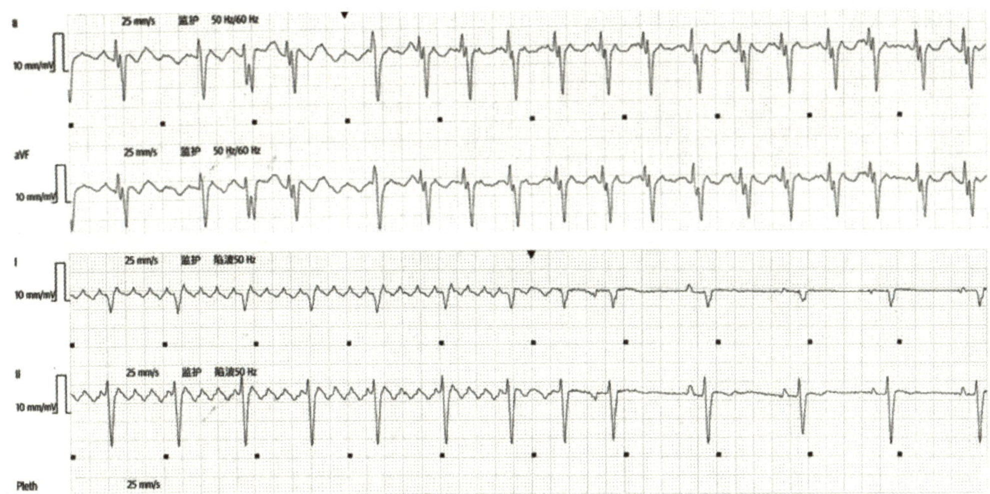

图 1-5-6　上图为一例心房扑动伴心力衰竭患者的心电监测记录，当房室 2:1 下传时，心房率可达 150 次 / 分，患者心衰症状持续不缓解；下图为应用胺碘酮转为窦律后的心电监测记录，患者心衰症状明显缓解。

（2）转复窦性心律治疗。药物治疗：转复心房扑动并预防复发的药物可选用ⅠA、ⅠC 或Ⅲ类（胺碘酮、伊布利特等）抗心律失常药物。在应用抗心律失常药物时一定要注意有无电解质紊乱、严重的器质性心脏病、窦房结功能障碍以及 QT 间期延长等。心房扑动时，由于心房率过快使得激动容易落入房室结不应期而不能传导至心室，所以心房扑动时房室多呈 2∶1、3∶1 和 4∶1 等比例传导。ⅠA 和ⅠC 类抗心律失常药物有减慢心房扑动时扑动波在心房内传导速度的作用，当应用这些药物时，由于心房扑动波的频率减慢，反而会使得激动更容易从房室结下传，比如从 3∶1 的房室传导转换为 2∶1，心室率反而会更快（图 1-5-7），加重患者症状，所以此类药物应用前要提前控制心室率。另外，对于合并有冠心病、充血性心力衰竭、严重器质性心脏病的患者，应用ⅠA 和ⅠC 类药物有导致严重室性心律失常的副作用，故而选用胺碘酮。对于窦性心律的长期维持可选用胺碘酮、索他洛尔等药物。非药物治疗：直流电复律是终止心房扑动最有效的方法。食道调搏也是转复心房扑动的有效方法，但由于心房扑动本身频率就很快，以更高的频率刺激心房有诱发心房颤动的风险。射频消融是根治心房扑动最有效的方法。

（3）抗凝治疗。持续心房扑动的患者发生血栓栓塞的风险明显升高，需要给予抗凝治疗。

2. 针对该患者的相关诊治

（1）入院后进一步完善血常规、肝功能、肾功能、电解质、心脏指标、凝血、血气分析、动态心电图、动态血压、心脏彩超等相关检查。

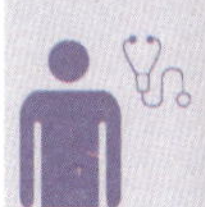

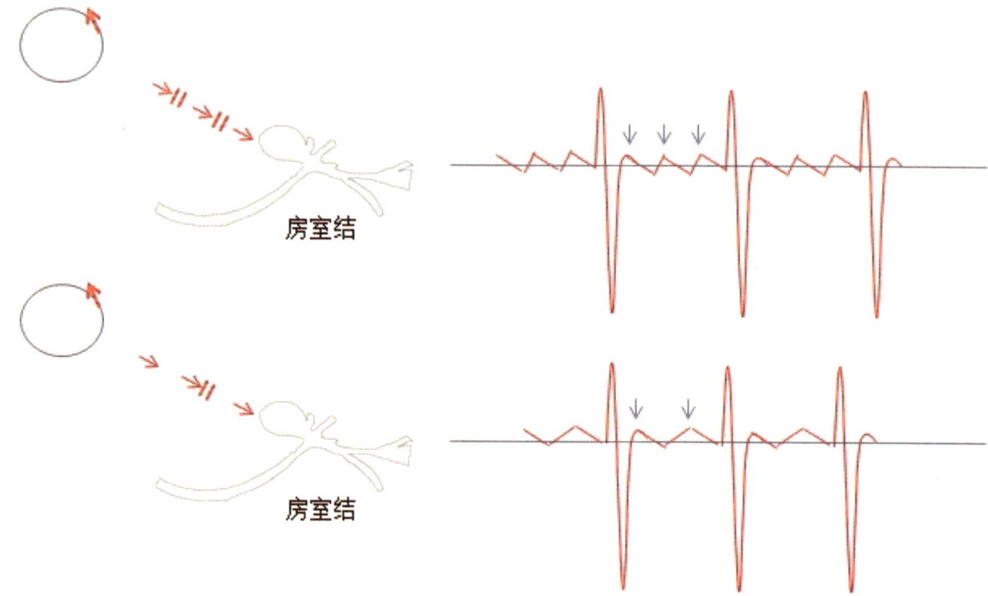

图 1-5-7　上图所示，当扑动波频率过快时，第 1 个扑动波能够通过房室结下传至心室，但第 2、3 个扑动波均落入房室结的绝对不应期而不能下传至心室，形成了 3:1 房室传导，这时候心室率相对较慢；下图所示，当应用Ⅰ A 或Ⅰ C 类抗心律失常药物使得心房扑动波折返频率减慢时，第 1 个扑动波能通过房室结下传至心室，第 2 个扑动波落入房室结的不应期不能下传至心室，但是第 3 个扑动波正好过了房室结的不应期而下传至心室，形成 2:1 房室传导，虽然扑动波折返频率慢了，但是从房室结下传的比例却增加了，反而引起了心室率增快。

（2）考虑射频消融术治疗（图 1-5-8）。

3. 转诊及社区随访

（1）对于持续性心房扑动患者，亦有发生心脏扩大、心功能恶化以及心房颤动的风险，应尽早转诊至具有丰富心律失常治疗经验的医疗中心进行治疗，以明确心房扑动的病因，并对心功能进一步评估，对于有条件的患者可行射频消融术治疗。

（2）在社区随访需要注意以下内容：1）对于心房扑动合并心功能不全的患者，要注意随访其服药情况以及心功能变化，还要监测肝功能、肾功能、电解质以及合并症（如高血压、冠心病等）的自我管理情况；2）部分心房扑动患者可能合并有房室传导功能障碍，心电图表现为长时间扑动波不能下传至心室，从而引起黑蒙、晕厥等症状，需要进行动态心电图监测；3）心房扑动患者还容易合并血栓栓塞等情况，要注意患者语言、认知以及行动等功能变化，以及时作出判断，必要时做进一步检查。还要注意监测其抗凝药服用情况以及凝血功能变化等；4）对于单纯进行心室率管理的患者要注意心室率是否达标，对于节律管理患者要注意有无心房扑动复发。

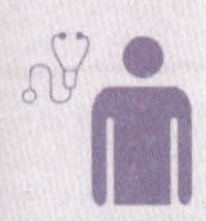

五、要点与讨论

1. 心房扑动的心电图特征

（1）窦性 P 波消失，代之以振幅、间距相同的有规律的锯齿状扑动波（F 波），扑动波频率为 250 ~ 350 次 / 分，其间等电位线消失；

（2）房室传导比例恒定时，心室率规则；房室传导比例变化时，心室率不规则；

（3）一般情况下 QRS 波形态正常，如果存在以下几种情况时，QRS 波可出现形态异常：1）当出现室内差异性传导时；2）原先就存在束支阻滞；3）经房室旁路下传时。

2. 心房扑动的分型

根据 F 波的频率，以及 F 波在Ⅱ、Ⅲ、aVF 导联的形态、极性，分为Ⅰ、Ⅱ型心房扑动。

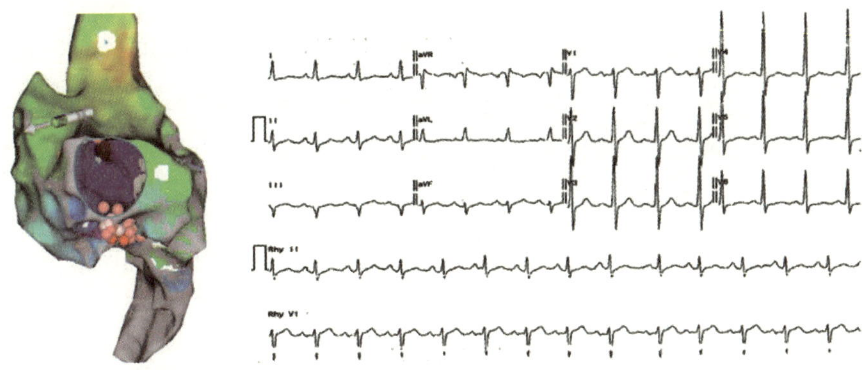

图 1-5-8　左图：术中证实为典型心房扑动（围绕三尖瓣环的大折返心房扑动），沿着三尖瓣环峡部进行线性消融后转为窦性心律。右图：术后心电图，窦性心律。

Ⅰ型心房扑动：又称为典型心房扑动（图 1-5-9），机制为右心房内围绕三尖瓣环的大折返激动，可呈现出逆钟向（更常见）或顺钟向激动模式。F 波频率通常在 250 ~ 350 次 / 分（当右心房过大时，由于激动路径延长，F 波频率可降低）。逆钟向折返型

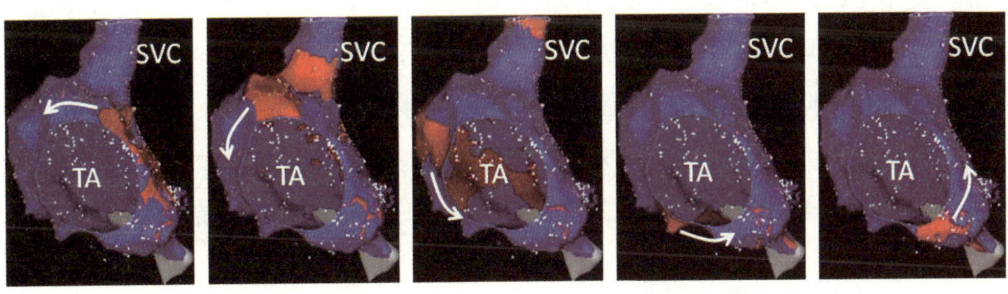

图 1-5-9　上图为本例心房扑动患者射频消融术中心房扑动波沿着右心房内激动的三维模型图，TA 为三尖瓣环，SVC 为上腔静脉，红色区域为心房激动部位，白色箭头为激动前进方向。可清晰显示该例患者心房扑动机制为右心房内围绕三尖瓣环的逆钟向折返。由于心房扑动是在心房内连续不断的激动，在心电图上就产生了连续不断的扑动波，其间等电位线消失。

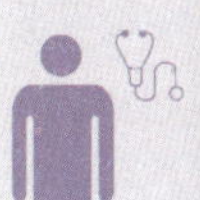

心房扑动的心电图表现为 F 波在Ⅱ、Ⅲ、aVF 导联负向，在 V1 导联正向，V5、V6 导联负向（图 1-5-1），而顺钟向折返型心房扑动心电图表现与之相反。

Ⅱ型心房扑动：又称为不典型心房扑动，是一种特殊类型的心房扑动，折返环路通常位于右心房外的先天性解剖或功能性传导障碍区，也可沿着外科手术切口或补片区进行折返（近年来由于外科手术量增多，手术切口或补片相关的心房扑动明显增多）。F 波频率 350 ~ 430 次 / 分，在Ⅱ、Ⅲ、aVF 导联呈较圆钝锯齿波，凸面向上。

3. 心房扑动诊断上的常见误区

（1）心房扑动伴房室不等比下传时，往往会出现心室律不规则，这时容易被误诊为心房颤动，但是要注意心房颤动时的 f 波大小和形态不一，是一种不规则的基线波动，而心房扑动时的 F 波形态和间距是规则的。

（2）心房扑动如果出现房室 2：1 传导，往往 F 波正好位于相邻两个 QRS 波中间，隐藏于 T 波中不容易被发现，而被误诊为是阵发性室上性心动过速。鉴别可以采取按摩颈动脉窦或者给予减慢房室结传导的药物。如果是阵发性室上性心动过速，当房室结传导减慢时，心动过速有可能会终止，如果是心房扑动，则心动过速不会终止，只会加重房室传导阻滞，使得房室从 2：1 传导转换成更高比例的房室传导，从而使得扑动波显露出来。另外如果心动过速时心室率一直稳定在 150 次 / 分左右，要小心有可能是心房扑动伴 2：1 传导。

（3）有时信号干扰可产生类似扑动波的伪差现象。当调整监护或心电图电极贴片，或者去除噪声源后，伪差信号可消失。

4. 心房扑动治疗中的注意事项

Ⅰ A 和Ⅰ C 类抗心律失常药物有减慢心房扑动时扑动波在心房内传导速度的作用，当应用这些药物（如普罗帕酮）时，由于心房扑动波的频率减慢，反而会使得激动更容易从房室结下传，比如从 3 ∶ 1 的房室传导转换为 2 ∶ 1，心室率反而会更快，加重患者症状，所以此类药物应用前要提前控制心室率。另外，心房扑动患者合并心房附壁血栓风险高，复律前需行经食管超声心动图除外心房附壁血栓。

部分心房扑动患者合并病态窦房结综合征，一旦复律后可能存在严重的窦性心动过缓或者无窦律，要做好起搏器植入的准备。长期无窦律的患者在复律前最好安置临时起搏器。

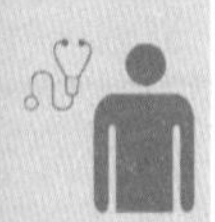

六、思考题

1. 心房扑动的诊断要点有哪些?

2. 心房扑动的治疗有哪些注意事项?

3. 心房扑动心电图为什么会形成连续不断的锯齿波?

4. 哪些情况需要转诊?

5. 为什么有些心房扑动患者会出现晕厥症状?

七、科普小常识

1. 什么样的患者容易出现心房扑动?

心房扑动一般常见于有器质性心脏病的患者，因为心房扑动是一种折返性激动，需要有一定的心房空间才能容纳折返环。所以，心房扩大就为心房扑动创造了解剖学条件。房间隔缺损、肺动脉高压、二尖瓣狭窄、高血压等疾病均可造成心房扩大，所以对于此类患者要积极治疗，定期复查心电图以尽早发现可能存在的心房扑动。另外，做过心脏外科手术的患者亦容易形成心房扑动，所以也要针对此类患者制定规律的心电监测计划。

2. 心房扑动能治愈吗?

心房扑动是一种心房内的折返性激动，随着心脏电生理技术的进步，目前对心房扑动的机制已经有了比较清晰的认识，应用射频消融术可以为大多数心房扑动患者带来根治的希望，从而改善其心功能及预后。

3. 心房扑动患者在生活及治疗上应注意哪些细节?

(1) 对于高血压患者，要管理好血压，长期高血压可造成心房扩大，产生心房扑动。生活方式建议：1) 戒烟、戒酒、避免长期依赖浓茶和咖啡等，养成良好的生活习惯；2) 对于肥胖患者要控制体重；3) 如果有严重打鼾，需要及时治疗。

(2) 对于长期服用抗心律失常药物的患者，要注意定期监测电解质水平。

(3) 合并器质性心脏病或慢性肺部疾病患者要针对原发病进行治疗。

(4) 对于心房扑动患者，需要注意抗凝治疗，对于服用华法林患者，需要密切监测国际标准化比值。

(编者 孙 帅)

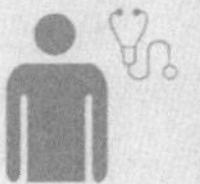

第六节　心房颤动（案例6）

核心提示

❖掌握心房颤动的治疗方案。

❖把握心房颤动的抗凝策略。

❖认清心房颤动和心力衰竭的区别。

一、病历资料

1. 病史

程××，男，48岁，主因"心律不齐15年，反复咳嗽3月余，加重半月余"入院。

患者于1998年体检时发现有早搏现象，未在意。1999年发现心房颤动（房颤），患者曾不规律服用阿司匹林进行抗栓治疗，后停药。2004年始，有时会感到心律不齐，曾数次住院治疗，但未给予规范化抗心律失常治疗。2013年7月，患者值夜班时出现咳嗽，自以为患感冒，不伴有发热、流涕及鼻塞等症状，在外院做胸部X线片检查提示心脏扩大，给予口服药物治疗后（具体不详）症状好转。8月中旬，患者再次出现上述症状，外院又给予药物治疗后（具体不详）好转，同时给予华法林预防血栓。10月底，上述症状再次出现，且伴有气短、腹胀等症状，持续未见好转，入院前3～4天又出现夜间不能平卧，为进一步诊治于11月20日入住我科。患者自发病以来，精神、食欲、睡眠差，大小便正常。

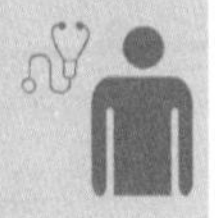

1992年曾因急性阑尾炎行阑尾切除术；否认高血压、冠心病、风湿性心脏病及甲状腺功能亢进（甲亢）等病史；否认外伤史；否认输血史；否认肝炎、结核病史，否认食物、药物过敏史；有吸烟史，1988年~1997年间吸烟，10余支/天，之后戒烟10年，

2007 年后复吸；有少量饮酒史。父母已故，死因不详，子女及兄弟姐妹健康，无与患者类似疾病。

2. 体格检查

查体：体温 36.0℃，脉搏 100 次 / 分，呼吸 24 次 / 分，血压 145/90mmHg。一般情况欠佳，正常面容，意识清楚，半卧位；双肺底可闻及湿啰音；心界扩大，心率 130 ~ 150 次 / 分，心律绝对不齐，各瓣膜听诊区未闻及病理性杂音。腹胀满，无压痛、反跳痛，肝、脾肋缘下未触及，双下肢轻度水肿。

3. 实验室和辅助检查

血常规、肝功能、血脂、电解质、尿常规、肌钙蛋白 I 、肌酸激酶同工酶、肌红蛋白、凝血等均未见异常。

心脏指标：B 型利钠肽 1672.25pg/mL。

血气分析：氧分压 103.5mmHg，二氧化碳分压 38.5mmHg，酸碱度 7.365，实际碳酸氢盐 21.5mmol/L，标准碳酸氢盐 21.5mmol/L，标准碱剩余 –3.5mmol/L，实际碱剩余 –3.2mmol/L。

肾功能：血肌酐 80.2 μmol/L，尿素氮 8.31mmol/L，尿酸 565.9 μmol/L。

心电图（图 1–6–1）：异位心律，房颤，房颤伴心室内差异性传导，T 波改变（ I 、 Ⅱ 、aVL、aVF、V4 ~ V6）。

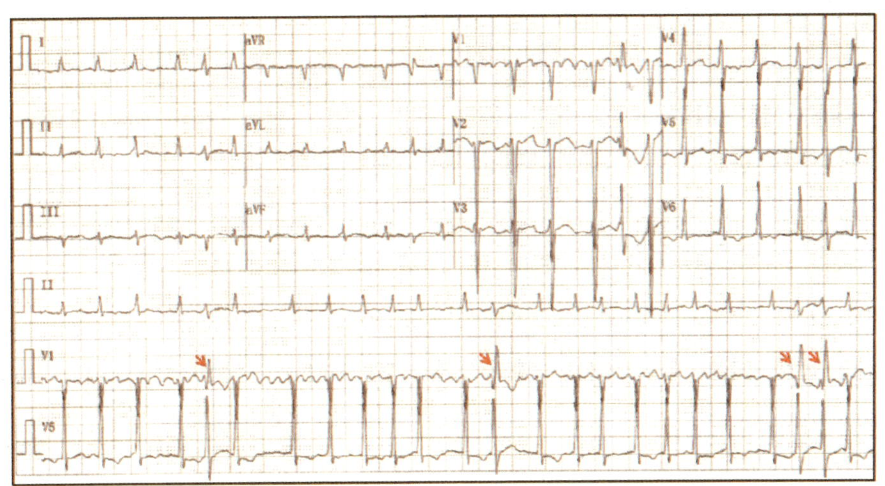

图 1–6–1　心电图呈窄 QRS 波心动过速，P 波消失，代之以小而不规则的基线波动，形态与振幅变化不定，即 f 波。心室节律绝对不规整，平均心室率达 160 次 / 分，其间可见到 QRS 波间歇性呈差异性传导（红色箭头所示）。

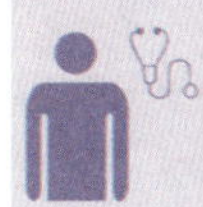

床旁胸部 X 线片：双肺纹理增多、模糊，心影增大，双侧胸腔有少量积液。

心脏彩超：左房 42mm × 52mm × 65mm，右房 50mm × 57mm，左室末期内径（舒张 / 收缩）56mm/45mm，间隔厚度（舒张 / 收缩）8mm/9mm，左室后壁厚度（舒张 / 收缩）8mm/10mm，左室舒张末期容积 150mL，左室收缩末期容积 93mL，左室射血分数 38%。左心、右房扩大，二尖瓣反流（中量），三尖瓣反流（少至中量），肺动脉高压（轻度，43mmHg），左心功能减低。

4. 初步诊断

心律失常、持续性房颤伴快速心室率、心脏扩大、心功能Ⅳ级（NYHA 分级）、阑尾切除术后。

二、诊治经过

本例疾病主要是针对持续性房颤伴快速心室率、心功能不全的病因以及心功能不全产生的各种临床症状进行诊治。所以治疗初始阶段给予控制心室率和纠正心力衰竭（心衰）治疗。待心功能不全症状得到缓解后，还要进一步明确引起心功能不全的病因，并针对病因积极治疗。住院期间给予心电图复查、持续心电监测以明确房颤负荷、经食管超声心动图除外心房附壁血栓，并针对相应的临床症状进行相关辅助检查等。患者入院后的相关检查及检查结果如下：

心电图：持续性心房颤动，房颤伴心室内差异性传导，T 波改变。

心电监测：全程持续房颤伴快速心室率。

腹部超声：肝囊肿（肝左叶可见直径约 0.7cm 的无回声区），慢性胆囊炎，胰、脾、双肾及门脉未见明显异常。

经食管超声心动图：双房及左心耳内未见明显血栓。

甲状腺功能：促甲状腺素 0.67 μIU/mL，三碘甲状腺原氨酸 1.86nmol/L，甲状腺素 81.51nmol/L，游离三碘甲状腺原氨酸 4.5pmol/L，游离甲状腺素 11.5pmol/L。

动态血压：24 小时平均收缩压和舒张压为 107mmHg 和 70mmHg，白天平均收缩压和舒张压为 106mmHg 和 71mmHg，夜间平均收缩压和舒张压为 109mmHg 和 67mmHg，夜间血压下降率异常。

三、病例分析

1. 病史特点

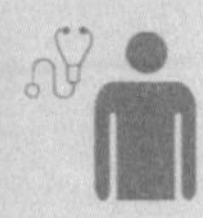

（1）患者男性，48 岁，以“心律不齐 15 年，反复咳嗽 3 月余，加重半月余”为主诉。

（2）症状起初为心律不齐，之后诊断为房颤，继之出现了咳嗽、气短、腹胀等心功能不全的临床症状，直至心功能恶化，不能平卧。

（3）有吸烟史及少量饮酒史，否认冠心病、高血压、甲亢及风湿性心脏病史。

2. 诊断和诊断依据

（1）诊断：心律失常、持续性房颤伴快速心室率、房颤性心肌病、心功能Ⅳ级（NYHA 分级）、阑尾切除术后、肝囊肿、慢性胆囊炎。

（2）诊断依据：1）存在持续性房颤病史；2）有心脏扩大、心功能不全的临床表现，且继发于房颤病史之后；3）未发现有引起心功能不全的其他病因。

3. 鉴别诊断

该例患者诊断为持续性房颤并不难，但其入院时主要表现出心功能不全的症状，所以需要与引起心功能不全的疾病进行鉴别诊断。

（1）与缺血性心肌病相鉴别：缺血性心肌病属于冠心病的一种特殊类型，是冠心病的晚期阶段，是由长期心肌缺血导致心肌弥漫性纤维化，产生了与原发性扩张型心肌病相似的临床综合征。诊断标准：1）有明确冠心病史且有 1 次以上心肌梗死病史；2）心脏明显扩大；3）具有心功能不全征象和（或）实验室依据。本例患者虽然有心脏扩大以及心功能不全的征象，但是没有冠心病史，且心脏彩超和心电图也不支持陈旧性心肌梗死的诊断。所以本例患者诊断缺血性心肌病不成立。

（2）与酒精性心肌病相鉴别：长期饮酒是导致心功能损害的独立危险因素，可引起酒精性心肌病，该病好发于 30 ~ 50 岁、饮酒量大的男性患者。其诊断需符合扩张型心肌病的临床诊断标准，且长期大量饮酒（世界卫生组织标准：女性 > 40g/d，男性 > 80g/d，饮酒 > 5 年），既往无其他心脏病史。戒酒是治疗该病的关键，早期戒酒及标准化心衰治疗可以改善或逆转大多数酒精性心肌病患者的心脏结构和功能，如未及时戒酒，5 年病死率可高达 40% ~ 50%。本例患者虽有少量饮酒史，但量并不大，并非导致心功能受损的主要因素，所以酒精性心肌病诊断也不成立。

（3）与甲亢性心脏病相鉴别：由于甲状腺疾病导致甲状腺素过量分泌，产生对心脏的直接毒性作用从而引起心律失常、心脏扩大以及心衰等一系列临床症状和体征的一种内分泌紊乱性心脏病。其诊断首先要符合甲亢的诊断标准，在甲亢的基础上发生下列 1 项或 1 项以上的心脏异常，且排除了其他病因后可诊断为甲亢性心脏病：1）明显的心律失常；2）心脏扩大；3）罹患甲亢后发生心绞痛或急性心肌梗死。在甲亢控制后，这些心脏异常可消失。本例患者没有甲亢病史，且甲状腺功能正常，排除该病的诊断。

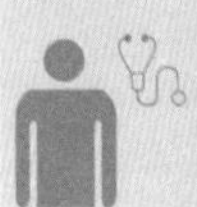

（4）与房颤性心肌病相鉴别：阵发性或持续性特发性房颤患者，因长期存在快而不规则的心房率或心室率（≥ 120 次 / 分，房颤负荷≥ 10% ~ 15%），继而产生心肌病

变，出现心房或心室扩大，引起收缩或舒张功能受损，最终导致心功能不全或心衰的一种疾病。此类患者一旦恢复为窦性心律或者心室率得到严格控制后，扩大的心脏结构和心衰的症状能够得到改善，甚至逆转。房颤性心肌病属于心律失常性心肌病的范畴。按照心律失常性心肌病的分类，可分为单纯型和不纯型两种。单纯型是指继发于心律失常的心脏增大和心衰，患者在发生心律失常前心脏结构及功能是正常的。不纯型是指在原有心脏疾病的基础上又出现了心律失常，结果使得原有心脏病加重。两类患者发生心肌病的时间可以数周至数年不等，心动过速持续时间长短不一，心肌细胞重构的程度也不同。一般来讲，单纯型心律失常性心肌病在心律失常得到有效控制后，心功能恢复良好。就本例患者而言，因其有长期房颤伴快速心室率病史，考虑房颤性心肌病的可能性最大。

四、处理方案及基本原则

1. 一般治疗

（1）针对心功能不全的治疗：

存在体液潴留的患者应限制钠盐的摄入并合理使用利尿剂。利尿剂的使用通常从小剂量开始，可选择袢利尿剂如呋塞米、托拉塞米等，或者噻嗪类利尿剂。根据电解质及尿量变化适当补充氯化钾以避免电解质紊乱。根据患者临床情况逐渐增加利尿剂剂量直至尿量增加，体重以每天减轻 0.5 ～ 1.0kg 为宜，体液潴留症状消失后，建议长期间断使用利尿剂。伴低钠血症的心衰患者给予口服托伐普坦治疗。使用利尿剂疗效欠佳的患者要注意及时调整酸碱平衡及血压情况，必要时给予超滤治疗清除体液潴留。

所有无禁忌证患者都应积极使用 β 受体阻滞剂、血管紧张素转化酶抑制剂 / 血管紧张素Ⅱ受体拮抗剂，或血管紧张素受体脑啡肽酶抑制剂，这些药物均能降低心衰患者的发病率和病死率。用法均应从最小剂量开始，逐渐滴定至目标剂量。

经利尿剂、血管紧张素转化酶抑制剂 / 血管紧张素Ⅱ受体拮抗剂 / 血管紧张素受体脑啡肽酶抑制剂、β 受体阻滞剂等药物治疗后心衰症状仍然不能缓解的患者，可考虑给予正性肌力药物。

（2）抗凝治疗：

房颤是卒中的独立危险因素，未接受抗凝治疗的瓣膜性房颤患者患脑栓塞的风险高出正常人 17 倍，非瓣膜性房颤患者较无房颤者高出 5 ～ 7 倍。卒中风险评分（CHA_2DS_2-VASc 评分）是目前应用最广泛的卒中风险评估工具，新的指南已经改用 CHA_2DS_2-VASc-60 作为新的评分模式（表 1-6-1），即将年龄为 60 ～ 64 岁的患者评为 1 分，年龄≥ 65 岁的患者评为 2 分。CHA_2DS_2-VASc-60 评分≥ 2 分的男性或≥ 3

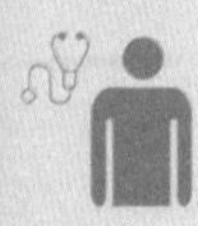

分的女性房颤患者应进行抗凝药物治疗；评分为 1 分的男性和 2 分的女性，在权衡卒中风险、出血风险和患者的意愿后，也应当考虑使用抗凝药物治疗；评分为 0 分的男性或 1 分的女性患者不应以预防卒中为目的使用抗凝药物治疗。卒中的危险因素是动态变化的，对于 CHA_2DS_2-VASc-60 评分 0 分的男性或 1 分的女性房颤患者，需至少每年重新评估一次卒中风险，以及时调整抗凝策略。在启动抗凝治疗时，需应用房颤出血风险评分（HAS-BLED 出血评分）（表 1-6-2）对潜在的出血风险进行评估，评分≤ 2 分为低出血风险，评分≥ 3 分时提示高出血风险。CHA_2DS_2-VASc-60 与 HAS-BLED 评分系统中有许多重叠的危险因素，所以卒中风险评分高的人群往往出血风险评分亦高。然而出血风险评分高的患者仍可从抗凝治疗中显著获益，因此高出血风险评分不能作为抗凝的禁忌，需要根据患者实际情况制定个体化的抗凝策略。

表 1-6-1　CHA_2DS_2-VASc-60 评分

项目	危险因素	说明	分值
C	充血性心衰	包括 HFrEF、HFmrEF、HFpEF 及左心室收缩功能障碍（LVEF 小于 40%）	1
H	高血压	高血压病史，或目前血压 >140/90mmHg	1
A_2	年龄≥ 65 岁	亚洲房颤患者≥ 65 岁	2
D	糖尿病	包括 1 型和 2 型糖尿病，病程越长，卒中风险越高	1
S_2	卒中	既往卒中、短暂性脑缺血发作或体循环栓塞；包括缺血性和出血性卒中	2
V	血管疾病	包括影像证实的冠心病或心肌梗死病史、外周动脉疾病（外周动脉狭窄≥ 50% 或行血运重建）、主动脉斑块	1
A	年龄 60 ~ 64 岁	亚洲房颤患者 60 ~ 64 岁	1
Sc	性别（女性）	卒中风险的修正因素，但不是独立危险因素	1

注：HFrEF 为射血分数降低的心力衰竭，HFmrEF 为射血分数轻度降低的心力衰竭，HFpEF 为射血分数保留的心力衰竭，LVEF 为左心室射血分数。

对于瓣膜性房颤，即接受心脏机械瓣膜置换，或合并中重度二尖瓣狭窄的房颤患者卒中风险高，无论 CHA_2DS_2-VASc-60 评分高低，均应使用华法林进行抗凝治疗。

对于房颤复律的抗凝原则：房颤发作持续时间 < 12 小时且不合并近期卒中 / 短暂性脑缺血发作者，或房颤发作持续时间为 12 ~ 48 小时且栓塞风险低危者，可考虑在不进行经食管超声心动图检查的情况下直接复律，同时启动抗凝药物治疗。房颤发作持续时间≥ 48 小时的患者如未行经食管超声心动图检查，应在有效抗凝治疗至少 3 周后再进

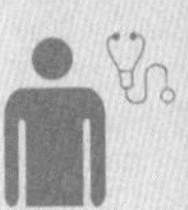

表 1-6-2 HAS-BLED 评分

临床特点	计分	说明
未控制的高血压（H）	1	定义为收缩压 >160mmHg
肝肾功能异常（各 1 分）（A）	1 或 2	肝功能异常定义为肝硬化或胆红素 >2 倍正常上限，AST/ALT/ALP>3 倍正常上限；肾功能异常定义为透析或肾移植或血清肌酐 >200μmol/L
卒中（S）	1	包括缺血性卒中和出血性卒中
出血（B）	1	出血史或出血倾向（既往大出血[a]、贫血[b]或严重血小板减少[c]）
INR 值易波动（L）	1	INR 不稳定 / 过高，或在治疗窗内的时间 < 60%
老年（E）	1	年龄 >65 岁
药物或过量饮酒（各 1 分）（D）	1 或 2	药物指合并应用抗血小板药物或非甾体抗炎药，过量饮酒是指乙醇摄入量 >112g/7d

注：INR 为国际标准化比值，AST 为天冬氨酸氨基转移酶，ALT 为丙氨酸氨基转移酶，ALP 为碱性磷酸酶；a：大出血为任何需要住院治疗和（或）导致血红蛋白水平降低 >20g/L 和（或）需要输血的出血（除外出血性卒中）；b：贫血多以男性血红蛋白 <130g/L，女性 <120g/L 作为判断标准；c：血小板计数 $<50\times10^9$/L 是抗凝禁忌，$<100\times10^9$/L 需要多学科评估。

行复律；房颤发作持续时间≥ 48 小时的患者，可在经食管超声心动图检查排除血栓后进行复律。复律后至少继续抗凝 4 周，之后是否抗凝根据卒中风险决定。对于快心室率房颤伴血流动力学不稳定的患者，无论房颤持续时间长短，均需紧急复律并同时启动抗凝治疗。

（3）左心耳封堵：

对于非瓣膜性房颤，90% 以上心房附壁血栓产生于左心耳，所以对于不能耐受抗凝治疗或出血风险极高的房颤患者可选择左心耳封堵治疗。

（4）控制心室率治疗：

房颤的心室率控制策略包括严格的心室率控制（静息心率≤ 80 次 / 分，中等强度运动时心率 < 110 次 / 分）和宽松的心室率控制（静息心率 < 110 次 / 分）。一般地，房颤患者的初始心室率控制目标为静息心率 < 110 次 / 分，若患者症状仍持续不缓解，则考虑进行更为严格的心室率控制。常用药物有 β 受体阻滞剂、非二氢吡啶类钙离子通道阻滞剂、地高辛等。如果单一药物无法达到目标心率，那么应该考虑联合应用不同种类的心室率控制药物。

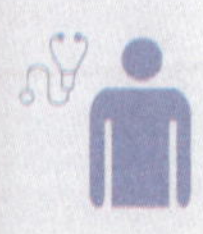

房室结消融联合希浦系统起搏的安全性与有效性也在窄 QRS 波房颤患者中得到了验证。可适用于不能通过射频消融维持窦性心律，症状严重且药物治疗效果差的患者（图 1–6–2）。

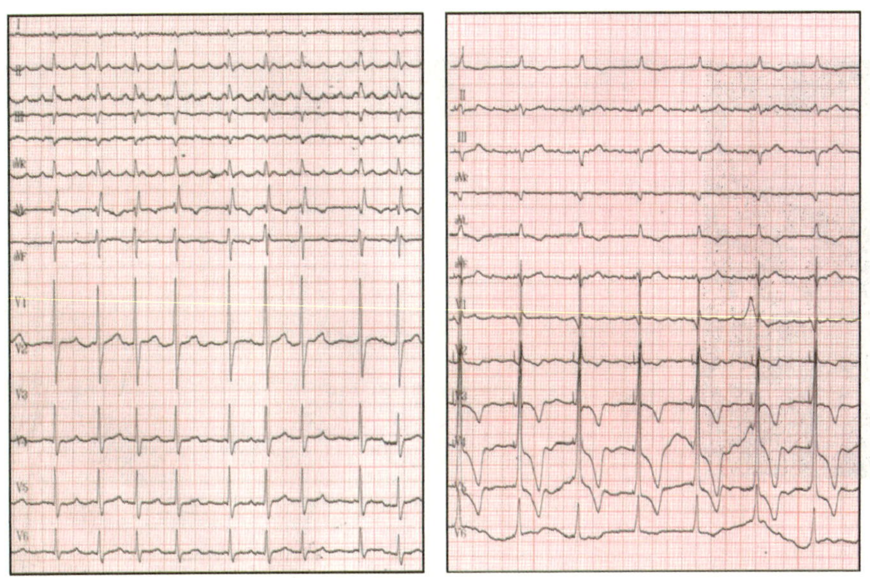

图 1–6–2　左图为一例持续房颤伴快速心室率患者，既往曾行房颤射频消融术，但房颤复发，且药物治疗不能使得心室率达标，遂考虑行房室结射频消融 + 左束支起搏术；右图为房室结射频消融 + 左束支起搏术后，起搏频率 75 次 / 分，且与传统右心室起搏相比，QRS 波窄，心室收缩同步性更好。

（5）转复窦性心律治疗：

节律控制是治疗房颤的最理想策略，越来越多的研究证据表明，对于房颤早期或房颤合并心衰的患者，采取节律控制策略能为其带来更大获益。早期节律控制策略在延缓房颤进展、减轻房颤临床症状、延缓心肌重构方面具有重要的作用。方法有抗心律失常药物治疗、直流电复律、射频消融或外科消融等，其中抗心律失常药物治疗和射频消融是节律控制的主要方法。长期以来，由于抗心律失常药物具有良好的可接受性和耐受性，在转复和维持窦性心律、改善症状方面疗效确切，是临床一线最常用的治疗手段。近年来，通过射频消融进行节律控制已积累了充分的研究证据，相比抗心律失常药物治疗，射频消融更能显著降低房颤复发风险、改善临床预后，明显优于传统的抗心律失常药物治疗。

2. 针对该患者的相关诊治

（1）进一步完善血常规、肝功能、肾功能、电解质、心脏指标、凝血、血气分析、心脏彩超、动态血压、经食管超声心动图等相关检查。

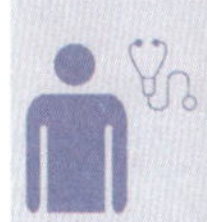

（2）给予袢利尿剂（呋塞米）以及洋地黄类药物（地高辛）减轻心衰症状。

（3）给予 β 受体阻滞剂（美托洛尔）、地高辛控制心室率。

（4）早期应用美托洛尔和血管紧张素Ⅱ受体拮抗剂（坎地沙坦）以改善预后。

（5）考虑射频消融术治疗（图 1–6–3、图 1–6–4）。

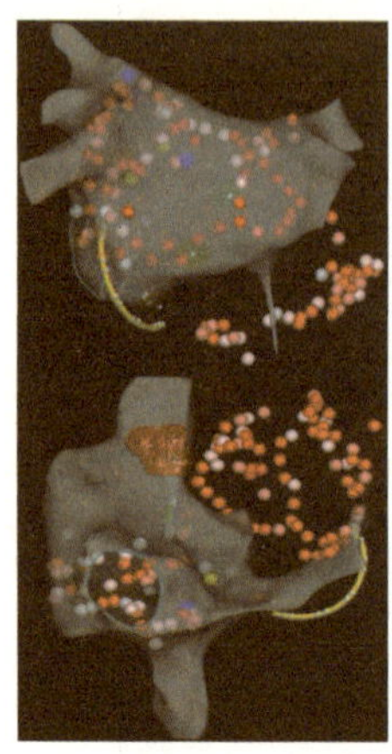
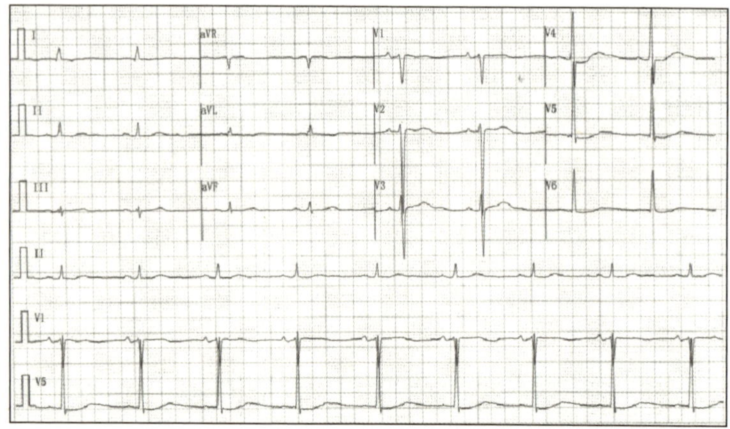

图 1–6–3　左图为房颤射频消融术中三维模型图，图中的圆点为消融靶点；右图为射频消融术后恢复窦性心律。

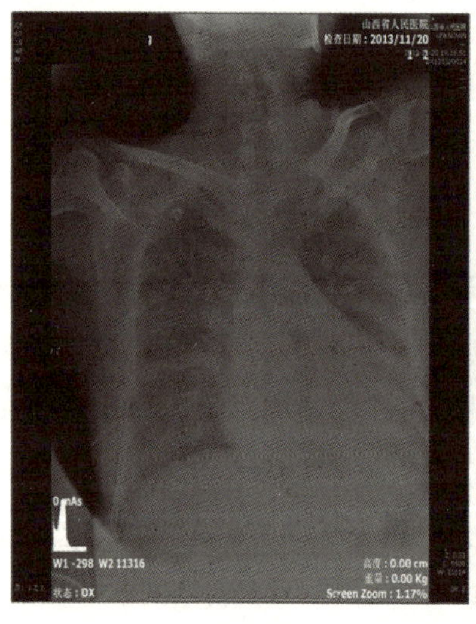
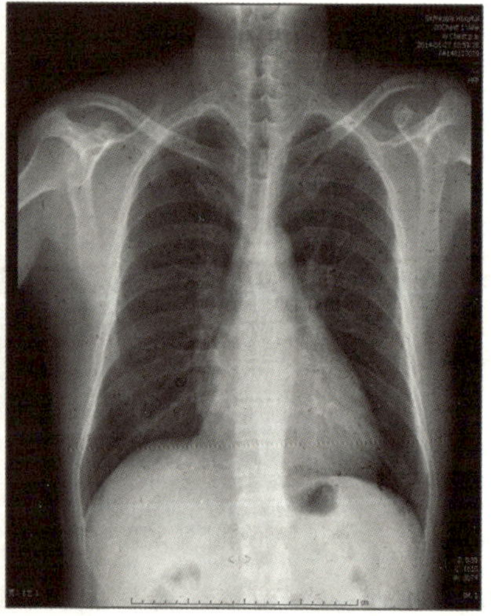

图 1–6–4　左图为本例患者行房颤射频消融术前（2013 年 11 月 20 日）胸部 X 线片检查结果，显示双肺纹理增多、模糊，心影增大，双侧胸腔有少量积液；右图为房颤射频消融术后（2014 年 1 月 27 日）胸部 X 线片检查结果，不到 2 个月时间，患者心脏恢复正常大小。

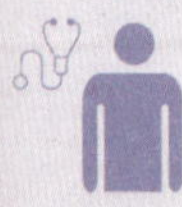

3. 转诊及社区随访

（1）对于服用华法林抗凝的患者，要注意定期监测国际标准化比值，使国际标准化比值维持在治疗目标（2.0 ~ 3.0）之内。国际标准化比值在治疗范围内的时间比是指在整个抗凝治疗过程中，抗凝强度达到预定目标范围内的百分比，是决定华法林抗凝治疗效果的重要因素，只有国际标准化比值在治疗范围内的时间比 > 70% 才能使抗凝治疗获益达到最大化。

（2）在抗凝治疗期间，需要注意监测患者是否有出血倾向。

（3）对于心室率控制者，要注意心室率是否达到目标值。若采取宽松的心室率控制策略，需使得静息心率 < 110 次 / 分；如果仍不能改善症状，则需采取严格的心室率控制策略，即静息心率≤ 80 次 / 分，中等强度运动时心率 < 110 次 / 分。

（4）对于采取节律控制策略者，需注意定期监测动态心电图，以明确房颤复发情况。监测到持续时间超过 30 秒的房颤、房扑、房速应视为“复发”。

（5）需要定期对患者认知功能、语言功能以及运动功能进行评估，以早期发现可能发生的卒中事件。

（6）定期对患者心功能进行评估，可采取 6 分钟步行试验、监测 B 型利钠肽、心脏彩超等方法。对于服用利尿剂的患者要注意监测电解质水平、体重变化。

（7）对于心室率控制不佳、心功能恶化以及出现血栓栓塞并发症的患者，需转诊至具有心律失常诊疗经验的中心。

五、要点与讨论

1. 房颤的心电图特征

（1）P 波消失，代之以小而不规则的基线波动，振幅和形态各异，即 f 波，f 波频率可达 350 ~ 600 次 / 分；

（2）心室率极不规则；

（3）一般情况下 QRS 波形态正常，有时可伴有室内差异性传导，从而使得 QRS 波增宽、变形。

2. 房颤与心衰

房颤和心衰有诸多共同的危险因素，如年龄、糖尿病、高血压、冠心病等。二者常互为因果，因此二者常合并存在。房颤患者发生心衰的风险是无房颤患者的 1 ~ 2 倍，心衰患者发生房颤的风险则是无心衰患者的 2 倍，同时，心衰也是房颤患者死亡的主要原因。房颤患者易发生心衰的主要机制：1）房颤伴长期快速心室率不仅可引起细胞外基质重构及心肌细胞重构，还可使交感神经系统和肾素 - 血管紧张素 - 醛固酮系统过度激活，从而进一步引起心脏结构和功能的改变、心功能下降、全身血管阻力增加。2）

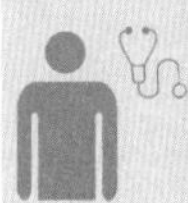

冠状动脉供血主要在心室舒张期完成，过快的心室率可引起心室舒张期明显缩短，导致冠状动脉供血明显减少，引起心肌缺血。3）正常情况下，心房承担约 30% 的辅助泵功能，房颤时，心房辅助泵功能丧失，使心室舒张期充盈量明显减少，导致心脏的每搏输出量明显减少，引起左室射血分数降低。

因长期房颤可引起心肌电重构、结构重构及神经重构，而这种“重构”变化又使房颤更容易发作，且向持续性转化，久之，使得房颤和心功能逐渐恶化。

3. 房颤的分类（表 1-6-3）

表 1-6-3　房颤的临床分类

名称	临床特点
首诊房颤	首次确诊（不论心律失常持续时间或严重程度）
阵发性房颤	持续时间 <7 天（常≤ 48 小时），能自行终止
持续性房颤	持续时间 >7 天，非自限性
长期持续性房颤	持续时间≥ 1 年，患者有转复意愿
永久性房颤	持续时间 >1 年，不能终止或者终止后又复发

4. 房颤治疗中的注意事项

房颤治疗中要注意抗凝药物和抗心律失常药物的合理应用；对于使用华法林抗凝的患者还要密切关注国际标准化比值达标情况；对于合并心力衰竭或者器质性心脏病的患者，用 I 类抗心律失常药物时需谨慎；对于选择心室率控制策略治疗的患者要注意心室率达标情况；合并心功能不全的患者还要注意管理出入量、药物服用情况以及监测心功能变化。

六、思考题

1. 房颤诊断的要点有哪些？
2. 房颤的治疗有哪些注意事项？
3. 房颤与心房扑动的心电图表现有什么不同？
4. 房颤为什么会诱发心绞痛症状？
5. 房颤患者如果出现晕厥，要考虑哪些情况？

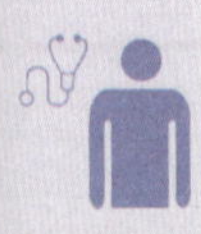

七、科普小常识

1. 房颤时为什么会出现第一心音强弱不等？

第一心音的产生主要是由于二尖瓣和三尖瓣瓣膜关闭，瓣叶突然紧张产生振动而发出的声音，其响度取决于瓣膜关闭的幅度。幅度越大，产生的声音就越响亮；幅度越小，产生的声音就越低沉。类似于关门一样，门开的幅度越大，关闭时产生的声音就越响亮，反之就越低。房颤时，心室律绝对不规则，导致每一次心搏之间的间期不相等，于是心室在每一心搏舒张期的充盈量皆不相同，进而导致二、三尖瓣开合程度不同，最终使二、三尖瓣关闭时产生的声音强度不同。

2. 什么是短绌脉？

心脏周期性的收缩和舒张运动使得血液周期性地射入主动脉内，动脉管腔内的压力随之升高，就形成了脉搏波。这一波动会沿着动脉管壁向外周传递，使得动脉管壁产生有规律的膨胀和收缩运动，从而产生了可以触及的脉搏。脉搏的强弱，取决于心脏每搏输出量的多少，心脏每搏输出量越大，形成的脉搏波也就越强，反之，则越弱。房颤时，由于心室节律绝对不规则，所以心脏每搏输出量也就不均等，进而导致形成的脉搏强弱不等，在心脏每搏输出量过少时，甚至触不清脉搏。心脏听诊时，每次瓣膜关闭产生的心音基本能听到，但并非所有的脉搏都能触摸清楚，于是就产生了心率快于脉率的现象，也就是短绌脉。

3. 哪些人群易患房颤？

（1）各种心脏疾病，如冠状动脉粥样硬化性心脏病、心肌炎、心肌病、心脏瓣膜病、高血压、先天性心脏病、慢性肺源性心脏病、心衰等均可导致房颤的发生。

（2）甲状腺功能亢进、阻塞性睡眠呼吸暂停低通气综合征、急性缺氧、急性创伤应激等均可导致房颤的发生。

（3）长期大量饮酒、吸烟、肥胖、熬夜、高龄等亦可导致房颤的发生。

（4）房颤还具有遗传倾向。约有 5% 的房颤与遗传因素相关，在阵发性房颤患者中，这个比例更高，可达 15%。如果父母患有房颤，子女罹患房颤的风险可增加 40% ~ 60%。

（编者 孙 帅）

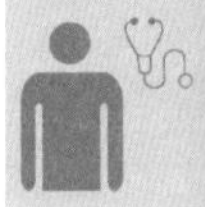

第七节　阵发性室上性心动过速（案例 7）

核心提示

❖掌握阵发性室上性心动过速的临床表现。

❖掌握阵发性室上性心动过速的心电图表现。

❖掌握阵发性室上性心动过速的治疗方法。

一、病历资料

1. 病史

丁 × ×，女，37 岁，主因“阵发性心悸 18 年，加重半年”入院。

患者 18 年前无明显诱因出现心悸症状，每年发作十余次，突发突止，持续数分钟至数小时不等，初始经诱发恶心、压迫眼球等刺激迷走神经方式可终止发作，后需静脉应用心律平（普罗帕酮）方可终止，近半年来发作频繁且发作时伴胸闷、出汗及头痛，无黑蒙及意识丧失。

既往体健，否认心脏病史及肺部疾患病史；家族史无特殊记载。

2. 体格检查

查体：体温 36.3℃，脉搏 85 次 / 分，呼吸 20 次 / 分，血压 126/65mmHg。自动体位，神志清楚，皮肤黏膜未见黄染及出血点。双肺呼吸音清，未闻及干、湿性啰音。心尖搏动位于左侧第 5 肋间锁骨中线内侧 0.5cm 处，叩诊心脏浊音界不扩大，心率 80 次 / 分，心律齐，未闻及病理性杂音。腹部平软，肝、脾肋缘下未触及，腹水征阴性，周围血管征阴性。

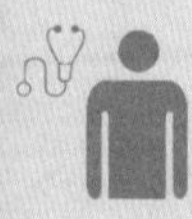

3. 实验室和辅助检查

心电图：窦性心律，大致正常心电图，PR 间期 0.12 秒，V1 ~ V3 导联继发性 ST–T 改变。发作时示异位心律，阵发性室上性心动过速（心室率 167 次 / 分）。

胸部 X 线片：双肺野未见实质浸润性病变，心肺影正常。

超声心动图：各房室腔大小在正常范围内，各瓣膜回声及开放尚好。

国际标准化比值：1.07。

肝功能、肾功能、血糖、血脂及电解质：均在正常范围内。

4. 初步诊断

心律失常、阵发性室上性心动过速。

二、诊治经过

患者主因“阵发性心悸 18 年，加重半年”入院。患者症状发作无明显诱因，呈突发突止的特点，初始通过刺激迷走神经的方式可终止心动过速，后需要静脉推注抗心律失常药物（普罗帕酮）才能终止。近半年症状发作频繁。患者心电图有如下特点：

无心动过速发作时的心电图（图 1–7–1）：窦性心律，可见偶发房性期前收缩。

心动过速发作时的心电图（图 1–7–2）：心律失常，阵发性室上性心动过速发作。频率 167 次 / 分，QRS 波起始略宽钝，为 δ 波，说明房室间存在前向传导的旁路。推断心动过速激动顺序为旁路前传→房室结逆传。

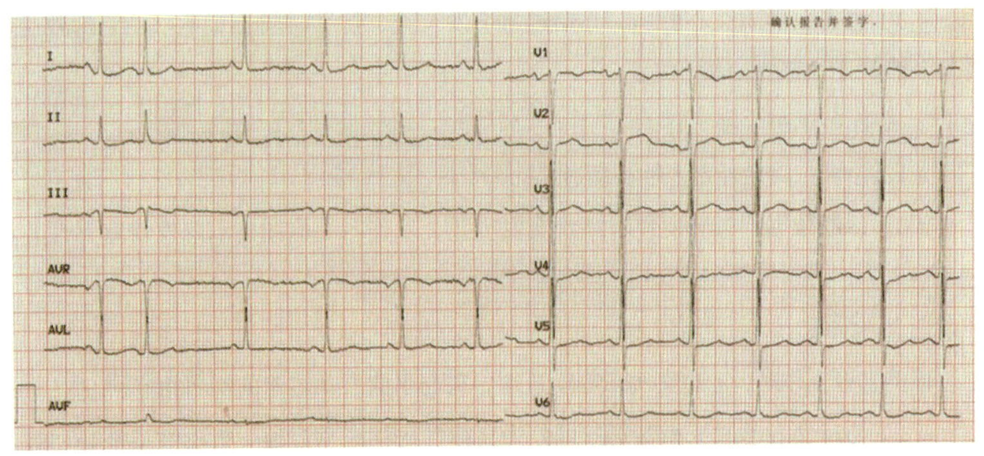

图 1–7–1　无心动过速发作时的心电图

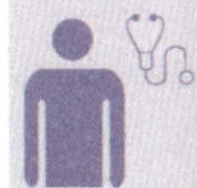

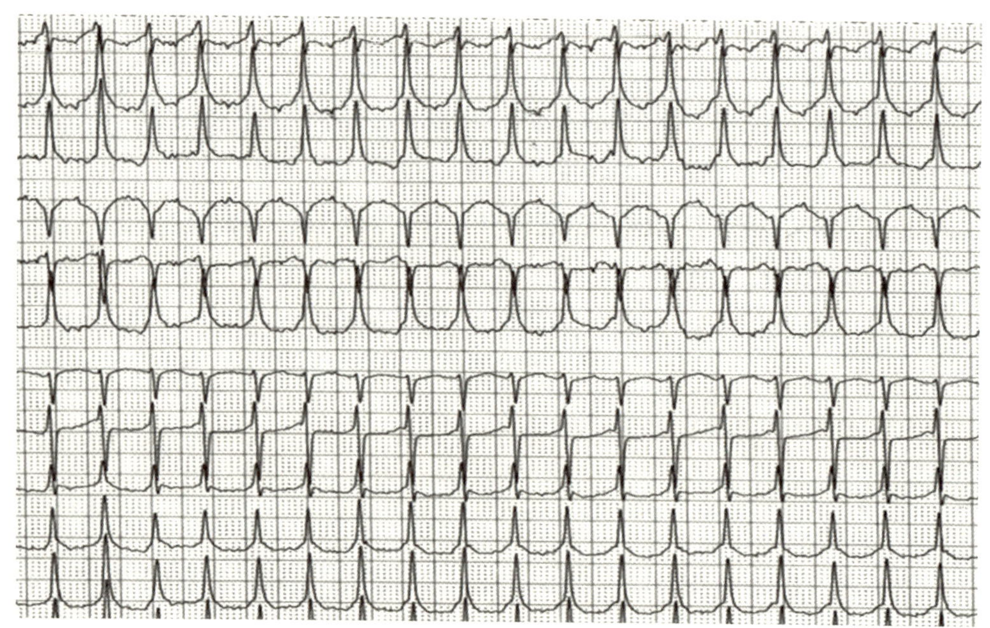

图 1-7-2　心动过速发作时的心电图

具体治疗见本节相关内容。

三、病例分析

1. 病史特点

（1）患者女性，37 岁，以“阵发性心悸 18 年，加重半年”为主诉。

（2）患者无器质性心脏病，心动过速突发突止，持续时间长短不一；予刺激迷走神经及静脉推注普罗帕酮可终止。

2. 诊断和诊断依据

（1）诊断：阵发性室上性心动过速。

（2）诊断依据：患者发作时症状突发突止，发作时心电图提示阵发性室上性心动过速。

3. 鉴别诊断

该例患者发作时，心电图提示心动过速，需与引起心动过速的疾病相鉴别。

（1）与房性心动过速相鉴别：可分为自律性房性心动过速、折返性房性心动过速及紊乱性房性心动过速。自律性房性心动过速多为阵发性发作，少数可持续发作，发作时心率逐渐加快，由自律性增高引起，房室传导比例变动时，听诊心律不恒定，第一心音强度可出现变化。心电图表现为心房率 150 ~ 200 次 / 分，P 波形态与窦性不同，可

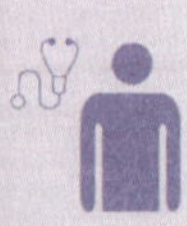

出现二度Ⅰ型或Ⅱ型房室传导阻滞，刺激迷走神经不能终止心动过速，仅可加重房室传导阻滞，心动过速多数不能由心房程序刺激诱发。折返性房性心动过速常发生于手术瘢痕或解剖异常部位，心电图表现为P波形态与窦性不同，心动过速多数可以由心房程序刺激诱发及终止。紊乱性房性心动过速常发生于患慢性阻塞性肺部疾患或心力衰竭患者。心电图表现为P波形态各异，PR间期各不相同，心房率100 ~ 130次/分，心室率可因房室传导阻滞而不规则，本例患者无器质性心脏病史，心动过速突发突止，发作时心电图提示QRS波节律规则，刺激迷走神经可以终止发作，可与此疾病鉴别。

（2）与心房扑动相鉴别：有无器质性心脏病均可发生，出现房室传导比例异常时心室率不规则，心音强度可出现变化。心电图表现为P波消失，出现规则的锯齿状扑动波，扑动波之间等电位线消失，心房率通常为250 ~ 350次/分，心室率通常为150次/分（2∶1房室传导），与本例患者心电图表现不同。

（3）与非阵发性交界性心动过速相鉴别：发生机制与房室交界区组织自律性增高或触发活动有关，常见于洋地黄中毒、下壁心肌梗死、心肌炎及心脏瓣膜手术后，偶见于正常人。心动过速开始与终止时心率逐渐变化，心率70 ~ 150次/分，心律规则，QRS波不宽，自主神经张力变化可影响心率。本例患者心动过速突发突止，心电图的表现可与之鉴别。

四、处理方案及基本原则

1. 一般治疗

（1）对于发作频率很少且症状轻微者，可以先观察或者给予β受体阻滞剂等药物治疗。如果症状发作频繁且持续时间较长，需行射频消融术根治治疗。

（2）无心动过速发作或偶有发作且症状轻微者，无需治疗，心动过速发作频繁且伴有明显症状者，应给予治疗。治疗方法包括药物、射频消融术、外科手术等。

（3）急性发作的处理：终止发作可用刺激迷走神经的方法，包括颈动脉窦按摩、Valsalva动作、诱导恶心、将面部浸没于冰水内等。

（4）药物治疗：维拉帕米静脉滴注，普罗帕酮静脉滴注，腺苷或三磷酸腺苷静脉快速“弹丸式”推注。

（5）直流电复律：患者出现严重心绞痛、低血压、心力衰竭等表现时，应立即给予电复律治疗，已应用洋地黄者不能接受电复律治疗。不适宜进行电复律的患者可以行食道调搏或者静脉心房/室起搏。

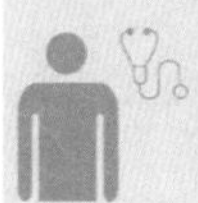

（6）防止发作：发作频繁或者伴有严重心绞痛、低血压、心力衰竭等表现者，应

首选射频消融术。目前射频消融技术已十分成熟，具有安全、迅速、有效且能根治心动过速的优点，成功率大于 98%。

2. 针对该患者的相关诊治

患者入院后行常规检查，排除手术禁忌证后行射频消融术，术后心电图 δ 波消失，腔内电生理不能诱发心动过速。

3. 转诊及社区随访

《室上性心动过速基层诊疗指南（2019）》指出，如有以下情况建议转诊：

（1）有明确室上性心动过速发作病史，需确定是否需要行射频消融治疗的患者。

（2）合并其他器质性心脏病或其他系统疾病的室上性心动过速患者。

（3）不能或拒绝射频消融治疗的患者，药物控制无效或有明显不良反应。

（4）症状与心电图不典型，需要进行鉴别诊断的患者。

（5）孕妇和儿童患者。

《预激综合征基层诊疗指南（2019）》指出，如有以下情况建议转诊：

（1）有室上性心动过速或阵发性心房颤动病史，窦性心律心电图发现预激，建议患者去上级医院行射频消融治疗。

（2）体检心电图发现预激，但无典型心动过速病史，建议转诊确定是否有射频消融治疗指征。

（3）已行射频消融，但常规体检心电图又发现有预激图形，或再次出现室上性心动过速，建议转诊确定是否需再次行射频消融治疗。

（4）无法或拒绝接受射频消融治疗的患者，药物治疗效果不好者。

五、要点与讨论

1. 阵发性室上性心动过速的诊断

阵发性室上性心动过速发作常无明显诱因。绝大多数患者有心悸症状，其他表现包括胸闷、头晕、烦躁不安、心绞痛、黑蒙、晕厥等，血流动力学不稳定的情况很少见。心动过速发作的特点为突发突止，持续时间长短不一，可反复发作，症状严重程度取决于心率快慢、心动过速的持续时间、发作频率及有无同时存在的心肺等器官的疾病和其严重程度。心尖区第一心音强度恒定，心律绝对规则，房室结折返性心动过速发作过程中由于房室几乎同步收缩，可见颈静脉异常搏动。

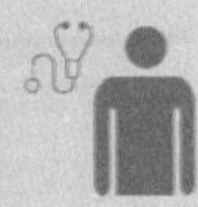

（1）心率 150 ~ 250 次 / 分，节律规则。

（2）QRS 波形态与时限均正常，但发生室内差异性传导或原有束支阻滞时，QRS

波形态异常。

（3）部分患者可见逆行 P’ 波，常位于 QRS 波末端（Ⅱ、Ⅲ、aVF 导联伪 s 波，aVR、V1 导联伪 r' 波）或 ST 段、T 波上升支，QRS 波与 P' 波关系固定。

（4）起始突然，常由一个房性早搏触发，其下传的 PR 间期显著延长，继而发作室上性心动过速。

根据患者症状、心电图特点可明确诊断。部分患者接诊时心动过速已终止，常规心电图检查正常，需动态心电图或心电事件记录仪记录发作时的心电图。对于高度怀疑的阵发性室上性心动过速患者可行经食管心脏电生理检查及心内电生理检查来明确诊断。

2. 预激综合征

预激现象是指心电图形态反映有连接心房和心室的显性旁路存在。旁路与房室结竞争前向传导，预先激动心室产生激动，并从旁路的心室插入点传播。根据正常房室结－希浦系统和显性旁路对心室激动的贡献不同融合，产生不同程度的预激，其特征为短 PR 间期，QRS 波群起始部形成的粗钝 δ 波。有些能够前传旁路形成的预激可能间歇出现，称间歇性预激。预激综合征，是指在窦性心律时存在心室预激的患者中记录到室上性心动过速或症状符合室上性心动过速特征的综合征。预激综合征的诊断标准如下：

（1）症状：

心室预激本身不引起症状。具有预激心电图表现者，随年龄增长，快速性心律失常的发生率增加，且以房室折返性心动过速为主，其发病年龄一般早于房室结折返性心动过速。心动过速发作呈突发突止的特点，持续时间长短不一，可反复发作，症状严重程度取决于心动过速时心率快慢、持续时间、心动过速的类型以及基础心脏病情况。

在同样频率下，逆向型房室折返性心动过速的症状相对于顺向型房室折返性心动过速来说更明显。在心房颤动伴预激时，如果旁路的前传不应期较短，心房颤动通过旁路前传可诱发快心室率（最短 RR 间期≤ 250ms），症状较重，并有恶化为心室颤动，引起心源性猝死的风险。预激综合征患者在心动过速发作时，大多数只有心悸症状，部分患者可有低血压状态［收缩压＜ 90mmHg（1mmHg=0.133kPa）］，严重者可出现黑蒙、晕厥等血流动力学不稳定表现，甚至出现阿斯综合征发作。

（2）心电图：

显性预激的窦性心律心电图特征：1）PR 间期短于 0.12 秒；2）QRS 波群起始部分粗钝，呈 δ 波，QRS 波群宽度可超过 0.12 秒，但终末部分正常；3）ST 段和 T 波呈继发性改变，与 QRS 波群主波方向相反。预激可为间歇性，不同程度的预激心电图表

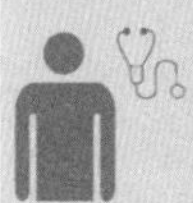

现取决于旁路的位置和房室结的传导特征。右侧游离壁与左侧壁旁路相比，因窦性激动经前者到达心室的时间较短，常常表现为预激程度更明显；同一部位的旁路，如果激动经正常房室传导的时间较长，预激程度则更明显。

预激伴房颤的心电图特征：1）P 波消失，代之以 f 波；2）RR 间期长短不一、绝对不等；3）QRS 波宽大畸形，起始部分粗钝，呈 δ 波，且 QRS 波的形态取决于激动经旁路和房室结的前传比例，有时完全经房室结前传，QRS 波可正常化。

3. 窄 QRS 波心动过速

窄 QRS 波心动过速是一组不同类型的快速室上性心律失常的总称。阵发性室上性心动过速多表现为QRS波心动过速，需与常见的窄QRS波心动过速，如心房颤动、心房扑动、房性心动过速、持续性交界性心动过速相鉴别。

4. 宽 QRS 波心动过速

宽 QRS 波心动过速是指 QRS 间期 > 120ms，可能是室性心动过速或快速室上性心律失常伴差异性传导或预激综合征经旁路前传的快速心律失常，包括房室折返性心动过速、心房颤动、心房扑动，也可能是先前在窦性心律时就存在的束支阻滞的患者发生室上性快速心律失常。房室分离和室性融合波有助于室性心动过速的诊断。

六、思考题

1. 阵发性室上性心动过速的心电图特点？

2. 阵发性室上性心动过速的发病机理及治疗？

七、科普小常识

1. 阵发性室上性心动过速的危害大吗？

阵发性室上性心动过速的年轻患者若不合并其他器质性心脏病，发作不频繁则危害较小，少数病史较长、发作频繁且发作时间长者可进展为另一种心脏病，这种心脏病被称为心动过速性心肌病，表现为心脏扩大、心功能减退，合并其他器质性心脏病如冠心病等，老年患者急性发作可诱发心功能不全，其他危害包括突然发作、症状严重时出现的意外、影响生活质量及干扰正常工作等。

2. 阵发性室上性心动过速的预后怎么样？

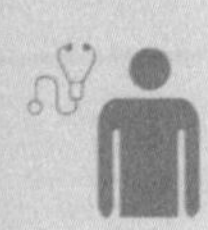

阵发性室上性心动过速是一种十分常见的心律失常，它的主要影响是在出现心动过速的时候，左心室的充盈时间减少，也就是舒张期缩短，这样心脏可以泵出的血量就会减少，从而影响心脏本身以及脑部的血液供应。如果发作的时间较短，不会出现大的

伤害，但是一旦患者出现晕厥就会带来直接的损伤。当出现心动过速的时候，只要自己按摩颈部的动脉，或者是深压自己眼眶，一般可以中止。如果患者出现耐受，可以去医院选择药物转复自己的窦性心律，需要根治的患者可以去医院进行射频消融，可以说，阵发性室上性心动过速的预后还是不错的。

（编者　齐　杰）

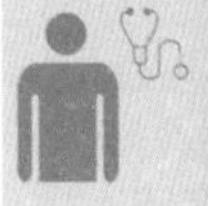

第八节　室速电风暴（案例8）

核心提示

❖认清室速电风暴的病因和诱因。

❖把握室速电风暴的急诊处理要点。

❖明确室速电风暴时抗心律失常药物的选择。

一、病历资料

1. 病史

王××，男，59岁，主因“间断心悸、胸憋5天，加重10小时”入院。

患者5天前夜间睡眠中出现心悸、胸憋，主要位于心前区，伴大汗，无胸痛，无肩背部放射痛，持续不缓解，遂就诊于我院急诊，行相关检查后诊断为胸憋待查、心律失常（室性心动过速？）、糖尿病、肥厚型心肌病，给予胺碘酮抗心律失常治疗，患者恢复窦性心律后自动离院。10小时前患者吃饭时出现胸憋、气短，伴大汗，遂就诊于我院急诊，心电图证实室性心动过速，急诊再次给予胺碘酮150mg静脉推注+1mg/min微量泵入治疗6小时，室性心动过速终止。为求进一步诊治收住我科。

既往有肥厚型心肌病史10余年，现口服盐酸地尔硫䓬片、酒石酸美托洛尔片治疗；有糖尿病史10余年，现口服中药治疗，血糖控制尚可。饮酒30余年，每天150mL。否认吸烟史。

2. 体格检查

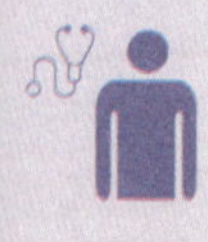

查体：体温36.5℃，脉搏70次/分，呼吸23次/分，血压107/72mmHg。急性病容，神志清楚，查体合作。双肺呼吸音清，左肺底可闻及少量湿性啰音，心律不齐，各瓣膜听诊区及胸骨左缘未闻及病理性杂音。腹部平坦，腹软，全腹无压痛、无反跳痛。四肢皮肤温暖，双下肢无浮肿。

3. 实验室和辅助检查

心脏彩超：符合非梗阻性肥厚型心肌病，左房增大，二、三尖瓣反流（少量）。

肝功能：丙氨酸氨基转移酶 24.18IU/L，天冬氨酸氨基转移酶 28.85IU/L。

肾功能：尿酸 470.12 μmol/L，尿素 5.86mmol/L，血肌酐 85.0 μmol/L。

电解质：钾 4.04mmol/L，钠 138.44mmol/L，氯 105.17mmol/L。

心脏指标：心肌肌钙蛋白 I 3.06ng/mL，肌酸激酶同工酶 4.76ng/mL，肌红蛋白 < 30ng/mL，N- 末端 B 型利钠肽前体 3368pg/mL。

D- 二聚体：104ng/mL。

血常规：未见异常。

心电监护：频发室性早搏、频发非持续性室性心动过速。

4. 初步诊断

肥厚型心肌病（非梗阻性）、持续性室性心动过速药物复律后、频发非持续性室性心动过速、频发室性早搏三联律、急性心力衰竭、心功能Ⅱ级（killip 分级）、糖尿病。

二、诊治经过

患者入院后心电监护显示频发室性早搏、频发非持续性室性心动过速（图 1-8-1），继续 1mg/min 微量泵入胺碘酮，同时补钾、补镁，微量泵入注射用重组人脑利钠肽改善心功能，室性心动过速未见丝毫改善，考虑室性心动过速合并急性左心衰竭。给予呋塞米 20mg 静脉推注、微量泵入胺碘酮、艾司洛尔 20mL/h 持续微量泵入，同时静脉推注地西泮 10mg 辅助镇静。心室率下降至 150 次 / 分左右，但仍为持续性室速。后再次静脉推注胺碘酮 150mg，不到 1 小时，心电监护显示室性心动过速终止，恢复窦性心律，心室率 68 次 / 分左右，但电活动仅仅稳定了半小时，即再次出现频发非持续性室性心动过速，后病情进展为持续性室性心动过速，心室率 150 次 / 分，患者烦躁、额头出冷汗、面色发白、四肢末梢皮温湿冷，血压 80/50mmHg，双肺满布湿啰音，因患者为室性心动过速合并血流动力学不稳定，故立即给予 150J 同步电复律一次，失败，数分钟后再次给予 200J 同步电复律一次，仍复律失败，为避免出汗引起低钾，故给予静脉补钾治疗。因电复律无效且考虑到患者既往对胺碘酮治疗敏感，危急时刻果断决策，于 6 时 50 分再次给予胺碘酮 150mg 静脉推注，7 时 16 分持续性室性心动过速终止，转为窦性心律，仍可见频发室性早搏、频发非持续性室性心动过速（图 1-8-2），9 时 30 分室性心律失

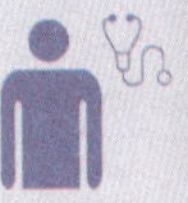

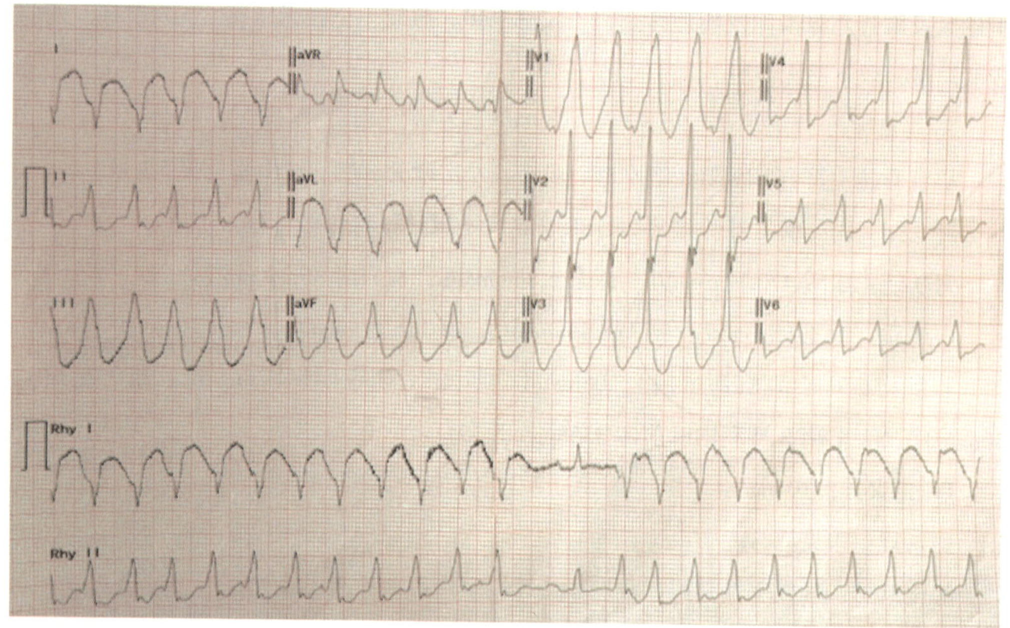

图 1-8-1　心电图

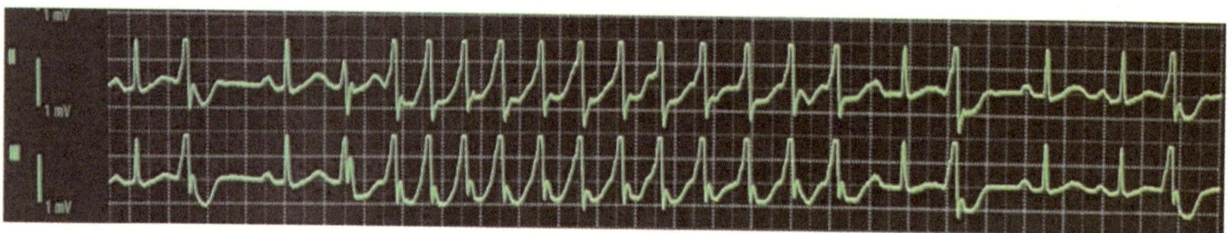

图 1-8-2　心电图

常消失，患者自觉气短有所减轻。此后 2 天内持续泵入胺碘酮、艾司洛尔维持电活动稳定；持续静脉补钾、补镁；持续给予注射用重组人脑利钠肽、间断利尿改善心功能等治疗，心电监护未见室性心律失常。但病情平稳 2 天后心电监护再次显示偶发室性早搏、偶发非持续性室性心动过速，临床决策再次遇到挑战。首先，室性心律失常的病因是什么？尽管肥厚型心肌病可能与室性心动过速相关，但不除外冠状动脉缺血相关的室速，故建议患者完善冠状动脉造影，结果显示冠状动脉未见明显狭窄。其次，顽固的室性心动过速该如何治疗？是选择 ICD 植入还是射频消融术治疗？考虑到患者在抗心律失常药物治疗基础上仍可见室性心律失常反复发作，为避免 ICD 植入后频繁放电，建议患者选择射频消融术治疗。患者于我院成功完成室速射频消融术（图 1-8-3），术后未见明显室性早搏及室性心动过速。

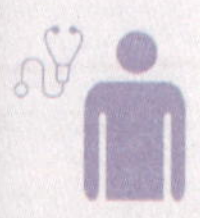

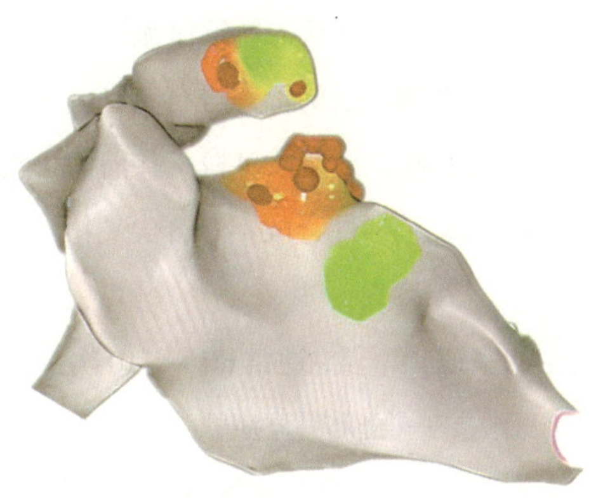

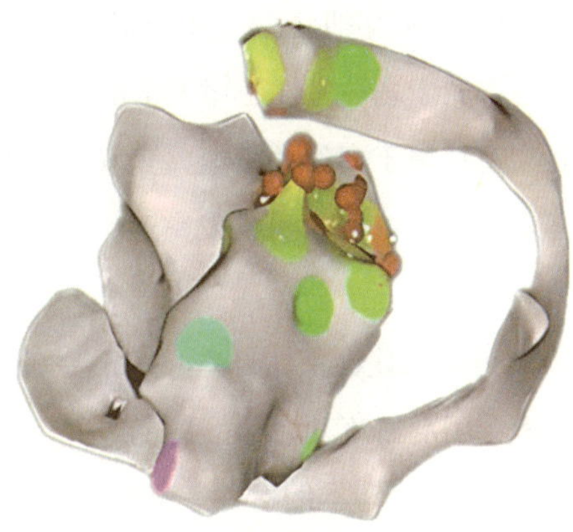

图 1-8-3　室性心动过速射频消融术中标测的靶点图

三、病例分析

1. 病史特点

（1）患者男性，59 岁，以“间断心悸、胸憋 5 天，加重 10 小时”为主诉。

（2）心电图证实为室性心动过速，N- 末端 B 型利钠肽前体明显升高。每次室速发作，需使用胺碘酮方可终止或改善。发病初期血流动力学尚稳定，但随着室速反复发作、持续时间延长，进展到表现出低血压、烦躁、恐惧、心原性休克等血流动力学不稳定的表现。

（3）既往有非梗阻性肥厚型心肌病和糖尿病史。

2. 诊断和诊断依据

（1）诊断：肥厚型心肌病（非梗阻性）、室速电风暴、持续性室性心动过速、频发非持续性室性心动过速、频发室性早搏（室性早搏二联律、室性早搏三联律）、急性心力衰竭、心原性休克、糖尿病。

（2）诊断依据：1）有心悸、胸闷、出汗等症状；2）由神清进展到烦躁不安；血压由 107/72mmHg 降至 80/50mmHg；由四肢皮肤温暖进展到湿冷；肺部啰音由少量进展到双肺满布湿啰音；3）心电监护清晰显示持续性室性心动过速、频发非持续性室性心动过速、频发室性早搏（室性早搏二联律、室性早搏三联律）；4）N- 末端 B 型利钠肽前体 3368pg/mL；5）心脏彩超提示非梗阻性肥厚型心肌病，左房增大，二、三尖瓣反流（少量）。

3. 鉴别诊断

患者室性心动过速诊断明确，但关于室性心动过速（以下简称“室速”）的类型可做鉴别。

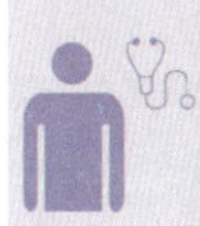

（1）与尖端扭转型室速相鉴别：两者均可以引起室速电风暴，导致血流动力学不稳定，都属于恶性室性心律失常范畴。临床主要依靠心电图室速的形态进行鉴别。尖端扭转型室速属于多形性室速，多发生于 QT 间期延长的患者，当室性早搏落在前面 T 波的终末时（R-on-T）可诱发室速。本例患者室速形态属于单形性，故不符合尖端扭转型室速。

（2）与加速性室性自主心律相鉴别：该种类型的室速频率慢，通常 60 ~ 110 次 / 分，一般不会引起血流动力学不稳定，多与自律性增加有关。一般无明显症状，通常不需要抗心律失常治疗。本例患者室速频率为 150 次 / 分左右，因此不符合加速性室性自主心律。

（3）与儿茶酚胺敏感性室速相鉴别：多发生于儿童和青少年，通常无器质性心脏病基础，属于遗传性室速。运动或情绪激动时好发，室速可自行终止，如进展为室颤，会导致猝死。无论是好发年龄，还是发病诱因，本例患者均不满足，必要时可进行基因筛查。

四、处理方案及基本原则

1. 一般治疗

卧床休息，心理疏导，心电监护，血压监测，血氧饱和度监测，低流量吸氧。

2. 针对该患者的相关诊治

（1）静脉补钾补镁。

（2）改善心功能，静脉利尿及微量泵入重组人脑利钠肽。

（3）镇静，选择地西泮静脉推注。

（4）调整抗心律失常药物，先后使用胺碘酮、艾司洛尔治疗。

（5）心脏电复律，当室性心动过速发作时，第一时间需要明确是否需要紧急处理。当室性心动过速合并血流动力学不稳定时，需要紧急电复律。

（6）行冠状动脉造影除外缺血性心肌病引起的室性心动过速。

（7）行射频消融术，术后室性早搏偶发，未见室性心动过速发作。

3. 转诊及社区随访

以下情况建议转诊：

（1）血流动力学不稳定的室性心动过速原则上应就地处理，包括电复律和药物治疗。

（2）若处理有困难，在病情稍稳定后，使用带有抢救设备的救护车转院。

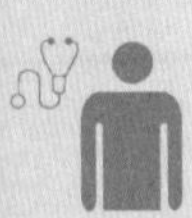

（3）合并器质性心脏病发作的持续性室性心动过速，多形、多源性室性心动过速应在进行基本处理后尽快转至上级医院进一步诊治。

（4）特发性室性心动过速可转至上级医院确定有无非药物治疗的可能性（如射频消融术）。

五、要点与讨论

1. 电风暴的定义及临床表现

电风暴的定义：24 小时内发作 3 次及以上室速 / 室颤的危重状态，每次持续时间 ≥ 5 分钟，多伴有血流动力学异常。

电风暴的临床表现：

1）反复发作性晕厥、心脏骤停；

2）交感兴奋性增高的表现，如血压增高、呼吸加快、心率加速等；

3）相关基础疾病相应的表现，包括缺血性胸痛、心功能不全（劳力性呼吸困难和体液潴留等）、电解质紊乱、颅脑损伤等相应症状，无器质性心脏病基础者，多有焦虑等；

4）ICD 植入后，患者发生反复抗心动过速起搏或电击。

2. 室性心动过速的相关知识

室性心动过速的诊断不难，难点在于室性心动过速病因、诱因的寻找以及治疗。电风暴的常见病因包括急性冠脉综合征和器质性心脏病，通常是缺血性或非缺血性心肌病，同时遗传性通道病（如长 QT、Brugada 综合征、儿茶酚胺敏感性多形性室性心动过速）及 ICD 植入后电风暴也是常见的原因。

电风暴的诱因包含：1）内部诱因。室性早搏、心衰或缺血恶化和急性 QT 延长；2）外部诱因。电解质紊乱（如低钾血症、高钾血症、低镁血症）、心衰恶化、脓毒症和抗心律失常药物依从性差；3）自主神经功能失衡。

关于室性心动过速的治疗，除了紧急情况下的电复律术之外，还包括抗心律失常药物的使用以及手术治疗（射频消融术或植入 ICD）。持续性单形性室速的急诊药物选择可参考（表 1-8-1）。关于手术方式的选择，可参考指南推荐。但对于持续性多形性室速及遗传性心律失常，推荐优先考虑植入 ICD。

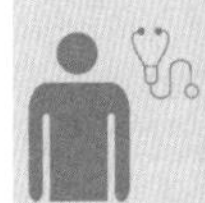

表 1-8-1　持续性单形性室速的急诊药物选择

推荐	推荐级别	证据级别
结构性心脏病患者的持续性单形性室速		
治疗基础心脏病、纠正诱发因素	I	A
抗心律失常药物：首选胺碘酮	Ⅱb	C
不宜应用胺碘酮者，可考虑使用索他洛尔	Ⅱb	C
β 受体阻滞剂，急性缺血所致者可选用	Ⅱa	C
可考虑应用尼非卡兰	Ⅱb	C
无结构性心脏病患者的持续性单形性室速		
对起源于右心流出道的特发性室速可选用维拉帕米、普罗帕酮、β 受体阻滞剂或利多卡因	Ⅱb	C
对左心特发性室速，首选维拉帕米，也可选用普罗帕酮	Ⅱb	C
对上述药物无效时可考虑胺碘酮、尼非卡兰	Ⅱb	C

六、思考题

1. 室速电风暴的病因和诱因？
2. 室速电风暴的急诊处理要点？
3. 室速电风暴时如何选择抗心律失常药物？

七、科普小常识

什么样的人群容易罹患电风暴？

最容易罹患电风暴的人群是急性心肌梗死患者，但各种其他器质性心脏病均可引起电风暴，包括各种原因引起的左心室扩大伴心功能不全（左心室射血分数降低、扩张型心肌病）、瓣膜性心脏病、急性心肌炎、先天性心脏病、急性心包炎、急性感染性心内膜炎等。除了急性心肌缺血和严重左室收缩功能下降外，引起电风暴的主要危险因素包括严重低血钾或高血钾、既往室速和（或）室颤史、高龄、慢性肾功能不全或抗心律失常药物应用不当。心脏解剖结构正常者也可发生电风暴，主要指遗传性心律失常，包括原发性长 QT 综合征、短 QT 综合征、Brugada 综合征、儿茶酚胺敏感性多形性室速、特发性室颤等。其次，植入 ICD 的患者也容易发生电风暴。

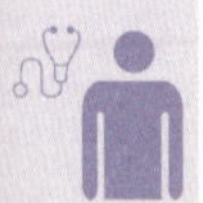

（编者　吴桂萍）

第九节　三度房室传导阻滞（案例 9）

核心提示

❖掌握房室传导阻滞的临床表现特点。

❖掌握三度房室传导阻滞的诊断标准。

❖学会三度房室传导阻滞的治疗方法。

一、病历资料

1. 病史

张 ××，女，73 岁，主因“间断头晕、黑蒙 7 月，加重 1 周”入院。

7 个月前无明显诱因出现间断头晕、黑蒙，伴站立不稳、气短、乏力，不伴胸憋痛、心悸、出汗、肩背部放射痛、言语不利、肢体活动障碍，无咳嗽、咳痰、发热、恶心、呕吐等症状，程度严重时可摔倒，但自述摔倒时不伴意识丧失，休息 1 ~ 2 分钟后上述不适可好转，大约 2 ~ 3 天发作 1 次，共摔倒 5 次，自认为是脑萎缩导致，未诊治。近 1 周来于劳累后上述不适较前频发，每天可发作数次，余性质同前，遂于 3 天前就诊于当地县人民医院，完善心电图检查，结果提示三度房室传导阻滞，交界性逸搏心律（36 次 / 分），建议转上级医院进一步诊治，遂就诊于我院。患者自发病以来精神、食欲欠佳，睡眠尚可，大小便正常，体重未见明显变化。

发现血压升高 3 天，最高达 193/73mmHg，未口服降压药物治疗。否认冠心病、糖尿病及脑血管疾病史，否认肝炎、结核病史；否认手术史；7 年前因意外车祸导致尾骨及肋骨骨折，保守治疗后好转；否认输血史；否认食物、药物过敏史；已婚已育；父母已故（死因不详），家族史无特殊记载。

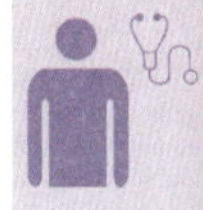

2. 体格检查

查体：体温 36.3C，脉搏 35 次 / 分，呼吸 20 次 / 分，血压 163/63mmHg。发育正常，营养良好，正常面容，意识清楚，查体合作，自主体位，双肺呼吸音清，未闻及干、湿性啰音，心界不大，心率 35 次 / 分，律齐，各瓣膜听诊区未闻及病理性杂音，腹部平坦，腹壁柔软，无压痛，无反跳痛，肝、脾肋下未触及，双下肢无浮肿。

3. 实验室和辅助检查

血常规、肝功能、肾功能、血糖、血脂、凝血、甲状腺功能、传染病系列、尿常规、尿微量白蛋白：未见异常。

心脏指标：B 型利钠肽 96pg/mL，高敏肌钙蛋白 0.0052ng/mL。

电解质：血钾 4.24mmol/L，血钠 140.45mmol/L，血氯 106.79mmol/L。

同型半胱氨酸：61.59 μmol/L

血气分析：氧分压 80.2mmHg，二氧化碳分压 31.5mmHg，酸碱度 7.378。

心电图（图 1–9–1）：窦性心律，三度房室传导阻滞，交界性逸搏心律，心室率 35 次 / 分。

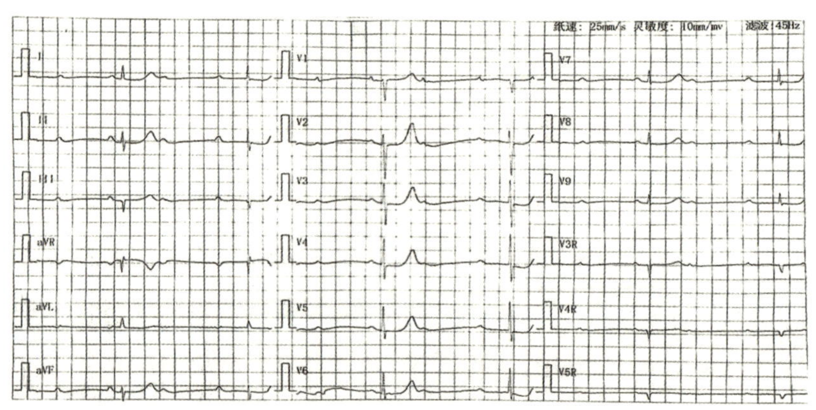

图 1–9–1 心电图

动态心电图：窦性心律，持续三度房室传导阻滞。

心脏彩超：主动脉瓣退行性变伴反流（少量），三尖瓣反流（少量）。

胸部 + 头颅 CT：皮层下动脉硬化性脑病，肺气肿、肺大疱，右肺上叶钙化灶，肝右叶钙化灶，胆囊结石。

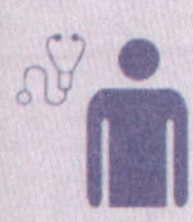

4. 初步诊断

心律失常、三度房室传导阻滞、交界性逸搏心律、高血压 3 级（很高危）。

二、诊治经过

入院后完善肌钙蛋白、B 型利钠肽、电解质、甲功、心脏彩超未见明显异常，动态心电图及心电监护示持续三度房室传导阻滞，不可逆，遂于 2024 年 04 月 19 日行心脏双腔永久起搏器植入术，术后心电图（图 1-9-2）示：起搏心律，呈 VAT 起搏模式，心率 83 次 / 分。

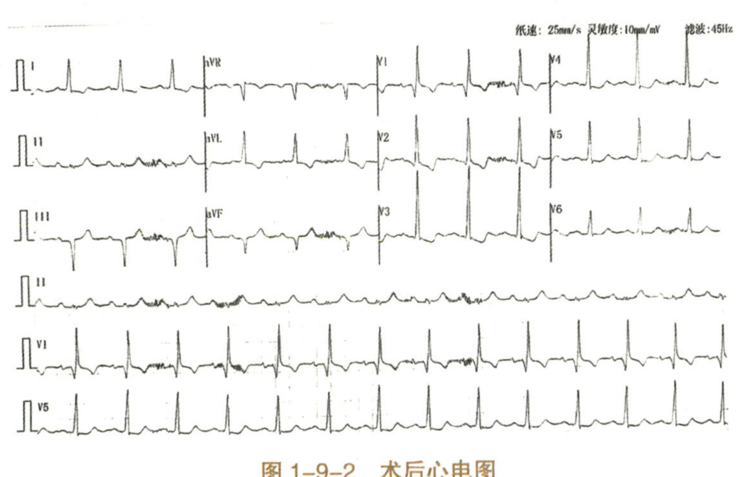

图 1-9-2　术后心电图

入院后监测血压仍高，波动于 150 ~ 170/60 ~ 80mmHg 之间，同时合并高同型半胱氨酸血症，遂加用依那普利叶酸片 10mg/d 降压治疗。

三、病例分析

1. 病史特点

（1）患者男性，73 岁，以“间断头晕、黑蒙 7 月，加重 1 周”为主诉。

（2）头晕、黑蒙发作严重时可摔倒，休息数分钟可好转。

（3）近期发现高血压，未治疗。

（4）心电图示三度房室传导阻滞，交界性逸搏心律。

（5）实验室和辅助检查：肌钙蛋白、B 型利钠肽、电解质、甲状腺功能、心脏彩超未见明显异常。

2. 诊断和诊断依据

（1）诊断：心律失常、三度房室传导阻滞、交界性逸搏心律、高血压 3 级（很高危）、高同型半胱氨酸血症。

（2）诊断依据：1）间断头晕、黑蒙症状；2）心电图可见三度房室传导阻滞；3）肌钙蛋白、B 型利钠肽、血钾、甲状腺功能、心脏彩超大致正常。

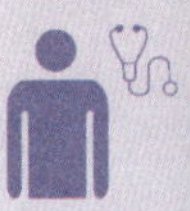

3. 鉴别诊断

应与能引起房室传导阻滞的疾病相鉴别。

（1）与急性心肌梗死相鉴别：急性下壁心肌梗死可以影响房室结供血，急性前壁心肌梗死可以累及房室结传导系统，故二者均可出现房室传导阻滞，前者一般可逆，改善心肌供血后可以恢复，后者一般不可逆。鉴别诊断的重点是确定是否存在心肌梗死的证据，如心电图上的 ST 段改变、心肌酶升高及典型的心肌梗死症状等。

（2）与病毒性心肌炎相鉴别：病毒性心肌炎是一种与病毒感染有关的局限性或弥漫性炎症性心肌疾病，是最常见的感染性心肌炎。患者往往在发病 1 ~ 3 周前有病毒感染的前驱症状，如发热、咳嗽、肌肉酸痛、流涕、腹痛、腹泻等，化验肌钙蛋白升高，可导致各种心律失常，以期前收缩最常见，其次是房室传导阻滞，严重的心律失常是导致猝死的主要原因。

（3）与药源性因素相鉴别：某些药物（如抗心律失常药、抗精神病药、抗生素等）可能导致房室传导阻滞。因此，在鉴别诊断时需要考虑患者是否正在服用这些药物，并评估药物与房室传导阻滞之间是否存在相关关系。

（4）与电解质异常相鉴别：低钾、高钾等电解质异常可抑制心脏传导系统，出现窦性心动过缓、室性期前收缩、房室传导阻滞、心室颤动及心脏停搏等恶性心律失常，纠正电解质异常后可恢复，鉴别诊断时需要检查患者的电解质水平，以确定是否存在电解质异常。

四、处理方案及基本原则

1. 一般治疗

（1）药物治疗：对于心室率在 40 次 / 分以上的无症状患者，通常无需紧急治疗。但如果心室率过缓，可以尝试给予阿托品、异丙肾上腺素或植入临时起搏器提升心室率。此外，需积极寻找病因，并针对病因进行治疗，如尽早进行冠状动脉血运重建、治疗病毒性心肌炎、纠正电解质紊乱及停用引起房室传导阻滞的药物等。

（2）安装心脏起搏器：不可逆的三度房室传导阻滞患者易出现心脏骤停、活动量受限、脑供血不足或阿斯综合征发作，需尽早行心脏永久起搏器植入术。

2. 针对该患者的相关诊治

（1）吸氧，持续心电、血压、血氧饱和度监测，嘱卧床休息。

（2）完善血常规、肝功能、肾功能、电解质、心脏指标、甲状腺功能、血气分析、凝血、动态心电图、胸部 + 头颅 CT 等相关检查。

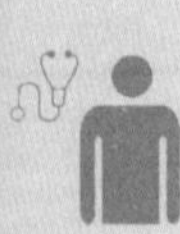

（3）上述结果回报患者三度房室传导阻滞不可逆，故为患者行心脏双腔永久起搏

器植入术。

3. 转诊及社区随访

三度房室传导阻滞（也称为完全性房室传导阻滞）是一种严重的心律失常，其中心房和心室之间的电信号传导被完全阻断。这可能会导致心室率极慢，从而影响心脏泵血功能，甚至危及生命。因此，对于三度房室传导阻滞的管理需要高度重视，涉及转诊和社区随访两个方面。

◆转诊管理：

（1）识别紧急状况：当患者出现晕厥、阿斯综合征（心源性脑缺血综合征）等紧急情况时，应立即转诊至有条件的医院进行紧急处理。这可能包括安装临时起搏器或进行其他紧急治疗措施。

（2）专业评估：对于诊断为三度房室传导阻滞的患者，如果基层医疗机构缺乏处理此类情况的经验或设备，应尽早转诊至心血管专科医院或具备相应诊疗能力的医院，以便进行更专业的评估和治疗。

（3）转诊前的准备：在转诊过程中，应确保患者生命体征稳定，准备好相关的病历资料、检查结果和急救药品，以便接诊医院能够迅速了解患者病情并制定治疗计划。

◆社区随访管理：

（1）定期随访：对于已安装心脏起搏器或经过其他治疗的三度房室传导阻滞患者，应定期进行社区随访。随访内容包括询问症状、检查起搏器功能、评估心脏功能等。随访频率应根据患者病情和医生建议进行调整。

（2）健康教育：在社区随访过程中，应向患者和家属普及三度房室传导阻滞的相关知识，包括病因、治疗方法、预防措施等。帮助患者了解疾病，提高自我管理能力，降低复发风险。

（3）心理支持：三度房室传导阻滞可能对患者的生活质量和心理健康产生影响。社区随访中应关注患者的心理状态，提供必要的心理支持和疏导，帮助患者树立信心，积极面对疾病。

总之，对于三度房室传导阻滞的管理需要综合考虑转诊和社区随访两个方面。及时转诊可确保患者能得到专业的评估和治疗，社区随访能为患者提供持续的健康教育和心理支持，二者能共同促进患者的康复和生活质量的提高。

五、要点与讨论

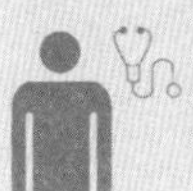

1. 三度房室传导阻滞的发病机制和特点

三度房室传导阻滞又称为完全性房室传导阻滞，是指来自房室交界区以上的激动完全不能通过房室结传导系统，房室传导完全被阻断，心房和心室各自独立活动，需要注意的是次级起搏点（下位起搏点）位置越低，心室率越慢且越不稳定，QRS 波越宽，越容易发生心脏停搏。

常见的临床症状为头晕、黑蒙、乏力、胸闷、气短，严重者可出现反复晕厥。

2. 三度房室传导阻滞的诊断方法

心电图是诊断三度房室传导阻滞的重要手段，特征性的表现：1）P 波与 QRS 波群各自成节律、互不相关；2）心房率快于心室率，心房冲动来自窦房结或异位心房节律（房性心动过速、扑动或颤动）；3）心室起搏点通常在阻滞部位稍下方。如位于房室束及其近邻，心室率为 40 ~ 60 次 / 分，QRS 波群正常，心律亦较稳定；如位于室内传导系统的远端，心室率可低至 40 次 / 分以下，QRS 波群增宽，心室律亦常不稳定。

3. 房室传导阻滞的起搏适应证

2021 年发布的《ESC 心脏起搏和心脏再同步化治疗指南》中对于房室传导阻滞起搏适应证，也强调了植入指征和起搏模式推荐情况，由于房室传导阻滞进展可能导致严重后果，因此，临床症状并不是房室传导阻滞患者是否应该植入起搏器的考虑因素，无论是窦性心律还是房颤节律，出现高度及三度房室传导阻滞，若不可逆，无论是否有症状，都应考虑植入起搏器，该点不同于病态窦房结综合征。

（1）房室传导阻滞的起搏适应证（表 1-9-1）：

表 1-9-1　房室传导阻滞的起搏推荐

推荐	推荐级别	证据级别
无论是否伴有症状，对于具有窦性节律的永久性或间歇性Ⅲ°、Ⅱ° Ⅱ、2∶1、高度房室传导阻滞患者，推荐起搏治疗	Ⅰ	C
无论是否伴有症状，对于伴有房性心律失常（主要为房颤）的永久性或间歇性Ⅲ°或高度房室传导阻滞患者，推荐起搏治疗	Ⅰ	C
对于伴有永久性房颤的房室传导阻滞患者，推荐使用带有频率反应功能的单腔心室起搏器	Ⅰ	C
对于伴有临床症状或电生理检查发现阻滞位于希氏束内或希氏束以下的二度Ⅰ型房室传导阻滞，应该考虑起搏治疗	Ⅱa	C
对于房室传导阻滞的患者，较单腔心室起搏器，应该考虑双腔起搏器来避免起搏综合征，以提高患者的生活质量	Ⅱa	A
对有持续症状，类似起搏器综合征，且由一度房室传导阻滞（PR > 0.3 秒）导致的患者，应该考虑植入永久起搏器	Ⅱa	C
对于可逆原因导致的房室传导阻滞，不推荐起搏治疗	Ⅲ	C

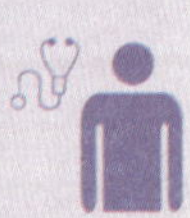

（2）房室传导阻滞的起搏模式推荐（图 1-9-3）：

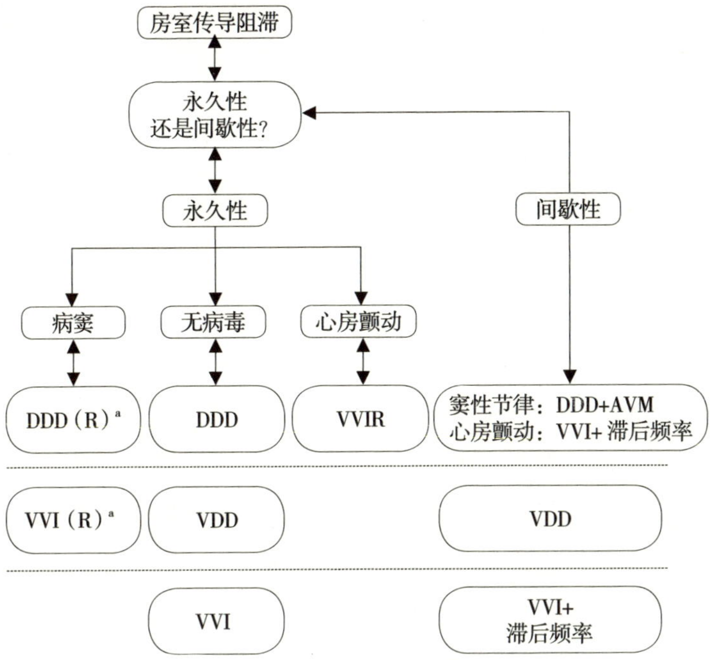

房室传导阻滞

永久性还是间歇性？

永久性　　间歇性

病窦　　无病毒　　心房颤动

DDD（R）[a]　　DDD　　VVIR　　窦性节律：DDD+AVM 心房颤动：VVI+ 滞后频率

VVI（R）[a]　　VDD　　VDD

VVI　　VVI+ 滞后频率

图 1-9-3　房室传导阻滞的起搏模式推荐

六、思考题

1. 三度房室传导阻滞诊断的要点有哪些？

2. 引起三度房室传导阻滞的疾病有哪些？

3. 三度房室传导阻滞患者何时需行起搏器植入术？

4. 什么情况下，三度房室传导阻滞患者不需要永久起搏治疗？

七、科普小常识

1. 三度房室传导阻滞的患者为什么常伴有血压升高现象？

三度房室传导阻滞的患者由于心房与心室之间的节律完全脱离了关系，心室节律为室性逸搏心律，频率往往很慢，通常在 50 次 / 分以内，很多时候甚至在 20 ~ 30 次 / 分，这就造成了心输出量锐减。当心输出量减少时，位于主动脉弓和颈动脉窦的压力受体会感受到这种压力降低变化，信号传到延髓调节中枢，就会增加交感神经活性，引起血压升高，此外还可见到窦性 P 波频率加快，当给予起搏治疗后这种升高的血压和加快的窦性 P 波频率便会降低。

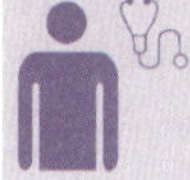

2. 高度房室传导阻滞和三度房室传导阻滞有什么区别?

高度房室传导阻滞介于二度和三度房室传导阻滞之间，是指房室传导比例在 3 ∶ 1 以上（含 3 ∶ 1），高度房室传导阻滞和三度房室传导阻滞都是严重的心律失常疾病，二者区别在于三度房室传导阻滞是指心房和心室之间的电传导完全阻断。而高度房室传导阻滞，房室结和希氏束还有一定的下传能力，虽然部分心房冲动不能下传到心室，但也有一部分冲动可以下传，导致心室收缩。所以高度房室传导阻滞的病情比三度房室传导阻滞略轻。

3. 心脏起搏器知多少?

对于某些病人而言，心脏起搏器不仅仅是一种辅助治疗装置，更是一种保命装置。心脏起搏器是一种植入体内的电子治疗仪器，包含脉冲发生器和电极两部分。电极通过血管穿刺微创植入到心脏里，而脉冲发生器连接电极后埋于胸前皮下。根据植入的电极数目，心脏起搏器可简单分为单腔、双腔和三腔起搏器。顾名思义，单腔起搏器仅有一根电极植入心脏，大多植入在右心室，也可植入在右心房；双腔起搏器的两根电极分别植入在右心房和右心室；三腔起搏器其中两根电极植入部位同双腔起搏器，而第三根电极通过冠状静脉植入在左心室外膜。此外，根据起搏器是否具有除颤功能，起搏器又可分为埋藏式 ICD 和常规起搏器，同样，ICD 根据电极数目也分为单腔、双腔和三腔 ICD。

（编者　石芳弟）

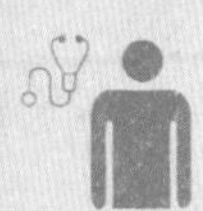

第二章

高血压

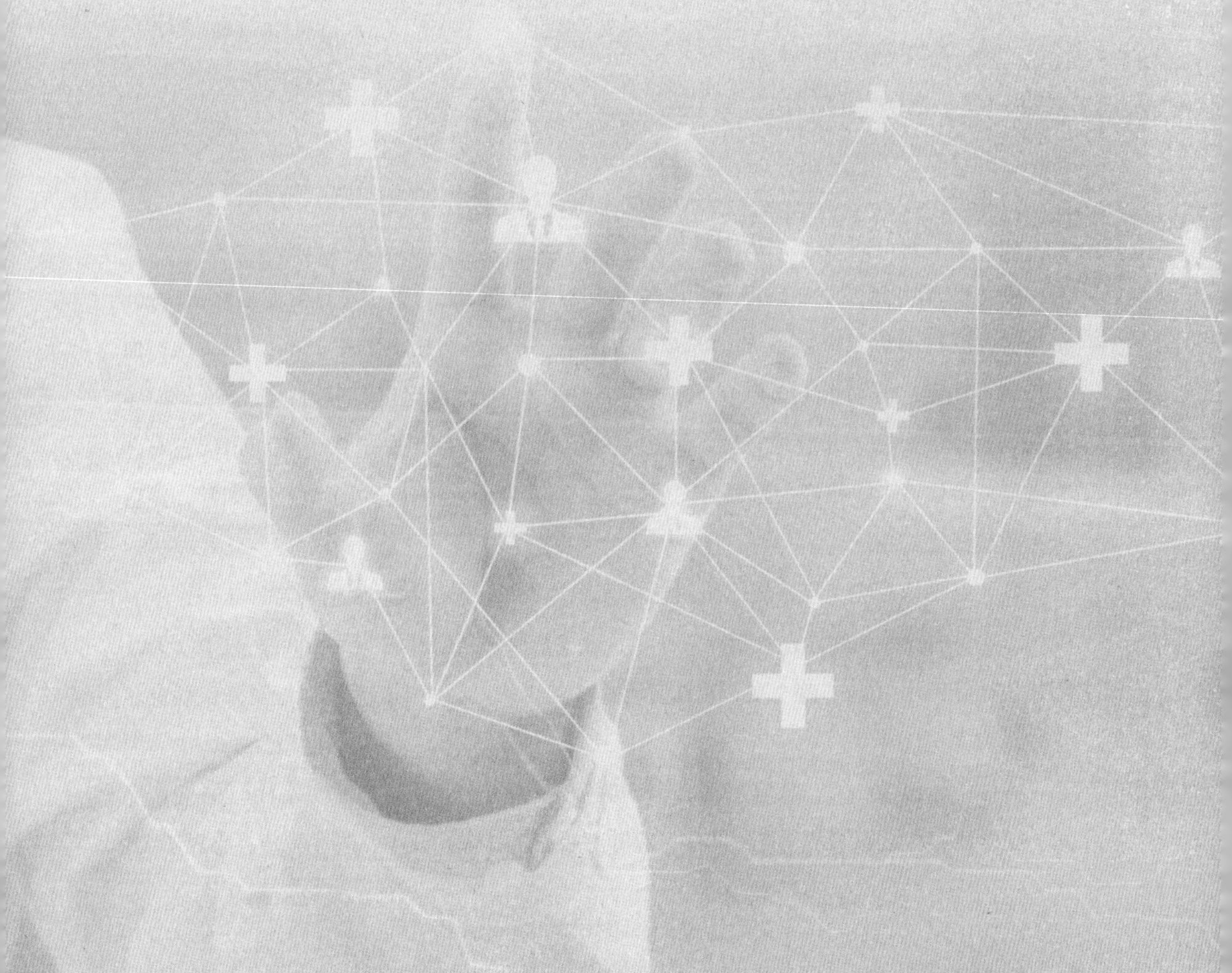

第一节　高血压合并糖尿病（案例10）

核心提示

❖掌握高血压的定义。

❖把握高血压基本治疗目的与原则。

❖学习降压药物使用的基本原则。

一、病历资料

1. 病史

韩××，女，74岁，主因“发现血压升高30年余，头晕2天”入院。

患者于30年前发现血压增高，最高血压240/100mmHg，服用左氨氯地平片2.5mg，早1次，厄贝沙坦氢氯噻嗪片150mg/12.5mg，午1次，美托洛尔片25mg，早1次，血压控制不稳定，波动于140～180/85～105mmHg；昨天晨起拉窗帘时，突感头晕，不伴视物模糊、黑蒙、天旋地转感，无恶心、呕吐，下午自测血压230/110mmHg左右，为求进一步诊治入住我院。患者自发病以来，睡眠欠佳，精神尚可，大小便如常，体重未见明显变化。

既往有糖尿病史5年，规律服用达格列净片5mg，早1次，瑞格列奈片1mg，午、晚各1次，血糖控制欠佳；血脂异常5年，规律口服阿司匹林肠溶片100mg，1次/天，阿托伐他汀钙片10mg，晚1次；否认肾脏病史；否认冠心病史；无脑血管意外疾病史。

2. 体格检查

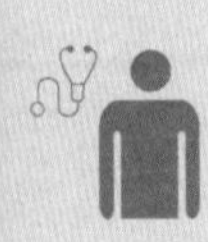

查体：体温36.3℃，脉搏72次/分，呼吸19次/分，血压150/79mmHg。一般情况可，正常面容，意识清楚，自主体位；双肺呼吸音清，未闻及干、湿性啰音；心界不大，

心率 72 次 / 分，节律不齐，各瓣膜听诊区未闻及病理性杂音。腹软，无压痛、反跳痛，肝、脾肋缘下未触及。双下肢无水肿。

3. 实验室和辅助检查

肝功能、肾功能：未见明显异常。

血脂：总胆固醇、甘油三酯、低密度脂蛋白胆固醇、同型半胱氨酸偏高。

心脏彩超：左房增大，主动脉瓣退行性变，左室舒张功能减低。

头颅 CT：腔隙性脑梗死。

4. 初步诊断

高血压 3 级（很高危）、高脂血症、高同型半胱氨酸血症、2 型糖尿病。

二、诊治经过

患者入院时血压偏高，同时合并 2 型糖尿病、高脂血症及高同型半胱氨酸血症，给予口服苯磺酸左氨氯地平片、厄贝沙坦氢氯噻嗪片、叶酸片及阿托伐他汀钙片等药物治疗，血压控制在 130/85mmHg 左右。治疗后患者无头晕、黑蒙等不适。

三、病例分析

1. 病史特点

（1）患者男性，61 岁，既往有糖尿病等病史。

（2）患者以“发现血压升高 30 年余，头晕 2 天”为主诉。

（3）化验结果提示同型半胱氨酸、低密度脂蛋白、总胆固醇等明显增高。

（4）心脏彩超：左房增大，主动脉瓣退行性变，左室舒张功能减低。

2. 诊断和诊断依据

（1）诊断：高血压 3 级（很高危）、2 型糖尿病、高脂血症、高同型半胱氨酸血症。

（2）诊断依据：1）患者有 30 余年的高血压病史，且血压控制不佳；2）化验结果提示同型半胱氨酸、低密度脂蛋白、总胆固醇等明显增高；3）左房增大，主动脉瓣退行性变，左室舒张功能减低。

3. 鉴别诊断

患者高血压诊断明确，应鉴别属原发性高血压还是继发性高血压。

（1）原发性高血压：又称高血压病，是心脑血管疾病最重要的危险因素，常与其他心血管危险因素共存，可损伤重要脏器，如心、脑、肾的结构和功能，最终导致这些器官的功能衰竭。

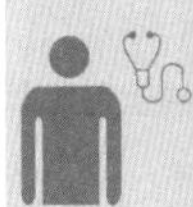

（2）继发性高血压：由某些确定的疾病或病因引起的血压升高，约占所有高血压的 5%。继发性高血压尽管所占比例并不高，但绝对人数仍相当多，而且某些继发性高血压，如原发性醛固酮增多症、嗜铬细胞瘤、肾血管性高血压、肾素瘤等，可通过手术得到根治或改善。因此，及早明确诊断能明显提高治愈率及阻止病情进展。

四、处理方案及基本原则

1. 一般处理

患者血压增高同时合并头晕等不适，头颅 CT 提示腔隙性脑梗死，建议患者低盐、低脂饮食，改善失眠，给予口服降压药物治疗。

2. 针对该患者的相关治疗

（1）该患者患高血压合并 2 型糖尿病及高同型半胱氨酸血症，给予口服苯磺酸左氨氯地平片、厄贝沙坦氢氯噻嗪片及叶酸片等药物治疗。

（2）鉴于患者同时合并糖尿病及高脂血症，给予口服阿托伐他汀钙片治疗。

3. 转诊及社区随访

患者目前病情平稳，无头晕、黑蒙等不适，生命体征平稳，出院后社区医生随访时应注意四点：

（1）该患者患高血压的同时还患有 2 型糖尿病，降压药物应包括血管紧张素Ⅱ受体拮抗剂或血管紧张素转化酶抑制剂，在积极控制血压的同时，又能起到改善 2 型糖尿病的胰岛素抵抗及降低尿微量白蛋白的作用；血管紧张素Ⅱ受体拮抗剂及血管紧张素转化酶抑制剂两类降压药物一般不联合使用，高钾血症、妊娠妇女及双侧肾动脉狭窄患者禁用，血肌酐超过 3mg/dL（265.2 μ mol/L）的患者使用时需谨慎，应定期监测血肌酐及血钾水平。

（2）该患者患高血压的同时合并高同型半胱氨酸血症，故符合原发性高血压的诊断（高血压患者中血同型半胱氨酸≥ 10 μmol/L），同型半胱氨酸升高是心脑血管疾病的独立危险因素，推荐同型半胱氨酸增高的高血压患者服用含 0.8mg 叶酸的固定复方制剂来降压，同时在饮食上多食用新鲜的蔬菜和水果。

（3）建议患者低盐、低脂饮食，运动控制体重，将体质指数尽可能控制在 < 24kg/m^2，学会正确自测血压，测早、中、晚、睡前四次血压，根据血压变化调整降压药物的服用时间及服用剂量。

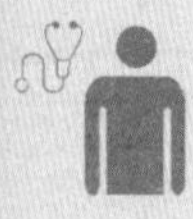

（4）定期去复查血常规、肝功能、肾功能、电解质、血糖、血脂、同型半胱氨酸、心电图及心脏彩超等化验及检查，了解患者的基本情况以及药物的治疗效果及副作用。

五、要点与讨论

1. 高血压治疗原则

原发性高血压目前尚无根治方法。临床证据表明收缩压下降 10 ~ 20mmHg 或舒张压下降 5 ~ 6mmHg，3 ~ 5 年内脑卒中、冠心病与心脑血管疾病死亡率分别会下降 38%、16% 与 20%，心力衰竭的死亡率会下降 50% 以上，高危病人获益更为明显。降压治疗的最终目的是减少心脑血管疾病的发生率和死亡率。高血压治疗原则如下：

（1）治疗性生活方式干预适用于所有高血压病人。1）减轻体重：将体质指数尽可能控制在 < 24kg/m^2；体重降低对改善胰岛素抵抗、糖尿病、血脂异常和左心室肥厚均有益；2）减少钠盐摄入：膳食中约 80% 的钠盐来自烹调用盐和各种腌制品，所以应减少烹调用盐，每人每天食盐量以不超过 6g 为宜；3）补充钾盐：每天吃新鲜蔬菜和水果；4）减少脂肪摄入：减少食用油摄入，少吃或不吃肥肉和动物内脏；5）戒烟限酒；6）增加运动：运动有利于减轻体重和改善胰岛素抵抗，提高心血管调节适应能力，稳定血压水平；7）减轻精神压力，保持心态平衡；8）必要时补充叶酸制剂。

（2）降压药物治疗对象。1）高血压 2 级或以上者；2）高血压合并糖尿病，或者已经有心、脑、肾等靶器官损害或并发症者；3）凡血压持续升高，改善生活方式后血压仍未获得有效控制者。高危和很高危病人必须使用降压药物强化治疗。

（3）血压控制目标值。目前一般主张血压控制目标值应 < 140/90mmHg。糖尿病、慢性肾脏病、心力衰竭或病情稳定的冠心病合并高血压病人，血压控制目标值应 < 130/80mmHg。对于老年收缩期高血压病人，收缩压应控制在 150mmHg 以下，如果能够耐受，可降至 140mmHg 以下。应尽早将血压降低到上述目标血压水平，但并非越快越好。大多数高血压病人，应根据病情在数周至数个月内将血压逐渐降至目标水平。年轻、病程较短的高血压病人，可较快达标。但老年人、病程较长或已有靶器官损害或并发症的病人，降压速度宜适度缓慢。

（4）多重心血管危险因素应协同控制。各种心血管危险因素之间存在关联，大部分高血压病人会合并其他心血管危险因素。降压治疗后尽管血压控制在正常范围，其他危险因素依然会对预后产生重要影响，因此降压治疗应同时兼顾其他心血管危险因素的控制。降压治疗方案除了必须有效控制血压，还应兼顾对血糖、血脂、尿酸和同型半胱氨酸等多重危险因素的控制。

2. 选择高血压药物的基本原则

降压药物应遵循以下 4 项原则，即小剂量开始，优先选择长效制剂，联合用药及个体化。

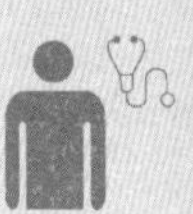

（1）小剂量：初始治疗时通常应采用较小的有效治疗剂量，根据需要逐步增加剂量。

（2）优先选择长效制剂：尽可能使用每天给药 1 次而有持续 24 小时降压作用的长效药物，从而有效控制夜间血压与晨峰血压，更有效预防心脑血管并发症。如使用中、短效制剂，则需每天给药 2 ~ 3 次，以达到平稳控制血压的目的。

（3）联合用药：既可增加降压效果又不增加不良反应，在低剂量单药治疗效果不满意时，可以采用两种或两种以上降压药物联合治疗。事实上，2 级以上高血压为达到目标血压常需联合治疗。对血压 > 160/100mmHg 或高于目标血压 20/10mmHg 或高危及以上病人，起始即可采用小剂量两种药物联合治疗或用固定复方制剂。单片固定复方制剂的普遍使用有利于提高血压达标率。简单、有效而且性价比高的药物使用方案有利于基层高血压的管理。

（4）个体化：根据病人具体情况、药物有效性和耐受性，兼顾病人经济条件及个人意愿，选择适合病人的降压药物。

六、思考题

1. 我国高血压的流行病学特点有哪些？
2. 与高血压发病有关的因素有哪些？

七、科普小常识

1. 血压测量时易犯的 7 种错误

（1）膀胱充盈（憋尿），可能造成血压读数偏高 10 ~ 15mmHg，在测量血压之前，应排空膀胱。

（2）坐姿不端正（懒散，背部 / 下肢缺乏支撑），可造成血压读数偏高 6 ~ 10mmHg，测血压时，需背靠椅背、双脚平放在地板或脚凳上。

（3）手臂悬空，可能造成血压读数偏高约 10mmHg，测量血压时，应将手臂平放在桌面上，使测量袖带水平与心脏平齐。

（4）袖带套在衣服上，可能造成血压读数偏高 5 ~ 50mmHg，测量血压时，最好裸露手臂。

（5）袖带太小太紧，可能造成血压读数偏高 2 ~ 10mmHg，应选择尺寸合适的袖带。

（6）跷二郎腿，可以使血压读数偏高 2 ~ 8mmHg；测量血压时不要跷腿，双脚要得到支撑。

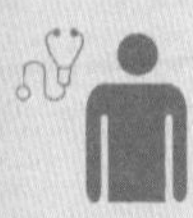

（7）说话、回答问题及打电话可能造成血压读数偏高约 10mmHg，测量血压时，

应注意保持安静。

2. 哪些因素会影响血压测量结果?

（1）坐位法测量血压值较卧位法降低约 3mmHg；立位测量血压值较坐位降低约 5mmHg，较卧位降低 8mmHg，即卧位 > 坐位 > 立位。

（2）右侧卧位较平卧位增高 5mmHg，左侧卧位较平卧位降低 16mmHg。

（3）听诊器胸件置于袖带内时收缩压较标准坐位法降低 4mmHg。

（4）隔薄衣（厚度 < 1mm，如薄衬衣）法测量血压值与标准坐位法测量血压值无显著差异。

（5）电子血压计与台式汞柱血压计（标准坐位法）测得数值无统计学差异。

（6）臂围≤ 26cm 的老年高血压患者用常规袖带测量血压值较用大号袖带测量血压值增高 5mmHg，臂围≥ 27cm 的老年患者用大号袖带测量血压值较常规袖带测量血压值降低 4mmHg。

（7）无创血压较有创血压降低约 9mmHg。

3. 高血压合并糖尿病病人饮食上应该注意什么?

饮食中如果能摄入足量的蔬菜、低脂（或脱脂）奶，以获得足够的钙、镁、钾等营养元素，并尽可能减少油脂量，尤其是动物性油脂，可以有效地降低血压。宜选择升糖慢的复杂碳水化合物，如粗粮，尽量避免食用蔗糖、果糖和大量淀粉（精制米、面）等高升糖指数的简单碳水化合物，避免餐后血糖剧烈波动，将血糖控制在合适的范围内。

日常饮食推荐具体方案如下：

（1）多吃蔬菜。

（2）食用低脂或者脱脂奶制品，如低脂或者脱脂牛奶、酸奶，或低脂乳酪。

（3）选择全麦、高纤维食物，如全麦面包、糙米和燕麦等。

（4）建议吃少量富含不饱和脂肪酸的食物，如新鲜坚果。

（5）减少动物脂肪的摄入，选择瘦肉或肉替代品，如豆类、扁豆、鱼肉、不带皮的鸡肉等。

（6）低盐、低糖饮食；使用健康的烹饪方法，如蒸、煮、炖等。

（编者　陈福恒）

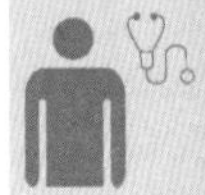

第二节　高血压急症（案例11）

核心提示

❖把握高血压急症的定义。

❖掌握高血压急症的治疗原则。

❖认清高血压性心脏病和心脏淀粉样变的鉴别。

一、病历资料

1. 病史

马 ××，女，37 岁，主因“发现血压升高 10 余年，气短伴下肢水肿 2 月”入院。

患者 2014 年在家自测血压时发现血压升高，血压最高达 160/100mmHg，未正规诊治，亦未规律监测血压。2024 年 1 月 9 日患者自述上呼吸道感染后出现劳累及活动后气短，卧床休息可缓解，伴双下肢可凹性水肿，伴头晕、乏力、纳差，不伴恶心、呕吐、心慌、黑蒙、畏寒、发热、腹痛等不适，就诊于当地医院，给予吲达帕胺、厄贝沙坦氢氯噻嗪、阿罗洛尔等药物治疗，血压控制在 160/100mmHg 左右，未规律监测血压。2024 年 3 月 2 日，患者自觉气短、水肿症状加重，一般家务活动即可引起胸憋、气紧，不伴胸痛、咳嗽、咳痰，伴腹胀、纳差、乏力，就诊于当地医院，化验结果为 D– 二聚体 3.8ng/L；血钾 4.06mmol/L；肌钙蛋白 I < 0.1ng/mL；N– 末端 B 型利钠肽前体 7152pg/mL，给予扩血管、利尿等治疗后，双下肢水肿较前明显减轻。现为求进一步诊治入住我科。自发病以来患者精神、食欲、睡眠差，大小便正常，体重未见明显变化。

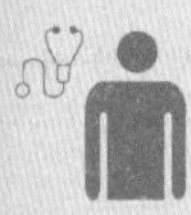

否认冠心病、糖尿病史；吸烟 40 年，40 支 / 天，近 2 月 10 支 / 天；饮酒 30 年，750 毫升 / 天。

2. 体格检查

查体：体温 36.5℃，脉搏 111 次 / 分，呼吸 20 次 / 分，血压 188/116mmHg。急性面容，意识清楚，查体合作，自主体位，双肺呼吸音粗，可闻及干、湿性啰音，心界向左下扩大，心率 111 次 / 分，律齐，可闻及舒张期奔马律，腹部膨隆，腹壁柔软，无压痛，无反跳痛，肝、脾肋下未触及，双下肢中度浮肿。

3. 实验室和辅助检查

血常规、肝功能、肾功能、电解质：未见明显异常。

双肾 + 肾动脉 + 肾上腺彩超：右肾结石，左肾、双肾动脉、双侧肾上腺区未见明显异常。

心脏彩超：左室壁对称性增厚，左心增大，右心饱满，主动脉瓣微量反流，左心（收缩及舒张）功能减低（左室舒张功能障碍Ⅲ级），心包积液（少量），肌淀粉样变？建议进一步检查。

心脏指标：B 型利钠肽 587.78pg/mL，肌钙蛋白 I 0.15ng/mL。

胸部 X 线片：心影增大。

4. 初步诊断

高血压急症。

二、诊治经过

患者入院时血压明显增高，波动于 160 ~ 200/100 ~ 123mmHg，先后给予静脉泵入硝酸甘油及硝普钠降压治疗，治疗后患者的血压波动于 157 ~ 168/98 ~ 104mmHg，同时心力衰竭得到了有效控制，暂停静脉泵入硝酸甘油及硝普钠，给予口服硝苯地平控释片、美阿沙坦钾片及阿罗洛尔片降压治疗，此后血压波动于 124 ~ 143/80 ~ 104mmHg。

鉴于患者同时合并心力衰竭，积极控制血压的同时，给予口服螺内酯片抑制心肌重构，同时改善患者预后。

三、病例分析

1. 病史特点

（1）患者女性，37 岁，以“发现血压升高 10 余年，气短伴双下肢水肿 2 月”为主诉。

（2）心脏查体：心界向左下扩大，心率 111 次 / 分，律齐，可闻及舒张期奔马律。

（3）心脏彩超提示：左室壁对称性增厚，左心增大，左心收缩功能减低（左室射

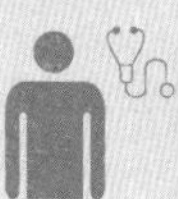

血分数：34%）及舒张功能减低（左室舒张功能障碍Ⅲ级），心脏淀粉样变？B型利钠肽581.78pg/mL。

2. 诊断及诊断依据

（1）诊断：高血压病3级（很高危）、高血压急症、高血压性心脏病、心力衰竭。

（2）诊断依据：1）有高血压病史，此次发病血压急剧升高，收缩压大于180mmHg且舒张压大于120mmHg。2）存在靶器官损害。高血压急症的诊断不仅基于血压水平，还需要考虑是否伴有靶器官的急性损害。靶器官通常包括心、脑、肾等，可能的表现包括急性心力衰竭、急性冠状动脉综合征、高血压脑病、急性肾功能不全等。该患者的临床表现及辅助检查提示急性左心衰及心脏损害。

3. 鉴别诊断

需将高血压急症与心脏淀粉样变相鉴别。

高血压急症是指原发性或继发性高血压病人，在某些诱因作用下，血压突然和明显升高（一般超过180/120mmHg），伴有进行性心、脑、肾等重要靶器官功能不全的表现。高血压急症包括高血压脑病、颅内出血（脑出血和蛛网膜下腔出血）、脑梗死、急性心力衰竭、急性冠脉综合征、主动脉夹层、子痫、急性肾小球肾炎、弥漫性结缔组织病所致肾危象、嗜铬细胞瘤危象及围术期严重高血压等。心脏淀粉样变性是指淀粉样蛋白质沉积在肌纤维间、乳头肌内、传导系统、瓣膜及房间隔等部位导致心脏增大、心律失常、心包积液等表现，具有以下四个特征。1）与高血压性心脏病伴心力衰竭相比，心室腔不大伴发进行性难治性心力衰竭；2）左心室肥厚伴心电图低电压；3）左室壁均匀肥厚伴室壁活动弥漫性减低，心肌回声增强；4）既往有高血压伴进行性低血压及心电图有类似陈旧性心肌梗死图形。

四、处理方案及基本原则

1. 一般治疗

卧床休息，低盐、低脂饮食，降压，心电监护，血压监测，血氧饱和度监测，低流量吸氧。

2. 针对该患者的相关治疗

（1）患者入院时血压明显增高，波动于160 ~ 200/100 ~ 123mmHg，根据血压先后给予静脉泵入硝酸甘油10μg/min及硝普钠10 ~ 20μg/min/kg降压治疗，血压波动于157 ~ 168/98 ~ 104mmHg。

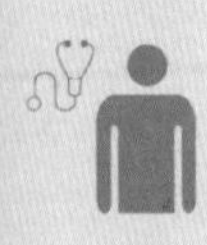

（2）给予静脉输注托拉塞米注射液20mg 1次/天，以纠正心力衰竭。

（3）给予口服“硝苯地平控释片 30mg 1 次 / 天、美阿沙坦钾片 40mg 1 次 / 天及阿罗洛尔片 10mg 2 次 / 天”降压治疗。

（4）鉴于患者同时合并心力衰竭，积极控制血压的同时，给予口服螺内酯片 20mg 1 次 / 天等药物抑制心肌重构，同时改善患者预后。

3. 转诊及社区随访

患者目前病情平稳，无呼吸困难，生命体征平稳，出院后社区医生随访患者时应注意四点：

（1）该患者长期血压增高且控制不佳进而引起心力衰竭，故应低盐低脂饮食，规律口服降压药物治疗，监测血压、心率、心律，血压控制目标为 < 130/80mmHg，发现血压多次增高并超过 140/90mmHg 时，应及时指导患者更改降压方案。

（2）鉴于患者存在心力衰竭，降压药物应包括 β 受体阻滞剂、血管紧张素Ⅱ受体拮抗剂或血管紧张素转化酶抑制剂，既能有效控制血压，又能降低心肌耗氧量、抑制心肌重构，从而提高患者的生活质量、延长寿命。血管紧张素Ⅱ受体拮抗剂及血管紧张素转化酶抑制剂，这两类降压药物一般不联合使用，高钾血症、妊娠妇女及双侧肾动脉狭窄患者禁用，血肌酐超过 3mg/dL（265.2μmol/L）的患者使用时需谨慎，应定期监测血肌酐及血钾水平。

（3）指导患者监测自己的出入量及体重等变化情况，根据出入量及体重的变化，指导患者服用利尿药物。

（4）定期复查血常规、肝功能、肾功能、电解质、B 型利钠肽、心电图及心脏彩超等化验及检查，了解患者的恢复情况、药物的治疗效果及药物的副作用。

五、要点与讨论

1. 高血压急症的诊断要点

（1）症状与体征：高血压急症所致急性左心衰的典型症状包括突发严重呼吸困难，呼吸频率常达每分钟 30 ~ 40 次，强迫坐位，大汗淋漓、面色苍白、发绀、烦躁、咳嗽、咳粉红色泡沫痰。听诊时两肺布满湿性啰音和哮鸣音，心尖部第一心音减弱，伴有舒张早期奔马律。

（2）实验室检查：化验血 B 型利钠肽或 N– 末端 B 型利钠肽前体升高。

（3）影像学检查：胸部 X 线示蝶形肺门及弥漫满肺的大片阴影，肺部 X 线存在肺淤血、肺水肿；超声心动图检查提示心肌肥厚、左室扩大以及射血分数的降低等，都有助于诊断急性左心衰。

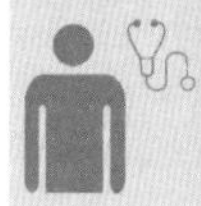

2. 高血压急症的治疗要点

（1）纠正急性左心衰：这是首要的治疗任务，因为左心衰可能危及生命。治疗方法包括使用硝普钠等快速扩血管药物来降低血压，以及使用利尿剂来减轻心脏负荷。

（2）降压治疗：在纠正急性左心衰后，如果血压仍然较高，需要给予口服降压药物治疗。可以考虑使用沙库巴曲缬沙坦、血管紧张素转化酶抑制剂 / 血管紧张素Ⅱ受体拮抗剂（如普利类降压药、沙坦类降压药）、β 受体阻滞剂（如美托洛尔）等药物。

（3）对于存在冠状动脉粥样硬化性心脏病风险的患者，可以考虑使用阿司匹林、他汀类等药物来预防心血管事件的发生以及改善患者预后。

3. 高血压急症诊断中常见误区

（1）仅凭一次血压升高即诊断高血压急症：有时由于情绪激动、疼痛刺激、剧烈运动等因素，血压可能会一过性地升高。这种情况下，若仅依据单次血压值升高就诊断为高血压急症，可能会导致误诊。

（2）忽视高血压急症的并发症：高血压急症往往伴随着严重的靶器官损害，如急性心力衰竭、急性冠脉综合征、高血压脑病等。但部分患者或医生可能会忽视这些并发症，导致治疗不及时或治疗方向错误。要密切监测患者的生命体征和病情变化，及时处理各种并发症。

（3）混淆高血压急症与其他疾病：高血压急症的症状可能与某些疾病相似，若医生对这些疾病的鉴别能力不足，可能会导致误诊或漏诊。

4. 高血压急症的治疗措施

（1）及时降低血压：应选择适宜有效的降压药物，静脉滴注给药，同时监测血压。如果情况允许，建议及早开始口服降压药治疗。

（2）控制性降压：高血压急症时短时间内血压急骤下降，有可能使重要器官的血流灌注明显减少，应采取逐步控制性降压。一般情况下，初始阶段（数分钟到 1 小时内）血压控制的目标为平均动脉压的降低幅度不超过治疗前水平的 25%，在随后的 2 ～ 6 小时内将血压降至较安全水平，一般为 160/100mmHg 左右，如果可耐受，临床情况稳定，在随后 24 ～ 48 小时内逐步降至正常水平。如果降压后发现有重要器官缺血表现，血压降低幅度应更小。在随后的 1 ～ 2 周内，再将血压逐步降到正常水平。

（3）合理选择降压药：处理高血压急症的药物，要求起效迅速，短时间内达到最大作用；作用持续时间短，停药后作用消失较快，不良反应较小。另外，最好在降压过程中不要明显影响心率、心输出量和脑血流量。

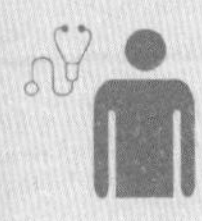

（4）避免使用的药物：应注意有些降压药不适宜用于高血压急症，甚至有害。利

血平肌内注射的降压作用起效较慢，如果短时间内反复注射可导致难以预测的蓄积效应，发生严重低血压，引起明显嗜睡反应，干扰对神志的判断。治疗开始时也不宜使用强力的利尿药，除非有心力衰竭。

5. 高血压急症降压药物的选择

（1）硝普钠：可同时扩张静脉和动脉，降低前、后负荷。开始以 10μg/min 静脉滴注，逐渐增加剂量以起到降压作用，一般临床常用最大剂量为 200μg/min。使用硝普钠时必须密切监测血压，根据血压水平仔细调节滴注速度。停止滴注后，作用仅维持 3 ~ 5 分钟。硝普钠可用于各种高血压急症。在通常剂量下不良反应轻微，常见不良反应有恶心、呕吐、肌肉颤动。硝普钠在体内红细胞中代谢产生氰化物，长期或大剂量使用应注意可能发生氰化物中毒，尤其在肾功能损害时更容易发生。

（2）硝酸甘油：扩张静脉和选择性扩张冠状动脉与大动脉，降低动脉压作用不及硝普钠。开始时以 5 ~ 10μg/min 静脉滴注，起效迅速，停药后数分钟作用消失，可用至 100 ~ 200μg/min。硝酸甘油主要用于高血压急症伴急性心力衰竭或急性冠脉综合征。不良反应有心动过速、面部潮红、头痛和呕吐等。

（3）尼卡地平：二氢吡啶类钙离子通道阻滞剂，作用迅速且持续时间较短，可在降压的同时改善脑血流量。开始时从 0.5μg/min/kg 静脉滴注，可逐步增加剂量到 10μg/min/kg。主要用于高血压急症合并急性脑血管疾病或其他高血压急症。不良反应有心动过速、面部潮红等。

（4）拉贝洛尔：兼有 α 受体拮抗作用的 β 受体阻滞剂，起效较迅速（5 ~ 10 分钟）且持续时间较长（3 ~ 6 小时）。开始时缓慢静脉注射 20 ~ 100mg，以 0.5 ~ 2mg/min 的速率静脉滴注，总剂量不超过 300mg。拉贝洛尔主要用于高血压急症合并妊娠或肾功能不全病人。不良反应有头晕、直立性低血压、心脏传导阻滞等。

六、思考题

1. 高血压急症的定义。
2. 高血压急症的病因与诱因有哪些？
3. 高血压急症的临床表现？
4. 高血压急症的治疗药物有哪些？

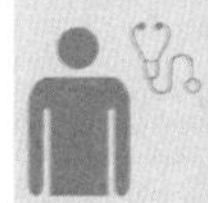

七、科普小常识

1. 何为高血压急症？

高血压急症定义：高血压急症是一组以短时间内血压严重升高［通常收缩压＞180mmHg和（或）舒张压＞120mmHg］，并伴有高血压介导的靶器官损害，或器官原有功能受损进行性加重为特征的临床综合征。

2. 高血压急症的常见诱因有哪些？

（1）停用降压药或未按医嘱服用降压药：这是高血压急症最常见的诱因之一。突然停药或未按照医生指导规律服药，可能导致血压控制不佳，进而诱发高血压急症。

（2）交感神经亢进：在各种应激因素，如精神严重创伤、剧烈情绪变化、过度疲劳、寒冷刺激、气候变化等作用下，交感神经张力增高，血液中缩血管物质大量增加，诱发短期内血压急剧升高。

（3）肾脏急性受损：包括急性肾小球肾炎、慢性肾盂肾炎（晚期影响到肾功能时）、肾动脉狭窄、肾结石、肾肿瘤等，这些疾病可能导致肾性高血压，进而诱发高血压急症。

（4）血管急性病变：主动脉狭窄、多发性大动脉炎等血管病变，以及颅脑病变使颅内压增高，都可能引起继发性高血压，并可能诱发高血压急症。

（5）内分泌疾病：如嗜铬细胞瘤分泌儿茶酚胺急剧增加，或甲状腺疾病引起甲状腺素异常释放，这些内分泌疾病可能导致血压急剧升高，进而诱发高血压急症。

（6）服用引起血压升高的药物：如非甾体抗炎药、类固醇等，这些药物可能会升高血压，从而诱发高血压急症。

（7）遭遇严重外伤、手术或急性疾病：如急性疼痛、急性感染等，这些应激因素可能导致血压急剧升高，诱发高血压急症。

（8）情绪激动、精神紧张：这些情绪因素可能导致交感神经张力增高，进而诱发高血压急症。

3. 高血压急症的降压原则

高血压急症处理应遵循“先救命、后治病”的原则，伴有高血压介导的靶器官损害患者应及时给予紧急有效的降压治疗。高血压急症早期降压原则：（1）初始阶段（1小时内）血压控制目标为平均动脉压的降低幅度不超过治疗前水平的25%，但应根据患者基础血压及高血压介导的靶器官损害程度决定；（2）在随后的2～6小时内将血压降至较安全水平，一般为160/100mmHg左右，但需根据不同疾病的降压目标和降压速度进行后续血压管理；（3）在病情稳定后的24～48小时内，将血压逐渐降至正常水平。

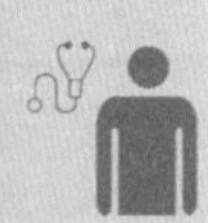

4. 高血压急症的预防

（1）重视心脑血管疾病危险因素的控制，包括肥胖、高脂血症、糖尿病等，要从源头预防高血压，避免高血压急症的发生。（2）避免和去除诱因，严格按照医嘱进行降压治疗，不要随意停用降压药物及服用可升高血压的药物。（3）患者应提高对高血压急症的认识，做到出现症状后及时就医，否则会延误病情导致严重后果。

（编者　陈福恒）

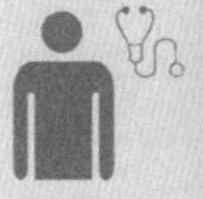

第三节　肾动脉狭窄（案例 12）

核心提示

❖学会肾动脉狭窄的诊断要点。

❖掌握肾动脉狭窄的治疗方案。

一、病历资料

1. 病史

王 ××，男，69 岁，主因“头晕、头痛 10 余天，加重 3 天”入院。

患者于 10 余天前无明显诱因出现间断性头晕、头痛，有昏沉感，不伴四肢肢体无力，不伴视力下降、言语不利，不伴意识障碍，无心慌、气紧，无胸闷、胸痛，未予重视。近 3 天患者头晕、头痛症状加重，遂就诊于当地中医院，测量血压最高 220/130mmHg，考虑高血压急症，给予乌拉地尔对症治疗，10 余小时后血压降至 130/80mmHg，为进一步诊治，就诊于我院。患者自发病以来，精神、食欲、睡眠尚可，大便干，体重未见明显改变。

既往体健，否认糖尿病史，否认肾脏病史，否认冠心病史。

2. 体格检查

查体：体温 36.5℃，脉搏 89 次 / 分，呼吸 20 次 / 分，血压 125/69mmHg。双肺呼吸音清，未闻及干、湿性啰音，心率 89 次 / 分，律齐，未闻及病理性杂音和心包摩擦音，右上腹部及背部可闻及血管杂音，双下肢无水肿。

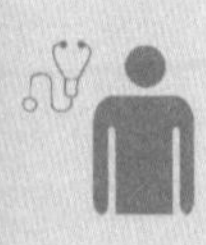

3. 实验室和辅助检查

尿常规：葡萄糖（+-），潜血（+-），白细胞（-），尿蛋白（++）。

肝功能：丙氨酸氨基转移酶 24.2IU/L，天冬氨酸氨基转移酶 17.2IU/L，白蛋白 41.0g/L。

肾功能：尿素氮 36mmol/L，肌酐 88.9 μmol/L，尿酸 281.0mmol/L，肾小球滤过率 79mL/min。

血脂：总胆固醇 5.4mmol/L，低密度脂蛋白胆固醇 3.92mmol/L。

肾动脉超声：右肾动脉起始部血流速度加快，右肾动脉狭窄（> 70%）。

肾动脉 CTA（图 2-3-1）：双侧肾动脉起始处管壁非钙化斑块，右侧重度狭窄，左侧轻度狭窄。

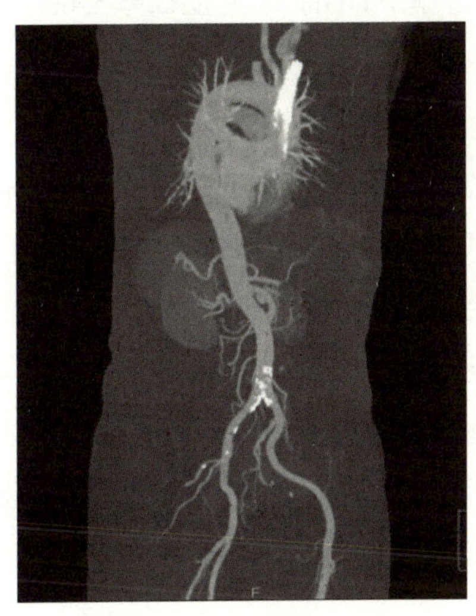

图 2-3-1　肾动脉 CTA

4. 初步诊断

肾动脉狭窄、高血压 3 级（很高危）。

二、诊治经过

患者主因“头晕、头痛 10 余天，加重 3 天”入院。入院后进行病情评估，完善尿常规、肝功能、血脂等实验室检查，行肾动脉超声、动态血压等检查，监测血压，予以降压、降脂等对症等治疗。综合评估病情后，在数字减影血管造影技术引导下行右肾动脉造影 + 球囊扩张术 + 肾动脉支架植入术，术后予以重症监护，生命体征监测，并给予抗栓、降压、对症等处理，患者血压逐渐恢复正常，症状逐渐改善。

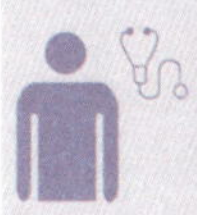

三、病例分析

1. 病史特点

（1）患者男性，69 岁，以“头痛、头晕 10 余天，加重 3 天”为主诉。

（2）曾有高血压急症病史。

（3）听诊右上腹部可闻及血管杂音。

2. 诊断和诊断依据

（1）诊断：右肾动脉重度狭窄、左肾动脉轻度狭窄、高血压 3 级（很高危）。

（2）诊断依据：1）患者男性，此次以头晕、头疼起病，多次测量血压升高，最高达 220/130mmHg，曾有高血压急症病史；2）肾动脉 CTA 示双侧肾动脉起始处管壁非钙化斑块，右侧重度狭窄，左侧轻度狭窄；尿素 36mmol/L，肌酐 88.9mmol/L，尿酸 281.0mmol/L，肾小球滤过率 79mL/min，总胆固醇 5.4mmol/L，低密度脂蛋白胆固醇 3.92mmol/L。

3. 鉴别诊断

继发性高血压是指由其他已明确疾病引起的高血压。临床上常见引起继发性高血压的原因包括慢性肾脏病、原发性醛固酮增多症、肾动脉狭窄、睡眠呼吸暂停低通气综合征等。临床上需要与原发性高血压相鉴别。

原发性高血压是以血压升高为主要临床表现，伴或不伴有心血管危险因素的综合征，是重要的心血管疾病可控危险因素之一。目前依据诊室血压结合家庭自测血压和动态血压来进行诊断。治疗性生活方式改变是高血压治疗的基础，药物治疗是原发性高血压患者血压控制的重要手段，而继发性高血压患者纠正病因后高血压可以根治或得到不同程度的改善。

四、处理方案及基本原则

1. 一般处理

注意休息，避免劳累，低盐饮食。

2. 针对该患者的相关治疗

（1）继续规律口服阿司匹林肠溶片 100mg 1 次 / 天，氯吡格雷片 75mg 1 次 / 天，（6 个月 ~ 1 年），阿托伐他汀钙片 20mg 1 次 / 天。

（2）继续口服硝苯地平控释片降压，监测并控制血压，必要时调整降压药物的使用方案。

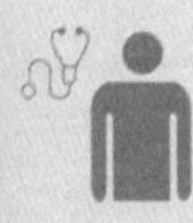

（3）1 ~ 3 个月后复查肾动脉彩超。

五、要点与讨论

1. 下一步考虑进行哪些检查来明确诊断？

结合患者近期血压控制不佳，听诊右上腹部可闻及血管杂音等表现，怀疑患者可能为继发性高血压。根据患者病史结合体征高度怀疑肾动脉狭窄，常用的检查手段包括肾动脉彩超、肾动脉 CTA 等，必要时需行肾动脉造影检查，若狭窄大于 70%，需要行支架植入治疗。

临床怀疑继发性高血压时，应该进行相关实验室和影像学检查进一步证实或排除。

2. 肾动脉狭窄的病因有哪些？

导致肾动脉狭窄最常见的原因为动脉粥样硬化、多发性大动脉炎、纤维肌性发育不良等。年长且伴发多种心血管疾病危险因素，如糖尿病、高脂血症等多考虑动脉粥样硬化所致狭窄；小于 30 岁的女性患者多考虑大动脉炎，尤其是合并有其他大动脉有狭窄；年轻患者应考虑纤维肌性发育不良，但相对比较少见，其中最常见的原因为动脉粥样硬化。其他少见的原因包括外伤性和非外伤性（高凝状态等）血栓形成、栓塞（心房颤动等）、肾动脉夹层、肾动脉瘤等。

六、思考题

1. 肾动脉狭窄的诊断要点有哪些？

2. 怀疑肾动脉狭窄的患者需要做什么检查？

七、科普小常识

1. 临床上出现哪些表现时，需要怀疑患者有肾动脉狭窄？

（1）30 岁以前或 55 岁以后出现的中重度高血压；（2）顽固性高血压、恶性高血压；（3）不明原因的肾功能损害；（4）常年高血压患者原血压控制满意，现血压突然控制不佳；（5）反复发生不明原因的肺水肿；（6）多发动脉粥样硬化者；（7）使用血管紧张素转化酶抑制剂或血管紧张素Ⅱ受体拮抗剂后肾功能恶化；（8）高血压伴不明原因的低血钾；（9）高血压伴腹部血管杂音；（10）不明原因的双侧肾脏大小差别超过 1.5cm。

2. 目前已经明确诊断在原发性高血压基础上合并肾动脉狭窄，结合患者的年龄、性别等因素，考虑狭窄原因为动脉粥样硬化。下一步如何治疗？

对于肾动脉狭窄的高血压患者，药物治疗仍是基础。一般认为非双侧肾动脉狭窄者，可考虑使用血管紧张素转化酶抑制剂或血管紧张素Ⅱ受体拮抗剂，以减少心血管事件的

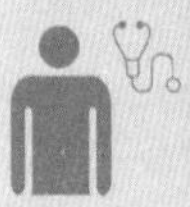

发生并改善肾功能。但部分患者有肾功能恶化的风险，所以在治疗过程中应该密切监测肾功能以及血钾等。

是否需要对患者进行肾动脉血运重建治疗目前尚未完全明确，血运重建治疗的主要目的是控制血压和保护肾功能。有部分临床研究显示介入治疗开通肾动脉与单纯药物治疗相比并无优势，因此选择合适的患者进行肾动脉血运重建尤为重要。

3. 肾动脉狭窄的治疗方案

肾动脉血运重建治疗包括介入治疗和外科手术治疗。肾动脉介入治疗的适应证为肾动脉主干或其主要分支节段性狭窄至少为 50%，一般是 70% 以上，狭窄远端和近端收缩压差 > 30mmHg。患肾无严重萎缩，尚有残留功能。同时可以对双侧肾脏大小以及肾功能进行评价，考虑高血压与肾动脉狭窄是否存在因果关系。综合考虑决定如何延缓肾功能减退，以及处理伴随的心脏问题，包括难治性高血压、不稳定型心绞痛、反复发作的与心功能不平行的肺水肿等。一般而言，卡托普利肾图试验阳性或一侧肾静脉肾素活性明显增高者，行血运重建术，对血压改善较大。外科手术一般适用于弥漫性肾动脉狭窄，尤其伴有肾衰竭的老年患者。考虑为动脉粥样硬化导致的肾动脉狭窄，除干预肾动脉狭窄本身外，针对动脉粥样硬化的基础治疗（如他汀类药物）也是必需的。

（编者　王月如）

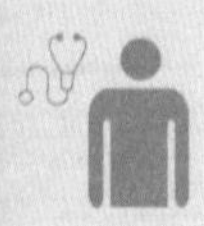

第四节 儿童青少年高血压（案例 13）

核心提示

❖掌握儿童青少年高血压的诊断要点。

❖学习儿童青少年高血压的治疗方案。

❖学习儿童青少年高血压的预防知识。

一、病历资料

1. 病史

郭 × ×，男，13 岁，主因“发现血压升高 2 年”入院。

患者 2022 年体检时发现血压升高，最高达 170/110mmHg，无头晕、头痛、呕吐、乏力等不适，未在意，亦未正规诊治，平素检测血压在 150/90mmHg 左右。患者为求进一步诊治入院。自发病以来患者精神、食欲、睡眠尚可，大小便正常，体重未见明显减轻。

否认糖尿病史，否认肾脏病史。否认吸烟及饮酒史。母亲、兄弟、姐妹身体健康，父亲患高血压。

2. 体格检查

查体：体温 36.2℃，脉搏 89 次 / 分，呼吸 20 次 / 分，血压 163/90mmHg。双侧颈动脉未闻及血管杂音，双肺未闻及干、湿性啰音，心率 89 次 / 分，律齐，未闻及其他心音和心包摩擦音，各瓣膜听诊区未闻及病理性杂音，腹软，肝、脾、肋下未触及，无压痛、反跳痛，双下肢无水肿。

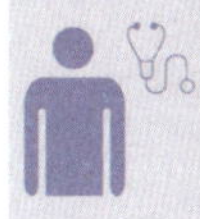

3. 实验室和辅助检查

尿常规：蛋白质（+/-），余（-）；尿微量白蛋白 33.2mg/L。

肾功能：尿酸 524 μmol/L，尿素 3.49mmol/L，血肌酐 60 μmol/L。

血脂：总胆固醇 4.61mmol/L，甘油三酯 4.12mmol/L。

皮质醇节律：0am 皮质醇 4.1ng/mL，8am 皮质醇 148ng/mL，4pm 皮质醇 61.2ng/mL。

（立卧位）肾素－血管紧张素－醛固酮试验：立位肾素活性 8.98ng/mL/0h，卧位肾素活性 1.09ng/mL/1h，立位血管紧张素 2.98ng/mL，卧位血管紧张素 12.56ng/mL，立位血管紧张素Ⅱ 141.2pg/mL，卧位血管紧张素Ⅱ 71.2pg/mL，立位醛固酮 0.39ng/mL，卧位醛固酮 0.20ng/mL。

心脏彩超：左室壁对称性增厚，射血分数 71%。

双肾彩超：双肾、双肾动脉、双侧肾上腺区未见明显异常。

双颈动脉彩超：双侧颈动脉、双侧椎动脉及双侧锁骨下动脉未见明显异常。

4. 初步诊断

儿童青少年高血压。

二、诊疗经过

患者男性，主因“发现血压升高 2 年”入院，起病隐匿，病程 2 年余，未正规诊治。入院后完善尿常规、血常规、（立卧位）肾素－血管紧张素－醛固酮试验、心脏彩超、动态血压监测及双肾、肾上腺、肾动脉 B 超等检查，确诊儿童青少年高血压，予卡托普利片降压治疗。患者尿酸 524 μmol/L，予苯溴马隆降尿酸。治疗后患者各项指标恢复正常。

三、病例分析

1. 病史特点

（1）患者，男，年龄 13 岁，起病隐匿，发病缓。

（2）否认糖尿病史及肾脏病史。

（3）起病较为隐匿，无明显临床症状，故未予重视，也未规律监测血压。

（4）辅助检查：心脏超声示室间隔及左室壁对称性增厚；其他辅助检查未发现引起继发性高血压的证据。

2. 诊断和诊断依据

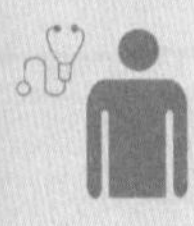

（1）诊断：儿童青少年高血压。

（2）诊断依据：患者发现血压升高 2 年；心脏超声示室间隔及左室壁对称性增厚；

其他辅助检查未发现引起继发性高血压的证据。

3. 鉴别诊断

患者发现血压升高 2 年，诊断为儿童青少年高血压，需与继发性高血压相鉴别。

（1）与肾实质性高血压相鉴别：肾实质性高血压是急、慢性肾小球肾炎，糖尿病肾病，慢性肾盂肾炎，多囊肾和肾移植后等多种肾脏病变引起的高血压，是最常见的继发性高血压。原发性高血压很少出现明显蛋白尿，血尿不明显，肾功能减退先从肾小管浓缩功能开始，直到最后阶段才有肾小球滤过功能受损和血肌酐上升，肾实质性高血压往往发现血压升高时已有蛋白尿、血尿和贫血，肾小球滤过功能受损，肌酐清除率下降。肾穿刺活检有助于确诊。

（2）与肾血管性高血压相鉴别：肾血管性高血压是单侧或双侧肾动脉主干或分支狭窄引起的高血压。常见病因有多发性大动脉炎、肾动脉纤维肌性发育不良、动脉粥样硬化，前两者主要见于青年人，后者主要见于老年人。凡进展迅速或突然加重的高血压，均应怀疑本病。本病多有舒张压中重度增高，体检时上腹部或背部肋脊角处可闻及血管杂音，肾动脉彩超、放射性核素肾图、肾动脉 CTA 检查有助于诊断，肾动脉造影可确诊。

（3）与原发性醛固酮增多症相鉴别：原发性醛固酮增多症由肾上腺皮质增生或肿瘤分泌过多醛固酮所致。以长期高血压伴低血钾为特征，部分患者钾可正常，可伴有肌无力、周期性瘫痪、烦渴、多饮等症状。血压多为轻中度增高，约 1/3 的患者表现为顽固性高血压，实验室检查可有低血钾、高血钠、血浆肾素活性降低、血或尿醛固酮增多等，血浆醛固酮 / 肾素活性比值增大有较高诊断价值。超声、放射性核素、CT、磁共振成像可确定病变性质和部位。

（4）与嗜铬细胞瘤相鉴别：嗜铬细胞瘤起源于肾上腺髓质、交感神经节和体内其他部位嗜铬组织，肿瘤间歇或持续释放过多肾上腺素、去甲肾上腺素与多巴胺。临床表现变化多端，典型发作表现为阵发性血压升高伴心动过速、头痛、出汗、面色苍白，发作期间血、尿儿茶酚胺或其代谢产物显著增高。超声、放射性核素或磁共振成像可作定位诊断。

（5）与皮质醇增多症相鉴别：皮质醇增多症主要是促肾上腺皮质激素分泌过多导致肾上腺皮质增生或肾上腺皮质腺瘤，引起糖皮质激素过多所致。80% 的患者有高血压，同时有向心性肥胖、满月脸、水牛背、皮肤紫纹、毛发增多、血糖增高等表现。皮质醇分泌增多，正常昼夜节律消失（患者血皮质醇浓度高于正常，晚上不明显低于清晨），且不能被小剂量地塞米松抑制。颅内蝶鞍 X 线、肾上腺 CT、放射性核素肾上腺扫描可确定病变位置。

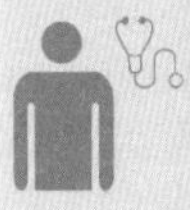

（6）与主动脉缩窄相鉴别：主动脉缩窄多为先天性，少数为多发性大动脉炎所致。临床表现为上肢血压升高，而下肢不高或降低。于肩胛间区、胸骨旁、腋部有侧支循环的动脉搏动和杂音，腹部可闻及血管杂音。胸片可见肋骨受侧支动脉侵蚀引起的切迹。主动脉造影可确诊。

四、处理方案及基本原则

1. 一般处理

改善生活方式，包括低盐低脂饮食，积极运动，保持乐观情绪，减重等。

2. 针对该患者的相关治疗

（1）卡托普利片 12.5mg 2 次 / 天；苯溴马隆片 50mg 1 次 / 天。

（2）监测血压变化情况，嘱患者 1 个月后到心内科门诊复查肝功能、肾功能、电解质、心脏彩超等。

五、要点与讨论

1. 儿童青少年高血压如为高血压急症，应如何治疗？

儿童青少年高血压如果为高血压急症需要立刻进行有效的降压治疗，临床上首选硝普钠静脉注射进行降压，当高血压症状缓解后改为口服药物治疗，若非高血压急症，根据血压情况可给予口服药物治疗，如血管紧张素转化酶抑制剂（如卡托普利）和钙离子通道阻滞剂（如氨氯地平）等。降压时应严格控制血压降低的速度，开始的前 6 小时内血压降低幅度不超过计划降低幅度的 1/3 ~ 1/2，在之后的 48 ~ 72 小时内逐渐降低至正常值。

2. 儿童青少年高血压患者的生活方式干预

肥胖和超重是儿童青少年高血压常见的诱因，因此对于此类患者应严格控制体重，延缓体质指数上升，在保证身体正常发育的前提下，尽可能降低体脂含量。坚持运动，适当的有氧运动对降压有较好的效果，患者应尽量减少久坐、久卧等静息时间，每天进行适当的锻炼。还需控制饮食，调整饮食结构，控制食盐、糖类和脂肪的摄入，可以多食用水果、蔬菜、低脂乳制品，增加富钾食物的摄入。同时要调整心情，保持轻松愉悦的心情，避免长时间精神紧张、焦虑等异常情绪的刺激。

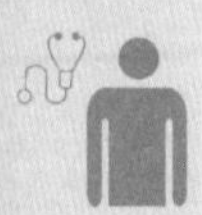

六、思考题

1. 儿童青少年高血压的病因有哪些?

2. 儿童青少年高血压有哪些典型症状?

3. 医生如何诊断儿童青少年高血压?

七、科普小知识

1. 儿童青少年高血压的治疗药物有哪些?

由于个体差异大，用药不存在绝对的最好、最快、最有效，除常用非处方药外，应在医生指导下充分结合个人情况选择最合适的药物。儿童青少年高血压药物治疗的原则为从小剂量单一药物开始，然后逐渐增大剂量至血压控制达标，若增加到最大剂量后疗效仍不佳或出现不良反应，则考虑联合或换用另一种药物。常用降压药物包括以下几类:

（1）血管紧张素转化酶抑制剂:

降压效果明显，适用于糖尿病 / 糖尿病肾病、左心室肥厚、轻中度肾功能不全、合并高脂血症、合并蛋白尿的患者。安全性较高，主要不良反应为干咳、高钾血症、低血压、血管神经性水肿等。常用药物为卡托普利、雷米普利、培哚普利、贝那普利、福辛普利等。

（2）血管紧张素Ⅱ受体拮抗剂:

这类药物适应证和降压效果与血管紧张素转化酶抑制剂类药物相似，但不会引起干咳。常用药物为氯沙坦、坎地沙坦、缬沙坦、替米沙坦、奥美沙坦等。

（3）钙离子通道阻滞剂:

这类药物不会影响血糖和血脂，是高血压合并高脂血症患者的治疗首选。主要不良反应为疲乏、面色潮红、下肢水肿等。常用药物为硝苯地平、氨氯地平等。

（4）利尿剂:

这类药物可以通过促进排尿、降低血液容量而达到降压效果，适用于高血压伴有心力衰竭，也可与其他药物合用治疗严重高血压。主要不良反应为恶心、疲乏、低血钾、肌肉抽搐等。常用药物为呋塞米、螺内酯等，儿童青少年高血压一般不首选这类降压药物。

（5）β 受体阻滞剂:

这类药物可以降低心率、减少心脏排血量，尤其适用于高血压合并心肌梗死、心绞痛、快速性心律失常的患者。主要不良反应为心动过缓、抑郁、疲乏等。常用药物为美托洛尔、比索洛尔、阿替洛尔等。

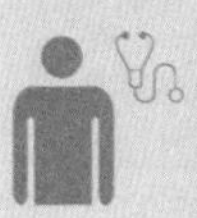

绝大多数患高血压的儿童和青少年通过积极治疗，尤其是非药物治疗可以达到血压控制的目标，预后较好，但若不进行治疗或治疗不及时，约有40%的患者会延续至成年，需要终生治疗。

此外，长期持续的高血压还可造成靶器官的损害，引起心、脑、肾、眼等器官的并发症。

2. 儿童青少年高血压可能有哪些后遗症？

儿童青少年高血压需要早期干预，否则会延续至成年，发展为成人高血压，此时患者发生肾脏疾病和心血管疾病的风险会明显升高。

3. 儿童青少年高血压可能有哪些并发症？

（1）心脏并发症：持续存在的高血压会增加心脏泵血的阻力，长期可引起左心室肥厚，晚期可能会并发心力衰竭。高血压还会增加罹患冠心病的风险。

（2）脑部并发症：高血压早期会造成脑部短暂性缺血，可能引起脑梗死、脑出血。

（3）肾脏并发症：可造成蛋白尿、慢性肾功能不全，严重者可导致尿毒症。

儿童青少年高血压应注重生活方式的干预，这对任何高血压患者都是合理、有效的。接受药物治疗的患者应严格遵医嘱服用药物，保持良好的依从性。

此外，日常生活中还应注意血压的监测，定期随访。

4. 如何为儿童青少年高血压患者进行家庭护理？

患者为儿童和青少年，自控力不强，家属应协助患者进行生活方式的干预，带领患者参加锻炼。

调整患者的饮食，疏解患者情绪，同时监督患者按医嘱服用药物，不可自行停药。

年纪较小的患者应在家属的协助下积极配合治疗。年纪较大的患者应提高自控力，保持良好的心态，劳逸结合，适当运动，合理安排膳食，以期尽快让血压恢复正常水平。

5. 儿童青少年高血压患者日常生活管理要注意什么？

有条件的家庭可选用合适的血压计每天监测血压，以评估病情变化和血压的控制程度。出院后应密切观察患者的身体状况，当出现恶心、剧烈呕吐、头痛、头晕、抽搐、昏迷等症状，或服药后出现咳嗽、心跳加快等症状时，应及时前往医院就诊。

6. 儿童青少年高血压有哪些特殊注意事项？

儿童和青少年血压的测量应选择合适的血压计袖带，不可直接使用成人血压计测量，否则过大的袖带会导致血压结果偏低。

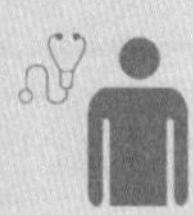

接受药物治疗的患者应严格遵医嘱服用药物，不可私自停药、换药。有些年纪偏大的女性若处于妊娠期，应避免服用血管紧张素转化酶抑制剂和血管紧张素Ⅱ受体拮抗剂

类降压药。

7. 儿童青少年高血压怎么预防?

预防措施主要包括以下几种。严格控制体重，在保证身体发育的基础上，避免肥胖和超重。从婴儿期开始避免喂哺高热量食物，日常中鼓励低盐饮食。坚持运动，养成定期锻炼的好习惯。肥胖和超重是高血压的危险因素，适当减轻体重可有效降低血压和心血管疾病发生的风险。鼓励运动，坚持每天做 30 ～ 60 分钟的有氧运动，如游泳、慢跑、骑自行车等。限制每天的静坐时间，将坐着看电视、玩电脑的时间控制在 2 小时以内。调整饮食，减少高盐饮食，推荐 4 ～ 8 岁的儿童每天摄盐量低于 1.2g，年龄偏大的儿童每天低于 1.5g。减少高糖饮食和高热量饮食，多吃新鲜水果、蔬菜以及富含纤维素的食物，增加不饱和脂肪酸的摄入。避免吸烟及饮酒。调整作息和情绪，保持充足的休息和睡眠。调整心态，避免长期紧张的情绪。

（编者　王月如）

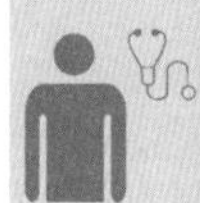

第五节　胸腹主动脉夹层合并高血压（案例 14）

核心提示

❖掌握主动脉夹层的诊断。

❖认清主动脉夹层与心肌梗死的区别。

❖学习主动脉夹层的治疗方案。

一、病历资料

1. 病史

贾 ××，男，47 岁，主因“发现血压增高 10 余年，突发腹痛 2 天”入院。

患者于 10 余年前发现血压增高，最高达 185/110mmHg，一直服用左氨氯地平治疗，血压控制不详，未规律监测血压情况。2 天前突发腹痛就诊于当地医院，完善相关检查，提示胸腹主动脉夹层可能，为求进一步诊治，遂就诊于我院，患者自发病以来，精神、食欲可，睡眠可，二便正常，体重未见明显变化。

既往有糖尿病史 5 年，服用二甲双胍治疗，血糖控制不详，否认肾脏病史，否认冠心病史，无脑血管意外疾病史。其父亲患有高血压。

2. 体格检查

查体：体温 36.5℃，脉搏 80 次 / 分，呼吸 26 次 / 分，血压 182/92mmHg。双肺未闻及干、湿性啰音，心率 74 次 / 分，律齐，未闻及其他心音和心包摩擦音，各瓣膜听诊区未闻及病理性杂音，腹部饱满，未见胃肠型及蠕动波，腹软，轻度压痛，无反跳痛，未触及包块，移动性浊音阴性，肠鸣音正常。双下肢皮温、皮色好，足背动脉搏动好，无压痛，运动感觉无明显异常。

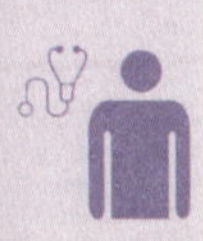

3. 实验室和辅助检查

肾功能：尿酸 510 μmol/L，尿素 7.49mmol/L，血肌酐 76 μmol/L。

血脂：总胆固醇 4.52mmol/L，甘油三酯 4.30mmol/L。

血糖：葡萄糖 5.62mmol/L，糖化血红蛋白百分比 6.8%。

胸腹主动脉 CTA（图 2-5-1）：胸腹主动脉夹层。

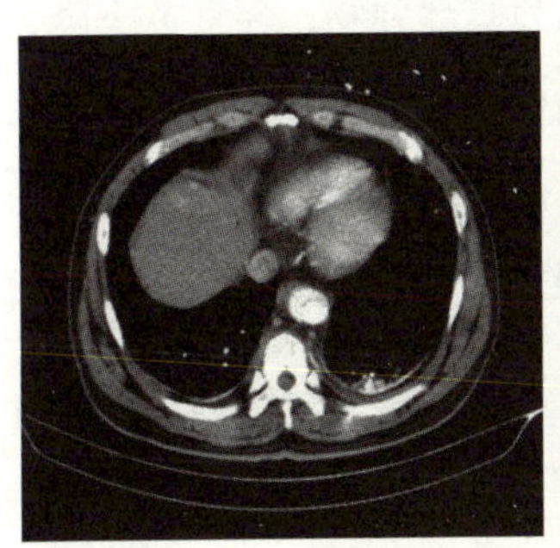
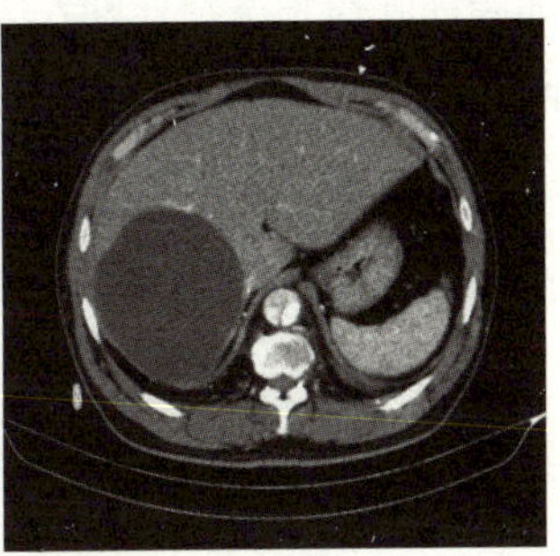

图 2-5-1　胸腹主动脉 CTA

4. 初步诊断

胸腹主动脉夹层、高血压 3 级、糖尿病。

二、诊疗经过

患者入院后完善相关化验及检查。规律监测血压（乌拉地尔降压治疗）及心率（艾司洛尔对症治疗）。予抑酸、补液、止痛、抗感染等对症治疗。行选择性腹主动脉造影 + 超选择性双下肢动脉造影 + 主动脉夹层腔内修复手术治疗。

三、病例分析

1. 病史特点

（1）男，47 岁，主因“发现血压增高 10 余年，突发腹痛 2 天”入院。

（2）既往有糖尿病史 5 年，服用二甲双胍治疗，血糖控制不详。

（3）10 余年前发现血压增高，最高达 185/110mmHg，一直服用左氨氯地平治疗，血压控制不详，未规律监测血压情况。

（4）2 天前因突发腹痛就诊于当地医院，完善相关检查，提示胸腹主动脉夹层可能。

2. 诊断和诊断依据

（1）诊断：胸腹主动脉夹层、高血压 3 级、糖尿病。

（2）诊断依据：1）患者有高血压病史 10 余年，最高达 185/110mmHg，血压控制不详，

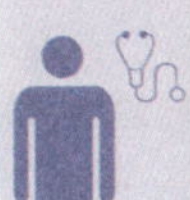

未规律监测血压情况。2）胸腹主动脉 CTA 提示胸腹主动脉夹层。

3. 鉴别诊断

主动脉夹层可表现为局部肿物，胸腹痛较剧烈，发病开始即达到高峰，血压极度升高，口服降压药物控制欠佳，伴有胸背部撕裂样疼痛，主动脉 CTA 可明确诊断。需与腹部恶性肿瘤、腹主动脉假性动脉瘤进行鉴别诊断。

（1）与腹部恶性肿瘤相鉴别：可表现为腹部肿物，伴食欲下降，腹痛等症状，肿物无搏动性，肿物固定，伴全身消耗症状，CT、磁共振成像可明确诊断。

（2）与腹主动脉假性动脉瘤相鉴别：可表现为局部肿物，呈搏动性，病人多有高血压，肿物呈持续增大或病人曾有外伤史或免疫性疾病史，CTA 可明确。

四、处理方案及基本原则

1. 一般处理

绝对卧床休息，积极控制血压，严密监测血流动力学指标，强效镇静与镇痛，谨慎评估患者病情和手术风险，必要时行手术治疗。

2. 针对该患者的相关治疗

（1）完善相关检查。

（2）积极控制并监测血压及心率。

（3）全麻下行经皮选择性动脉造影、主动脉夹层腔内修复手术。

3. 转诊与社区随访

无论是采取药物保守治疗、腔内修复术抑或外科手术等治疗方法，主动脉夹层患者均需要长期乃至终生进行规律的随访。即使手术康复出院的患者也有可能发生新发夹层、脏器缺血、动脉瘤形成或破裂等并发症。规律的随访有助于定期监测残余夹层的动态变化及主动脉重塑情况、评估脏器功能以及发现影响主动脉夹层患者预后的危险因素（如难以控制的高血压、持续或突发疼痛、动脉瘤压迫症状等），为调整治疗药物或再次手术干预提供依据，改善患者远期预后。

五、要点与讨论

主动脉夹层的诊断及治疗

主动脉夹层是临床上的一种急危重症疾病，若得不到及时的诊断和治疗常可导致严重后果，甚至危及生命。因此，若遇到主动脉夹层的患者应紧急进行处理。主动脉夹层患者通常会出现突发性剧烈胸痛、胸闷、呼吸困难、面色苍白、出汗、四肢麻木等症状。

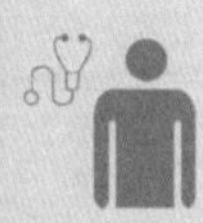

若疼痛出现迁延，提示夹层症状进一步进展。这些症状是主动脉夹层诊断的重要依据。了解患者的病史对于诊断主动脉夹层至关重要，如果患者有多年的高血压病史或马凡综合征遗传史，突然出现上述症状应考虑存在主动脉夹层的可能性。主动脉夹层的诊断主要依靠主动脉增强CT，该检查方法可以观察主动脉的形状、走行以及夹层的部位等情况，以及是否存在动脉瘤、内膜剥脱、壁间血肿等。

在治疗方面包括内科治疗、介入治疗以及外科手术治疗。对于主动脉夹层患者，需要严密监测血流动力学指标，包括血压、心率、心律及出入液量等。同时，患者应绝对卧床休息，强效镇静与镇痛。必要时可静脉注射较大剂量吗啡或进行冬眠治疗。内科治疗主要包括控制血压、降低心肌收缩力和镇痛等措施。通过使用硝普钠、β 受体阻滞剂等药物，维持血压在正常范围内，减少心肌的收缩力，以减轻主动脉夹层症状及尽量减少主动脉夹层破裂的可能。近年来，介入治疗逐渐成为治疗主动脉夹层的重要方法，通过在主动脉内植入带膜支架，压闭撕裂口，扩大真腔，来达到治疗目的。介入治疗具有创伤小、疗效快、避免外科手术风险等优点。对于病情严重、夹层扩展或有破裂倾向的患者，需要进行外科手术治疗。手术方式包括封闭内膜破口、排空假腔和人工血管移植等操作。但手术风险较高，需要谨慎评估患者的病情和手术风险。

六、思考题

1. 主动脉夹层高发人群？

2. 主动脉夹层的高危因素有哪些？

七、科普小知识

1. 主动脉夹层高血压怎么降血压？

主动脉夹层又称主动脉夹层动脉瘤，是指主动脉内膜撕裂后，腔内的血液通过内膜破口进入动脉壁中层，而形成夹层血肿，并沿血管长轴方向扩展，形成动脉真、假腔病理改变的严重主动脉疾病。在临床上可表现为血压改变、心血管系统改变、夹层动脉瘤破裂，以及脏器或者肢体部位的缺血。

在对主动脉夹层患者进行血压控制时，首选的降压药物为注射用硝普钠，多数可以有效迅速地将收缩压降至 110 ~ 120mmHg，或者更低一些，可以预防夹层血肿的延伸。血压应降至能保持重要脏器灌注的最低水平，避免出现少尿、心肌缺血，以及精神症状等重要脏器灌注不良的症状。

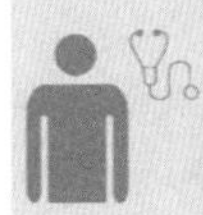

2. 急性主动脉夹层降压治疗要点？

高血压是导致主动脉夹层的重要因素之一，急性主动脉夹层降压治疗与平时的高血压疾病不同，因主动脉夹层破裂与死亡率密切相关，如血压过高，夹层易破裂，病情可急速发展。所以降压是治疗主动脉夹层的重点，需迅速将血压控制到目标范围，如收缩压控制在 120mmHg 以下，舒张压控制在 60 ~ 70mmHg。临床建议足量联合用药。另外，需同时控制心率，可用钙离子通道阻滞剂、β受体拮抗剂、利尿剂等。

（编者　王月如）

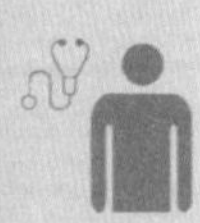

第六节 原发性醛固酮增多症（案例15）

核心提示

❖掌握原发性醛固酮增多症的诊断要点。

（诊断公式：中青年患者 + 高血压 + 低血钾）

❖掌握原发性醛固酮增多症的治疗方案。

一、病历资料

1. 病史

秦 ××，男，29 岁，主因“发现血压增高 20 年余，低血钾 3 天”入院。

患者 20 年前体检时发现血压升高，可达 160/110mmHg，服用苯磺酸左氨氯地平片、复方利血平氨苯蝶啶片（具体规格不详），20 年间血压控制不平稳，伴间断头闷，大多血压高时头闷加重，尤以低压增高为著，低压最高达 110mmHg，多次换药降压治疗，效果不佳，近 1 年服用赖诺普利氢氯噻嗪片 10mg/12.5mg 1 次 / 天，非洛地平缓释片 5mg 1 次 / 天，琥珀酸美托洛尔缓释片 47.5mg 1 次 / 天，血压控制仍不满意，3 天前就诊于当地市级人民医院门诊，化验血钾示 2.85mmol/L，同型半胱氨酸 76.57 μmol/L；上腹部 CT 平扫示右肾团块状影，双肾肾上腺部位囊状影；双肾及肾血管彩超示右肾高回声结节（考虑错构瘤），给予叶酸片 5mg 2 次 / 天，甲钴胺片 1mg 3 次 / 天，维生素 B_6 片 10mg 3 次 / 天，螺内酯 20mg 2 次 / 天，培哚普利叔丁胺片 4mg 1 次 / 天，氯化钾缓释片 1g 3 次 / 天对症治疗，为进一步诊治就诊于我院。

10 年前发现肾脏错构瘤。

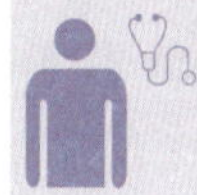

2. 体格检查

查体：体温 36.3℃，脉搏 78 次 / 分，呼吸 18 次 / 分，血压 143/103mmHg。神志清楚，言语流利，正常面容，巩膜无黄染，双肺呼吸音清，未闻及干、湿性啰音，心率 73 次 / 分，律齐，各瓣膜听诊区未闻及杂音，腹软，全腹无压痛，无反跳痛，肝、脾肋下未触及，肠鸣音正常，双下肢无水肿，双侧足背动脉搏动正常，双侧足皮温正常。

3. 实验室和辅助检查

化验（2024 年 1 月 12 日）：血钾 2.85mmol/L，同型半胱氨酸 76.57μmol/L。

腹部 CT 平扫（2024 年 1 月 12 日）：右肾团块状影，双肾肾上腺部位囊状影。

双肾及肾血管彩超（2024 年 1 月 12 日）：右肾高回声结节（考虑错构瘤）。

4. 初步诊断

原发性醛固酮增多症？低钾血症、高血压 3 级。

二、诊治经过

患者主因“发现血压增高 20 余年，血钾低 3 天”入院。辅助检查提示血钾偏低，肾上腺 CT 提示左侧肾上腺外侧支结节，腺瘤可能，右侧肾上腺外侧支混杂密度结节，髓质瘤可能，完善生理盐水试验，结果提示试验前立位醛固酮 0.38ng/mL，试验后立位醛固酮 0.28ng/mL，大于 0.1ng/mL，初步诊断为原发性醛固酮增多症、低钾血症、高血压。予硝苯地平控释片、螺内酯治疗，患者病情好转后出院。患者入院后的相关检查及检查结果如下：

电解质：钾 2.99mmol/L。

促肾上腺皮质激素：8am 促肾上腺皮质激素 25.6pg/mL。

皮质醇节律：0am 皮质醇 46.41ng/mL，8am 皮质醇 151.4ng/mL，4pm 皮质醇 97.56ng/mL。（立卧位）肾素 – 血管紧张素 – 醛固酮试验：卧位肾素活性 0.43ng/mL/h，卧位血管紧张素Ⅰ 0.49ng/mL，卧位血管紧张素 69.5pg/mL，卧位醛固酮 0.21ng/mL，立位肾素活性 1.22ng/mL/1h，立位血管紧张素Ⅰ 0.89ng/mL，立位血管紧张素Ⅱ 139.5pg/mL，立位醛固酮 0.36ng/mL。

尿游离皮质醇：24 小时尿游离皮质醇 291.72 μg/mL。

结果提示：皮质醇节律存在，8am 皮质醇 151.4ng/mL，24 小时尿游离皮质醇增高，行小剂量过夜地塞米松抑制试验，次日 8am 皮质醇 42.45ng/mL，介于 18 ~ 50ng/mL。

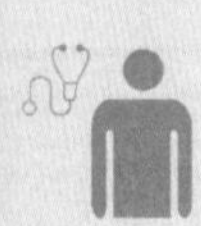

生理盐水试验：

试验前：立位肾素活性 1.12ng/mL/1h，立位血管紧张素Ⅰ 0.78ng/mL，立位血管紧张素Ⅱ 113.2pg/mL，立位醛固酮 0.28ng/mL；8am 皮质醇 77.65ng/mL；血钾 3.13mmol/L。

试验后：立位肾素活性 1.32ng/mL/1h，立位血管紧张素Ⅰ 0.91ng/mL，立位血管紧张素Ⅱ 138.5pg/mL，立位醛固酮 0.38ng/mL；8am 皮质醇 65.72ng/mL。

生理盐水试验结果：试验前立位醛固酮 0.38ng/mL，试验后立位醛固酮 0.28ng/mL，大于 0.1ng/mL，诊断原发性醛固酮增多症。

经皮肾上腺静脉采血：

皮质醇测定：（10 时 25 分）下腔静脉皮质醇 78.5ng/mL，左侧肾上腺静脉皮质醇 167.3ng/mL，右侧肾上腺静脉皮质醇 72.6ng/mL；（12 时 43 分）下腔静脉皮质醇 90.6ng/mL，左侧肾上腺静脉皮质醇 159.4ng/mL，右侧肾上腺静脉皮质醇 73.7ng/mL。

醛固酮测定：右侧肾上腺静脉醛固酮测定 369.929pg/mL，下腔静脉醛固酮测定 445.944pg/mL，左侧肾上腺静脉醛固酮测定 1714.566pg/mL。

结果提示：左侧、右侧肾上腺静脉及下腔静脉皮质醇均在正常范围内，可排除库欣综合征。左侧肾上腺静脉醛固酮分泌 > 右侧肾上腺静脉醛固酮分泌，即左侧为优势侧。

肾上腺 CT（图 2-6-1）：

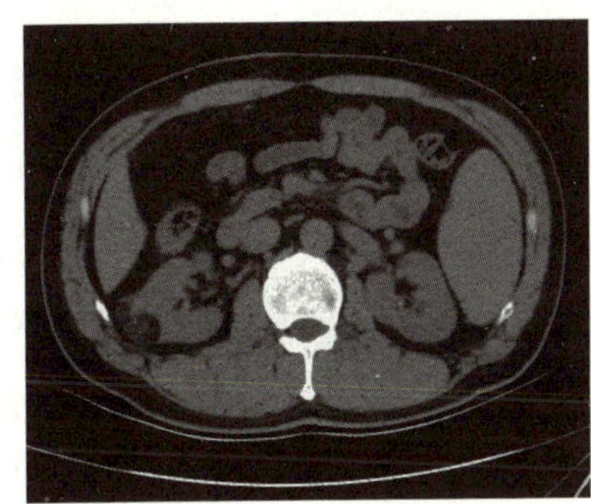
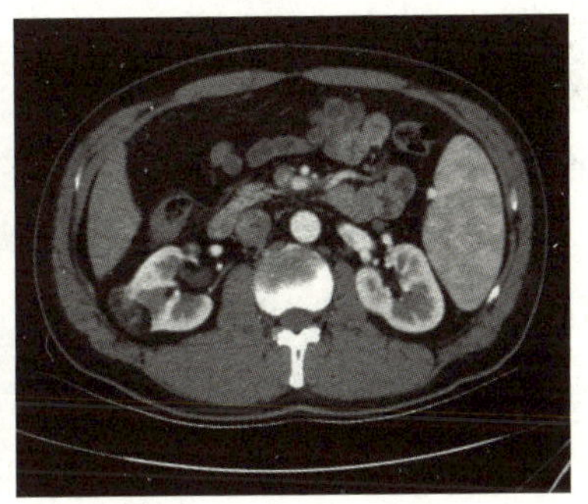

图 2-6-1 肾上腺 CT

三、病例分析

1. 病史特点

（1）男性，52 岁，主因”发现血压增高 20 年余，血钾低 3 天“入院。

（2）体格检查：未见阳性体征。

（3）实验室和辅助检查：生理盐水试验可诊断原发性醛固酮增多症；行经皮肾上腺静脉采血术提示左侧肾上腺静脉醛固酮分泌 > 右侧肾上腺静脉醛固酮分泌，即左侧为优势侧。

（4）肾上腺 CT 可见增生或占位性改变。

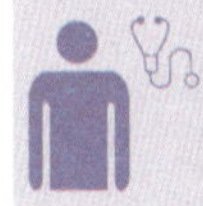

2. 诊断和诊断依据

（1）诊断：原发性醛固酮增多症、高血压、低血钾。

（2）诊断依据：1）患者血压控制欠佳；2）化验血钾低；3）生理盐水试验：试验前立位醛固酮 0.38ng/mL，试验后立位醛固酮 0.28ng/mL，大于 0.1ng/mL，可诊断为原发性醛固酮增多症。4）经皮肾上腺静脉采血检验提示左侧肾上腺静脉醛固酮分泌 > 右侧肾上腺静脉醛固酮分泌，即左侧为优势侧。

3. 鉴别诊断

临床应与非醛固酮所致盐皮质激素过多综合征、Liddle 综合征以及伴高血压、低血钾的继发性醛固酮增多症相鉴别。

（1）与非醛固酮所致盐皮质激素过多综合征相鉴别：

患者呈高血压、低血钾性碱中毒，肾素 – 血管紧张素系统受抑制，但血、尿醛固酮不高，反而降低。按病因可再分 2 组。

1）真性盐皮质激素过多综合征：患者因合成肾上腺皮质激素酶系缺陷，导致产生大量具盐皮质激素活性的类固醇（去氧皮质酮），应采用糖皮质激素补充治疗。可见以下两种类型。

17– 羟化酶缺陷：出现以下生化及临床异常。1）性激素（雄激素及雌激素）的合成受阻，女性（核型为 46，XX 者）引起性幼稚症，男性（核型为 46，XY 者）引起假两性畸形。2）糖皮质激素合成受阻，血、尿皮质醇低，血 17– 羟孕酮低，血促肾上腺皮质激素升高。3）盐皮质激素合成途径亢进，伴孕酮、去氧皮质酮、皮质酮升高，引起潴钠排钾、高血压、高血容量，抑制肾素 – 血管紧张素系统活性，导致醛固酮合成减少。

11β – 羟化酶缺陷：引起以下生化及临床症状。1）血、尿皮质醇降低，促肾上腺皮质激素升高；2）雄激素合成被兴奋，男性呈不完全性性早熟，伴生殖器增大；3）女性出现不同程度男性化，呈假两性畸形；4）11β – 羟化酶阻滞部位前的类固醇如去氧皮质酮产生增多，造成盐皮质激素过多综合征。

上述两种酶系缺陷皆伴双侧肾上腺增大，可被误诊为醛固酮增多症伴肾上腺皮质增生，甚至有误行肾上腺切除术者。

2）表象性盐皮质激素过多综合征：其病因为先天性 11β – 羟类固醇脱氢酶缺陷。表现为严重高血压，低血钾性碱中毒，多见于儿童和青年人。维生素 D 缺乏时螺内酯治疗有效，但此药抗雄激素及抗孕激素作用限制了其长期应用，尤其是儿童、少年患者。用地塞米松部分患者可奏效。

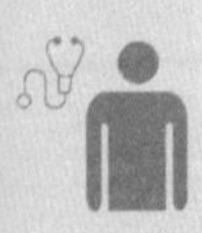

（2）Liddle 综合征：常染色体显性遗传疾病，患者肾素受抑制，但醛固酮偏低，并

常伴低血钾，用螺内酯治疗无效。阻止肾小管上皮细胞重吸收钠并排泄钾的药物，如阿米洛利、氨苯蝶啶可纠正低血钾并降低血压。此病的病因为上皮细胞钠通道的异常突变使通道处于激活状态，导致钠重吸收过多及体液容量扩张。

（3）伴高血压、低血钾的继发性醛固酮增多症：肾素活性过高所致。继发性醛固酮增多症可伴高血压、低血钾，需与原发性醛固酮增多症相鉴别。肾素过多症又可分为原发性或继发性。原发性者由分泌肾素的肿瘤所引起，继发性者因肾缺血所致。

1）分泌肾素的肿瘤：多见于青年人，高血压、低血钾皆甚为严重，血浆肾素活性特别高。肿瘤可分为两类，分别为肾小球旁细胞肿瘤和肾母细胞瘤及卵巢肿瘤。

2）继发性肾素增高所致继发性醛固酮增多，临床可见以下三种类型。

高血压的恶性型：肾普遍缺血，伴肾素水平增高，部分患者可呈低血钾、高血压，进展快，常有氮质血症或尿毒症。一般无碱中毒，由于肾功能不良，可有酸中毒。

肾动脉狭窄所致高血压：进展快，血压显著升高，部分患者在上腹中部或肋脊角区可闻及血管杂音。如由全身性多发性大动脉炎所致者，可在颈部、腋部听到血管杂音，或一侧桡动脉搏动减弱或不能触及。放射性核素肾图示患者肾功能异常。肾动脉造影可确诊。

一侧肾萎缩：也可引起严重高血压及低血钾。

四、处理方案及基本原则

1. 一般治疗

卧床休息，控制血压及血压监测，补充营养，完善相关检查，对症治疗。

2. 针对该患者的治疗

（1）完善（立卧位）肾素－血管紧张素－醛固酮系统检验，完善生理盐水试验，完善行经皮肾上腺静脉采血、完善肾上腺增强 CT 明确诊断。

（2）予硝苯地平控释片 30mg 1 次 / 天，螺内酯 20mg 2 次 / 天。

（3）定期复诊，必要时行手术治疗。

五、要点与讨论

1. 原发性醛固酮增多症的诊断

临床症状包括高血压、低血钾等。高血压通常出现较早，而低血钾则可能导致肌无力、周期性瘫痪、心律失常等。大多数患者表现为低血钾（大多数病人在 2 ~ 3mmol/L）和高尿钾（血钾 < 3.5mmol/L，尿钾 > 25mmol/L）。此外，还可能出现高钠血症和碱血症。血浆醛固酮水平升高是诊断原发性醛固酮增多症的重要依据。体位试验可以帮助区分腺

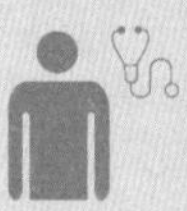

瘤和增生，而血浆中 18- 羟皮质酮的测定则可以辅助诊断。肾脏 B 超、CT、磁共振成像等影像学检查有助于发现肾上腺的病变，如腺瘤或增生。

2. 原发性醛固酮增多症诊断上的常见误区

原发性醛固酮增多症在诊断过程中存在一些常见的误区，这些误区可能导致漏诊或误诊，影响患者的治疗效果。以下是一些主要的诊断误区。

（1）原发性醛固酮增多症是一种少见或罕见病。

实际上，5% ~ 10% 的高血压患者可能患有原发性醛固酮增多症，尤其在年轻患者、严重高血压患者和难以控制的高血压患者中，原发性醛固酮增多症的比例更高。因此，医生不应将原发性醛固酮增多症视为罕见病，而应将其纳入高血压患者的常规筛查范围。

（2）没有低血钾的患者患原发性醛固酮增多症的可能性小。

虽然低血钾是原发性醛固酮增多症的常见表现之一，但并非所有原发性醛固酮增多症患者都会出现低血钾。事实上，只有 10% ~ 30% 的原发性醛固酮增多症患者伴有低血钾。因此，即使患者没有低血钾症状，也不能排除患原发性醛固酮增多症的可能性。

（3）肾素活性测定优于肾素浓度测定。

实际上，肾素浓度测定对于原发性醛固酮增多症的诊断并不劣于肾素活性测定。在某些情况下，肾素浓度测定可能更为敏感和准确。因此，在诊断原发性醛固酮增多症时，应综合考虑肾素活性测定和肾素浓度测定的结果。

（4）认为生理盐水试验优于卡托普利抑制试验。

这两种试验各有优缺点，应根据患者的具体情况选择合适的试验方法。生理盐水试验更适用于对原发性醛固酮增多症的筛查，而卡托普利抑制试验更适用于对原发性醛固酮增多症的进一步确认。

3. 醛固酮瘤的治疗方法

醛固酮瘤的根治方法为手术切除。特发性增生者手术效果差，应采用药物治疗。有时难以确定为腺瘤或特发性增生，可先用药物治疗，继续观察，定期做影像学检查，有时原来未能发现的小腺瘤，在随访过程中可显现出来。

（1）手术治疗：切除醛固酮腺瘤。术前宜用低盐饮食、口服螺内酯作准备，以纠正低血钾，并减轻高血压，待血钾正常、血压下降，口服螺内酯减至维持量时即进行手术。术中静脉滴注氢化可的松，术后逐步递减，约一周后停药。醛固酮腺瘤切除术效果较好，术后电解质紊乱得以纠正，多尿、多饮症状消失，大部分患者血压降至正常，其余患者血压也有所下降。

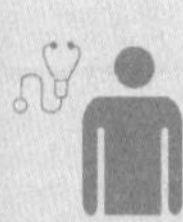

（2）药物治疗：对于不能手术的肿瘤患者以及特发性增生型患者，用螺内酯治疗，

用法同术前准备。长期应用螺内酯可出现男子乳腺发育、阳痿，女子月经不调等不良反应，可改为氨苯蝶啶或阿米洛利，以助排钠潴钾。必要时加用降血压药物。钙离子通道阻滞剂可使一部分原醛固酮增多症患者醛固酮产生量减少，血钾和血压恢复正常，因为醛固酮的合成需要钙参与。

六、思考题

1. 原发性醛固酮增多症诊断的要点有哪些？

2. 原发性醛固酮增多症如何治疗？

七、科普小常识

1. 什么是原发性醛固酮增多症？

原发性醛固酮增多症是指肾上腺皮质分泌过量的醛固酮，引起以高血压、低血钾、高血钠、低血浆肾素活性和碱中毒为主要表现的临床综合征。

2. 原发性醛固酮增多症常见的临床症状有哪些？

（1）高血压：几乎所有病人均有高血压，以舒张压升高为主，一般降血压药物效果不佳。

（2）低钾血症：中晚期表现，病人表现为肌无力，甚至周期性瘫痪，四肢受累多见，常因劳累、久坐、呕吐、服用利尿药等诱发，也可突然发作，严重者可发生吞咽困难、呼吸困难和心律失常，心电图出现低血钾的相应改变。

（3）失钾性肾病：由于长期缺钾，肾浓缩功能下降，病人出现烦渴、多饮、多尿、夜尿增多等，每天尿量可达 3000mL 以上，尿比重下降。

3. 原发性醛固酮增多症如何治疗？

（1）药物治疗适用于：1）特发性醛固酮增多症。2）糖皮质激素可抑制性醛固酮增多症。3）不能耐受手术或不愿手术的醛固酮腺瘤患者。常用药物有螺内酯、依普利酮、硝苯地平、卡托普利等降压药物以及糖皮质激素等。

（2）手术治疗：

肾上腺皮质腺瘤，单纯切除后可望完全恢复，腺瘤以外的腺体有结节样改变时宜将该侧肾上腺切除。单侧原发性肾上腺皮质增生可做同侧肾上腺切除或肾上腺次全切除。肾上腺皮质癌及异位产生醛固酮的肿瘤应尽量切除原发病灶。

（编者　李丽娟）

第七节　嗜铬细胞瘤（案例16）

核心提示

❖掌握嗜铬细胞瘤的诊断要点。

❖学习嗜铬细胞瘤的治疗方法。

一、病历资料

1. 病史

徐××，男，59岁，主因“发现血压升高半年，控制不佳半月”入院。

患者半年前体检时发现血压偏高，血压最高达227/110mmHg，口服硝苯地平缓释片20mg 2次/天降压治疗，平素血压波动于130/90mmHg左右，无头晕、恶心、呕吐等不适；半个月前无明显诱因出现颈部麻木、憋胀，无头痛、恶心、呕吐等不适，血压值为180/90mmHg，当地医院对症治疗后好转出院，患者入院前2天无明显诱因出现心慌、恶心、呕吐，呕吐物为胃内容物，伴多汗、面色潮红，自觉右侧腰部钝痛，就诊于当地市人民医院，完善头颅CT提示双基底节区腔隙性脑梗死，完善泌尿系统超声提示左肾内高回声结节（错构瘤可能），完善腹部超声提示右侧肾上腺区低回声结节，后就诊于我院急诊，急诊测血压186/114mmHg，完善胸腹部CT提示右侧肾上腺占位，右肾周围出血，左肾脂肪密度结节影，错构瘤可能，为进一步诊治，就诊于我院内分泌科。自发病以来，精神欠佳，食欲可，睡眠差，大便正常，有尿急，体重无明显变化。

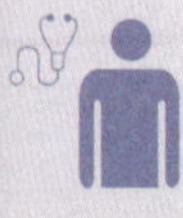

既往有尿路结石病史。否认糖尿病史，否认肾脏病史，否认冠心病史，无脑血管意外疾病史。

2. 体格检查

查体：体温 36.0℃，脉搏 74 次 / 分，呼吸 20 次 / 分，血压 131/80mmHg。双肺吸音清，未闻及干、湿性啰音。心率 74 次 / 分，心律齐，各瓣膜听诊区未闻及杂音。腹部平坦，腹软，右侧腹部压痛明显，全腹部无反跳痛，肝、脾肋下未触及，未触及包块。移动性浊音阴性，肠鸣音正常，3 ~ 5 次 / 分，双下肢无浮肿。

3. 实验室和辅助检查

胸腹部 CT：右侧肾上腺占位，建议完善增强扫描及临床生化检查；右肾周围出血，建议完善增强扫描；左肾脂肪密度结节影，错构瘤可能。

肾上腺增强 CT：右侧肾上腺占位（大小约 3.8cm），嗜铬细胞瘤可能；右肾周围片絮状高密度影，建议复查。

心脏指标：（2024 年 02 月 05 日）：心肌肌钙蛋白 I 1.25ng/mL，肌酸激酶同工酶 6.02ng/mL，肌红蛋白 190.5ng/mL，N –末端 B 型利钠肽前体 3599pg/mL。

D –二聚体：540ng/mL。

心脏指标：（2024 年 02 月 09 日）：高敏肌钙蛋白 I 0.026ng/mL，肌红蛋白 18.8ng/mL，B 型利钠肽 35pg/mL。

24 小时尿游离皮质醇：604.50 μg。

皮质醇节律：0am 皮质醇 105.2ng/mL，8am 皮质醇 108.2ng/mL，4pm 皮质醇 113.8 ng/mL。

促肾上腺皮质激素：0am 促肾上腺皮质激素 11.58pg/mL，8am 促肾上腺皮质激素 23.81pg/mL，4pm 促肾上腺皮质激素 13.15pg/mL。

性激素：泌乳素 163.8 μIU/mL，卵泡生成素 4.701mIU/mL，促黄体生成素 8.767mIU/mL，雌二醇 63.74pg/mL，孕酮 P 0.873ng/mL，睾酮 T 1.174ng/mL。

（立卧位）肾素 – 血管紧张素 – 醛固酮试验：卧位肾素活性 1.39ng/mL/1h，卧位血管紧张素 I 3.44ng/mL，卧位血管紧张素 II 69.2pg/mL，卧位醛固酮 0.18ng/mL。

人血生长激素：0.351ng/mL。

甲状旁腺激素：63.61pg/mL。

肝功能、肾功能、甲状腺功能：未见明显异常。

4. 初步诊断

嗜铬细胞瘤可能、右肾周围出血、继发性高血压。

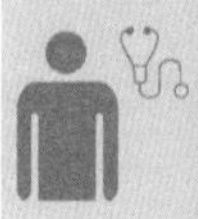

二、诊治经过

患者主因“发现血压升高半年，控制不佳半月”入院。入院查体见血压显著升高，右侧腹部压痛阳性，辅助检查提示右侧肾上腺占位（大小约 3.8cm），嗜铬细胞瘤可能，右肾周围出血，初步诊断为右侧肾上腺占位（嗜铬细胞瘤可能），右肾周围出血，继发性高血压。进行充分药物准备后，行手术治疗，术后好转出院。患者入院后的相关检查及检查结果如下：

腹部 CT 及肾上腺增强 CT（图 2-7-1、图 2-7-2）：

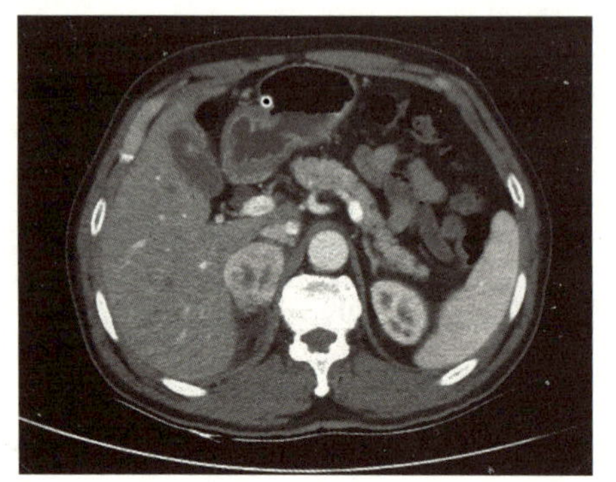

图 2-7-1　腹部 CT

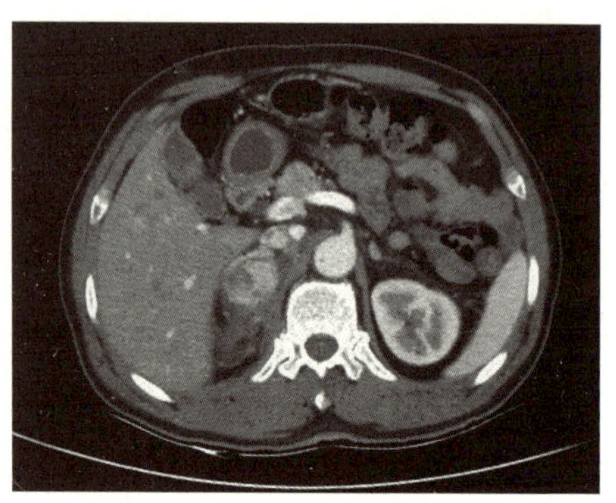

图 2-7-2　肾上腺增强 CT

心电图（图 2-7-3）：

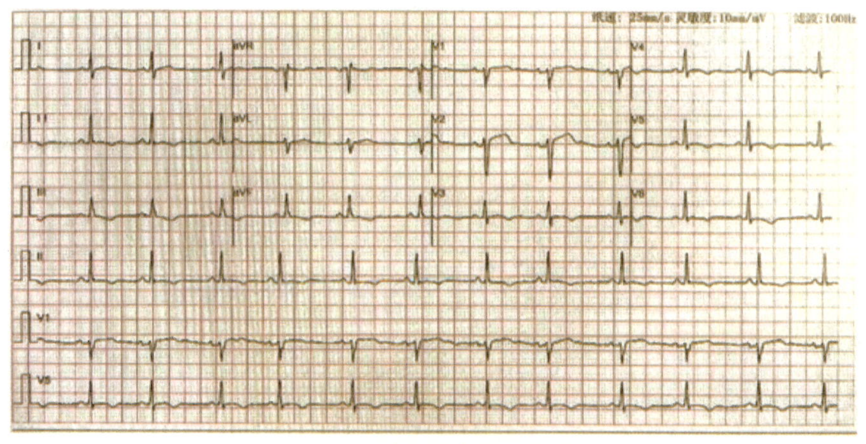

图 2-7-3　心电图

三、病例分析

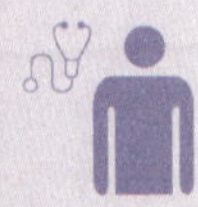

1. 病史特点

（1）患者男性，59 岁，以“发现血压升高半年，血压控制不佳半月”为主诉。发作时患者心慌、恶心、呕吐，阵发性高血压。

（2）体格检查：右侧腹部压痛阳性。

（3）实验室和辅助检查：肾上腺增强 CT 提示右侧肾上腺占位（大小约 3.8cm），嗜铬细胞瘤可能，右肾周围片絮状高密度影。血儿茶酚胺阳性。儿茶酚胺及其代谢产物升高。

（4）心电图提示Ⅱ、Ⅲ、aVF、V3 ~ V6 导联 T 波倒置。

2. 诊断和诊断依据

（1）诊断：右侧肾上腺嗜铬细胞瘤、右肾周围出血、继发性高血压、嗜铬细胞瘤、儿茶酚胺相关性心肌病。

（2）诊断依据：1）患者阵发性血压升高；2）右侧腹部压痛阳性；3）肾上腺增强 CT 提示右侧肾上腺占位（大小约 3.8cm），嗜铬细胞瘤可能，右肾周围片絮状高密度影；4）血儿茶酚胺阳性。儿茶酚胺及其代谢产物升高；5）心电图提示有 ST-T 改变。

3. 鉴别诊断

患者以血压升高为主症，应与多种有高血压症状的疾病相鉴别。

（1）与原发性高血压相鉴别：患者表现为持续性高血压时与原发性高血压难以鉴别。不同之处在于本症除高血压外常伴有代谢率增高表现，如体重下降、出汗多、颤抖、无力，甚至体温升高，有时可见血糖升高，尿糖阳性等，对有上述症状者进行进一步实验室检查可确诊。

（2）与血管性高血压相鉴别：如肾动脉狭窄、先天性主动脉缩窄、多发性大动脉炎等，体检时可发现上、中腹部等处血管杂音；上肢血压比下肢血压明显增高；有无脉症等体征，血管造影可明确诊断。

（3）与肾性高血压相鉴别：可由急慢性肾脏疾患所致，可从病史的采集，肾功能、尿常规等各项检查来加以鉴别。

（4）与内分泌性高血压相鉴别：多种内分泌疾病均伴有高血压，如库欣综合征、原发性醛固酮增多症、肾素瘤、先天性肾上腺皮质增生症和甲状腺功能亢进症等。

（5）与颅内病变所致高血压相鉴别：颅后窝肿瘤、蛛网膜下腔出血、癫痫、脑炎等可致高血压，需与本症相鉴别。

四、处理方案及基本原则

1. 一般治疗

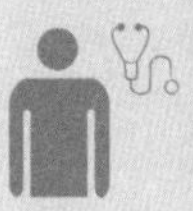

确诊嗜铬细胞瘤后应尽早做手术切除肿瘤，但手术前必须进行充分的药物准备，以

避免麻醉和术中、术后出现血压大幅度波动而危及患者生命。

2. 针对该患者的相关诊治

（1）入院后完善血、尿儿茶酚胺，及肾上腺增强 CT 等相关检验和检查。

（2）增加液体摄入量，每天摄入量 > 4000mL，防止出现低血压。

（3）口服酚苄明 10mg 3 次 / 天，密切监测血压。

（4）进行手术治疗。

3. 转诊与社区随访

（1）发现病情进展加速或出现并发症，应及时就医，进行检查。

（2）术后 2 ～ 4 周内应复查儿茶酚胺或甲氧基去氧肾上腺素水平，以明确是否成功切除肿瘤。

（3）需对术后患者进行终生随访，建议每年至少复查 1 次以评估肿瘤有无复发或转移，而对有基因突变的患者应每 3 ～ 6 个月随访 1 次。随访观察内容包括症状、体征、血 / 尿甲氧基去氧肾上腺素或儿茶酚胺水平，必要时进行影像学检查。

五、要点与讨论

1. 嗜铬细胞瘤的诊断要点

（1）高血压：嗜铬细胞瘤最常见的临床表现，多为阵发性发作，也可为持续性高血压阵发性加剧。

（2）头痛、心悸、多汗：高血压发作时的常见伴随症状，也可有面色苍白、上腹部不适、恶心、呕吐、视力模糊等。

（3）代谢紊乱：如基础代谢率增高、糖耐量减低、血糖升高等。

（4）实验室检查：血、尿儿茶酚胺及其代谢产物升高，如血、尿香草基苦杏仁酸等。

（5）B 超：对肾上腺及周围肿瘤的敏感度较高，但可能受肠气干扰而影响结果。

（6）CT 和磁共振成像：能清晰显示肿瘤的位置、大小、形态及与周围结构的关系，是诊断嗜铬细胞瘤的首选影像学检查方法。

（7）放射性核素检查：如 131I–MIBG（131I– 间碘苄胍）扫描，对嗜铬细胞瘤的诊断具有较高的特异性和敏感性。

2. 嗜铬细胞瘤的治疗要点

嗜铬细胞瘤常需手术治疗，术前应积极控制血压，使用 α 受体阻滞剂（如酚苄明）控制血压，使血压控制在正常范围或稍高于正常范围，以减少手术风险；充分扩容，纠正血容量不足，防止术中低血压休克的发生以及纠正心律失常，如有心律失常，应给予

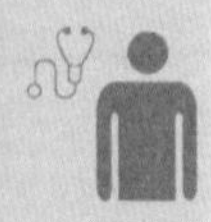

相应治疗。

嗜铬细胞瘤一经确诊，应尽早进行手术切除，以避免因持续或间断分泌儿茶酚胺导致的并发症。根据肿瘤的位置、大小及与周围结构的关系，选择合适的手术方式，如腹腔镜手术或开放手术。

术后应定期随访，监测血压、血糖、电解质等指标，及时发现并处理并发症。如有复发或转移，应根据具体情况制定相应的治疗方案。

3. 嗜铬细胞瘤患者手术的注意事项

（1）术前准备：

1）一般治疗：患者需要通过摄入高钠饮食（并发心衰者除外）和增加液体摄入量来增加血容量，防止切除术后发生严重的低血压。

2）药物治疗：应服用 α 受体阻滞剂做术前准备。可先用选择性 α_1 受体阻滞剂或非选择性 α 受体阻滞剂控制血压，如血压仍未能满意控制，则可加用钙离子通道阻滞剂。

α 受体阻滞剂（推荐）：最常用的是长效非选择性 α 受体阻滞剂——酚苄明，需根据血压调整剂量。具体方案：初始剂量 10mg/d，分 1 ~ 2 次口服；每 2 ~ 3 天递增 10 ~ 20mg；30 ~ 60mg/d 或 1mg/kg/d 已足量，分 3 ~ 4 次口服，不超过 2mg/kg/d。小儿初始剂量为 0.2mg/kg（不超过 10mg），每天 4 次，以 0.2mg/kg 递增。也可选用 α_1 受体阻滞剂如哌唑嗪（2 ~ 5mg/d，分 2 ~ 3 次口服）、特拉唑嗪（2 ~ 5mg/d，口服）、多沙唑嗪（2 ~ 16mg/d，口服）等，但需要注意这类药物存在 α 受体的不完全阻滞作用。

钙离子通道阻滞剂：能够阻断去甲肾上腺素介导的钙离子内流入血管平滑肌细胞内，达到控制血压和心律失常的目的，它还能防止儿茶酚胺相关的冠状动脉痉挛，有利于改善心功能，且不会引起直立性低血压。

β 受体阻滞剂：用 α 受体阻滞剂治疗后，如患者出现心动过速，则再加用 β 受体阻滞剂，但是绝对不能在未服用 α 受体阻滞剂之前使用 β 受体阻滞剂，可导致急性肺水肿和左心衰的发生。

3）高血压危象的处理：推荐硝普钠、酚妥拉明或尼卡地平静脉泵入。

4）术前药物准备充分的标准：患者血压控制正常或基本正常，无明显直立性低血压；血容量恢复，红细胞比容降低，体重增加，肢端皮肤温暖，微循环改善；高代谢综合征及糖代谢异常得到改善；术前药物准备时间存在个体差异，一般至少为 2 ~ 4 周，对较难控制的高血压并伴有严重并发症的患者，应根据患者病情相应延长术前准备时间。

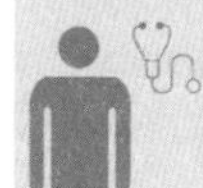

（2）术中血压监测及管理：手术中应持续监测血压、心率、中心静脉压和心电图，有心脏疾病的患者应监测肺动脉楔压；术中如出现血压明显升高，可静脉滴注或持续泵

入酚妥拉明或硝普钠；如心率显著增快或发生快速性心律失常，则在先使用 α 受体阻滞剂后，再静脉用速效型半衰期较短的选择性 $β_1$ 受体阻滞剂艾司洛尔治疗。

（3）术后注意事项：如切除肿瘤后患者血压明显下降或出现低血压，则应立即停用 α 受体阻滞剂并快速补充血容量，维持正常的中心静脉压，必要时使用血管活性药物。推荐术后 24 ~ 48 小时内要密切监测患者的血压和心率。

六、思考题

1. 嗜铬细胞瘤诊断的要点有哪些？

2. 嗜铬细胞瘤的术前治疗药物有哪些？

七、科普小常识

1. 什么是嗜铬细胞瘤？

嗜铬细胞瘤是起源于肾上腺髓质、交感神经节和其他部位的嗜铬组织的肿瘤。可分泌大量儿茶酚胺，作用于肾上腺素能受体，引起以高血压及代谢紊乱为主的一系列症状和体征，严重时并发高血压危象、休克、颅内出血、心力衰竭、心室纤颤、心肌梗死等。

2. 嗜铬细胞瘤的临床表现有哪些？

可以无任何症状，在体检时被发现；也可引起各种类型的高血压，如持续性高血压、阵发性高血压，或持续性高血压基础上阵发性加重，比较典型的是血压升高时伴随头痛、心悸、出汗，这类高血压经常难以控制；还可能出现低血压，在体位变化时出现；可以出现进食增多、体重下降；有的可引起血糖升高或糖尿病；也有的人表现为头痛、失眠、烦躁、紧张焦虑，被误诊为精神疾病；严重的可诱发急性心脑血管疾病而危及生命。这都是由于肿瘤细胞间断或持续分泌大量的儿茶酚胺类激素所导致。

3. 什么人群要考虑进行嗜铬细胞瘤的筛查？

（1）伴有头痛、心悸、多汗等三联征的高血压患者。

（2）顽固性高血压（经药物控制效果不佳）患者。

（3）血压易变、不稳定或者波动剧烈者。

（4）不能解释的低血压患者。

（5）具有嗜铬细胞瘤遗传背景者。

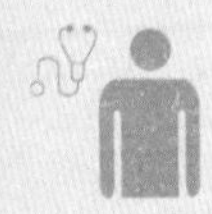

（编者　李丽娟）

第八节　多发性大动脉炎（案例 17）

核心提示

❖掌握多发性大动脉炎的诊断要点。

❖学习多发性大动脉炎的治疗方法。

一、病历资料

1. 病史

张 ××，女，54 岁，主因“发现双上肢血压升高及不对称 1 年余”入院。

患者于 2022 年 1 月无明显诱因突然出现头晕，无胸闷、气短、心慌、出汗等症状，测量双上肢血压，左侧为 120/60mmHg，右侧为 180/80mmHg，行颈部血管彩超示双侧颈动脉中外膜不均匀性增厚（大动脉炎？），初步考虑大动脉炎，为求进一步治疗于 2022 年 2 月就诊于当地省级医院风湿免疫科。行腹部大血管彩超示腹主动脉管壁不均匀增厚，腹腔干水平以上腹主动脉管腔不规则狭窄，结合病史考虑大动脉炎，腹主动脉多发斑块形成；行双上肢动脉大血管彩超示右侧锁骨下动脉管壁增厚，血流速度加快，大动脉炎可能；双肾及肾血管彩超示双肾动脉管壁增厚，流速加快，阻力增高，大动脉炎可能。结合病史及相关检查，诊断为大动脉炎（广泛型），给予泼尼松、甲氨蝶呤、托珠单抗、环磷酰胺、碳酸钙、骨化三醇及氨氯地平治疗后出院。今为求进一步诊治就诊于我院，以多发性大动脉炎收住入院。自发病以来，精神欠佳，食欲可，睡眠差，大便正常，有尿急，体重无明显变化。

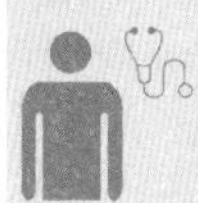

既往有高血压病史 2 年，右侧最高血压为 180/90mmHg。2021 年 12 月因头晕、言语

不清就诊于当地省级医院，诊断为脑出血，入院后行颅内血肿清除术 + 颅内压探头植入术；2022 年 5 月患者突发右手抽搐、晕厥，就诊于当地省级医院神经内科，完善相关检查，考虑为癫痫，给予左乙拉西坦片、奥卡西平片、甲钴胺片治疗；否认糖尿病史；否认肾脏病史，否认冠心病史。

2. 体格检查

查体：体温 36.3℃，脉搏 90 次 / 分，呼吸 20 次 / 分，左侧血压 122/61mmHg，右侧血压 189/54mmHg。神志清楚，查体合作，口唇无紫绀，双肺呼吸音清，未闻及干、湿性啰音；心率 90 次 / 分，律齐，心尖部可闻及收缩期 3 级吹风样杂音，肺动脉瓣听诊区可闻及 3 级收缩期喷射样杂音，主动脉瓣听诊区可闻及 2 级喷射样杂音，双侧颈动脉、右侧锁骨下动脉可闻及血管杂音，腹主动脉、肾动脉、髂动脉可闻及血管杂音，腹部平软，全腹无压痛、反跳痛，肝、脾肋下未触及，移动性浊音阴性；双下肢无水肿。

3. 实验室和辅助检查

心电图：窦性心律，RV5+SV1 ＞ 3.5mV，Ⅱ、V3 ～ V6 导联 T 波倒置。

4. 初步诊断

大动脉炎（广泛型）、脑出血术后、高血压 3 级（很高危）、癫痫（局灶继发全面性发作）。

二、诊治经过

患者主因“发现双上肢血压升高及不对称 1 年余”入院。入院查体：心尖部可闻及收缩期 3 级吹风样杂音，肺动脉瓣听诊区可闻及 3 级收缩期喷射样杂音，主动脉瓣听诊区可闻及 2 级喷射样杂音，双侧颈动脉、右侧锁骨下动脉可闻及血管杂音，腹主动脉、肾动脉、髂动脉可闻及血管杂音。初步诊断：大动脉炎（广泛型），高血压 3 级（很高危），脑出血术后。予口服泼尼松片联合使用传统合成改善病情抗风湿药甲氨蝶呤、吗替麦考酚酯进行诱导缓解，硝苯地平、贝尼地平、阿罗洛尔降压治疗，利伐沙班、瑞舒伐他汀钙片抗血栓、降血脂治疗后病情好转出院。患者入院后的相关检查及检查结果如下：

心脏彩超：左室后壁厚度为 15mm，室间隔厚度为 15mm，主动脉瓣反流（少量）。

颈动脉彩超：双侧颈动脉及双侧锁骨下动脉管壁弥漫性病变（结合临床病史考虑大动脉炎），双侧椎动脉未见明显异常。

红细胞沉降率：10mm/h。

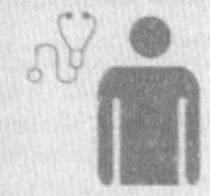

降钙素原：0.067ng/mL。

抗链球菌溶血素“O”：＜ 51.90IU/mL。

C反应蛋白：0.38mg/L。

免疫系统检查：免疫球蛋白A 2.290g/L；免疫球蛋白G 9.760g/L；免疫球蛋白M0.460g/L；补体0.990g/L；补体0.220g/L；抗 β_2 糖蛋白抗体 < 4.0CU；抗 β_2 糖蛋白抗体39.6CU；抗 β_2 糖蛋白抗体1.6CU；抗心磷脂抗体2.2CU；抗心磷脂抗体3.2CU；抗心磷脂抗体1.6CU。

主动脉CTA（图2-8-1）：累及升主动脉、主动脉弓、胸主动脉及腹主动脉近段，累及左、右冠状动脉起始处，累及头臂干、双侧颈总动脉、颈内动脉颈段、双侧椎动脉起始处，累及左侧锁骨下动脉近段致管腔闭塞；双侧颈内动脉虹吸段钙化斑块；右肾动脉起始处钙化斑块，右侧副肾动脉近段管腔狭窄；腹腔干管壁毛糙，起始处管腔中重度狭窄，远段管腔不规则扩张；前降支近段管壁增厚，管腔不规则狭窄，符合大动脉炎改变。

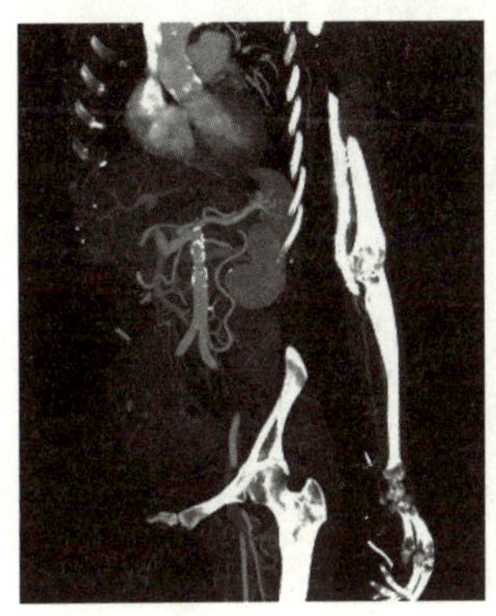
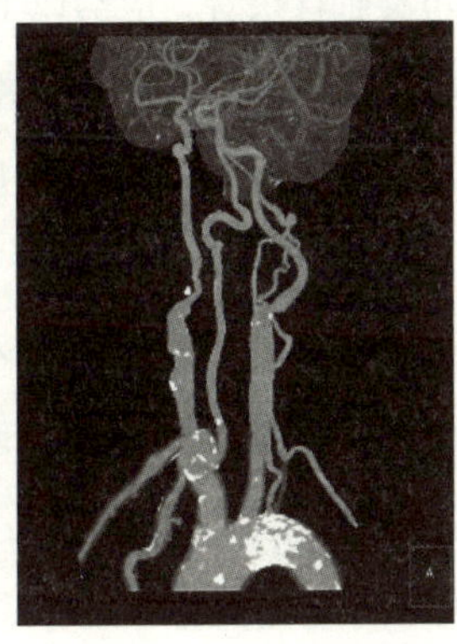
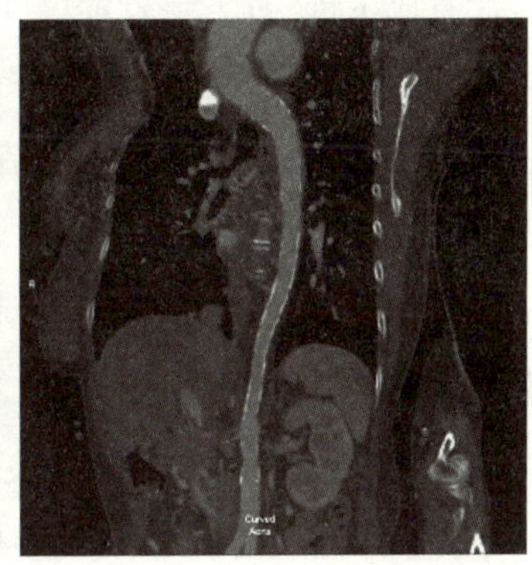

图2-8-1　动脉CTA

三、病例分析

1.病史特点

（1）患者女性，发现双上肢血压不对称1年余。测量患者右上肢血压为188/65mmHg，左上肢为127/64mmHg，左侧脉搏较右侧弱。

（2）体格检查：心尖部可闻及收缩期3级吹风样杂音，肺动脉瓣听诊区可闻及3级收缩期喷射样杂音，主动脉瓣听诊区可闻及2级喷射样杂音，双侧颈动脉、右侧锁骨下动脉可闻及血管杂音，腹主动脉、肾动脉、髂动脉等部位可闻及血管杂音。

（3）辅助检查：主动脉CTA检查示累及升主动脉、主动脉弓、胸主动脉及腹主动脉近段，累及左、右冠状动脉起始处，累及头臂干、双侧颈总动脉、颈内动脉颈段、双侧椎动脉起始处，累及左侧锁骨下动脉近段致管腔闭塞；双侧颈内动脉虹吸段钙化斑块；右肾动脉起始处钙化斑块，右侧副肾动脉近段管腔狭窄；腹腔干管壁毛糙，起始处管腔

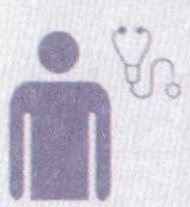

中重度狭窄，远段管腔不规则扩张；前降支近段管壁增厚，管腔不规则狭窄，符合大动脉炎改变。

（4）实验室检查：红细胞沉降率、C 反应蛋白、免疫系统检查、抗链球菌溶血素“O”、降钙素原等未见明显异常，可判断患者处于大动脉炎的稳定期。

2. 诊断和诊断依据

（1）诊断：大动脉炎（广泛型）、高血压 3 级（很高危）。

（2）诊断依据：1）患者双上肢血压不对称，左侧脉搏较右侧弱；患者右侧血压较高；由于大动脉炎已经侵犯患者双侧肾动脉，考虑患者为肾血管性高血压；2）查体可闻及血管杂音；3）CT 提示大动脉炎，诊断明确。

3. 鉴别诊断

患者血压高，全身多处部位可闻及血管杂音，应与以下疾病相鉴别。

（1）先天性主动脉缩窄：多见于男性，血管杂音位置较高，限于心前区及背部，全身无炎症活动表现，胸主动脉造影见特定部位狭窄（婴儿在主动脉峡部，成人位于动脉导管相接处）。

（2）动脉粥样硬化：多见于中老年患者，常有糖尿病、高脂血症等危险因素，伴动脉硬化的其他临床表现，血管 CTA 或血管造影有助于诊断。

（3）肾动脉纤维肌发育不良：多见于 30 岁以内的女性，病变主要在肾动脉远端 2/3 及分支狭窄，无大动脉炎的表现，病理检查显示血管壁中层发育不良，血管 CTA 或血管造影有助于诊断。

（4）血栓闭塞性脉管炎（Buerger 病）：好发于有吸烟史的年轻男性，为周围慢性血管闭塞性炎症。主要累及四肢中小动脉和静脉，下肢较常见。表现为肢体缺血、剧痛、间歇性跛行，足背动脉搏动减弱或消失。游走性浅表静脉炎，重症可有肢端溃疡或坏死等，与多发性大动脉炎鉴别一般并不困难。

四、处理方案及基本原则

1. 一般治疗

多发性大动脉炎活动期建议患者注意休息、避免感染。对发病早期有上呼吸道、肺部或其他脏器感染者，应有效控制感染，对防止病情进展有一定意义。伴有高血压的患者，应积极控制血压在 140/90mmHg 以下，有双侧颈动脉严重狭窄者，可将降压目标值适当放宽至 150/100mmHg，以保证脑供血。

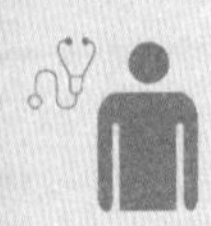

2. 针对该患者的相关诊治

（1）注意休息、避免感染，完善动脉 CTA 检查。

（2）予硝苯地平缓释片 20mg 2 次 / 天 + 贝尼地平 8mg 2 次 / 天 + 阿罗洛尔 5mg 2 次 / 天，降压治疗。

（3）予利伐沙班 20mg 1 次 / 天，瑞舒伐他汀钙片 10mg 1 次 / 天，抗血栓、降脂治疗。

（4）予激素联合传统合成改善病情抗风湿药甲氨蝶呤 10mg 1 次 / 周 + 吗替麦考酚酯胶囊 750mg 2 次 / 天，诱导缓解治疗。

（5）予泼尼松 15mg 1 次 / 天，抗炎治疗。

五、要点与讨论

1. 多发性大动脉炎的诊断标准

（1）临床表现：多发性大动脉炎大多发生于年轻人，尤其是 30 岁以内的女性。常见症状包括四肢动脉搏动的异常，如一侧或双侧桡动脉、肱动脉细弱或消失，上肢血压明显下降或测不出；一侧或双侧颈动脉搏动减弱或消失，颈动脉部可闻及收缩期杂音和震颤；上肢血压上升，而下肢血压下降，股动脉、足背动脉搏动减弱或消失等。

（2）实验室检查：多发性大动脉炎活动期实验室检查可见红细胞沉降率加快、抗链球菌溶血素“O”滴度上升以及 C 反应蛋白、类风湿因子阳性，血清白蛋白降低，球蛋白增高等。

（3）影像学检查：血管超声、动脉血管 CTA 或造影检查可明确病变部位、范围和严重程度。

2. 多发性大动脉炎的治疗要点

（1）药物治疗：急性期主要是针对炎症反应，使用激素及细胞毒性药物等，这些药物可以减轻炎症反应，降低疾病的活动性，缓解症状，同时根据患者的血压情况积极降压治疗。

（2）手术治疗：主要为支架植入术，于狭窄较重的病变处植入支架。手术的目的主要是恢复狭窄或闭塞段动脉远端的血流，以改善器官的缺血症状。如果病变处于活跃期不宜进行手术治疗，手术治疗效果可能较差且并发症发生率增高。

3. 多发性大动脉炎诊断上常见的误区

（1）忽视早期症状：多发性大动脉炎的早期症状可能并不明显，如轻微的疲劳发热、关节疼痛等，这些症状容易被忽视或与其他疾病混淆。因此需要仔细询问病史，关注患者的早期症状，避免漏诊。

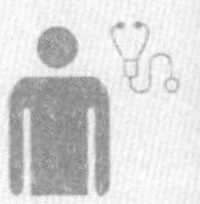

（2）过度依赖单一检查：虽然影像学检查如血管 CTA 或造影对诊断多发性大动脉炎具有重要意义，但过度依赖单一检查可能导致误诊。因为有些情况下，影像学检查可能无法捕捉到疾病的全部信息。因此，医师尤其是基层医师需要综合考虑患者的临床表现、实验室检查和影像学检查的结果，进行综合分析。

（3）混淆与其他疾病的诊断：多发性大动脉炎的症状可能与一些其他疾病相似，如风湿性疾病、结节性多动脉炎等。这些疾病的临床表现和实验室检查结果可能存在重叠，容易混淆。因此，需要仔细鉴别，避免误诊。

（4）忽视病变的广泛性：多发性大动脉炎是一种全身性疾病，可能累及多个血管和器官。然而，在诊断过程中，医生可能只关注某一部位的病变，而忽视了病变的广泛性。这可能导致治疗不全面，病情反复发作。因此，医生需要全面评估患者的病情，制定综合性的治疗方案。

4. 多发性大动脉炎患者降压药物的选择

（1）钙离子通道阻滞剂：包括二氢吡啶类和非二氢吡啶类。由肾动脉狭窄引起血压升高者达 76.2%，对于不适宜使用血管紧张素转化酶抑制剂 / 血管紧张素Ⅱ受体拮抗剂的患者（如双侧肾动脉狭窄），钙离子通道阻滞剂是安全有效的药物，且能降低高血压患者发生脑卒中事件的风险。

（2）血管紧张素转化酶抑制剂 / 血管紧张素Ⅱ受体拮抗剂：通过抑制肾素 – 血管紧张素 – 醛固酮系统的活化发挥降压作用，是治疗肾动脉狭窄引起高血压的有效降压药物，降压同时有靶器官保护作用，可减少心肌重构、降低蛋白尿等。若单侧肾动脉狭窄时优先选择血管紧张素转化酶抑制剂 / 血管紧张素Ⅱ受体拮抗剂，注意监测肾功能、尿量和电解质。严重胸腹主动脉狭窄、双侧肾动脉狭窄、单功能肾、高血钾、妊娠、血管神经性水肿患者禁用。

（3）利尿剂：通过促进水钠排泄、降低细胞外容量、降低外周血管阻力来发挥降压作用。常用利尿剂包括噻嗪类、袢利尿剂和保钾利尿剂，各种利尿剂均可通过降低有效循环血容量激活交感神经和肾素 – 血管紧张素 – 醛固酮系统，从而引起肾血管收缩，肾缺血、缺氧，因此，肾动脉狭窄性高血压慎用利尿剂。

（4）β 受体阻滞剂：由于 β 受体阻滞剂具有抑制肾素释放的作用，肾动脉狭窄性高血压患者可以选用或联合用药，尤其是合并慢性心功能不全者，还适用于高血压合并快速性心律失常、心绞痛 / 心肌梗死、慢性心力衰竭患者。禁用于哮喘、心动过缓、心脏传导阻滞的患者。

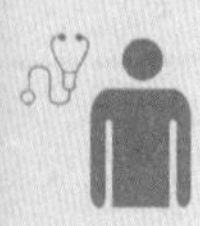

（5）其他如 α 受体阻滞剂、中枢性降压药、血管扩张剂等在高血压难以控制时可

作为选择。

5. 多发性大动脉炎的内科治疗

（1）诱导缓解期：一般指初始治疗 6 个月后达到临床缓解的时期。临床缓解需满足无全身症状，无新发或恶化的局部缺血表现，急性期炎性指标（红细胞沉降率和 C 反应蛋白）恢复至正常范围内，无新发或恶化的影像学征象。

1）糖皮质激素：初诊或治疗缓解后复发的活动期大动脉炎患者需使用足量泼尼松或其等效剂量的激素治疗，起始口服剂量为 0.8mg/kg/d~1.0mg/kg/d，持续治疗 4 ~ 8 周后逐渐减量，按每 7 ~ 10 天减 10% 的起始剂量或根据病情调整，24 周达到 10mg/d 口服，继续缓慢减至≤ 5mg/d 维持，少数病情持续缓解者可考虑停用。

2）羟氯喹：每天口服 200 ~ 400mg，可能对减少复发有利。

轻中型患者需联合口服改善病情抗风湿药，如甲氨蝶呤 7.5~15mg/7d 口服，来氟米特 10~20mg/d 口服，霉酚酸酯 1.0~1.5g/d（分 2 次）口服，硫唑嘌呤 50mg/d 口服。重型患者需加强抗炎和抗免疫治疗，尽早实现临床缓解，保护重要脏器功能。在密切监测骨髓抑制、肝肾毒性等药物不良反应的情况下，改善病情抗风湿药的口服剂量增至最大耐受剂量，如甲氨蝶呤 15 ~ 25mg/7d，来氟米特 20mg/d，霉酚酸酯 1.0 ~ 2.0g/d（分 2 次），硫唑嘌呤 50 ~ 100mg/d，或者静脉滴注环磷酰胺，每月 1 次，0.5 ~ 0.75g/m^2 体表面积，累积剂量达 6 ~ 8g 后续贯口服改善病情抗风湿药维持。重型患者存在传统改善病情抗风湿药禁忌时，可考虑生物制剂如白细胞介素 6 受体阻滞剂托珠单抗，每月静脉滴注 8mg/kg，或单抗类肿瘤坏死因子抑制剂，连续应用至少 6 个月，但目前生物制剂的疗程尚无循证医学证据。部分重型患者可考虑小分子 Janus 激酶抑制剂治疗。大动脉炎难治型患者是指经过足疗程、足量治疗后仍不能达到临床缓解的患者，应更换为另一种传统改善病情抗风湿药或由传统改善病情抗风湿药更换为生物制剂或由一种生物制剂更换为另一种生物制剂或更换为小分子 Janus 激酶抑制剂治疗。

（2）维持稳定期：诱导缓解期后，在维持大动脉炎持续缓解的前提下，糖皮质激素逐渐减量至最低维持量或停用，改善病情抗风湿药逐渐减量至最低有效剂量，生物制剂逐渐延长使用时间间隔或更换为口服的改善病情抗风湿药。

（3）大动脉炎复发期：稳定期大动脉炎患者再次出现疾病时，应将改善病情抗风湿药或更换为另一种改善病情抗风湿药或生物制剂。

其他内科治疗：抗血小板、抗凝不作为常规治疗，根据大动脉炎患者是否存在高风险脏器缺血并发症或心血管疾病如急性冠脉综合征、急性心肌梗死、卒中等酌情选择。

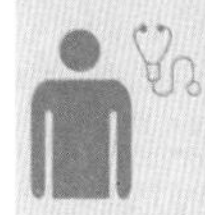

6. 多发性大动脉炎的外科治疗

（1）紧急手术指征：危及生命的极危重症大动脉炎患者，如急性 Stanford A 型主动脉夹层、主动脉瘤濒临破裂、急性冠脉综合征或急性心肌梗死等，可紧急进行外科手术以挽救患者生命。

（2）择期手术指征：在积极、充分的内科治疗控制大动脉炎活动和血管炎症后，仍需通过外科干预进一步保护脏器功能、改善预后的情况下，考虑择期外科手术，包括 1）单侧或双侧肾动脉狭窄，经内科治疗后，四联以上降压药物治疗血压仍高于 150/100mmHg 或肾脏短期内进行性缩小或肾小球滤过率进行性下降，可考虑经皮肾动脉球囊扩张术、肾动脉搭桥术、自体肾移植等；2）升主动脉增宽超过 50mm，伴或不伴主动脉瓣重度关闭不全，且有心功能恶化征象时，应根据有无全身症状、局部缺血表现的程度、炎性指标升高等确定为小复发或大复发。小复发患者原治疗药物剂量增加；大复发患者予以糖皮质激素剂量加至标准剂量，联合原有改善病情抗风湿药并考虑升主动脉置换术或升主动脉联合瓣膜置换术；3）其他如颈动脉扩张术、颈动脉搭桥术等治疗重度颈动脉狭窄，胸腹主动脉支架植入或置换术治疗胸腹主动脉夹层或动脉瘤等。

六、思考题

1. 多发性大动脉炎的分型及临床表现？

2. 多发性大动脉炎的诊断？

3. 多发性大动脉炎的治疗？

七、科普小常识

1. 什么是多发性大动脉炎？

多发性大动脉炎是一种比较少见的血管疾病。炎症损害可累及身体各个部位的大动脉及其主要分支，如胸主动脉、锁骨下动脉、肾动脉、冠状动脉、肺动脉等，是一种慢性、进展性、非特异性大血管炎，动脉以外膜起病为特征，逐渐累及全层，导致血管壁明显增厚、僵硬、顺应性下降，管腔狭窄甚至闭塞或扩张，直接影响重要脏器如脑、心、肾等的供血，使之出现相应的缺血表现。

2. 多发性大动脉炎可分为几种类型？

可分为四种类型。

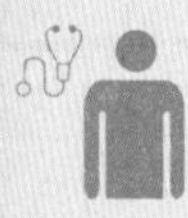

（1）头臂动脉型（主动脉弓综合征）：锁骨上动脉受累的患者可出现上肢缺血的症状，如双侧或单侧上肢无力、发凉、酸痛。颈动脉、桡动脉和肱动脉搏动减弱或消失

（无脉症）。患者颈部或者锁骨上部可听到Ⅱ级以上收缩期血管杂音。颈部动脉和椎动脉狭窄或闭塞，可引起不同程度的脑缺血症状，如头晕、头痛、记忆力减退、视力减退、视野缩小甚至失明。

（2）胸－腹主动脉型：由于缺血，下肢出现无力、酸痛、皮肤发凉和间歇性跛行，特别是髂动脉受累时症状明显。肾动脉受累时可出现高血压、头痛、头晕。胸降主动脉受累时，由于心脏排出血液大部分流向上肢，可引起上肢血压升高，导致上肢血压高于下肢。

（3）广泛型：具有上述 2 种类型的特征，多数患者病情较重。

（4）肺动脉型：本病合并肺动脉受累并不少见，约半数。上述 3 种类型均可合并肺动脉受累，单纯肺动脉受累者罕见。肺动脉高压为其晚期并发症。临床上出现心悸、气短，重者心功能衰竭，肺动脉瓣区可闻及收缩期杂音，肺动脉瓣第 2 心音亢进。

3. 多发性大动脉炎的治疗方式主要有哪些?

多发性大动脉炎的治疗方式主要包括药物治疗和手术治疗。

药物治疗：首选主要治疗药物为糖皮质激素、免疫抑制剂，还可联合生物制剂、Janus 激酶抑制剂等有助于控制疾病活动及减少糖皮质激素剂量。

手术治疗：对于严重的多发性大动脉炎患者，出现动脉瘤或不可逆的动脉狭窄 / 闭塞时，可能需要进行介入手术治疗，以恢复血管的正常结构和功能。

多发性大动脉炎是一种慢性血管炎症性疾病，可能影响主动脉及其主要分支，大多数为进展性或复发 / 缓解交替的动脉炎，需长期治疗。儿童患者相较于成人更容易出现全身炎症及广泛血管受累，且易出现复发。了解该疾病的症状、诊断和治疗方法对于及时发现和治疗疾病至关重要。严格遵医嘱进行药物治疗和手术治疗可以帮助患者控制炎症、缓解症状，提高生活质量。

（编者 李丽娟）

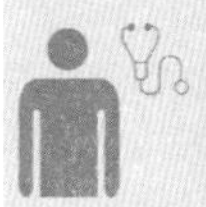

第三章

心力衰竭

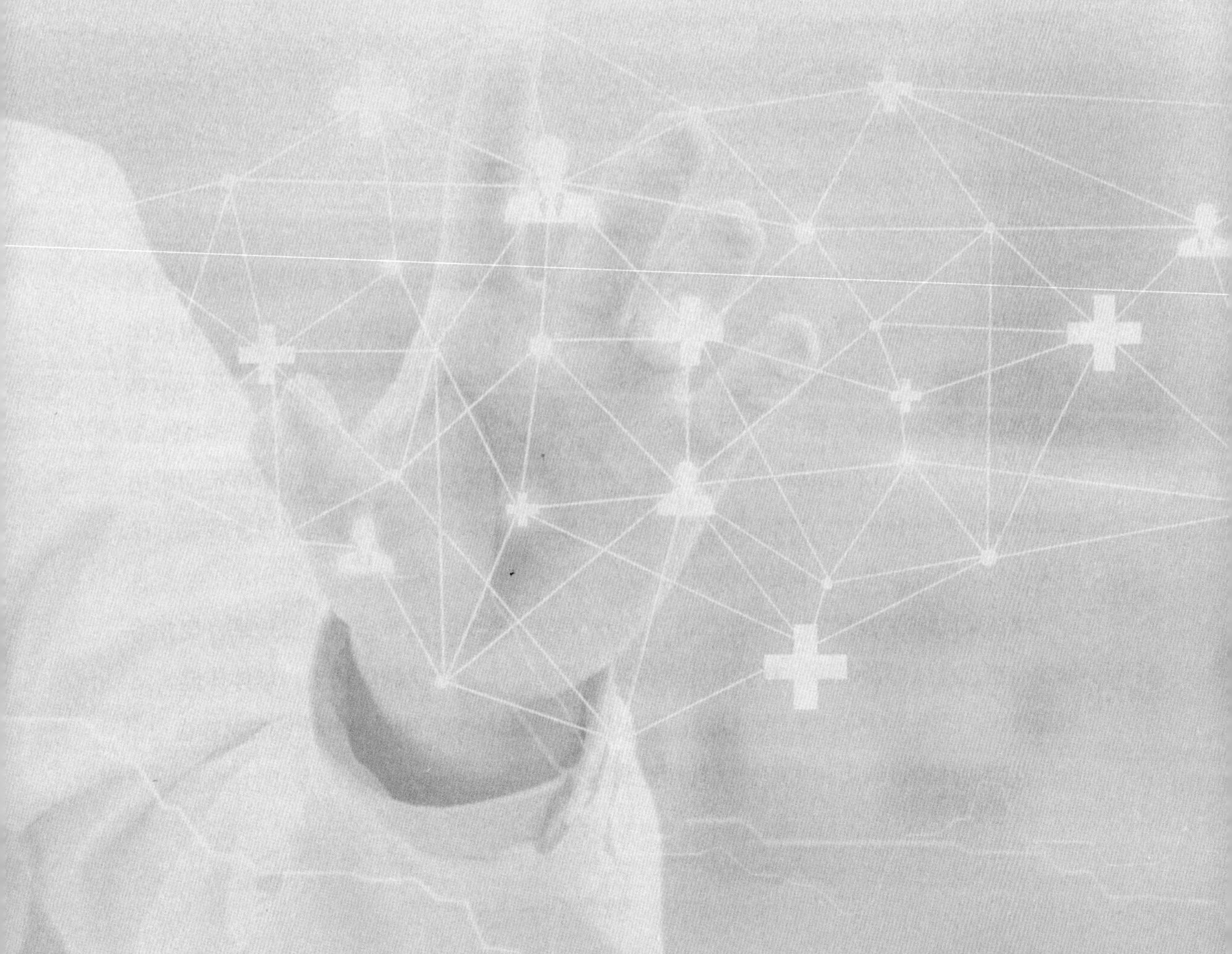

第一节　缺血性心脏病引起心力衰竭（案例18）

核心提示

❖明确慢性心力衰竭患者的日常生活中注意事项。

❖掌握慢性心力衰竭的药物规范化治疗方案。

❖明确患者的个体化治疗药物的选择。

一、病历资料

1. 病史

闫××，女，67岁，主因“间断气紧1周，加重1天”入院。

患者于1周前开始出现气紧，常发生于活动时，未重视，无双下肢水肿，1天前无明显诱因上述症状加重，日常活动即可诱发，近期时有症状，不伴咳嗽、咳痰，有夜间阵发性呼吸困难，不伴双下肢水肿，就诊于我院急诊科查B型利钠肽升高，考虑心力衰竭，为进一步诊治收住我科。

患者于10年前因急性心肌梗死于某三甲医院行冠状动脉介入治疗，术后长期服用阿司匹林、阿托伐他汀，病情稳定，无胸憋、胸痛。1年前再次因胸痛就诊于我院，诊断为不稳定型心绞痛，行药物球囊扩张术。

既往有高血压病史25年，血压最高为180/96mmHg，口服苯磺酸氨氯地平、美托洛尔等药物，血压控制尚可。有甲状腺功能减退病史。患者否认糖尿病史，母体体健，父患高血压；已婚，已育；无烟酒嗜好；否认肝炎、结核病史；否认外伤史；否认输血史；否认食物、药物过敏史；家族史无特殊记载。

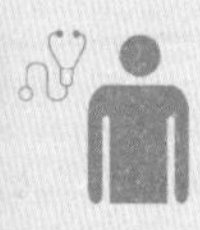

2. 体格检查

查体：体温 36.3℃，脉搏 113 次 / 分，呼吸 25 次 / 分，血压 143/87mmHg。一般情况可，颜面无浮肿，颈静脉无怒张，肝颈静脉反流征阴性，双肺底可闻及少量湿啰音，心率 113 次 / 分，心律整齐，心脏各瓣膜听诊区未闻及病理性杂音。腹软，无压痛、反跳痛，肝、脾肋下未触及。双下肢无水肿。

3. 实验室和辅助检查

甲状腺功能：游离三碘甲状腺原氨酸 3.54pmol/L，游离甲状腺素 16.7pmol/L，促甲状腺素 3.03mIU/L。

血常规：白细胞计数 7.9×10^9/L，中性粒细胞百分比 75%，中性粒细胞计数 1.13×10^9/L，血红蛋白 158.0g/L。

血糖：空腹血糖 5.2mmol/L，糖化血红蛋白百分比 6.5%。

B 型利钠肽：3278pg/mL。

血脂：总胆固醇 4.31mmol/L，低密度脂蛋白胆固醇 2.55mmol/L，甘油三酯 1.26mmol/L。

肾功能：尿素氮 5.12mmol/L，血肌酐 61 μmol/L。

肝功能：丙氨酸氨基转移酶 16.52IU/L，白蛋白 41g/L。

4. 初步诊断

心力衰竭（心功能Ⅲ级）、冠状动脉粥样硬化性心脏病、经皮冠状动脉介入治疗术后、高血压 3 级（很高危）、甲状腺功能减退症。

二、诊治经过

患者近 1 周出现活动后胸憋气紧，休息可缓解，1 天前加重，并出现夜间阵发性呼吸困难。既往有冠心病史，曾行经皮冠状动脉介入术，查体时双下肺可闻及少量湿啰音，患者入院时查 B 型利钠肽明显升高，初步考虑心力衰竭（心功能Ⅲ级），予螺内酯及呋塞米降低心脏负荷，伊伐布雷定控制心率，予地高辛等正性肌力药物增加心输出量，沙库巴曲缬沙坦降血压，患者糖化血红蛋白百分比升高，予达格列净对症治疗。后患者病情好转出院。患者入院后的相关检查及检查结果如下：

心脏超声（图 3-1-1）：室间隔与前壁心尖段室壁运动消失，回声增强，心尖圆钝。左心扩大，二尖瓣少量反流，左心功能减低，射血分数 21%。

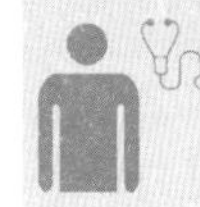

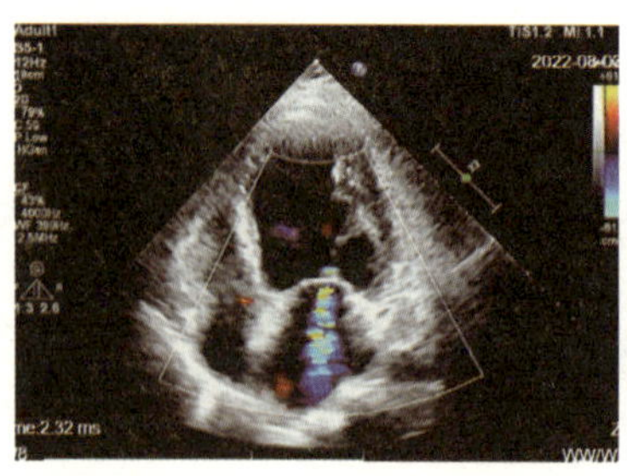

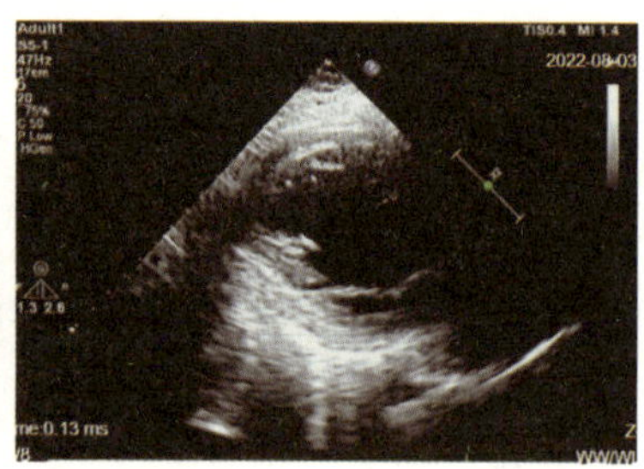

图 3-1-1　心脏彩超

胸部 X 线片：双肺纹理增多，右肺陈旧性病灶，右肺门影增大，心影增大，双侧胸膜增厚。

三、病例分析

1. 病史特点

（1）患者女性，67 岁，以“间断气紧 1 周，加重 1 天”为主诉。1 周前开始出现活动后胸憋、气短，休息可缓解，1 天前加重，伴夜间阵发性呼吸困难，精神差，食欲减退。

（2）患者于 10 年前因急性心肌梗死于某三甲医院行冠状动脉介入治疗，术后长期服用阿司匹林、阿托伐他汀稳斑，无胸憋胸痛。1 年前再次因胸痛就诊于我院，诊断为不稳定型心绞痛，行药物球囊扩张术。既往有高血压病史 25 年，血压最高为 180/96mmHg，口服氨氯地平、美托洛尔等药物，血压控制尚可。有甲状腺功能减退病史。

（4）体格检查：患者一般情况可，颜面无浮肿，颈静脉无怒张，肝颈静脉反流征阴性，双肺底可闻及少量湿啰音，心率 85 次 / 分，心律整齐，心脏各瓣膜听诊区未闻及病理性杂音。腹软，无压痛、反跳痛，肝、脾肋缘下未触及。双下肢无水肿。

（5）辅助检查：B 型利钠肽升高，心脏超声提示全心扩大，射血分数 21%，胸部 X 线片提示心影增大。

2. 诊断和诊断依据

（1）诊断：心力衰竭（心功能Ⅲ级）、冠状动脉粥样硬化性心脏病、经皮冠状动脉介入治疗术后、高血压 3 级（很高危）、甲状腺功能减退症。

（2）诊断依据：1）活动后胸憋、气短伴夜间阵发性呼吸困难；2）双下肺可闻及湿啰音；3）心脏超声提示全心扩大，射血分数 21%；4）胸部 X 线片提示心影增大；5）B 型利钠肽升高。

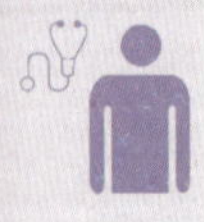

3. 鉴别诊断

引起呼吸困难的原因很多，临床主要可见以下几种，需与本病相鉴别。

（1）与肺源性呼吸困难相鉴别。肺源性呼吸困难是因呼吸系统疾病引起肺通气、换气功能不良，肺活量降低，血中缺氧和二氧化碳浓度增高所致。其临床表现可分为三种类型。

1）吸气性呼吸困难：由上呼吸道炎症、水肿、肿瘤或异物等引起狭窄或梗阻所致。如先天性喉喘鸣、喉炎、喉头水肿、喉痉挛、会厌炎、上呼吸道异物等。另外，呼吸肌尚薄弱的婴幼儿，仅有鼻塞亦能引起吸气性呼吸困难。吸气性呼吸困难的临床特点为吸气时呈现三凹征，吸气时间延长，呼吸次数反而减少；吸气时伴有高调喉喘鸣。

2）呼气性呼吸困难：由下呼吸道炎症、水肿、痉挛或异物等引起狭窄或梗阻所致。其特点为呼气费力、延长而慢，常伴有呼气性喘鸣音。可见于急性支气管炎、毛细支气管炎、急性肺炎、支气管哮喘、支气管异物、肺气肿、肺水肿、胸腔积液、气胸等。

3）混合性呼吸困难：由于广泛性肺部病变，使肺泡换气面积减少而产生。其特点为呼气和吸气均有困难，呼吸频率增快。多见于肺炎、大块肺不张、大量胸腔积液、自发性气胸等。

（2）与血源性呼吸困难相鉴别。严重贫血时由于红细胞减少，携氧能力下降，血氧含量减少，会出现呼吸困难，活动量增大时更加明显。如长期严重贫血可因心肌缺血、缺氧，最后导致心功能不全，发生呼吸困难。这种呼吸困难常表现为呼吸浅而快。

（3）与中毒及代谢异常性呼吸困难相鉴别。一氧化碳中毒、氰化物中毒亦可使血红蛋白携氧功能下降，造成组织缺氧，出现呼吸困难。酸中毒时血液酸碱度下降，刺激颈动脉窦与主动脉体化学感受器，直接或反射性地兴奋呼吸中枢，使呼吸加深加快，其特点是深而大。

（4）与癔症性呼吸困难相鉴别。癔症性呼吸困难常有发作性过度换气或屏气，无缺氧表现。常因换气过度而发生呼吸性碱中毒，出现手足搐搦症。癔症在小儿时期少见。

四、处理方案及基本原则

1. 一般治疗

卧床休息，监测出入量，低流量吸氧，限制液量，限钠摄入。对于临床心衰阶段，治疗原则或目标为改善或消除症状和体征，逆转或延缓心脏重构，降低病死率或致疾率。慢性收缩性心力衰竭的药物治疗步骤主要包括 1）体液潴留患者应用利尿剂；2）尽可能加用血管紧张素转化酶抑制剂或血管紧张素Ⅱ受体拮抗剂和 β 受体阻滞剂；3）无禁忌

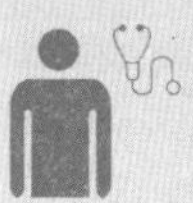

证者可加用醛固酮拮抗剂；4）在上述药物已达循证剂量，但患者症状改善仍不满意时可加用伊伐布雷定；必要时加用地高辛。

2. 针对该患者的相关诊治

（1）入院后进一步完善血常规、肝功能、肾功能、甲状腺功能、心脏超声、胸部 X 线片检查等。

（2）低盐、低脂饮食。

（3）调整药物治疗方案。

1）加用螺内酯 20mg 2 次 / 天，呋塞米 20mg 1 次 / 天；2）停用氨氯地平，换用沙库巴曲缬沙坦 25mg 2 次 / 天，根据血压情况调整至 50mg 2 次 / 天；3）停用酒石酸美托洛尔片，换用美托洛尔缓释片，逐渐调整剂量至 95mg/d；4）患者心率仍偏快，加用伊伐布雷定 5mg 2 次 / 天；5）加用达格列净 10mg 2 次 / 天；6）加用地高辛 0.125mg 1 次 / 天；7）根据血脂管理指南，患者低密度脂蛋白胆固醇不达标，加用依折麦布协同阿托伐他汀调脂治疗。

3. 社区随访

根据患者情况制定随访频率和内容，心衰住院患者出院后 2 ~ 3 个月内（心衰的易损期）死亡率和再住院率高达 15% 和 30%。优化治疗是降低易损期心血管事件发生率的关键，因患者病情不稳定，需进行药物调整和监测，应适当增加随访频率。建议在出院后 1 ~ 2 周即开始进行早期随访，2 周 1 次，病情稳定后对大多数患者，合理的间隔时间是每 3 ~ 6 个月评估 1 次，部分患者需要更频繁地监测和随访。随访内容：

（1）监测症状、体征、血压、心率、心律、体重、肾功能和电解质。

（2）评估容量状态，调整利尿剂的种类和剂量。

（3）如果血容量稳定，调整神经内分泌拮抗剂以达到最大耐受或目标剂量；门诊患者应每 2 周考虑调整治疗方案，在初诊 3 ~ 6 个月内实现指南推荐的药物治疗目标，在临床稳定的患者中，更快速地滴定也是合理的。

（4）经过 3 ~ 6 个月优化药物治疗后，评估是否有国际疾病分类和心脏再同步治疗指征；对于严重的症状性慢性二尖瓣反流患者，在考虑经导管修复之前，应先对指南指导药物治疗进行优化。

（5）针对病因的治疗。

（6）合并症的治疗。

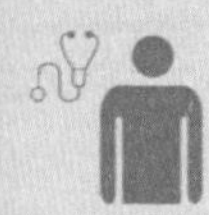

（7）评估治疗依从性和不良反应。

（8）推荐检测 B 型利钠肽来评估心衰患者的病情严重程度及预后恢复情况，必要时行胸部影像学、动态心电图等检查，通常在规范化治疗后 3 个月、临床状况发生变化以及每 6 个月 1 次的病情评估时进行。

（9）关注患者活动能力和心脏功能，可使用调查问卷对患者的健康状况进行监测。

（10）关注有无焦虑和抑郁。

（11）心脏专科医生应每年与患者进行 1 次病情讨论，审查当前的治疗方案，评估预后，制定后续治疗方案或植入心脏辅助装置或进行心脏移植，病情和治疗方案稳定的慢性心衰患者可在社区或基层医院进行随访。

（12）对于左心室射血分数恢复到 40% 以上的患者，在没有明确的、不可逆的病因时，应坚持指南指导药物治疗。

（13）鼓励患者进行心脏康复。

五、要点与讨论

1. 呼吸困难鉴别诊断

尽管呼吸困难病因众多，但临床上接近 80% 的呼吸困难大多是由心肺疾病所致。因此，呼吸困难的病因诊断，基本上就是心肺疾病所致肺源性呼吸困难和心源性呼吸困难二者之间的快速鉴别诊断。

（1）对呼吸困难患者优先评估其是否存在危及生命的情况，如气道异物阻塞、张力性气胸、心包填塞等，尤其是快速甄别隐匿和不典型的潜在致命的紧急状态。在排除危及生命的紧急情况后，需快速评估患者生命体征，判断病情危重程度，并作出危险分层，重点为迅速判断患者的气道、呼吸、循环情况。在稳定生命体征的同时，快速询问患者病史，因为病史可为呼吸困难病因的鉴别诊断提供重要的线索。

（2）询问患者起病急缓，急性起病者，需警惕和考虑急性心衰、气胸、急性肺栓塞、急性心包填塞等。缓慢起病者，多系慢性心肺疾病所致，而反复发作性呼吸困难，提示支气管哮喘发作等。

（3）关注患者呼吸困难的特点，观察其呼吸困难系吸气性呼吸困难、呼气性呼吸困难，抑或混合性呼吸困难，其呼吸困难特点不同，提示不同的基础疾病。

（4）关注呼吸困难的伴随症状、体位、意识及心肺体征。伴胸痛者，需警惕和除外急性冠脉综合征、急性肺栓塞、张力性气胸、急性心包炎、心包填塞、大叶性肺炎等；端坐呼吸多考虑左心衰及重症哮喘；意识改变者，需考虑肺性脑病、缺血缺氧性脑病、代谢性脑病等。

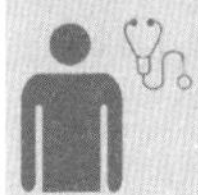

根据呼吸困难患者的病史、呼吸困难特点、意识、体位及伴随症状和心肺体征，基

本上可为肺源性呼吸困难和心源性呼吸困难提供重要的鉴别诊断线索和信息，并依此快速作出急诊鉴别诊断方向。然而，部分呼吸困难患者，仅凭其病史和临床特征等并不能作出心肺疾病的快速鉴别诊断，需借助急诊床旁即时检测，相关检验学及影像学等检查方可明确诊断。

2. 心力衰竭诊断和评估

心衰的诊断和评估依赖于病史、体格检查、实验室检验、心脏影像学和功能检查。慢性心衰的诊断流程如下（图 3-1-1）。首先，根据病史、体格检查、心电图、胸部影像学检查判断有无心衰的可能性；然后，通过血浆 B 型利钠肽检测和超声心动图明确是否存在心衰，参考下文中诊断标准（表 3-1-1），结合具有针对性的特殊检查进一步确定心衰的病因、诱因和分型；最后，还需评估病情的严重程度及预后，以及是否存在并发症及合并症。全面准确的诊断与评估是给予心衰患者有效治疗的前提和基础。

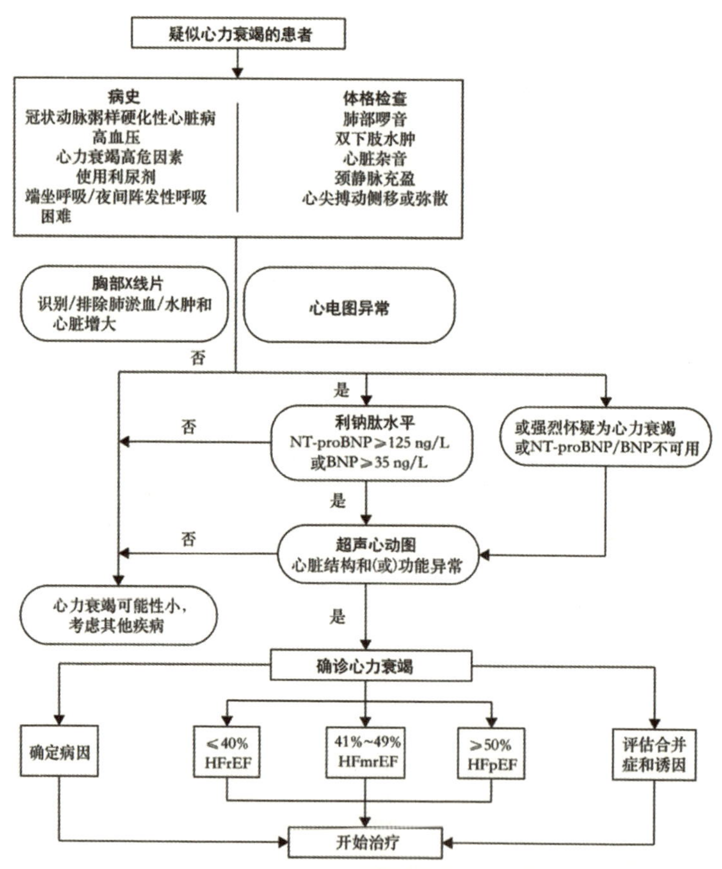

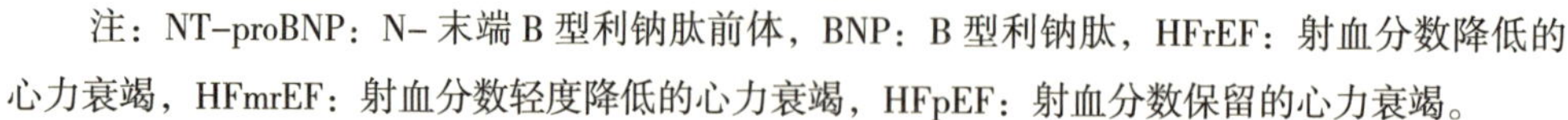
注：NT-proBNP：N- 末端 B 型利钠肽前体，BNP：B 型利钠肽，HFrEF：射血分数降低的心力衰竭，HFmrEF：射血分数轻度降低的心力衰竭，HFpEF：射血分数保留的心力衰竭。

图 3-1-1　慢性心力衰竭的诊断流程

表 3-1-1　心力衰竭的分类和诊断标准

分类	诊断标准	备注
HFrEF		
HFrEF	1. 症状和（或）体征 2.LVEF ≤ 40%	随机临床试验主要纳入此类患者，有效的治疗已得到证实
HFimpEF	1. 病史 2. 既往 LVEF ≤ 40%，治疗后随访 LVEF>40%，并较基线增加≥ 10% 3. 存在心脏结构（如左心房增大、左心室肥大）或左心室充盈受损的超声心动图证据	LVEF 改善并不意味着心肌完全恢复或左心室功能正常化；LVEF 也可能还会降低
HFmrEF	1. 症状和（或）体征 2.LVEF 41%~49%	此类患者临床特征、病理生理、治疗和预后尚不清楚，单列此组有利于对其开展相关研究
HFpEF	1. 症状和（或）体征 2.LVEF ≥ 50% 3. 存在左心室结构或舒张功能障碍的客观证据，以及与之相符合的左心室舒张功能障碍 / 左心室充盈压升高 [a]	需要排除患者症状是由非心脏疾病所致的

注：HFrEF 为射血分数降低的心力衰竭，HFimpEF 为射血分数改善的心力衰竭，HFmrEF 为射血分数轻度降低的心力衰竭，HFpEF 为射血分数保留的心力衰竭，LVEF 为左心室射血分数；a：左心室舒张功能障碍 / 左心室充盈压升高包括血浆利钠肽升高［窦性心律：B 型利钠肽（BNP）>35ng/L 和（或）N- 末端 B 型利钠肽前体（NT-proBNP）>125ng/L；心房颤动：BNP ≥ 105ng/L 或 NT-proBNP ≥ 365ng/L］，静息或者负荷下超声心动图或心导管检查的结果异常［运动过程中超声心动图测得二尖瓣舒张早期血流速度与组织多普勒瓣环舒张早期运动速度比值（E/e′）>14。有创血流动力学检查，静息状态下肺毛细血管楔压（PCWP）≥ 15mmHg（1mmHg=0.133kPa）或左心室舒张末期压力≥ 16mmHg，或负荷状态下 PCWP ≥ 25mmHg］。

3. 心力衰竭药物规范化治疗的重要性

药物治疗是心衰患者治疗的基石，为患者开具心衰指南建议的有循证医学证据的药物处方是确保患者得到最佳治疗的重要方法。因此尤其强调指南指导药物治疗，建议医务人员依据指南为心衰患者开具药物及调整方案。

实现指南指导药物治疗的关键是遵循两个原则：个体化原则和综合治疗原则。个体化指根据每位患者的具体情况，应用适合于该患者的治疗药物和剂量。综合性原则指生活方式调整与药物治疗相结合，药物治疗中抗心衰治疗与其他状况的治疗相结合。实现指南指导药物治疗一方面对医师专业知识和技能有一定要求，另一方面也受到患者依从性的影响。提高患者依从性可从这几个方面着手，如从医院内开始治疗，通过联合和长

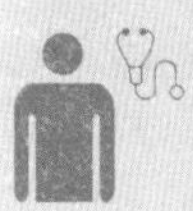

效制剂简化给药方案以及加强医患之间的沟通等。可根据下图（图 3-1-2）以及患者个体化情况选择药物联合治疗。

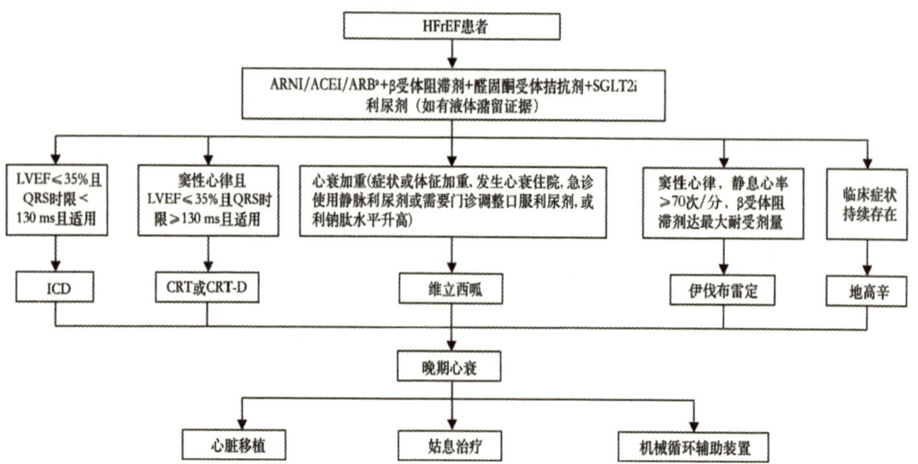

注：ACEI：血管紧张素转化酶抑制剂；ARB：血管紧张素Ⅱ受体拮抗剂；ARNI：血管紧张素受体脑啡肽酶抑制剂；SGLT2i：钠－葡萄糖协同转运蛋白 2 抑制剂；LVEF：左心室射血分数；CRT：心脏再同步治疗；CRT-D：心脏再同步治疗除颤器。

图 3-1-2　射血分数降低的心力衰竭患者诊治流程

六、思考题

1. 心力衰竭的预防措施有哪些？

2. 心力衰竭患者口服洋地黄类药物是必要的吗？使用时机的选择？

3. 心力衰竭药物规范治疗“新四角”指什么？

4. 哪些情况需要转诊？

七、科普小常识

心脏康复治疗是指什么？

心脏康复治疗不仅仅是药物治疗，还包括运动、营养、心理（含睡眠）和生活方式指导。心脏康复治疗一是能降低再发心血管事件及心肌梗死的风险，减少反复住院和不必要的血运重建，二是让患者恢复到最佳体力与精神状态，恢复社会功能。运动是心脏康复治疗的核心手段。通过有效强度的运动刺激，患者可改善血管内皮功能，稳定冠状动脉斑块，促进侧支循环建立，改善心脏功能。

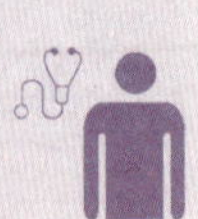

（编者　王东霞）

第二节　暴发性心肌炎导致急性心衰（案例 19）

核心提示

❖把握暴发性心肌炎导致急性心衰的诊断方法。

❖明确暴发性心肌炎导致急性心衰治疗药物的选择。

一、病历资料

1. 病史

梁 ××，男，17 岁，发病急，主因“间断发热 20 天”入院。

20 天前开始出现间断发热，体温最高达 39.5℃，伴恶心、呕吐，呕吐物为胃内容物，无血块、咖啡样物质，3 天后发热逐步减退，开始出现咳嗽，有黄白痰，6 天前洗头时受凉，后搬重物，随后开始出现发热症状，体温最高 40.2℃，伴恶心、食欲减退、咳嗽，咳黄白痰，不易咳出。今为求进一步诊疗，就诊于我院急诊，查心肌酶、N- 末端 B 型利钠肽前体明显升高，心电图可见完全性右束支传导阻滞，急诊给予对症治疗。自发病以来，精神差，食欲差，睡眠一般，大小便未见明显异常。

2. 体格检查

查体：体温 39℃，脉搏 73 次 / 分，呼吸 23 次 / 分，血压 97/59mmHg。双肺呼吸音粗，可闻及干、湿性啰音，心率 73 次 / 分，律齐，各瓣膜区未闻及病理性杂音。腹软，无压痛、反跳痛，肝、脾肋下未触及。双下肢无水肿。

3. 实验室和辅助检查

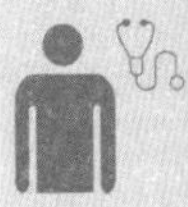

胸部 CT：未见明显异常。

肝功能：丙氨酸氨基转移酶 41.79IU/L，天冬氨酸氨基转移酶 157.68IU/L，白蛋白 37.09g/L，总胆红素 6.17 μmol/L，直接胆红素 1.13 μmol/L，间接胆红素 5.04 μmol/L。

肾功能：尿酸 440.51 μmol/L，尿素 6.93mmol/L，血肌酐 89.0 μmol/L。

电解质：钾 4.19mmol/L，钠 130.74mmol/L，氯 96.61mmol/L。

血常规：白细胞计数 10.53×10^9/L，中性粒细胞计数 7.98×10^9/L，淋巴细胞计数 1.15×10^9/L，单核细胞计数 1.34×10^9/L，红细胞计数 4.61×10^{12}/L，血红蛋白 131g/L，红细胞比容 0.382，血小板计数 243×10^9/L。

C 反应蛋白：102.61mg/L。

凝血：凝血酶原时间 15.1 秒，国际标准化比值 1.40，活动度 59%，活化部分凝血活酶时间 30.3 秒，D– 二聚体 680ng/mL。

心脏指标：心肌肌钙蛋白 I ＞ 50.00ng/mL，肌酸激酶同工酶 42.03ng/mL，肌红蛋白 104.7ng/mL，N– 末端 B 型利钠肽前体 8121pg/mL。

血气分析：酸碱度 7.457，二氧化碳分压 31.4mmHg，氧分压 40.9mmHg，实际碱剩余 –0.9mmol/L，标准碱剩余 –1.8mmol/，葡萄糖浓度 7.1mmol/L，乳酸浓度 2.2mmol/L，氧饱和度 77.6%。

心电图：窦性心律，完全性右束支传导阻滞。

4. 初步诊断

暴发性心肌炎？心力衰竭、心律失常（完全性右束支传导阻滞）、肝功能不全。

二、诊治经过

患者主因“间断发热 20 天”入院。患者有发热、咳嗽、咳痰、恶心、呕吐等症状，否认有高血压、高脂血症、血糖异常病史，无烟酒嗜好。查体示双肺呼吸音粗，可闻及干、湿性啰音，心率 73 次 / 分，律齐，各瓣膜听诊区未闻及病理性杂音。腹软，肝、脾肋下未触及。双下肢无水肿，心肌坏死标志物阳性。心电图检查示右束支传导阻滞，血气分析示 I 型呼吸衰竭、肝功能异常，炎症指标高表现，初步考虑暴发性心肌炎、心力衰竭、心律失常（完全性右束支传导阻滞）、肝功能不全。患者入院后的相关检查及检查结果如下：

血气分析：酸碱度 7.347，氧分压 77.4mmHg，二氧化碳分压 38.0mmHg，还原血红蛋白 5.8%，含铁血红蛋白 0.1%，实际碳酸氢盐 20.4mmol/L，标准碳酸氢盐 20.5mmol/L，标准碱剩余 –4.8mmol/L，氧饱和度 94.1%，乳酸 4.15mmol/L。

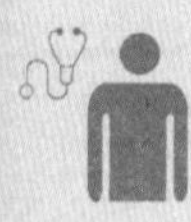

血常规：白细胞计数 11.02×10^9/L，中性粒细胞计数 7.76×10^9/L，淋巴细胞计数

2.15×10^9/L，红细胞计数4.32×10^{12}/L，血红蛋白121g/L，血小板计数257×10^9/L。

C反应蛋白：97.17mg/L。

降钙素原：1.174ng/mL。

尿常规：蛋白质（-），酸碱度5.0，隐血（-），酮体（+），白细胞（-），比重（折射法）1.012。

心脏指标：血清肌酸激酶同工酶90ng/mL。肌红蛋白108.2ng/mL，高敏肌钙蛋白I117233.3pg/mL，B型利钠肽993.00pg/mL。

凝血：凝血酶原时间13.5秒，国际标准化比值1.25，活动度70%，D-二聚体556ng/mL。

肝功能：丙氨酸氨基转移酶48.06IU/L，天冬氨酸氨基转移酶143.42IU/L，白蛋白33.54g/L。

肾功能：尿酸475.85μmol/L，尿素6.46mmol/L，血肌酐84.2μmol/L。

血脂：总胆固醇2.54mmol/L，甘油三酯1.14mmol/L，高密度脂蛋白胆固醇0.40mmol/L，低密度脂蛋白胆固醇1.78mmol/L。

电解质：钾3.64mmol/L，钠134.34mmol/L，氯98.30mmol/L。

甲状腺功能、传染病系列、便常规：未见明显异常

床旁心脏彩超：左室壁中下段运动弥漫性减弱，二、三尖瓣反流（少量），心包积液（少量），左心功能减低。

心脏彩超：射血分数53%，心肌回声增高，心包积液（微量）。

心电图（图3-2-1）：窦性心律，心电轴右偏，一度房室传导阻滞，Ⅰ、aVL导联Q波形成，完全性右束支传导阻滞。

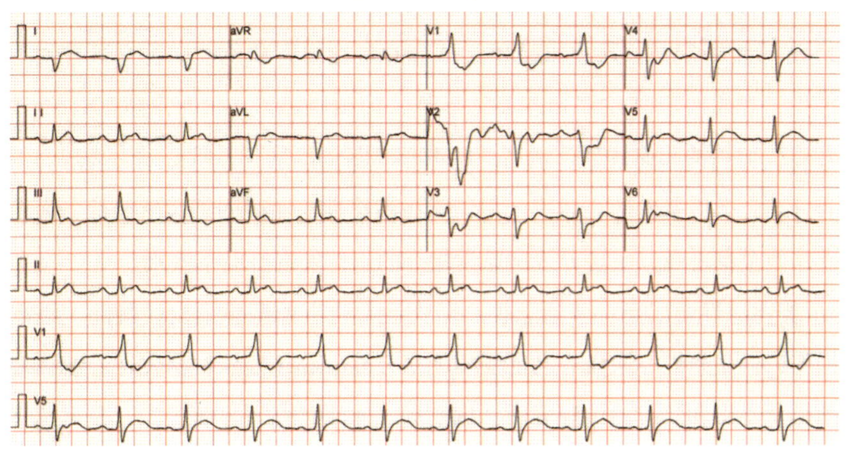

图3-2-1　心电图

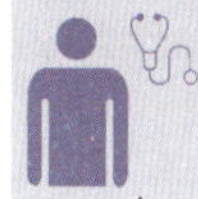

三、案例分析

1. 病史特点

（1）患者男性，17 岁，主因“间断发热 20 天”入院。

（2）体格检查：查体示双肺呼吸音粗，可闻及干、湿性啰音，心率 73 次 / 分，律齐，各瓣膜听诊区未闻及病理性杂音。

（3）辅助检查：心电图检查示右束支传导阻滞。

（4）实验室检查：心脏指标示心肌酶肌钙蛋白、N– 末端 B 型利钠肽前体明显升高，血气分析示 I 型呼吸衰竭，肝功能异常。

2. 诊断和诊断依据

（1）诊断：暴发性心肌炎、急性心力衰竭、肝功能异常、完全性右束支传导阻滞。

（2）诊断依据：1）患者男性，既往体健，主因“间断发热 20 天”入院；2）有典型的前驱感染史，体温 39℃；血压 97/59mmHg，呼吸增快，双肺可闻及湿啰音；3）查心肌酶肌钙蛋白、N– 末端 B 型利钠肽前体明显升高。心电图可见完全性右束支传导阻滞。床旁心脏彩超示左室壁中下段运动弥漫性减弱，二、三尖瓣反流（少量），心包积液（少量），左心功能减低。

3. 鉴别诊断

患者主要表现为间断发热、咳嗽、咳痰、恶心、呕吐，需与急性心肌梗死、脓毒性心肌病、普通急性心肌炎、应激性心肌病等相鉴别。

（1）急性心肌梗死：尤其是大面积心肌梗死可出现肺淤血导致循环衰竭、休克，心电图变化及心肌标志物超敏肌钙蛋白 I/ 肌钙蛋白 I 和 B 型利钠肽 /N– 末端 B 型利钠肽前体显著升高，是最需要与暴发性心肌炎鉴别的疾病。主要通过冠状动脉造影与暴发性心肌炎进行鉴别，同时结合心脏核磁共振、炎症因子等综合评估。

（2）脓毒性心肌病：严重细菌感染休克时毒性损害和免疫损害也可导致心肌轻重不等的损伤，严重时心脏收缩功能显著下降，超敏肌钙蛋白 I/ 肌钙蛋白 I 和 B 型利钠肽 /N– 末端 B 型利钠肽前体显著增高，超声心动图也可见到心肌低动力表现，细胞因子水平也会升高，类似暴发性心肌炎。但该类患者早期有明确的细菌感染灶、血白细胞显著升高及其他全身表现，血培养或病原学检查的阳性发现有助于鉴别。

（3）普通急性心肌炎：普通急性心肌炎通常也有前期感染史、胸闷、心悸等症状及心肌损伤，但是急性心肌炎心功能受损明显较轻，临床症状较暴发性心肌炎轻，无明显血流动力学障碍和严重的传导异常，细胞因子水平增高不显著，尤其是可溶性生长刺激表达基因 2 蛋白水平 < 780nmol/L；病情可长期迁延而成为慢性心肌炎或心肌病改变。

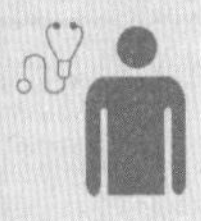

（4）应激性心肌病：又称左心室心尖部气球样变综合征。该病多见于女性，有强烈的心理应激作为诱因。临床表现为心脏功能严重损害，高敏肌钙蛋白 I 和 N- 末端 B 型利钠肽前体显著增高，与急性心肌梗死非常相似，但冠状动脉造影没有固定狭窄，合理治疗能迅速康复。嗜铬细胞瘤交感危象时也可模拟强烈应激而诱发应激性心肌病。左心室造影及心肌活检可帮助明确诊断。另外，暴发性心肌炎心脏功能损伤严重时少数患者心脏也有气球样改变，要结合病史及血液细胞因子检测予以鉴别。

四、处理方案及基本原则

1. 一般治疗

绝对卧床休息，积极进行一般对症治疗和支持治疗，监测出入量、生命体征，吸氧，限制液量，限制钠的摄入，给予高营养、易消化食物，给予患者可改善心肌能量代谢的药物，如曲美他嗪，补充维生素，给予质子泵抑制剂防止应激性溃疡和消化道溃疡，高热时予物理降温。

2. 针对该患者的相关诊治

（1）入院后进一步完善血常规、肝功能、肾功能、甲状腺功能、心脏彩超、胸部 X 线片检查等。

（2）低盐、低脂、优质蛋白饮食。

（3）调整药物治疗方案。

1）给予甲泼尼龙 80mg 1 次 / 天，静脉输注冲击治疗。

2）给予人免疫球蛋白 20mg 1 次 / 天，静脉输注，连续 5 天。

3）给予维生素 C、辅酶 Q10、曲美他嗪改善心肌能量代谢。

4）保肝治疗：加用异甘草酸镁 200mg 1 次 / 天静脉输注，葡醛内酯 200mg 1 次 / 天。

5）针对心力衰竭：重组人脑利钠肽静脉输注联合袢利尿剂间断利尿。

6）根据患者生命体征及心电监护情况，随时准备高级生命支持治疗。

3. 转诊及社区随访

暴发性心肌炎患者出院后需进行规律评估，包括临床表现、生物标志物、静息心电图、动态心电图、心脏超声、心脏磁共振成像等。所有暴发性心肌炎患者出院 3 ~ 6 个月内，应避免中等到高等强度的运动。对于“痊愈性心肌炎”和“恢复性心肌炎”，接受心脏运动康复训练，患者可获益。心肌炎患者在急性期禁止接受心脏康复运动训练。对于巨细胞性、嗜酸性、结节性及免疫检查点抑制剂相关心肌炎患者，推荐激素或免疫抑制剂治疗。心内膜心肌活检提示无病毒感染的慢性淋巴细胞性心肌炎，激素和免疫抑

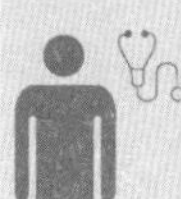

制剂治疗能改善患者心功能。出院后心肌损伤标志物持续高于正常值或心脏磁共振成像提示心肌水肿炎症，激素治疗可改善患者心肌炎症。

五、要点与讨论

暴发性心肌炎的临床评估

暴发性心肌炎起病急，进展迅速，很快出现严重心衰、低血压或心源性休克以及各种恶性心律失常，甚至心脏骤停，并可伴有呼吸衰竭、肝肾功能衰竭或全身多器官功能衰竭，通常需要使用血管活性药物、正性肌力药物或者机械循环支持来维持基本生命体征。

（1）病史采集：

详细的病史采集和体格检查可为暴发性心肌炎的诊断提供线索。应询问是否有上呼吸道感染及腹泻症状、药物或食物等过敏史、心脏毒性药物（抗肿瘤药物，尤其是免疫检查点抑制剂）用药史、毒物（附子、蛇胆和鱼胆等）摄入史、感染新型冠状病毒、登革热疫区旅游史；还应关注一些非心脏疾病，例如结缔组织病、细菌或寄生虫感染、糖尿病、甲状腺功能亢进或减退、淀粉样变以及嗜铬细胞瘤等病史。近期长时间超负荷量的工作、劳累应激是重要诱发因素。

（2）症状：

1）前驱症状：常无特异性，首发症状可表现为发热、乏力、肌痛、卡他性症状（鼻塞、流涕、咽痛、咳嗽）、腹泻等。个体表现差异较大，许多患者早期仅有低热、明显乏力、不思饮食或伴有轻度腹泻，这些症状可持续 3 ~ 5 天，多被患者忽视，也不是患者就诊的主要原因，却是诊断心肌炎的重要线索。

2）心肌受损表现：血流动力学障碍是暴发性心肌炎的重要特点。大部分患者有头昏、乏力，为低血压 / 休克所致，甚至黑蒙或晕厥；部分患者虽能平卧，貌似平稳，但是患者心肌损害已经很严重，可迅速发生泵衰竭；部分患者也可出现急性左心衰竭，表现为呼吸困难、烦躁不安、出汗等；10% ~ 20% 的患者出现胸闷和胸痛，与炎症累及心包有关，部分患者可能由于炎症引起冠状动脉痉挛甚至个别患者会形成冠状动脉血栓；部分患者以恶性心律失常［室性心动过速（室速）、心室颤动（室颤）或者高度房室传导阻滞］为首诊表现，反复发生晕厥甚至心脏骤停。出现心源性休克时，可出现皮肤湿冷、苍白、发绀，可呈现皮肤花斑样改变，甚至意识障碍等休克表现。

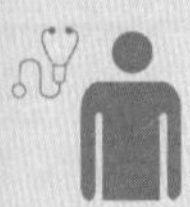

3）其他组织器官受累表现：暴发性心肌炎患者早期大多数没有明显的肝脏及肾脏功能损害，但也有少数患者（约 5%）在心肌损害的同时合并明显肝脏功能损害，可能

为病变同时累及。然而，多器官功能损害或衰竭主要为救治不及时、不规范及长时间休克所致，包括肝功能损伤、肾功能损伤、凝血异常，甚至弥散性血管内凝血，少数患者由于肺淤血、炎症风暴所致肺损伤或合并肺部感染可累及呼吸系统，出现呼吸急促甚至急性呼吸窘迫综合征。部分患者出现严重肺损伤导致呼吸困难、低氧血症被诊断为重症肺炎，忽略了心肌炎的诊断。

（3）体征：

1）生命体征：

发热：部分患者可有体温升高。原发的病毒感染一般体温不会太高，少数患者体温可高达 39℃。

低血压：暴发性心肌炎患者因严重的心功能不全及全身毒性反应常导致低血压，严重时血压测不出。

呼吸急促或呼吸抑制：呼吸频率可大于 30 次 / 分，也可见频率减慢，严重时频率小于 10 次 / 分，以及血氧饱和度低于 90% 或更低。

心率和心律异常：窦性心动过速是暴发性心肌炎患者的常见表现之一，但部分患者心率可以基本正常。临床统计分析发现，暴发性心肌炎患者入院时窦性心动过速者占 27.6%。与体温升高不相称的心率增快，为考虑暴发性心肌炎诊断的重要临床线索。部分患者可出现心动过缓和不同程度的传导阻滞，这与心肌炎症累及传导系统有关。此外，常可以出现室性或室上性早搏、室性或室上性心动过速、室颤等，其中以室性心动过速和室颤对血流动力学影响最大。

血压、呼吸、心率这些指标异常提示血流动力学不稳定，是暴发性心肌炎的常见表现，也是病情严重程度的指征。

2）心脏相关体征：

心尖搏动减弱，叩诊心界通常不大，听诊心音明显低钝，常可闻及第 3 心音及第 3 心音奔马律；可出现肺部啰音及哮鸣音；右心功能不全体征通常不明显，与全身肌张力低，回心血量减少有关；当合并心包炎、心包积液时可出现颈静脉充盈、肝脏增大等，这些常不显著。

3）其他体征：

患者一般精神差，反应较迟钝。由于休克，可出现全身湿冷、末梢循环差及皮肤花斑样表现等；由于脑灌注减低和脑损伤等，可出现烦躁、反应迟钝、意识障碍甚至昏迷；肝脏损害明显时可以出现黄疸；凝血异常时可见皮肤瘀斑、瘀点等。

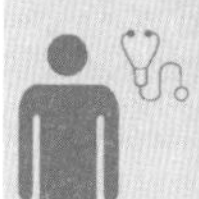

2. 暴发性心肌炎的救治

由于暴发性心肌炎患者起病急骤，病情变化快，死亡率高，为保证“以生命支持为依托”的综合救治方案的规范实施，提高暴发性心肌炎抢救成功率，院内各单位应根据实际情况建立暴发性心肌炎救治的快速反应团队和规范、简洁、容易掌握的实践路径。

（1）暴发性心肌炎救治快速反应团队的建立：

心内科团队：全面负责院内暴发性心肌炎患者的诊断（包括冠状动脉造影、心肌活检等）、风险评估、生命支持系统的建立、运行和管理，综合救治方案的实施以及长期随访。

1）院前急救 / 急诊重症医学科团队：负责门诊、急诊患者的识别、转运、院前急救的全流程，与心内科团队共同完成患者的转诊和院前救治。

2）影像病理科团队：心脏超声科医师负责院内患者治疗及远期随访中心功能评估；心脏核磁医师负责通过心脏磁共振成像对心肌炎进行诊断、鉴别诊断以及随访；病理科医师负责对心肌活检 / 尸检或心脏移植的组织标本做出精准的病理诊断。

3）心脏大血管外科后备支持：对于经皮植入或撤除机械循环支持装置困难的患者，需要血管外科后备支持血管切开置管及撤机；极少数心功能受损严重、恢复困难的患者，可转入心脏外科桥接左心室辅助装置植入或心脏移植。

4）多学科会诊支持小组：暴发性心肌炎患者常合并多器官功能不全，当出现心脏以外的器官障碍，救治困难时，可联合多个专科会诊后制定合适的救治方案。

（2）具体救治内容

1）床旁监测：心电 – 血压 – 氧饱和度和出入量监测、静态和动态血流动力学参数、有创血压监测、中心静脉压监测。

2）急性期治疗包括血管活性药物和正性肌力药物治疗，机械生命支持治疗，连续肾脏替代治疗，抗病毒治疗和免疫调节治疗。

六、思考题

1. 暴发性心肌炎的诊断流程及诊断的三个层次？

2. 暴发性心肌炎体外膜肺氧合辅助启动时机？

七、科普小常识

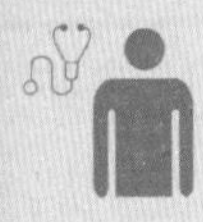

1. 病毒感染为什么会诱发心肌炎？心肌炎早期信号如何识别？

心肌炎，简单来说就是心肌细胞出现了炎症，病毒感染是导致心肌炎的罪魁祸首。

数据显示，约4%的病毒感染可能会侵犯心脏。暴发性心肌炎不只多见于儿童和青壮年人群，老年人和各个年龄段人群均可能发生。如果孩子在病毒感染后，出现以下这些身体变化，家长们就要警惕心肌炎。

（1）发烧。病毒感染后会有发热、乏力、鼻塞、流涕、咽痛、咳嗽、腹泻等前驱症状，可持续3～5天或更长。

（2）胸闷、胸痛。前驱症状出现后数天或1～3周内，由于心肌受损，患者会出现胸痛、胸闷、气短等表现。

（3）心跳过快或过慢。由于发热或心肌受损，部分患者的心跳会增快，若病毒影响到心脏传导系统，则会出现心率减慢。

（4）整体情况。乏力、易疲劳、出汗，精神反应变差、眼睑和四肢出现水肿，口唇颜色青紫等。

2. 病毒感染如何预防？

（1）在病毒性呼吸道疾病频发的冬季，应积极采取各类预防措施，保持健康的生活习惯，勤洗手、佩戴口罩，预防病毒感染。

（2）如出现发热、咳嗽、鼻塞、肌肉酸痛、头痛、头晕、乏力、腹胀、呕吐等症状，及时对症处理，缓解症状。

（3）病毒感染后及恢复期，尽量多睡觉、多休息，以静养为宜。一定要注意休息，感冒期间避免重体力劳动和不必要的熬夜。

（编者 申萌楠）

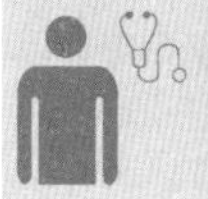

第三节　轻链型心脏淀粉样变（案例 20）

核心提示

❖认清心脏淀粉样变的临床表现。

❖掌握心脏淀粉样变的诊断流程。

❖明确心脏淀粉样变治疗方案的选择。

一、病历资料

1. 病史

李 ××，女，66 岁，主因“间断气短 6 月，加重 12 天”入院。

患者于 2021 年 11 月无明显诱因出现活动后气短，日常活动可诱发，伴胸憋、全身乏力，不伴发热、咳嗽、咳痰，就诊于当地诊所，考虑感冒，给予输液（具体不详）治疗后稍好转。患者 2021 年 12 月无明显诱因出现夜间憋醒、喘息，伴心悸、胸憋，不伴胸痛、出汗，不伴发热、咳嗽、咳痰，就诊于当地市人民医院，完善心脏彩超、心脏磁共振成像提示心脏淀粉样变可能，诊断为心脏淀粉样变、心力衰竭，给予对症治疗（具体不详）后好转出院，院外口服布美他尼片、螺内酯片、氯化钾缓释片、阿托伐他汀钙片、利伐沙班片。2022 年 5 月 12 日因纳差就诊于当地三甲医院，住院期间（5 月 18 日）突发喘息，血压下降至 70/40mmHg（具体情况不详），予持续升压（静脉泵入去甲肾上腺素、多巴胺）、利尿、营养心肌等对症治疗后，气短稍好转，仍不能平卧，血压维持于 83/50mmHg。因停用升压药后血压无法维持，5 月 28 日转诊至我院急诊，考虑心脏淀粉样变、慢性心力衰竭急性加重（心功能Ⅳ级），收入我科。患者自发病以来精神、饮食、睡眠差，小便量少，大便正常。

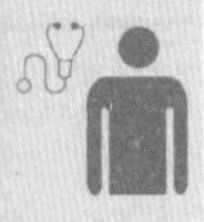

既往体健，否认高血压、糖尿病、冠心病、肾脏病史；否认手术外伤史；否认传染病史；无食物、药物过敏史；无吸烟、饮酒史；无家族遗传倾向性疾病。

2. 体格检查

查体：体温 36.6℃，脉搏 85 次 / 分，呼吸 20 次 / 分，血压 83/50mmHg。体型呈正力型，营养良好，慢性面容，面色晦暗，意识清楚，查体合作，自主体位，颈静脉充盈，双肺呼吸音粗，双上肺可闻及湿啰音，双下肺呼吸音消失。心率 85 次 / 分，律不齐，各瓣膜区未闻及病理性杂音，腹壁水肿，无压痛，无反跳痛，肝、脾触诊不满意，全身水肿。

3. 实验室和辅助检查

心脏指标：高敏肌钙蛋白 I 139.4ng/mL，B 型利钠肽 2199pg/mL。

肾功能：血肌酐 114.0 μmol/L，尿素 6.31mmol/L，血清白蛋白 23.84g/L，24 小时尿蛋白定量 1.54g/24h。

免疫球蛋白游离轻链测定：免疫球蛋白 κ 型轻链测定 0.28g/L，免疫球蛋白 λ 型轻链测定 10.70g/L。κ / λ 值 =0.028。

血清、尿免疫固定电泳：血清、尿标本 SP 上有 M 蛋白带，与抗 IgG 蛋白和抗体轻链 lambda 形成特异性反应沉淀带。

心电图：窦性心律，肢体导联 QRS 波低电压，胸前导联 R 波递增不良，T 波改变。

心脏彩超：双房扩大，左心房内径 45mm，右心房内径 38mm，左室壁对称性增厚，室间隔厚度 15mm，主动脉瓣退行性变伴反流（微量），二、三尖瓣反流（中量），肺动脉高压（轻度），心包积液（少量），左心室内径 39mm，射血分数 59%。

心脏平扫 + 增强磁共振成像：双房增大，广泛的心内膜下延迟强化，左室流出道狭窄，主肺动脉增宽，二尖瓣、三尖瓣少量反流，左心舒张功能不全。

心电监测：窦性停搏、房速、室速。

骨髓细胞学检查：多发性骨髓瘤。

骨髓病理学检查：符合多发性骨髓瘤病理改变，刚果红染色阳性。

4. 初步诊断

轻链型心脏淀粉样变、限制型心肌病、多发性骨髓瘤、慢性心力衰竭急性加重（心功能Ⅳ级）、多浆膜腔积液（胸腔、心包、腹腔）、心律失常（房性期前收缩、短阵房性心动过速、室性期前收缩、室性心动过速）、心肺复苏术后、肾功能不全、低蛋白血症。

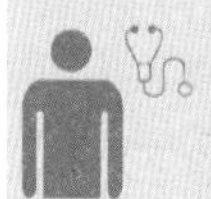

二、诊断经过

患者主因“间断气短 6 月，加重 12 天”入院，夜间憋醒、喘息，血压下降，化验 B 型利钠肽升高，为心力衰竭表现。完善心脏彩超、心脏磁共振成像提示心脏淀粉样变，进一步完善免疫球蛋白游离轻链测定和血清、尿免疫固定电泳明确心脏淀粉样变，骨髓穿刺诊断多发性骨髓瘤、心脏淀粉样变。

具体治疗见本节相关内容。

三、病例分析

1. 病史特点

（1）患者女性，66 岁，以呼吸困难、血压下降为主诉。

（2）体格检查：血压低，双肺可闻及湿啰音，双下肺呼吸音消失，心律不齐，各瓣膜区未闻及病理性杂音，胸腔积液、腹腔积液，全身水肿。

（3）实验室和辅助检查：化验 B 型利钠肽升高，高敏肌钙蛋白 I 升高。心电图肢体导联 QRS 波低电压（与左室肥厚不匹配），胸前导联出现假性梗死波形。心脏彩超示心室壁和室间隔明显对称性肥厚，心房扩大，左室心腔正常或缩小，瓣膜增厚或反流，心包积液，左室舒张功能减退，左室射血分数多正常或轻度下降，晚期有充盈压增高的限制型表现。心脏磁共振成像示心脏结构及功能改变，见广泛的心内膜下延迟强化。免疫球蛋白 λ 型轻链升高，κ/λ 值在 0.26 ~ 1.65 之间。血清、尿免疫固定电泳形成 Lambda 特异性反应沉淀带。骨髓细胞学检查提示多发性骨髓瘤。

2. 诊断和诊断依据

（1）诊断：轻链型心脏淀粉样变、多发性骨髓瘤、限制型心肌病。

（2）诊断依据：1）具有受累器官的典型临床表现和体征；2）血清、尿中存在单克隆免疫球蛋白；3）血清、尿免疫固定电泳证实为免疫球蛋白轻链沉积；4）骨髓活检诊断多发性骨髓瘤。

3. 鉴别诊断

（1）肥厚型心肌病：肥厚型心肌病和心脏淀粉样变均可表现为室间隔非对称性肥厚，但淀粉样变可有心脏之外表现，心脏彩超显示心肌呈颗粒样改变，组织活检或基因检测可资鉴别。

（2）法布雷病：法布雷病和心脏淀粉样变均可有向心性左室肥厚，但心脏外表现不同，法布雷病心脏外表现多见血管角化瘤、排汗异常，组织活检或基因检测可资鉴别。

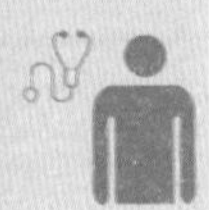

四、处理方案及基本原则

1. 治疗原则

（1）心脏淀粉样变并发心衰的治疗原则：以利尿为主，通常使用袢利尿剂联合螺内酯。

（2）心脏淀粉样变患者常具有典型的心脏舒张功能障碍的表现。对于射血分数低的心衰患者，使用 β 受体阻滞剂、血管紧张素转化酶抑制剂 / 血管紧张素Ⅱ受体拮抗剂可能会加重患者的病情。

（3）对于合并心房颤动的患者，建议使用胺碘酮，禁用地高辛、非二氢吡啶类钙离子通道阻滞剂。

（4）心脏淀粉样变患者具有心内血栓风险，有研究对心脏淀粉样变患者进行经食管超声心动图检查后，发现 35% 的患者存在心房血栓，多位于左、右心耳。这些患者应当给予抗凝治疗，但同时需警惕出血的风险。

（5）对于合并室性心动过速、心室颤动等恶性心律失常的患者，观察性数据提示，采用埋藏式 ICD 治疗可能不会延长心脏淀粉样变患者的生存期，可能是因为大多数心脏性猝死是由心电机械分离所致，而不是潜在可逆的室性心律失常。

（6）心脏移植。

2. 针对该患者的相关诊治

（1）入院后进一步完善血液病相关检查。

（2）因患者血压低，未使用血管紧张素转化酶抑制剂等影响血压的药物。

（3）住院期间心电监测见室速、房室传导阻滞，抗心律失常药物选择困难，行 ICD 植入术。

（4）积极利尿，改善心功能，维持干体重。

3. 转诊及社区随访

对于完成治疗后的患者，建议至少每 3 个月随访 1 次。随访内容至少要包括免疫球蛋白游离轻链测定、血清及尿免疫固定电泳以及脏器损伤的标记物（例如 24 小时尿蛋白定量、血清肌酐、碱性磷酸酶和肌钙蛋白 T/I、N- 末端 B 型利钠肽前体）；必要时复查心脏超声和磁共振成像。

五、要点与讨论

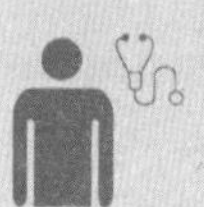

1. 心脏淀粉样变的概念及分型

（1）概念：淀粉样变是由于淀粉样蛋白（不可溶的纤维性的淀粉样物质）沉积在

细胞外基质，造成沉积部位组织和器官损伤的一组疾病。分为系统性和局限性（少见）。淀粉样变可累及包括肾、心脏、肝、皮肤软组织、外周神经、肺、腺体等多种器官及组织，出现心脏这一靶器官受累时即为心脏淀粉样变。

（2）心脏淀粉样变的分型：

1）系统性轻链型心脏淀粉样变：由单克隆免疫球蛋白轻链（κ 链、λ 链）错误折叠形成淀粉样蛋白，沉积于心脏，造成心脏结构破坏、器官功能障碍并进行性进展，主要与克隆性浆细胞异常增殖有关，少部分与淋巴细胞增殖性疾病有关。

2）转甲状腺素蛋白心脏淀粉样变：转甲状腺素蛋白由肝脏合成，是血中转运视黄醇（维生素 A）和甲状腺素的蛋白，正常情况下为四聚体，当解离成单体并错误折叠为淀粉样物质后沉积于心肌间质时导致心肌病变，最终进展为进行性心衰，分为野生型、突变型。

2. 系统性轻链型淀粉样变诊断标准

（1）临床表现、体格检查、实验室或影像学检查证实有组织器官受累。

（2）组织活检病理证实有淀粉样蛋白沉积，且淀粉样蛋白的前体蛋白为免疫球蛋白轻链或重轻链，具体病理表现为 1）刚果红染色阳性，在偏振光下呈苹果绿色双折光；2）免疫组化、免疫荧光或免疫电镜检查结果为轻链限制性表达，或质谱分析明确前体蛋白为免疫球蛋白轻链（λ、κ）；3）电镜下可见细纤维状结构，无分支，僵硬，排列紊乱，直径 8 ~ 14nm。

（3）血液或尿液中存在单克隆免疫球蛋白或游离轻链的证据，或骨髓检查发现有单克隆浆细胞 /B 细胞。

3. 心脏淀粉样变的临床表现

（1）心脏表现：

心脏淀粉样变患者由于心室增厚常被误诊为梗阻性或非梗阻性肥厚型心肌病。可能出现冠状动脉正常的心绞痛，罕有表现为弥漫性缺血导致的心源性休克。老年心脏淀粉样变患者可以表现为低流速轻度的主动脉瓣狭窄。

心脏淀粉样变患者通常表现为射血分数保留的心力衰竭（舒张性心力衰竭），其症状以劳力性呼吸困难最为常见；另一些患者可能表现为右心衰竭，如下肢水肿和腹水；疲劳和虚弱与低心排血量有关，通常被认为是衰老的非特异性症状。

心脏淀粉样变，尤其是野生型转甲状腺素蛋白心脏淀粉样变可能以心房颤动为首发表现，心房颤动可在考虑心脏淀粉样变诊断之前的数年即出现。束支阻滞和完全性心脏传导阻滞（转甲状腺素蛋白心脏淀粉样变比系统性轻链型心脏淀粉样变更为常见）可能

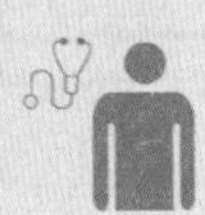

需要植入起搏器。

（2）心脏外表现：

系统性轻链型心脏淀粉样变和转甲状腺素蛋白心脏淀粉样变患者均可出现双侧腕管综合征（野生型转甲状腺素蛋白淀粉样变中更常见），并可先于临床心力衰竭数年出现，通常需要外科手术治疗。椎管狭窄是野生型转甲状腺素蛋白淀粉样变患者的特异性表现，由黄韧带的淀粉样蛋白浸润所致。先前高血压患者血压降低到正常，导致降压药物减量或停药也是疑诊心脏淀粉样变的一个线索。系统性轻链型淀粉样变和突变型转甲状腺素蛋白淀粉样变均可出现周围神经和自主神经病变，但在突变型转甲状腺素蛋白淀粉样变中少见。系统性轻链型淀粉样变的其他体征和症状包括巨舌症和眶周紫癜或二者兼有（特异且有确诊意义，但不常见）、蛋白尿、颌跛行（咀嚼暂停）、腹泻等胃肠道症状以及体重减轻。

六、思考题

1. 心脏淀粉样变的临床表现特异性低，如何避免漏诊？
2. 如何提高辅助科室对心脏淀粉样变特异表现的报告率？

七、科普小常识

什么时候要考虑有心脏淀粉样变？

（1）心肌收缩功能减退。通常表现为右心功能不全和周围性水肿，患者会出现夜间阵发性呼吸困难的现象，还可能导致左心室舒张早期充盈速度减慢，使患者出现心悸、气促、两肺底湿啰音等症状。

（2）舌体肥厚、宽大。心脏淀粉样变早期患者会出现舌体肥厚、宽大的症状，导致语言不清、咀嚼和吞咽困难，并伴有鼾症的表现。

（3）患者还会出现类似冠心病的症状，如胸闷、胸痛、心前区不适等，部分患者还会因高血压出现头晕、昏迷等表现。

（编者　周景莉）

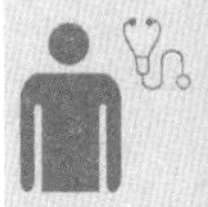

第四节　法布雷病（案例 21）

核心提示

❖认清法布雷病的首发症状。

❖认清法布雷病辅助检查的特异性表现。

❖掌握法布雷病的治疗方案。

一、病历资料

1. 病史

王 ××，女，63 岁，主因“间断手足烧灼痛 40 余年，心悸 4 月”入院。

患者 40 年前无明显诱因出现手足烧灼痛，多于冷热刺激时发作，感冒后明显，多持续 1 ~ 2 小时，皮肤外观无明显异常，未予特殊诊治。20 年前间断头晕，反复晕厥，多无明显诱因，前驱伴心悸、黑蒙症状，不伴四肢抽搐、大小便失禁，每次持续数分钟，意识恢复后可见大汗、乏力等症状，无言语及肢体活动障碍，血压偏低。近 10 年未再发作手足痛及晕厥。5 年前因其子确诊法布雷病，对患者行基因检测，诊断为法布雷病。4 个月前患者开始间断心悸，有时伴出汗、头晕，每次持续 1 ~ 2 小时，检查心脏彩超示左房扩大（左心房内径 47mm），左室非对称性肥厚（室间隔厚度 23mm，左心室后壁厚度 15mm），右室壁增厚，左室舒张功能异常（II 级）；动态心电图提示频发房早（756 次），予酒石酸美托洛尔片对症治疗，患者症状较前稍有好转，仍间断心悸，与活动相关，步行数百米即心悸、乏力。

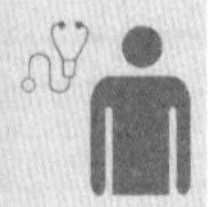

5 年前头颅核磁共振成像检查发现腔隙性脑梗死，规律口服阿司匹林、辛伐他汀。2023 年 3 月复查头颅核磁共振提示脑桥微出血灶，停用阿司匹林。

2. 体格检查

查体：体温 36.2℃，脉搏 71 次 / 分，呼吸 26 次 / 分，血压 112/72mmHg。正常面容，视力正常，全身无皮疹，双肺呼吸音清，心律齐，3~4 肋间可闻及 2/6 级收缩期杂音，腹软，双下肢无水肿，四肢温痛觉无异常。

3. 实验室和辅助检查

血常规、肝功能、肾功能、尿蛋白 / 肌酐比值、24 小时尿蛋白：未见明显异常。

心脏指标：肌钙蛋白 I ＜ 0.02μg/L，N- 末端 B 型利钠肽前体 933pg/mL。

心电图：窦性心律，P 波异常，左室高电压，ST-T 改变，QT 间期延长。

心脏彩超：左心房内径 34mm，左心室内径 41mm，室间隔厚度 23mm，左心室后壁厚度 10mm，左心室射血分数 70%，室间隔中部及基底段约 20mm，运动后左室流出道峰值压差约 36mmHg，超声结果示左室心肌非对称性肥厚，左室流出道轻微梗阻，右室流出道流速轻度增快，左室舒张功能减低，二尖瓣少量反流，激发试验阳性。

心脏磁共振成像（平扫 + 增强）：左心增大伴左室收缩功能减低，左室壁薄厚不均，左室壁心肌广泛异常强化，结合临床，考虑肥厚型心肌病失代偿可能，亦不除外其他遗传代谢性心肌疾患可能。

动态心电图：窦性心律，平均心率 61 次 / 分，最慢心率 43 次 / 分，最快心率 85 次 / 分，房性早搏（176 次），房早未下传，短阵房速。

法布雷病生物标记物（Lyso-GL-3）检测：-33.31ng/mL（＜ 1.11ng/mL）。

Sanger 测序验证报告：GLA c.983G ＞ A p.Gly328Glu 杂合变异。

眼科检查：结膜血管轻卷曲，角膜涡状混浊，晶状体混浊，视网膜血管迂曲。

4. 初步诊断

法布雷病、心律失常（频发房性早搏）、腔隙性脑梗死。

二、诊治经过

患者主因“间断手足烧灼痛 40 余年，心悸 4 月”入院。患者 40 年前无明显诱因出现手足烧灼痛，其子女均有手足痛，符合法布雷病外周神经病变，其子行基因检测确诊法布雷病。患者 4 个月前出现心悸症状，心脏彩超示室间隔增厚，Sanger 测序验证明确法布雷病诊断。

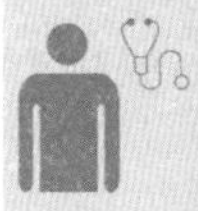

三、病例分析

1. 病史特点

（1）女性，63 岁，以“间断手足烧灼痛 40 余年，心悸 4 月”为主诉。

（2）患者 40 年前无明显诱因出现手足烧灼痛，其子女均有手足痛，符合法布雷病外周神经病变。家族中患病男性有皮肤角质瘤。

（3）心脏彩超：左心房内径 34mm，左心室内径 41mm，室间隔厚度 23mm，左心室后壁厚度 10mm，左心室射血分数 70%，室间隔中部及基底段约 20mm，运动后左室流出道峰值压差约 36mmHg。超声结果示左室心肌非对称性肥厚，左室流出道轻微梗阻，右室流出道流速轻度增快，左室舒张功能减低，二尖瓣少量反流，激发试验阳性。

（4）法布雷病生物标记物（Lyso–GL–3）检验：–33.31ng/mL（ < 1.11ng/mL）。

（5）Sanger 测序验证报告：GLA c.983G > A p.Gly328Glu 杂合变异。

2. 诊断和诊断依据

（1）诊断：法布雷病。

（2）诊断依据：1）有手足烧灼痛等法布雷病相关外周神经病变症状；2）心脏彩超示左室心肌非对称性肥厚；3）法布雷病生物标记物（Lyso–GL–3）检验：–33.31ng/mL（ < 1.11ng/mL）；4）Sanger 测序验证报告：GLA c.983G > A p.Gly328Glu 杂合变异。

3. 鉴别诊断

法布雷病可以与肥厚型心肌病、淀粉样变性相鉴别。

（1）与肥厚型心肌病相鉴别：两者均可表现为室间隔非对称性肥厚，但法布雷病多有典型心脏外表现，如血管角化瘤、排汗异常、蛋白尿，法布雷病生物标记物及基因检测可助鉴别。

（2）与淀粉样变性相鉴别：两者均可有向心性左室肥厚，但心脏外表现不同，淀粉样变性可出现双侧腕管综合征、肾病综合征、周围神经病变、巨舌症、自主神经功能障碍，心脏彩超可见心肌呈颗粒样改变，组织活检可资鉴别。

四、处理方案及基本原则

1. 一般治疗

1）非特异性治疗：

心脏危险因素：高血压是法布雷病患者心血管事件的高危因素，国内外指南推荐使用血管紧张素转化酶抑制剂 / 血管紧张素Ⅱ受体拮抗剂治疗法布雷病患者的高血压，因为这两种药物同时有肾脏保护作用。法布雷病患者若出现心绞痛，可考虑使用钙离子通

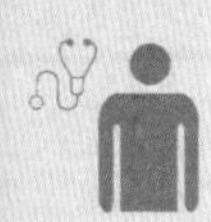

道阻滞剂、硝酸酯类药物和低剂量阿司匹林进行治疗。

心动过缓和房室传导阻滞：10% ~ 20% 的法布雷病患者需要植入永久性起搏器，以治疗有症状的心动过缓和（或）严重传导系统病变。部分晚期心肌病患者可能需要植入埋藏式 ICD 以预防心脏性猝死。

快速心律失常：法布雷病心肌病患者的快速心律失常治疗是难点。ⅠC 类药物被禁止用于任何心肌病。胺碘酮具有抑制溶酶体对磷脂分解的作用，但决奈达隆对溶酶体运输和功能的影响尚不清楚，因此均不推荐在法布雷病患者中使用。索他洛尔禁用于失代偿心衰的患者。β 受体阻滞剂以及其他减慢心率的药物有加重心动过缓和抑制传导的作用，导致其使用受限。对于法布雷病合并心房颤动的患者，尽管缺乏大规模和长时间研究证实疗效，但可以尝试进行肺静脉隔离消融；抗凝依据肥厚型心肌病患者的治疗原则，即法布雷病合并心房颤动的患者无论 $CHA_2DS_2-VAS_C$ 评分，都应考虑抗凝。法布雷病伴发室性心动过速（室速）或心室颤动引起心搏骤停的存活者，或者持续性室速引起晕厥或血流动力学异常者，如预期寿命 > 1 年，建议植入 ICD。

心衰：法布雷病心肌病合并心衰的患者 90% 为射血分数保留的心衰，因此可以考虑使用利尿药和醛固酮受体拮抗剂。法布雷病患者容易合并心动过缓或心脏变时功能不全，应慎用 β 受体阻滞剂和伊伐布雷定。终末期法布雷病心肌病的患者也可以考虑施行左心室辅助装置植入和心脏移植。

2）特异性治疗

法布雷病的特异性治疗包括酶替代治疗、分子伴侣治疗以及基因治疗。酶替代治疗药物包括阿加糖酶 α（推荐剂量 0.2mg/kg，每 2 周静脉输注 1 次，输注时间大于 40 分钟）和阿加糖酶 β（推荐剂量 1.0mg/kg 体重，每 2 周静脉输注 1 次，输注时间最长 240 分钟，不少于 90 分钟）。分子伴侣疗法为口服小分子药物，可与特定突变的 α－半乳糖苷酶 A（α-Gal A）结合并使其稳定，从而增加酶活性，适用于可修复的 GLA 特定基因突变且 α-Gal A 活性不是很低的患者。

2. 针对该患者的相关诊治

（1）予美托洛尔片控制房早，减低左室收缩力，抑制心肌重构。

（2）阿加糖酶 α 注射用浓溶液 0.2mg/kg 静滴，2 周 1 次，每次静滴时间需大于 40 分钟。

（3）监测 B 型利钠肽 /N- 末端 B 型利钠肽前体及心衰症状和体征，必要时利尿治疗。

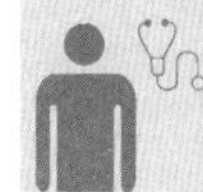

3. 转诊及社区随访

建议法布雷病患者接受长期多学科团队随访，以监测和评估病情变化。法布雷病患者在儿童时期出现心肌病较少，心脏病进展缓慢，可以每 2 ~ 3 年进行心血管专科复诊。经典型法布雷病患者需要增加随诊次数。男性患者超过 20 岁，女性患者超过 30 岁，需要每年至少随访 1 次，建议每 3 ~ 6 个月随访 1 次。确诊法布雷病心肌病后每年至少需要随访 1 次肌钙蛋白 T 或肌钙蛋白 I、N- 末端 B 型利钠肽前体、心电图、超声心动图和 48 小时动态心电图检查，每 2 年做 1 次心脏核磁共振检查。

由于法布雷病是 X 染色体连锁遗传疾病，应对所有育龄期的男性和女性患者提供孕前和产前的遗传咨询，必要时行产前诊断或胚胎植入前遗传学诊断。对于先证者的家系应该进行筛查，明确是否有法布雷病。

五、要点与讨论

1. 法布雷病的发病机制

法布雷病为临床罕见的 X 染色体连锁隐性遗传性溶酶体贮积病，与染色体 Xq22.1 上 α-Gal A 基因突变导致细胞溶酶体中 α-Gal A 功能部分或全部缺失有关，最终造成 α-Gal A 代谢底物三己糖酰基鞘脂醇（GL-3）正常降解途径受阻并贮积于全身多种组织细胞的溶酶体中而引发器官功能障碍；因累及多系统，可呈现多种临床表现，也可以只局限于心脏损害，法布雷病累及心脏是导致患者死亡的重要原因之一。

2. 法布雷病心脏外表现

法布雷病患者除了心脏受累外，往往还伴随其他系统表现。累及周围神经系统可出现周围神经痛（慢性或间断性的肢端烧灼痛）和出汗障碍（多表现为少汗或无汗）。中枢神经受累表现为卒中或短暂性脑缺血发作（后循环受累多见）。皮肤可见血管角化瘤（外生殖器、阴囊、臀部和大腿内侧有突出皮肤表面的红色皮损，多分布于“坐浴区”），可随病程进展而增加。肾脏病变常见蛋白尿、血尿和肾功能不全等。眼部可见角膜涡状混浊和结膜 / 视网膜血管迂曲。面部表现为眶上嵴外凸，额部隆起和嘴唇增厚等。

3. 干纸片法检测 α-Gal A 活性的性别差异

干纸片法检测 α-Gal A 活性作为法布雷病的特异性诊断方法，已被广泛应用于新生儿和高危人群的早期筛查。男性半合子通常伴随 α-Gal A 酶活性显著降低，女性患者受 X 染色体的随机失活的影响，α-Gal A 活性水平不一，杂合子女性常表现为酶活性正常或仅轻微降低，因此 α-Gal A 活性测定在筛选女性患者时效用较低。结合考虑 Lyso-GL-3 浓度能大大提高法布雷病诊断的可靠性，专家提出 α-Gal A/Lyso-GL-3 比值可作

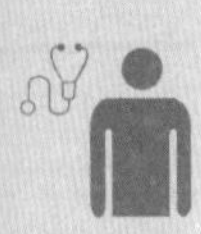

为筛选女性非经典型法布雷病患者的敏感指标。然而部分患者 GL-3 和 Lyso-GL-3 水平也可表现为完全正常，因此对于高危女性患者进行基因检测方能减少法布雷病的漏诊。

六、思考题

1. 法布雷病诊断的要点有哪些?

2. 法布雷病如何与肥厚型心肌病相鉴别?

3. 酶替代治疗需监测哪些指标?

（编者 周景莉）

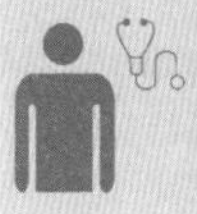

第五节　转甲状腺素蛋白心脏淀粉样变（案例 22）

核心提示

❖认清转甲状腺素蛋白心脏淀粉样变的临床表现。

❖把握转甲状腺素蛋白心脏淀粉样变的诊断流程。

❖学会转甲状腺素蛋白心脏淀粉样变的治疗方案。

一、病历资料

1. 病史

赵 ××，男，63 岁，主因“间断气短 1 年余，加重 5 月”入院。

患者 1 年前感冒后出现气短，双下肢浮肿，无发热、咳嗽、咳痰，无胸憋、胸痛、肩背部放射痛、咽部紧缩感、心悸、出汗等，无夜间阵发性呼吸困难。此后气短进行性加重，运动耐力明显受限，夜间尚可平卧入睡，未重视。2023 年 2 月休息时出现气短，无其他伴随症状，夜间需床头抬高 60° 入睡，后就诊于当地县人民医院，诊断为心力衰竭，给予利伐沙班片、瑞舒伐他汀钙片、托拉塞米片、芪苈强心胶囊、曲克芦丁片对症治疗。此后 3 次因心力衰竭就诊于当地医院，心脏彩超提示房间隔缺损，三尖瓣中至大量反流，左室壁运动弥漫性减弱，胸部 CT 提示肺部感染、胸腔积液，给予对症治疗（具体不详），效果差。为进一步诊治，患者被转诊至我院心内科。

2017 年因心率慢在某三甲医院行起搏器植入术，行起搏器程控为 VVI 单腔起搏器。2018 年确诊房间隔缺损，未治疗。2021 年确诊脑梗死，未遗留肢体后遗症。2023 年再次确诊急性脑梗死，给予利伐沙班片、瑞舒伐他汀钙片对症治疗。否认高血压、糖尿病、冠心病史，父母已故（死因不详）；已婚，已育；吸烟 35 年，20 支 / 天，戒烟 6 ~ 7 年，

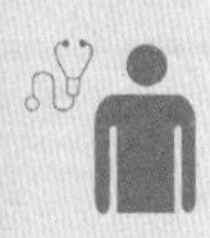

饮酒30年，偶饮酒，每次100mL；否认肝炎、结核病史；否认手术、外伤史；否认输血史；否认食物、药物过敏史；家族史无特殊记载。

2. 体格检查

查体：体温36℃，脉搏60次/分，呼吸20次/分，血压104/68mmHg。急性面容，神志清楚，查体合作，半卧位，颈静脉无怒张，肝颈静脉回流征阴性，双肺底呼吸音减弱，右肺可闻及少许湿啰音，左肺未闻及明显干、湿性啰音，心率60次/分，律齐，各瓣膜听诊区未闻及病理性杂音，腹软，无压痛，无反跳痛，肝、脾肋下未触及，双下肢无水肿，四肢肌力正常。

3. 实验室和辅助检查

心脏彩超（入院前）：先天性心脏病房间隔缺损，双房扩大，二尖瓣反流（轻至中度），三尖瓣反流（中至重度），左心功能减低（左心室射血分数42%），左室壁运动弥漫性减弱，肺动脉高压，心包积液。

胸部CT（入院前）：肺气肿，双肺肺炎，双肺多发结节，心影增大，心包积液，双侧胸腔积液。

肺功能检查（入院前）：限制性通气功能障碍，弥散功能正常。

4. 初步诊断

先天性心脏病、房间隔缺损、双房扩大、三尖瓣反流（中至重度）、肺动脉高压、心房扑动、起搏器植入术后、慢性心力衰竭急性加重（心功能Ⅳ级）、脑梗死、胸腔积液、下肢静脉曲张。

二、诊治经过

患者主因“间断气短1年余，加重5月”入院。患者表现为气短，夜间不能平卧入睡，查体发现双肺底呼吸音减弱，右肺可闻及少许湿啰音。患者入院后心电图提示VVI起搏，心率60次/分，化验血常规提示轻度贫血，B型利钠肽、D-二聚体升高，胸腔彩超提示双侧胸腔积液，并行右侧胸腔穿刺置管引流术，胸腔积液常规、生化结果提示胸腔积液为漏出液，双下肢血管彩超提示右侧小腿段大隐静脉曲张，余双下肢深静脉及浅静脉未见明显异常，心脏彩超提示左室壁对称性增厚（心脏淀粉样变不除外），初步考虑心脏淀粉样变导致心衰可能。入院完善相关检查，确诊转甲状腺蛋白心脏淀粉样变，后嘱患者低盐饮食、监测体重，对症予托拉塞米、螺内酯、达比加群酯和氯苯唑酸改善患者临床症状，患者病情好转后出院。入院后的相关检查及检查结果如下：

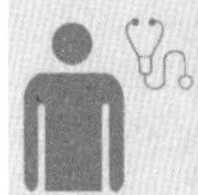

心脏指标：肌红蛋白Ⅰ13.8ng/mL，高敏肌钙蛋白Ⅰ136.1ng/mL，肌酸激酶同工酶

9ng/mL，B 型利钠肽 2310pg/mL。

血尿免疫固定电泳：血清标本 SP 上无 M 蛋白带，与抗 IG、IgA、IgM 和抗游离轻链 Kappa、抗游离轻链 lambda 均未形成特异性反应沉淀带；尿标本 SP 上无 M 蛋白带，与抗 IgG、IgA、IgM 和抗游离轻链 Kappa 抗游离轻链 lambda 均未形成特异性反应沉淀带。

心脏彩超检查：左室壁对称性增厚（心脏淀粉样变不除外），阶段性室壁运动异常，卵圆孔未闭，左房扩大（37mm × 56mm × 63mm），三尖瓣反流（轻度），肺动脉高压（轻度），心包积液（少量），左心功能减低，射血分数 47%。

法布雷基因筛查（图 3-5-1）：

法布雷基因筛查

姓　名： Name		门诊号： Pat No.		样本性状： Sample Quality	正常	样本编号： Sample ID	23WF003425
性　别： Gender	男	科　室： Dept.	心内科	采样时间： Sampling Time	2023-07-24	接收时间： Received Time	2023-07-26 10:00
年　龄： Age	63岁	样本类型： Sample Type	血片	床　号： Bed		临床诊断： Diagnosis	
送检医生： Physician		体　重： Weight		送检单位： Institution	山西省人民医院		

检测方法/ Methodology: 串联质谱法/ MSMS　　单位/ Unit: μmol/L/h

检测项目 Test Item	英文简称 Abbr.	检测结果 Test Result	参考范围 Reference Interval
α-半乳糖苷酶A	GLA	3.48	2.20-17.65

图 3-5-1　法布雷基因筛查

99mTc-PYP（锝 - 焦磷酸）显像（图 3-5-2）：

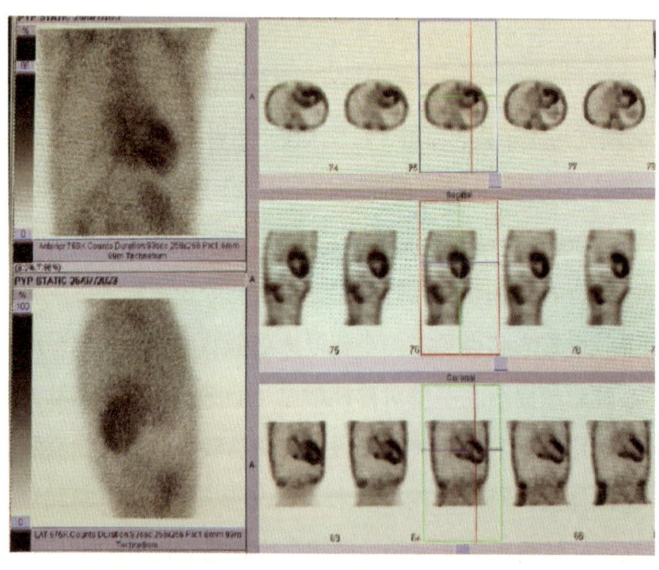

图 3-5-2　99mTc-PYP 显像检查报告

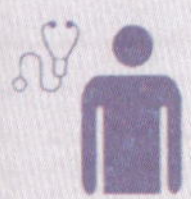

动态心电图检查：1）心房扑动，可见 VVI 起搏，总心搏 79989 个；平均心率 55bpm，最快心率 64bpm，最慢心率 53bpm。2）室性早搏总数为 931，成对室早 11 对。3）房性早搏总数为 437。4）ST–T 异常。

三、病例分析

1. 病史特点

（1）患者男性，63 岁，既往 2 次脑梗死，因“间断气短 1 年余，加重 5 月”住院。

（2）体格检查：右肺可闻及湿啰音，双肺底呼吸音减弱，各瓣膜区未闻及病理性杂音，有胸腔积液。

（3）实验室和辅助检查：化验 B 型利钠肽升高，高敏肌钙蛋白升高；心电图提示 VVI 起搏（既往因房室传导阻滞行起搏器植入术），动态心电图可见心房扑动；心脏彩超提示左室壁对称性增厚（心脏淀粉样变不除外），瓣膜反流；血尿免疫固定电泳正常。

2. 诊断和诊断依据

（1）诊断：转甲状腺素蛋白心脏淀粉样变，心律失常，心房扑动，VVI 起搏器植入术后，慢性心力衰竭急性加重（心功能 IV 级），胸腔积液，高尿酸血症，脑梗死，下肢静脉曲张。

（2）诊断依据：1）具有受累器官的典型临床表现和体征；2）心脏彩超提示心脏淀粉样变可能；3）血尿免疫固定电泳阴性；4）99mTc–PYP 显像检查提示转甲状腺素蛋白心脏淀粉样变。

3. 鉴别诊断

（1）法布雷病：本病为 X 连锁隐性遗传，由 GLA 基因突变引起，心脏受累，表现为心肌向心性肥厚，常伴有左心室下后壁心肌纵向应变减低。临床表现还可有血管角化瘤、肾脏损害、肢端感觉异常、少汗或无汗、早发脑梗死等。α–GalA 活性测定及基因检测有助于明确诊断。

（2）肥厚型心肌病：一种常染色体显性遗传的原发性心肌病，主要由编码心肌肌小节相关蛋白的基因发生致病性突变引起。其超声心动图特点是左心室壁呈非对称性肥厚，以室间隔为著，室间隔与左心室后壁的厚度之比 > 1.5，肥厚心肌回声不均匀。室间隔向左心室流出道凸出可造成不同程度左心室流出道梗阻，二尖瓣前叶收缩期前移，可导致二尖瓣前后叶对合不良而出现瓣膜反流。心电图特征与心脏淀粉样变有明显不同，肥厚型心肌病常表现为左心室高电压，心前区导联 T 波倒置。基因检测有助于明确诊断。

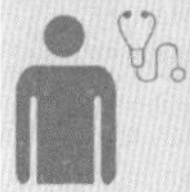

四、处理方案及基本原则

1. 一般治疗

（1）常对症予利尿剂，通常为袢利尿剂联合螺内酯，由于心室限制性充盈异常导致每搏输出量减低，可能导致全身灌注不足。

（2）避免使用血管紧张素转化酶抑制剂 / 血管紧张素Ⅱ受体拮抗剂、血管紧张素受体脑啡肽酶抑制剂、β 受体阻滞剂、洋地黄，均未被证实可以改善此类患者预后，甚至会加重低血压和心律失常，不能除外心脏淀粉样变时应避免使用。

（3）早期抗凝，发生房颤 / 房扑，则无需考虑 CHA_2DS_2-VASc 评分，均应该进行抗凝治疗。

（4）由于淀粉样物质浸润，转甲状腺素蛋白心脏淀粉样变患者容易发生传导异常，符合指征者考虑植入心脏永久起搏器。

2. 针对该患者的相关诊治

（1）入院后进一步完善血常规、尿常规、肝功能、肾功能、甲状腺功能、心脏指标、凝血、心脏彩超、胸腔彩超、动态心电图、99mTc-PYP 显像等相关检查。

（2）嘱咐患者低盐饮食，监测体重、24 小时出入量。

（3）针对心衰，给予托拉塞米 20mg 1 次 / 天、螺内酯 20mg 1 次 / 天，口服。

（4）针对房扑，给予达比加群酯胶囊 110mg 2 次 / 天。

（5）予氯苯唑酸改善患者预后。

3. 转诊及社区随访

对于完成治疗后的患者，建议至少每 3 个月随访 1 次。随访内容至少要包括血常规、生化检查、甲状腺功能、肌钙蛋白 I、B 型利钠肽、心电图、心脏彩超。

五、要点与讨论

1. 转甲状腺素蛋白心脏淀粉样变的概念及分型

（1）定义：转甲状腺素蛋白（TTR）由肝脏合成，是血中转运视黄醇结合蛋白 - 维生素 A 复合物和甲状腺素的蛋白，正常情况下为四聚体，当解离成单体并错误折叠为淀粉样物质后沉积于心肌间质，导致限制型心肌病和进行性心力衰竭。

（2）根据有无 TTR 基因突变可以分为遗传型 / 突变型（ATTRm）和野生型（ATTRwt）。

1）遗传型：常染色体显性遗传病，目前已知超过 130 种基因突变可导致 ATTRm，其中以 Val30Met 突变最为常见，其次为 Val122Ile。

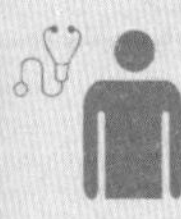

2）野生型：好发于 60 岁及以上人群，发病率存在明显性别差异，90% 以上的患

者为男性；> 85 岁的患者，尸检结果显示 25% 心脏有 TTR 沉积；> 75 岁的射血分数保留的心力衰竭患者，尸检结果显示 32% 存在 TTR 沉积；> 60 岁的射血分数保留的左心室壁厚度≥ 12mm 的心力衰竭患者，显示 13%ATTRwt（核素显像）；行经导管主动脉瓣置入术（TAVI）的患者中 16% 合并 ATTRwt（核素显像）。

2. 转甲状腺素蛋白心脏淀粉样变（ATTR-CA）的诊断路径（图 3-5-3）

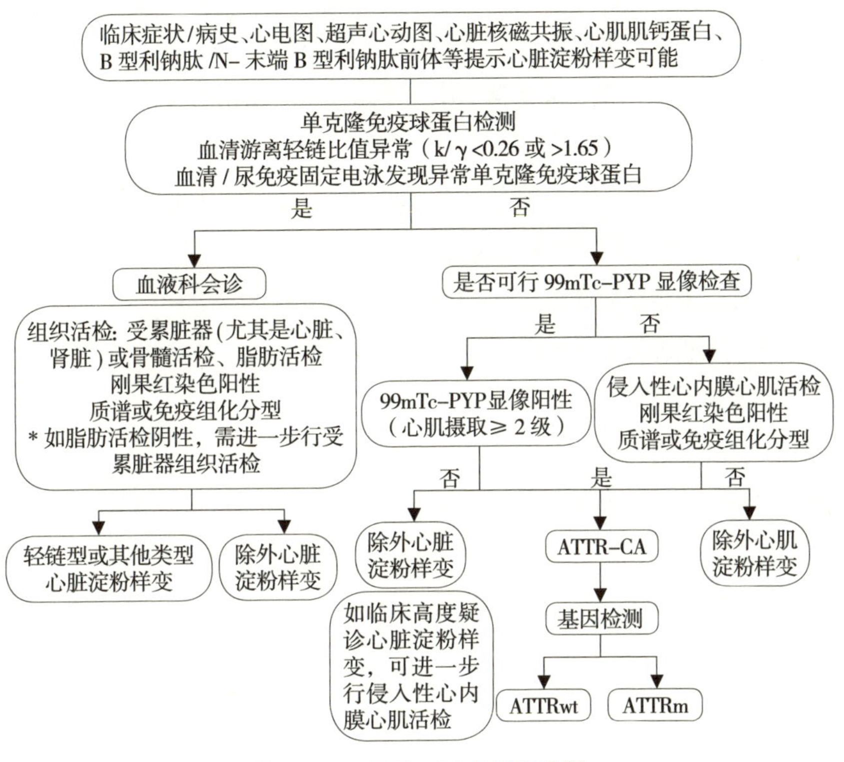

图 3.5.3 ATTR-CA 的诊断路径

六、思考题

1. 转甲状腺素蛋白心脏淀粉样变常用的诊断方法有哪些?

2.ATTRm 与 ATTRwt 的临床表现有何不同?

七、科普小常识

1. 临床工作中遇到哪些左心室肥厚的患者需考虑转甲状腺素蛋白心脏淀粉样变?

左心室肥厚成因复杂，既可见于一些常见疾病或情形，如高血压、主动脉瓣狭窄、药物使用、强化运动等，还可见于某些遗传相关心肌病 / 罕见病等，如肥厚型心肌病、

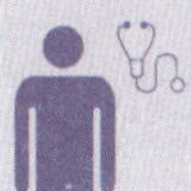

心脏淀粉样变、法布雷病等。

具有 1 条及以上特征的患者应考虑心脏淀粉样变特别是转甲状腺素蛋白心脏淀粉样变的可能：

（1）老年心衰（左心室射血分数 > 40%），左心室无扩大伴原因不明的左心室肥厚。

（2）超声心动图示左心室肥厚而心电图无 QRS 高电压表现。

（3）肌钙蛋白持续低水平升高。

（4）老年人低压差、低流速主动脉瓣狭窄，伴右心室肥厚。

（5）因低血压（特别是直立性低血压）不耐受血管紧张素转化酶抑制剂和（或）β 受体阻滞剂。

（6）多发周围神经病变，特别是伴有自主神经功能异常（不明原因腹泻与便秘，直立性低血压，尿潴留、尿失禁等。

（7）家族性周围神经病变。

（8）老年人双侧腕管综合征和（或）腰椎管狭窄。

（9）反复双眼白内障。

2. 转甲状腺素蛋白心脏淀粉样变会遗传吗?

不一定。对于 ATTRm 型患者常染色体显性遗传病，而 ATTRwt 型患者不一定遗传。

（编者 李 敏）

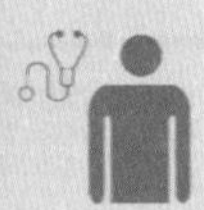

第六节　主动脉瓣重度狭窄致难治性心力衰竭（案例23）

核心提示

❖掌握主动脉瓣狭窄患者的病因评估方法。

❖了解经导管主动脉瓣置入术的利与弊。

一、病历资料

1. 病史

高××，女，84岁，主因“间断心悸、胸憋、气短5年余”入院。

患者2014年3月30日无明显诱因出现心悸、胸憋、气短后就诊于当地医院，行心脏彩超提示主动脉瓣狭窄（重度）合并关闭不全（轻度），予以抗凝、利尿、强心等治疗后，症状好转出院，未处理主动脉狭窄。2014年8月因“夜间不能平卧、左侧卧位1周”入院，行冠状动脉造影提示呈右优势型，前降支中段60%狭窄，第一对角支近段80%狭窄，回旋支多发斑块形成，余未见明显异常。给予抗凝、利尿、强心、改善循环等治疗后好转出院。院外规律口服呋塞米片20mg 1次/天，螺内酯片20mg 1次/天，氯化钾缓释片0.5g 3次/天，辛伐他汀片20mg 1次/天，华法林钠片，周一到周五1.5mg、周六到周日3mg，交替口服，1次/天，芪苈强心胶囊1.2g 3次/天。平素间断出现气短、胸憋、乏力。2018年至2019年7月反复多次因慢性心衰急性加重、肺部感染于我科住院治疗。2019年8月患者再次出现心悸、胸憋、气短加重，伴咳嗽、咳白黏痰，活动后明显，夜间不能平卧，无其他不适主诉，遂就诊于我科，考虑肺部感染诱发慢性心力衰竭急性加重，给予抗感染、利尿改善心功能等对症治疗后于当月16日好转出院。2019年8月24

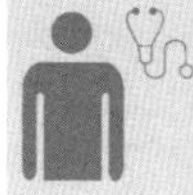

日患者受凉后再次出现气短，咳嗽，咳白黏痰，不能平卧，再次就诊于我科，给予利尿、减轻心脏负荷、减轻心肌耗氧、改善心肌重构、平喘、祛痰、抗感染、抗凝、稳定斑块、降糖、改善循环等治疗好转后出院。现为行主动脉瓣置换术，患者再次就诊于我院心内科。

20 年前发现风湿心脏病，未特殊治疗。10 年前确诊糖尿病，目前规律皮下注射生物合成人胰岛素注射液 50R 早 12IU– 晚 10IU，口服阿卡波糖片 50mg 3 次 / 天治疗，未监测血糖。5 年前确诊断脑梗死。曾确诊亚临床甲减，未服药。3 年前在外院行白内障手术。否认高血压、慢性支气管炎、支气管哮喘病史，父母已故（死因不详）；已婚，已育；否认吸烟、饮酒史。否认肝炎、结核病史；否认外伤史；否认输血史；对抗菌优、川贝母过敏，否认食物过敏史；家族史无特殊记载。

2. 体格检查

查体：体温 36℃，脉搏 79 次 / 分，呼吸 20 次 / 分，血压 106/59mmHg。神清语利，自主体位，查体合作，痛苦面容，颈静脉无怒张，双肺呼吸音粗，双肺可闻及散在湿性啰音，未闻及明显干性啰音，心室率 95 次 / 分，心律绝对不齐，第一心音强弱不等，主动脉瓣听诊区可闻及 4/6 级收缩期杂音，余瓣膜听诊区未闻及明显杂音，腹软，无压痛及反跳痛，双下肢水肿，四肢肌力正常。

3. 实验室和辅助检查

患者入院前心脏彩超（2018 年 8 月 8 日）：主动脉瓣退行性变，主动脉瓣狭窄（重度）及关闭不全（轻度），二尖瓣退行性变伴狭窄（轻度）及关闭不全（轻度），双房扩大（左房内径 51mm），左室壁对称性增厚，三尖瓣关闭不全（轻度）。

胸主动脉 + 腹主动脉 + 冠状动脉 CTA（2019 年 09 月）：1）右冠优势型。右冠状动脉主干、圆锥支、右室支、后降支未见明显异常。左冠状动脉主干开口处管壁钙化斑块；前降支近段管壁多发钙化及混合斑块，管腔轻度狭窄；回旋支管壁多发局限性钙化斑块；钝缘支未见异常。2）主动脉瓣多发钙化斑块，瓣口狭窄。3）升主动脉瘤样扩张（直径约为 5.0cm）。4）主动脉粥样硬化，累及左锁骨下动脉、颈总动脉、头臂干、腹腔干、双肾动脉起始部。5）脾动脉及肠系膜上动脉近端多发混合斑块，管腔轻度狭窄。6）双侧股动脉严重钙化。

4. 初步诊断

主动脉瓣退行性变、主动脉瓣狭窄（重度）合并主动脉瓣关闭不全（轻度）、心律失常（永久性心房颤动）、冠状动脉粥样硬化性心脏病、2 型糖尿病、肾功能不全、陈旧性脑梗死、亚临床甲状腺功能减退。

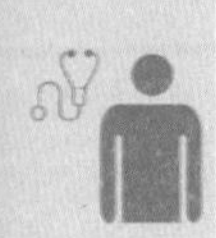

二、诊治经过

患者主因“间断心悸、胸憋、气短5年余”入院。患者表现为气短，夜间不能平卧入睡，查体发现双肺可闻及散在湿性啰音，主动脉瓣听诊区可闻及4/6级收缩期杂音，双下肢水肿。初步考虑主动脉瓣重度狭窄导致慢性心力衰竭反复发作。入院后的相关检查及检查结果如下：

血常规：轻度贫血。

尿常规、便常规、传染病系列：正常。

肾功能：尿酸416.42 μmol/L，尿素21.88mmol/L，血肌酐139.50 μmol/L。

心脏指标：肌红蛋白34.2ng/mL，肌钙蛋白I 0.1ng/mL，肌酸激酶同工酶0.0027ng/mL，B型利钠肽2221pg/mL。

心电图（图3–6–1）：

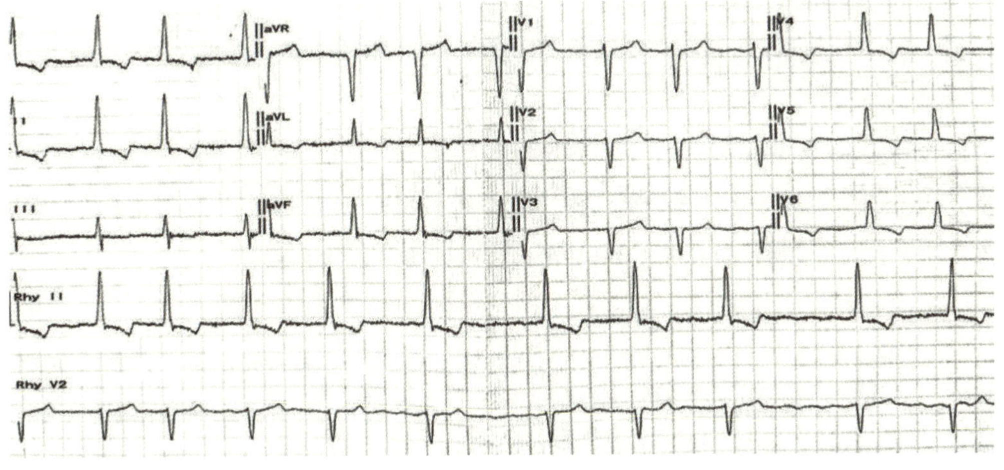

图3–6–1　心电图

胸部X线片（图3–6–2）：

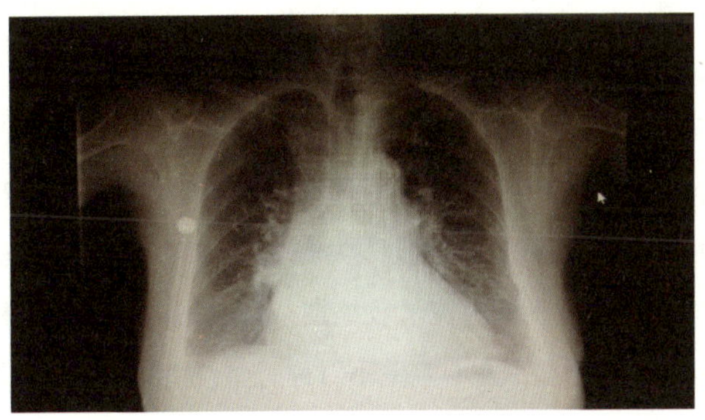

图3–6–2　胸部X线片检查

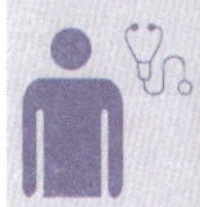

心脏彩超：主动脉瓣退行性变，主动脉瓣狭窄（重度）及关闭不全（轻度），二尖瓣退行性变伴狭窄（轻度）及关闭不全（轻度），双房扩大，左房（51mm×58mm×79mm），右房（45mm×61mm），左室壁对称性增厚，三尖瓣关闭不全（轻度），射血分数77%。

动态心电图：（1）异位心律；（2）心房颤动伴二度至三度房室传导阻滞；（3）交界性逸搏伴非时相性室内差异性传导；（4）交界性逸搏心律；（5）ST-T改变（大部分时段Ⅱ、Ⅲ、aVF、V3～V6）。

具体治疗见本节相关内容。

三、病例分析

1. 病史特点

（1）患者女性，84岁，既往无风湿活动，患糖尿病多年，主因“间断心悸、胸憋、气短5年余”住院。

（2）体格检查：双肺可闻及散在湿性啰音，主动脉瓣听诊区可闻及4/6级收缩期杂音，双下肢水肿。

（3）实验室和辅助检查：B型利钠肽明显升高。心电图提示心房颤动，可见多导联ST-T异常。胸部X线片提示心影扩大。心脏彩超示主动脉瓣退行性变、主动脉瓣狭窄（重度），主动脉瓣口峰值（cm/s）/压差（mmHg）：590/144。

2. 诊断和诊断依据

（1）诊断：主动脉瓣退行性变、主动脉瓣狭窄（重度）合并主动脉瓣关闭不全（轻度）、心律失常（永久性心房颤动）、冠状动脉粥样硬化性心脏病、2型糖尿病、肾功能不全、陈旧性脑梗死、亚临床甲状腺功能减退。

（2）诊断依据：1）具有受累器官的典型临床表现和体征；2）胸部X线片提示心脏扩大，心脏彩超提示主动脉瓣重度狭窄；3）B型利钠肽明显升高。

3. 鉴别诊断

（1）风湿性心脏病：炎症性病变导致主动脉瓣狭窄的病因主要为风湿热（其他少见病因为结缔组织疾病）。风湿性炎症导致瓣叶交界处融合，瓣叶纤维化、钙化、僵硬和挛缩畸形，引起主动脉瓣狭窄。风湿性主动脉瓣狭窄常伴关闭不全和二尖瓣病变。

（2）肥厚型梗阻性心肌病：收缩期二尖瓣前叶前移，致左心室流出道梗阻，可在胸骨左缘第4肋间闻及中或晚期射流性收缩期杂音，不向颈部和锁骨下区传，有快速上升的重搏脉。超声心动图显示左心室壁不对称肥厚，室间隔明显增厚，与左室后壁之比≥1.3。

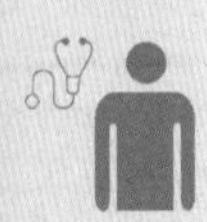

（3）心动过速性心肌病：多见于房颤或室上性心动过速。临床表现符合扩张型心肌病的特点。有效控制心室率是关键，同时需要采用阻断神经－体液激活的药物包括血管紧张素转化酶抑制剂、β 受体阻滞剂和盐皮质激素受体拮抗剂等。

（4）缺血性心肌病：冠状动脉粥样硬化多支病变造成的弥漫性心大和心力衰竭称为缺血性心肌病，此病有别于其他原因不明的扩张型心肌病。

四、处理方案及基本原则

1. 一般治疗

（1）生活方式管理：

1）病人教育：心衰病人及家属应得到准确的有关疾病知识和管理的指导，内容包括健康的生活方式、平稳的情绪、适当的诱因规避、规范的药物服用、合理的随访计划等。

2）体重管理：日常体重监测能简便直观地反映病人体液潴留情况及利尿剂疗效，帮助指导调整治疗方案。体重改变往往出现在临床体液潴留症状和体征之前。部分严重慢性心力衰竭病人存在临床或亚临床营养不良，若病人出现大量体脂丢失或干体重减轻称为心源性恶病质，往往预示预后不良。

3）饮食管理：心衰病人血容量增加，体内水钠潴留，减少钠盐摄入有利于减轻上述情况，但在应用强效排钠利尿剂时过分严格限盐可导致低钠血症。

（2）休息与活动：

急性期或病情不稳定者应限制体力活动，卧床休息，以降低心脏负荷，有利于心功能的恢复。但长期卧床易发生深静脉血栓形成甚至肺栓塞，同时也可能出现肌肉萎缩、坠积性肺炎、压疮等，适宜的活动能提高骨骼肌功能，改善活动耐量。因此，应鼓励病情稳定的心衰病人主动运动，根据病情轻重不同，在不诱发症状的前提下从床边小坐开始逐步增加有氧运动。

（3）病因治疗：

1）病因治疗：对所有可能导致心脏功能受损的常见疾病如高血压、冠心病、糖尿病、代谢综合征等，在尚未造成心脏器质性改变前即应早期进行有效治疗。对于少数病因未明的疾病如原发性扩张型心肌病等亦应早期积极干预，延缓疾病进展。

2）消除诱因：常见的诱因为感染，特别是呼吸道感染，应积极选用适当的抗感染治疗。快心室率心房颤动应尽快控制心室率，如有可能应及时复律。应注意排查及纠正潜在的甲状腺功能异常、贫血等。

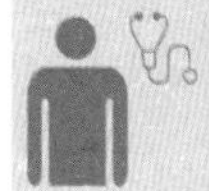

2. 针对该患者的相关诊治

（1）入院后进一步完善血常规、尿常规、肝功能、肾功能、甲状腺功能、心脏指标、凝血、血型、心脏彩超、动态心电图等术前相关检查。

（2）嘱患者低盐、低脂肪、糖尿病饮食，监测体重、24 小时出入量。

（3）术前给予抗凝、稳定斑块、利尿、改善心功能等对症支持治疗。

（4）2019 年 10 月 12 日行经导管主动脉瓣置入术。

（5）术后给予平喘祛痰、利尿、改善心功能、抗凝、稳定斑块、抗感染等治疗。

3. 转诊及社区随访

对于完成治疗后的患者，建议至少每 1 个月随访 1 次。随访内容至少要包括血常规、血生化检查、D- 二聚体、B 型利钠肽、心电图、心脏彩超。

五、要点与讨论

1. 主动脉瓣狭窄的常见病因

（1）先天性畸形：

1）单叶瓣畸形：可引起严重的先天性主动脉瓣狭窄，是导致婴儿死亡的重要原因之一，多数在儿童时期出现症状，青春期前即需矫治。

2）二叶瓣畸形：群体中约 1% 的个体出生时呈二叶瓣畸形，男性多见。其本身不引起狭窄，随着年龄的增长，结构异常的瓣膜导致紊流的发生，损伤瓣叶，进而出现纤维化及钙化，瓣膜活动度逐渐减低，最后造成瓣口狭窄。约 1/3 瓣膜发生狭窄，另 1/3 发生关闭不全，其余可能只会造成轻微的血流动力学异常。这一过程需数十年，故通常在 40 岁后发病。先天性二叶瓣畸形为成人孤立性主动脉瓣狭窄的常见原因，易并发感染性心内膜炎。

3）三叶瓣畸形：表现为三个半月瓣大小不等，部分叶交界融合。多数人主动脉瓣功能可能终生保持正常，少数病人可出现主动脉瓣狭窄。

（2）老年性主动脉瓣钙化：

目前，与年龄相关的退行性主动脉瓣狭窄已成为成人最常见的主动脉瓣狭窄的原因。据估计，约有 2% 的 65 岁以上的老年人患有此病，超过 85 岁者则达 4%。退行性病变过程包括增生性炎症、脂类聚集、血管紧张素转化酶激活、巨细胞和 T 淋巴细胞浸润，最后钙化。由于钙质沉积于瓣膜基底而使瓣尖活动受限，瓣叶活动受限，引起主动脉瓣口狭窄。主动脉瓣钙化与冠心病相似，并与冠状动脉钙化相关性极高，高血压、血脂异常、糖尿病及吸烟是其发生的危险因素，他汀类药物可延缓退行性钙化主动脉瓣狭窄的进展。

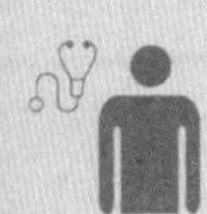

（3）风湿性心脏病：

炎症性病变导致主动脉瓣狭窄的病因主要为风湿热（其他少见病因为结缔组织疾病），风湿性炎症导致瓣叶交界处融合，瓣叶纤维化、钙化、僵硬和挛缩畸形，引起主动脉瓣狭窄。风湿性主动脉瓣狭窄常伴关闭不全和二尖瓣病变。

2. 经导管主动脉瓣置入术的概念、适应证与禁忌证

（1）经导管主动脉瓣置入术是指将组装完备的人工主动脉瓣经导管置入到病变的主动脉瓣处，在功能上完成主动脉瓣的置换。

（2）经导管主动脉瓣置入术绝对适应证：1）重度主动脉瓣狭窄。超声心动图示跨主动脉瓣血流速度≥ 4.0m/s，或跨主动脉瓣平均压力差≥ 40mmHg（1mmHg=0.133kPa），或主动脉瓣口面积≤ 1.0cm^2，或有效主动脉瓣口面积指数 < 0.5cm^2/m^2；低流速、低压差者经多巴酚丁胺负荷试验、多普勒超声评价或者其他影像学手段评估诊断为重度主动脉瓣狭窄者。2）患者有症状，如气促、胸痛、晕厥、纽约心脏病协会（NYHA）心功能分级Ⅱ级以上，且该症状明确为主动脉瓣狭窄所致。3）解剖学上适合行经导管主动脉瓣置入术，包括瓣膜钙化程度、主动脉瓣环内径、主动脉窦内径及高度、冠状动脉开口高度、入径血管内径等。4）救治主动脉瓣狭窄后的预期寿命超过 12 个月。5）三叶式主动脉瓣。6）外科手术极高危（无年龄要求），或中、高危且年龄≥ 70 岁。

同时符合以上所有条件者为经导管主动脉瓣置入术的绝对适应证。外科术后人工生物瓣退化也作为经导管主动脉瓣置入术的绝对适应证。

（3）经导管主动脉瓣置入术相对适应证：1）满足上述绝对适应证 1）～ 5），外科手术低危且年龄≥ 70 岁。2）满足上述的绝对适应证 1、2、3、4、6 的二叶式主动脉瓣，或者满足上述的绝对适应证 1、2、3、4 的二叶式主动脉瓣，同时外科手术低危且年龄≥ 70 岁，可在有经验中心或者有经验团队（年经导管主动脉瓣置入术手术量 20 例以上）协助下进行经导管主动脉瓣置入术。3）满足上述的绝对适应证 1、2、3、4 且年龄 60 ～ 70 岁的患者（二叶式主动脉瓣或三叶式主动脉瓣），由心脏团队根据外科手术风险及患者意愿判断为适合行经导管主动脉瓣置入术。

（4）经导管主动脉瓣置入术相对禁忌证：左心室内血栓、左心室流出道梗阻、入径或者主动脉根部解剖形态不适合经导管主动脉瓣置入术（如冠状动脉堵塞风险高）、纠治主动脉瓣狭窄后的预期寿命小于 12 个月。

3. 经导管主动脉瓣置入术后的规范化管理

总体上，应权衡患者血栓风险和出血风险制定个体化方案。一般情况下，以双联抗血小板聚集治疗 3 ～ 6 个月后，应行终生单药抗血小板聚集治疗（通常为阿司匹林

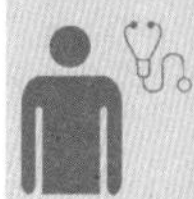

100mg 1次/天联合氯吡格雷75mg 1次/天治疗3～6个月，之后阿司匹林100mg 1次/天）；对于发现有瓣膜血栓者，以及部分合并其他抗凝适应证的患者，予单纯抗凝治疗。

六、思考题

1. 主动脉瓣狭窄患者外科手术与微创手术的不同？

2. 经导管主动脉瓣置入术并发症的处理？

七、科普小常识

1. 什么样的人群要做主动脉瓣狭窄的筛查？

在临床工作中遇到以下情况，需要做心脏彩超检查，明确有无主动脉瓣狭窄。

（1）遇到呼吸困难、心绞痛、晕厥等症状。

（2）主动脉瓣听诊区闻及杂音。

（3）心电图提示左室高电压，ST-T改变。

2. 主动脉瓣狭窄会遗传吗？

不会。主动脉瓣狭窄，一般情况下不是基因遗传病，一般是发育异常导致。

（编者　李　敏）

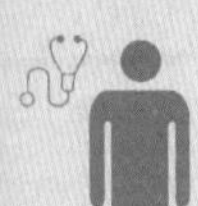

第四章

冠状动脉粥样硬化性心脏病

第一节　急性冠脉综合征：急性ST段抬高型心肌梗死1（案例24）

核心提示

❖掌握急性 ST 段抬高型心肌梗死的快速诊断方法。

❖明确急性 ST 段抬高型心肌梗死治疗方式的选择。

❖识别急性 ST 段抬高型心肌梗死的并发症。

一、病历资料

1. 病史

赵 ××，男，59 岁，主因“持续胸痛 7 小时”入院。

患者于 2024 年 3 月 14 日 21 时 09 分于家中出现胸憋、胸痛，位于胸骨后，为持续性，伴背部放射痛、出汗，不伴咽部紧缩感，心悸、恶心、呕吐、咳嗽、咳痰、咯血。于 2024 年 3 月 15 日 4 时 48 分就诊于我院急诊，4 时 49 分行心电图提示窦性心律，异常 Q 波（Ⅲ、aVF、V7 ~ V9），ST 段抬高（Ⅱ、Ⅲ、aVF、V7 ~ V9），房性早搏，ST 段改变（Ⅰ、aVL、V2 ~ V6）。5 时 10 分心内科到达急诊，5 时 28 分抽血化验肌钙蛋白，5 时 45 分急诊化验心肌酶，回报心肌肌钙蛋白Ⅰ10.03ng/mL，肌酸激酶同工酶 10.21ng/mL，肌红蛋白 142.8ng/mL，N- 末端 B 型利钠肽前体 162pg/mL，D- 二聚体 120ng/mL，5 时 16 分予嚼服阿司匹林肠溶片 300mg、氯吡格雷片 600mg，5 时 25 分心内科医师告知家属患者病情危重，6 时 10 分家属签署知情同意书（但病人本人拒绝手术），后病人同意手术，6 时 17 分启动导管室，6 时 40 分导管室激活，6 时 46 分病人由平车送达导管室。自发病以来精神、食欲、睡眠差，大小便未见明显异常，体重未见明显变化。

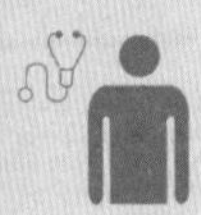

2. 体格检查

查体：体温 36.8℃，脉搏 62 次 / 分，呼吸 25 次 / 分，血压 145/88mmHg。神清，查体合作，自主体位，口唇无紫绀，双肺呼吸音清，双肺未闻及湿啰音，心界不大，心率 62 次 / 分，律齐，各瓣膜听诊区未闻及心脏杂音，腹部平坦，腹壁柔软，无压痛，无反跳痛，肝、脾肋下未触及，双下肢无浮肿。

3. 实验室和辅助检查

心电图（2024 年 3 月 15 日）：窦性心律，异常 Q 波（Ⅲ、aVF、V7 ~ V9），ST 段抬高（Ⅱ、Ⅲ、aVF、V7 ~ V9），房性早搏，ST 段改变（Ⅰ、aVL、V2 ~ V6）。

心脏指标：心肌肌钙蛋白 I 10.03ng/mL，肌酸激酶同工酶 10.21ng/mL，肌红蛋白 142.8ng/mL，N- 末端 B 型利钠肽前体 162pg/mL。

D- 二聚体：120ng/mL。

血常规：白细胞计数 9.33×10^9/L，中性粒细胞百分比 75.6%，中性粒细胞计数 7.05×10^9/L。

肝功能：丙氨酸氨基转移酶 58.03IU/L，天冬氨酸氨基转移酶 48.02IU/L。

4. 初步诊断

冠状动脉粥样硬化性心脏病、急性 ST 段抬高型心肌梗死、心律失常、房性早搏、心力衰竭（Killip Ⅰ级）、肝功能不全原因待查。

二、诊治经过

患者入院完善相关检查后，给予直接经皮冠状动脉介入治疗。冠状动脉造影检查示冠状动脉呈右优势型，左主干中段 90% 狭窄；前降支弥漫性病变，近中段 80% 狭窄，中远段 80% 狭窄，远端 TIMI 3 级；第一间隔支开口 99% 狭窄，远端 TIMI 3 级，第一对角支近段 60% 狭窄，第二对角支开口 90% 狭窄，远端 TIMI 3 级，回旋支弥漫性病变，中远段多处 70% ~ 80% 狭窄，远端 TIMI 3 级；第一钝缘支、第二钝缘支开口 90% 狭窄，远端 TIMI 3 级，第三大钝缘支近段 80% 狭窄，分叉后 90% 狭窄，远端 TIMI 3 级，右冠状动脉第一转折处可见 95% 狭窄，中远段 60% 狭窄，远端 TIMI 3 级。右冠状动脉近中段病变处植入支架一枚（图 4-1-1、图 4-1-2），对症予以降糖，减轻心脏负荷等治疗后，患者好转出院。

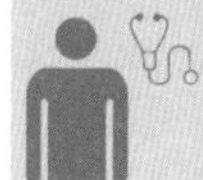

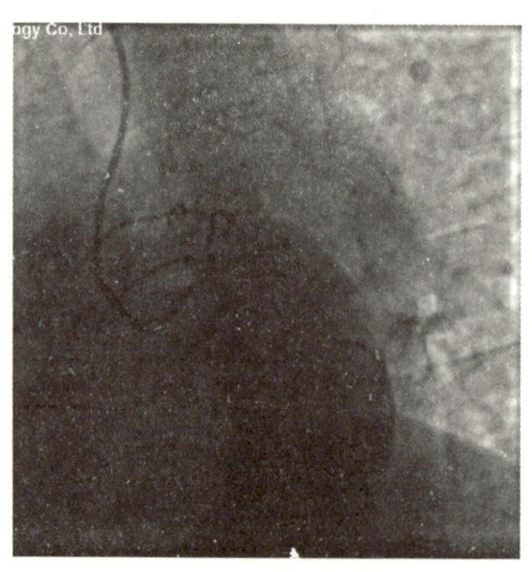
图 4-1-1　冠状动脉造影（左冠）

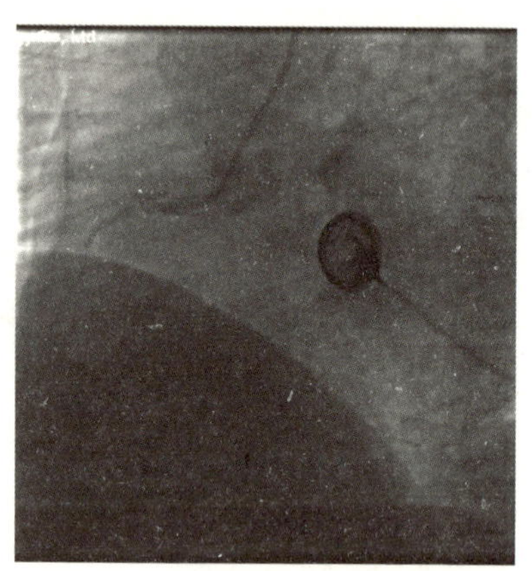
图 4-1-2　冠状动脉造影（右冠）

三、病例分析

1. 病史特点

（1）患者男性，59 岁，以“持续性胸痛 7 小时”为主诉。

（2）体格检查：口唇无紫绀，双肺呼吸音清，双肺未闻及湿啰音，心界不大，心率 62 次 / 分，律齐，各瓣膜听诊区未闻及心脏杂音，腹部平坦，腹壁柔软，无压痛，无反跳痛，肝、脾肋下未触及，双下肢无浮肿。

（3）实验室和辅助检查：心电图示窦性心律，异常 Q 波（Ⅲ、aVF、V7 ~ V9），ST 段抬高（Ⅱ、Ⅲ、aVF、V7 ~ V9），房性早搏，ST 段改变（Ⅰ、aVL、V2 ~ V6）。心肌酶检查示心肌肌钙蛋白 I 10.03ng/mL，肌酸激酶同工酶 10.21ng/mL，肌红蛋白 142.8ng/mL，N- 末端 B 型利钠肽前体 162pg/mL，D- 二聚体 120ng/mL。白细胞计数 9.33×10^9/L，中性粒细胞百分比 75.6%，中性粒细胞计数 7.05×10^9/L。丙氨酸氨基转移酶 58.03IU/L，天冬氨酸氨基转移酶 48.02IU/L。冠状动脉造影见冠状动脉呈右优势型，左主干中段 90% 狭窄；前降支弥漫性病变，近中段 80% 狭窄，中远段 80% 狭窄，远端 TIMI 3 级；第一间隔支开口 99% 狭窄，远端 TIMI 3 级，第一对角支近段 60% 狭窄，第二对角支开口 90% 狭窄，远端 TIMI 3 级，回旋支弥漫性病变，中远段多处 70% ~ 80% 狭窄，远端 TIMI 3 级；第一钝缘支、第二钝缘支开口 90% 狭窄，远端 TIMI 3 级，第三大钝缘支近段 80% 狭窄，分叉后 90% 狭窄，远端 TIMI 3 级，右冠状动脉第一转折处可见 95% 狭窄，中远段 60% 狭窄，远端 TIMI 3 级。

2. 诊断和诊断依据

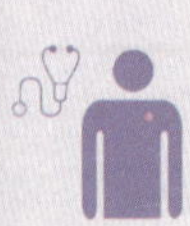

（1）诊断：冠状动脉粥样硬化性心脏病、急性下后壁 ST 段抬高型心肌梗死、心力衰竭（Killip Ⅰ级）。

（2）诊断依据：1）患者有胸痛，伴出汗、背部放射痛等不适症状。2）心电图可见窦性心律，异常Q波（Ⅲ、aVF、V7～V9），ST段抬高（Ⅱ、Ⅲ、aVF、V7～V9），房性早搏，ST段改变（Ⅰ、aVL、V2～V6）。心脏指标提示心肌肌钙蛋白I 10.03ng/mL，肌酸激酶同工酶10.21ng/mL，肌红蛋白142.8ng/mL，N-末端B型利钠肽前体162pg/mL，D-二聚体120ng/mL。白细胞计数9.33×10^9/L，中性粒细胞百分比75.6%，中性粒细胞计数7.05×10^9/L。丙氨酸氨基转移酶58.03IU/L，天冬氨酸氨基转移酶48.02IU/L。冠状动脉造影检查示冠状动脉呈右优势型，左主干中段90%狭窄；前降支弥漫性病变，近中段80%狭窄，中远段80%狭窄，远端TIMI 3级；第一间隔支开口99%狭窄，远端TIMI 3级，第一对角支近段60%狭窄，第二对角支开口90%狭窄，远端TIMI 3级，回旋支弥漫性病变，中远段多处70%～80%狭窄，远端TIMI 3级；第一钝缘支、第二钝缘支开口90%狭窄，远端TIMI 3级，第三大钝缘支近段80%狭窄，分叉后90%狭窄，远端TIMI 3级，右冠状动脉第一转折处可见95%狭窄，中远段60%狭窄，远端TIMI 3级。

3. 鉴别诊断

（1）心绞痛：胸痛多在活动或情绪波动时出现，部位位于胸骨后或心前区，呈紧缩感，持续3～5分钟，一般不超过30分钟，可伴出汗及肩背部放射性疼痛，含服硝酸甘油后症状可缓解，心电图有ST-T改变，化验心肌损伤标志物不高，本病不除外，必要时行冠状动脉CT或冠状动脉造影以明确。

（2）主动脉夹层：胸痛一开始即达高峰，常放射到背、肋、腹、腰和下肢，两上肢的血压和脉搏可有明显差别，可有主动脉瓣关闭不全的表现，偶有意识模糊和偏瘫等神经系统受损症状。但无血清心肌坏死标志物升高等可资鉴别。二维超声心动图、胸部X线片或核磁共振体层显像有助于诊断。

（3）急性肺动脉栓塞：可发生胸痛、咯血、呼吸困难和休克。但有右心负荷急剧增加的表现，如发绀、肺动脉瓣区第二心音亢进、颈静脉充盈、肝大、下肢水肿等。心电图示Ⅰ导联S波加深，Ⅱ导联Q波显著，T波倒置，胸导联过渡区左移，右胸导联T波倒置等改变，可资鉴别。

（4）急腹症：急性胰腺炎、消化性溃疡穿孔、急性胆囊炎、胆石症等，均有上腹部疼痛，可能伴休克。仔细询问病史，做体格检查、心电图检查、血清心肌酶和肌钙蛋白测定等可协助鉴别。

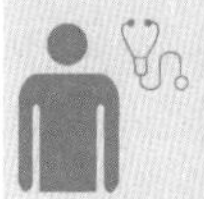

四、处理方案及基本原则

1. 一般治疗

早期绝对卧床休息，降低心肌耗氧，清淡饮食，情绪安抚，避免大便用力，保持相对安静的环境和监测病情等。

2. 针对该患者的相关诊治

（1）结合该病人持续胸痛入院，入院后心肌三项呈阳性，心电图示下壁导联 ST 段抬高，予以积极抗栓等治疗，并与病人沟通，拟行急诊经皮冠状动脉介入治疗，病人同意，予以急诊经皮冠状动脉介入术治疗，对罪犯血管予以支架植入治疗。

（2）入院后予以完善血糖、血脂、血常规、心脏彩超、动态心电图等检验和检查。进一步明确病因，指导治疗。

（3）病人冠状动脉造影提示左主干 + 三支病变，病变严重，已出现心功能不全、心律失常等并发症，加用达格列净、沙库巴曲缬沙坦和利尿剂治疗。

3. 转诊及社区随访

急性 ST 段抬高型心肌梗死是一种严重的心血管疾病，需要及时的医疗干预和转诊管理。转诊和社区随访是这种疾病管理的重要组成部分。

◆转诊管理：

（1）识别病情：当疑似急性 ST 段抬高型心肌梗死的患者出现时，社区医生或基层医疗机构应立即进行心电图检查，以确认是否存在 ST 段抬高。

（2）紧急评估：预计首次医疗接触至经皮冠状动脉介入治疗的时间延迟 < 120 分钟时，应尽可能地将患者转运至有直接经皮冠状动脉介入治疗条件的医院；如预计首次医疗接触至经皮冠状动脉介入治疗的时间延迟 > 120 分钟，则应于 30 分钟内溶栓治疗。也可以请有资质的医生到有经皮冠状动脉介入治疗设备的医院行直接经皮冠状动脉介入治疗（时间 < 120 分钟）。

（3）及时转诊：在确认首次医疗接触至经皮冠状动脉介入治疗的时间延迟 < 120 分钟后则转诊至有条件直接经皮冠状动脉介入治疗条件的医院。在转诊前，应对患者进行紧急处理，包括缓解疼痛、稳定生命体征、抗血小板聚集治疗等。转诊过程中，应保持与接收医院的沟通，确保患者能够得到及时、有效的治疗。

◆社区随访：

（1）病情监测：患者在出院后，社区医生或基层医疗机构应定期进行随访，监测患者的病情变化，包括心绞痛、心律失常等症状的出现。

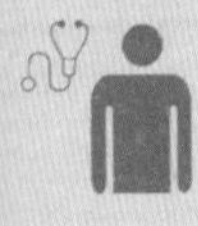

（2）生活方式指导：社区医生或基层医疗机构应对患者进行生活方式指导，包括

饮食、运动、戒烟等方面的建议，以降低疾病复发的风险。

（3）药物治疗：根据患者的病情和医生的建议，社区医生或基层医疗机构应确保患者按时服药，并监测药物的不良反应。

（4）心理支持：急性 ST 段抬高型心肌梗死会对患者的生活质量和心理健康造成一定影响。社区医生或基层医疗机构应提供必要的心理支持，帮助患者调整心态，积极面对疾病。

五、要点与讨论

1. 急性 ST 段抬高性心肌梗死初始诊断

ST 段抬高型心肌梗死的初始诊断通常是基于持续性心肌缺血症状和心电图检查。

1）症状和病史：ST 段抬高型心肌梗死典型的缺血性胸痛为胸骨后或心前区剧烈的压榨性疼痛（通常持续 10 ~ 20 分钟），可向左上臂、下颌、颈部、背部或肩部放射；常伴有恶心、呕吐、大汗和呼吸困难等，部分患者可发生晕厥。含服硝酸甘油不能完全缓解。应注意典型缺血性胸痛等同症状和非特异性症状。

冠心病的危险因素及既往病史有助于诊断，采集的内容包括冠心病史（心绞痛、心肌梗死、冠状动脉旁路移植术或经皮冠状动脉介入治疗史）、高血压、糖尿病、外周动脉疾病、脑血管疾病（缺血性卒中、颅内出血或蛛网膜下腔出血）、高脂血症及吸烟等。此外，还应记录早发冠心病家族史、消化系统疾病（包括消化性溃疡、大出血、不明原因贫血或黑便）、出血性疾病、外科手术或拔牙史以及药物治疗史（他汀类药物及降压药物、抗血小板聚集、抗凝和溶栓药物应用史等）。

2）体格检查：应密切注意患者生命体征。观察患者的一般状态，有无皮肤湿冷、面色苍白、烦躁不安、颈静脉怒张等；听诊有无肺部啰音、心律不齐、心脏杂音和奔马律；评估神经系统体征。建议采用 Killip 分级法评估心功能。

3）心电图：对疑似 ST 段抬高型心肌梗死的胸痛患者，应在首次医疗接触后 10 分钟内记录 12 导联心电图，推荐记录 18 导联心电图，尤其是下壁心肌梗死需加做 V3R ~ V5R 和 V7 ~ V9 导联。ST 段抬高型心肌梗死的特征性心电图表现为 ST 段弓背向上型抬高（呈单相曲线），伴或不伴病理性 Q 波、R 波减低（正后壁心肌梗死时，ST 段变化可以不明显），常伴对应导联镜像性 ST 段压低。但 ST 段抬高型心肌梗死早期多不出现这种特征性改变，而表现为超急性 T 波（异常高大且两支不对称）改变和（或）ST 段斜直型升高，并发展为 ST-T 融合，伴对应导联的镜像性 ST 段压低。对有持续性胸痛症状但首份心电图不能明确诊断的患者，需在 15 ~ 30 分钟内复查心电图，对症状

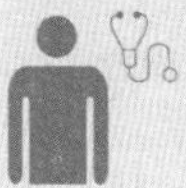

发生变化的患者随时复查心电图，与既往心电图进行比较有助于诊断。建议尽早开始心电监护，以发现恶性心律失常。

4）血清学检查和影像学检查：症状和心电图能够明确诊断ST段抬高型心肌梗死的患者不需等待心肌损伤标志物和（或）影像学检查结果，应尽早给予再灌注及其他相关治疗。推荐急性期常规检测心肌损伤标志物水平，优选肌钙蛋白I，但不应因此延迟再灌注治疗，宜动态观察心肌损伤标志物的演变。超声心动图等影像学检查有助于急性胸痛患者的鉴别诊断和危险分层。

5）鉴别诊断：ST段抬高型心肌梗死应与主动脉夹层、急性心包炎、急性肺动脉栓塞、气胸和消化道疾病（如反流性食管炎）等引起的胸痛相鉴别。向背部放射的严重撕裂样疼痛并伴有呼吸困难或晕厥的患者，无论心电图是否为典型的ST段抬高型心肌梗死表现，均应警惕主动脉夹层，必须在排除主动脉夹层尤其是A型主动脉夹层后方可启动抗栓治疗。急性心包炎表现为发热、胸膜刺激性疼痛，向肩部放射，前倾坐位时减轻，部分患者可闻及心包摩擦音，心电图表现PR段压低、ST段呈弓背向下型抬高，无对应导联镜像性改变。肺栓塞常表现为呼吸困难、血压降低和低氧血症。气胸可以表现为急性呼吸困难、胸痛和患侧呼吸音减弱。消化性溃疡可有胸部或上腹部疼痛，有时向后背放射，可伴晕厥、呕血或黑便。急性胆囊炎可有类似ST段抬高型心肌梗死症状，但有右上腹触痛。这些疾病均不出现ST段抬高型心肌梗死的心电图特征和演变规律。

2. 急性ST段抬高型心肌梗死危险分层

危险分层是一个连续的过程。有以下临床情况应判断为高危ST段抬高型心肌梗死。（1）高龄：尤其是高龄女性；（2）有严重的基础疾病：如糖尿病、心功能不全、肾功能不全、脑血管疾病、既往心肌梗死或心房颤动等；（3）有重要脏器出血病史：脑出血或消化道出血等；（4）既往有大面积心肌梗死：广泛前壁心肌梗死、下壁合并右心室和（或）正后壁心肌梗死、反复再发心肌梗死；（5）合并严重并发症：恶性心律失常、急性心力衰竭、心源性休克和机械并发症等；（6）院外心脏骤停。

3. 急性ST段抬高型心肌梗死再灌注策略选择

经救护车收治且入院前已确诊为ST段抬高型心肌梗死的患者，若120分钟内能转运至经皮冠状动脉介入治疗中心并完成直接经皮冠状动脉介入治疗（首次医疗接触至导丝通过梗死相关动脉时间 < 120分钟），则应首选直接经皮冠状动脉介入治疗，相关经皮冠状动脉介入治疗中心应在患者到达医院前尽快启动心导管室，并尽可能绕过急诊室直接将患者送入心导管室行直接经皮冠状动脉介入治疗；若120分钟内不能转运至经皮冠状动脉介入治疗中心完成再灌注治疗，最好于入院前在救护车上开始溶栓治疗，院前

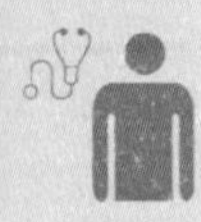

溶栓后具备条件时应直接转运至具有直接经皮冠状动脉介入治疗能力的医院，根据溶栓结果进行后续处理。若患者就诊于无直接经皮冠状动脉介入治疗条件的医院，如能在首次医疗接触后 120 分钟内转运至经皮冠状动脉介入治疗中心并完成再灌注治疗，则应将患者转运至可行经皮冠状动脉介入治疗的医院实施直接经皮冠状动脉介入治疗，且患者应在就诊后 30 分钟内转出。若首次医疗接触至导丝通过梗死相关动脉时间 > 120 分钟则应在首次医疗接触后 30 分钟内开始溶栓。患者自行就诊于可行直接 PCI 的医院，应在首次医疗接触后 90 分钟内完成直接经皮冠状动脉介入治疗。

再灌注治疗时间窗内，发病 < 3 小时的 ST 段抬高型心肌梗死，直接经皮冠状动脉介入治疗与溶栓同效；发病 3 ~ 12 小时内，直接 PCI 优于溶栓治疗，优选直接经皮冠状动脉介入治疗。

接受溶栓治疗的患者应在溶栓后 60 ~ 90 分钟内评估溶栓有效性，溶栓失败的患者应立即行紧急补救经皮冠状动脉介入治疗；溶栓成功的患者应在溶栓后 2 ~ 24 小时内常规行直接经皮冠状动脉介入治疗策略（急诊冠状动脉造影后，根据病变特点决定是否干预梗死相关动脉）。根据我国国情，也可请有资质的医生到有经皮冠状动脉介入治疗设备的医院行直接经皮冠状动脉介入治疗（时间 < 120 分钟）。

六、思考题

1. 接受口服抗凝药治疗患者的抗栓治疗方案？
2. 急性 ST 段抬高型心肌梗死患者是否需要吸氧治疗？
3. 急性 ST 段抬高型心肌梗死患者的血糖管理。

七、科普小常识

1. 急性 ST 段抬高型心肌梗死患者能运动康复吗？

基于运动的心脏康复可降低 ST 段抬高型心肌梗死患者的全因死亡率和再梗死率，有助于更好地控制危险因素、提高运动耐量和生活质量。如患者病情允许，应在 ST 段抬高型心肌梗死住院期间尽早开始康复治疗。建议患者住院期间进行运动负荷试验，客观评估运动能力，以指导日常生活或制定运动康复计划。ST 段抬高型心肌梗死后早期行心肺运动试验具有良好的安全性与临床价值。建议病情稳定的患者出院后每天进行 30 ~ 60 分钟中等强度有氧运动（如快步行走等），每周至少 5 天，并逐渐增加抗阻训练。运动锻炼应循序渐进，避免诱发心绞痛和心力衰竭。

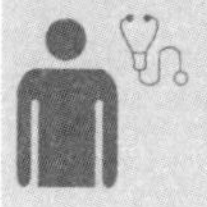

2. 什么是急性 ST 段抬高型心肌梗死常见的诱因及预警表现?

急性 ST 段抬高型心肌梗死是指急性心肌缺血性坏死，通常多为冠状动脉不稳定斑块破裂、糜烂、侵蚀及内皮损伤基础上继发血栓形成而导致冠状动脉急性、持续、完全闭塞，血供急剧减少或中断，从而使心肌细胞缺血、损伤及坏死的临床综合征。

1）心肌梗死常见诱因：过度劳累、情绪过度激动、暴饮暴食、天气变化过大、吸烟等。

2）心肌梗死的预警表现：突发剧烈胸痛或胸部憋闷感，时间超过 15 分钟；原有冠心病患者，心绞痛症状发作较前频繁，程度加重；反复出现运动相关性胸背疼、肩颈胳膊疼（左侧为主）；出现运动相关性牙疼，持续 2 ~ 5 分钟不等，并在近 1 ~ 2 周内反复发作者；近期 1 ~ 2 周内出现运动相关性明显心跳加速或心律不齐的症状，并伴有胸闷、胸痛等不适，多持续 2 ~ 5 分钟，且常与体力活动、情绪激动或饱餐密切相关；夜间无明显诱因，睡眠时突发憋醒、恐惧，并伴胸闷、胸痛或大汗不适等症状。

3. 当我们出现急性胸痛时该怎么办?

1）立即停止活动，放松就地休息，禁止拍打胸部。

2）呼救快速拨打 120，避免自行前往医院。

3）如果血压不低的情况下，可以舌下含服硝酸甘油，5 分钟一次，最多 3 次。

4）保持呼吸道通畅，有条件的可以立即吸氧。

5）如果发生心脏骤停，家人可以立即实施心肺复苏。

（编者　冀友瑞）

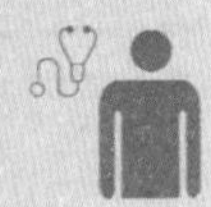

第二节　急性冠脉综合征：急性 ST 段抬高型心肌梗死 2（案例 25）

核心提示

- ❖熟悉急性 ST 段抬高型心肌梗死的临床表现特点。
- ❖掌握急性 ST 段抬高型心肌梗死的诊断方法。
- ❖掌握急性 ST 段抬高型心肌梗死的药物治疗及介入治疗策略。

一、病历资料

1. 病史

武 ×，男，53 岁，主因“间断胸憋 2 天”入院。

患者 2 天前打完乒乓球后休息时出现胸憋，在胸骨体之后，界限不清，伴气短，无胸痛、肩背部放射痛、咽部紧缩感、反酸烧心等，口服速效救心丸 5 ~ 6 粒后持续半小时缓解，后出现腹胀、食欲减退、精神差，自觉平卧时气短，未再发作胸憋痛，今天就诊于我院消化科，行心电图示窦性心律，异常 Q 波（Ⅱ、Ⅲ、aVF 导联），ST 段抬高 0.1mV（Ⅱ、Ⅲ、aVF、V7 ~ V9 导联），左心室高电压，转我院急诊，化验心肌肌钙蛋白 I 21.59ng/mL，考虑急性心肌梗死，为求进一步诊治转入我科。自发病以来，患者睡眠、精神、食欲一般，大小便未见异常，体重无明显变化。

患者否认高血压、糖尿病史，否认肝炎、结核病史；否认手术、外伤史；否认输血史；否认食物、药物过敏史；已婚已育；否认吸烟史；偶有饮酒，量不定；父体健，母患冠心病，家族史无特殊记载。

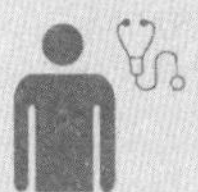

2. 体格检查

查体：体温 36.3℃，脉搏 60 次 / 分，呼吸 20 次 / 分，血压 108/70mmHg。发育正常，

体型呈正力型，营养良好，急性面容，意识清楚，查体合作，自主体位，双肺呼吸音清，双肺未闻及湿啰音，心界不大，心率 60 次 / 分，律齐，各瓣膜听诊区未闻及病理性杂音，腹部平坦，腹壁柔软，无压痛，无反跳痛，肝、脾肋下未触及，双下肢无浮肿。

3. 实验室和辅助检查

心脏指标（急诊）：心肌肌钙蛋白 I 21.59ng/mL。

心电图（图 4–2–1）：窦性心律，异常 Q 波（Ⅱ、Ⅲ、aVF），ST 段抬高 0.1mV（Ⅱ、Ⅲ、aVF、V7 ~ V9 导联），左心室高电压。

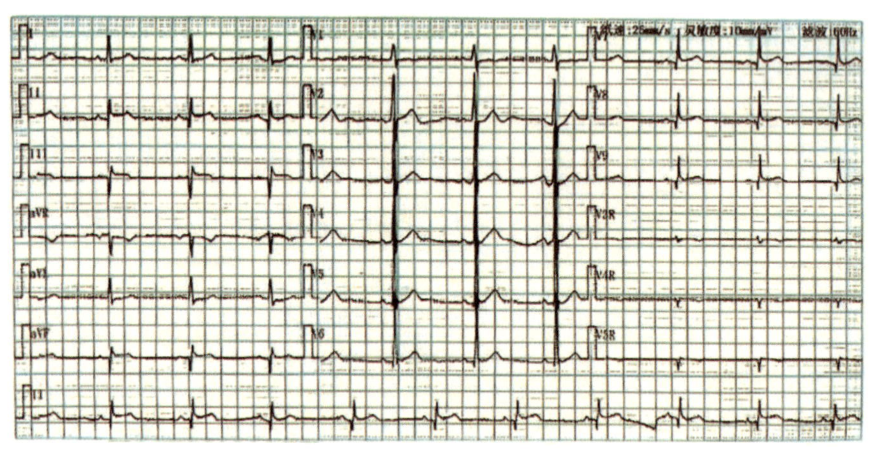

图 4–2–1　心电图

心脏彩超：静息状态下室壁运动未见明显异常，二尖瓣反流（少量），左室舒张功能减低。

4. 初步诊断

冠状动脉粥样硬化性心脏病、急性下后壁 ST 段抬高型心肌梗死（Killip I 级）、肝功能异常、高同型半胱氨酸血症。

二、诊治经过

患者主因“间断胸憋 2 天”入院，入院心电图提示窦性心律，异常 Q 波（Ⅱ、Ⅲ、aVF），ST 段抬高 0.1mV（Ⅱ、Ⅲ、aVF、V7 ~ V9 导联），左心室高电压，化验肌钙蛋白升高，结合症状及辅助检查，考虑急性下后壁 ST 段抬高型心肌梗死。患者入院后的相关检查及检查结果如下。

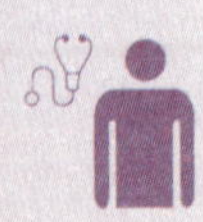

冠状动脉造影（见图 4–2–2）：

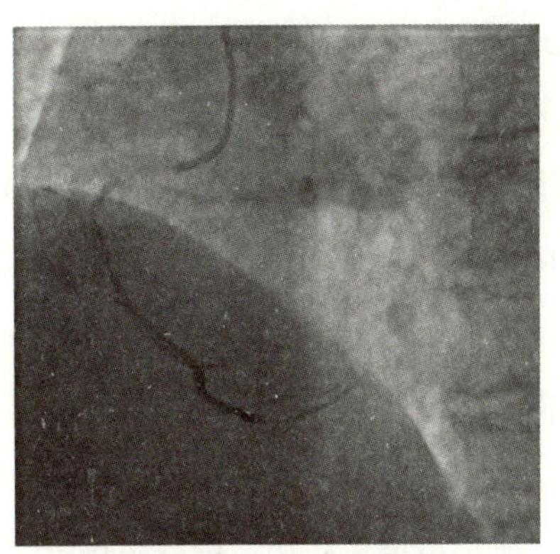

右冠发出第一后降支后完全闭塞

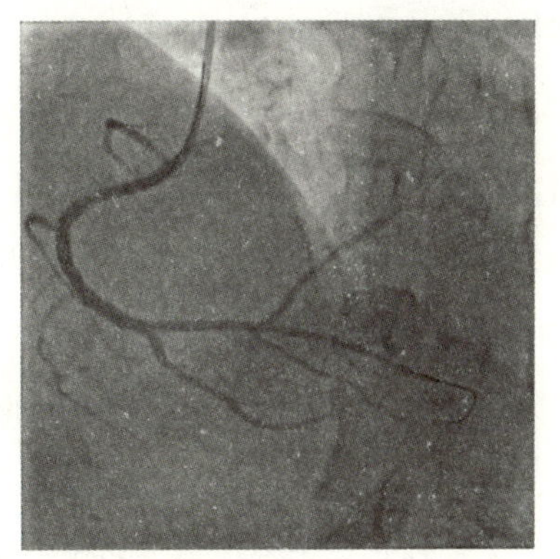

冠状动脉支架术后：右冠通畅

图 4-2-2　入院后冠状动脉造影结果

血细胞分析：白细胞计数 16.38×10^9/L，中性粒细胞百分比 78.9%。

心脏指标：高敏肌钙蛋白 161.7ng/mL，B 型利钠肽 213pg/mL。

具体治疗见本节相关内容。

三、病例分析

1. 病史特点

（1）患者男性，53 岁，以“间断胸憋 2 天”入院。

（2）心电图可见下后壁导联 ST 段损伤型抬高。

（3）肌钙蛋白 I 升高。

2. 诊断和诊断依据

（1）诊断：冠状动脉粥样硬化性心脏病，急性下后壁 ST 段抬高型心肌梗死（Killip I 级）。

（2）诊断依据：1）典型的胸憋痛症状；2）心电图可见 ST 段损伤型抬高；3）化验肌钙蛋白升高。

3. 鉴别诊断

鉴别诊断同本章第一节。

四、处理方案及基本原则

1. 一般治疗

所有 ST 段抬高型心肌梗死患者应立即给予吸氧和心电、血压和血氧饱和度监测，及时发现和处理心律失常、血流动力学异常和低氧血症。合并左心衰竭（肺水肿）和（或）

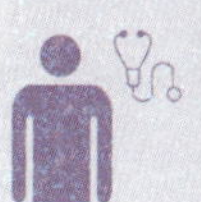

机械并发症的患者常伴严重低氧血症，需面罩加压给氧或气管插管并机械通气。ST 段抬高型心肌梗死伴剧烈胸痛患者应迅速给予有效镇痛剂，如吗啡 3mg，静脉注射，必要时间隔 5 分钟重复 1 次，总量不宜超过 15mg。但吗啡可引起低血压和呼吸抑制，并降低 P2Y12 受体抑制剂的抗血小板聚集作用。注意保持患者大便通畅，必要时使用缓泻剂，避免用力排便导致心脏破裂、心律失常或心力衰竭。

治疗急性 ST 段抬高型心肌梗死的关键是尽早恢复心肌的血液灌注，以挽救濒死的心肌，防止梗死扩大或缩小心肌缺血范围，保护和维持心脏功能。治疗方法包括药物治疗、介入治疗和手术治疗等。药物治疗主要包括抗血小板聚集药物、抗凝药物、溶栓药物、扩血管药物等。介入治疗如冠状动脉造影和支架植入等，可迅速恢复心肌血流灌注。对于部分严重患者，可能需要进行手术治疗，如冠状动脉搭桥术等。

2. 针对该患者的相关诊治

（1）入院后进一步完善血常规、心脏指标、心脏彩超、冠状动脉造影等相关检查。

（2）嘱咐患者低盐低脂饮食，绝对卧床休息，保持大便通畅。

（3）因患者入院时距离发病超过 24 小时且无胸憋痛症状，择期行冠状动脉介入术。

（4）予阿司匹林 100mg 1 次 / 天、氯吡格雷 75mg 1 次 / 天、瑞舒伐他汀钙 10mg 1 次 / 晚、尼可地尔 5mg 3 次 / 天、沙库巴曲缬沙坦 5mg 2 次 / 天、叶酸 5mg 1 次 / 天、低分子肝素钙 4000IU 皮下注射 2 次 / 天（5 天后停药）治疗。

五、要点与讨论

1. 急性 ST 段抬高型心肌梗死的病因

急性 ST 段抬高型心肌梗死的病因主要包括不恰当的饮食习惯、生活习惯以及慢性疾病诱发等。不恰当的饮食习惯，如高脂肪、高胆固醇食物摄入过多，可能导致心脏血管内脂质沉淀，从而增加心肌梗死的风险。长时间的压力过大或精神过度紧张，以及慢性疾病如高脂血症、高血压、糖尿病等，也可能诱发心肌梗死。

2. 急性 ST 段抬高型心肌梗死的症状

主要症状包括疼痛，疼痛部位和性质与心绞痛相似但程度更重，持续时间更长，可达数小时或更长。疼痛可能位于上腹部，被误认为是胃穿孔、急性胰腺炎等急腹症；或放射至下颌、颈部、背部上方，被误认为是骨关节痛。部分患者可能一开始即表现为休克或急性心力衰竭。此外，患者还可能出现全身症状，如烦躁不安、出汗、恐惧、胸闷或有濒死感。在疼痛发生后 24 ~ 48 小时内，部分患者可能出现发热，体温一般 ≤ 38℃，持续约 1 周。胃肠道症状如恶心、呕吐、上腹胀痛等也较为常见，尤其在下壁

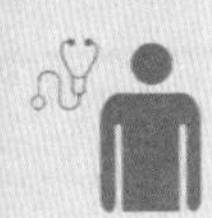

心肌梗死时。

3. 急性 ST 段抬高型心肌梗死的诊断

急性 ST 段抬高型心肌梗死的诊断主要依赖于心电图检查，表现为 ST 段明显抬高。同时，结合患者的症状、体征以及实验室检查，如心肌酶谱、肌钙蛋白等，进行综合判断。

4. 急性 ST 段抬高型心肌梗死的再灌注治疗

（1）溶栓治疗：溶栓治疗快速、简便，在不具备经皮冠状动脉介入治疗条件的医院或因各种原因使首次医疗接触时间至经皮冠状动脉介入治疗时间明显延迟时，对有适应证的 ST 段抬高型心肌梗死患者，静脉内溶栓仍是较好的选择。院前溶栓效果优于入院后溶栓。对发病 3 小时内的患者，溶栓治疗的即刻疗效与直接经皮冠状动脉介入治疗基本相似。

溶栓药物剂量和用法：1）阿替普酶：全量 90 分钟加速给药法。首先静脉推注 15mg，随后 0.75mg/kg 在 30 分钟内持续静脉滴注（最大剂量不超过 50mg），继之 0.5mg/kg 于 60 分钟内持续静脉滴注（最大剂量不超过 35mg）。半量给药法。50mg 溶于 50mL 专用溶剂，首先静脉推注 8mg，其余 42mg 于 90 分钟内滴完。2）替奈普酶：30 ~ 50mg 溶于 10mL 生理盐水中，静脉推注（如体质量 < 60kg，剂量为 30mg；体质量每增加 10kg，剂量增加 5mg，最大剂量为 50mg）。3）尿激酶：150 万 U 溶于 100mL 生理盐水，30 分钟内静脉滴注。溶栓结束后 12h 皮下注射普通肝素 7500U 或低分子肝素，共 3 ~ 5 天。4）重组人尿激酶原：20mg 溶于 10mL 生理盐水，3 分钟内静脉推注，继以 30mg 溶于 90mL 生理盐水，30 分钟内静脉滴完。对于溶栓后患者，无论临床判断是否再通，均应早期（3~24 小时内）进行旨在介入治疗的冠状动脉造影。

（2）介入治疗：1）直接经皮冠状动脉介入治疗。2）溶栓后经皮冠状动脉介入治疗。3）转运经皮冠状动脉介入治疗。4）未接受早期再灌注治疗的 ST 段抬高型心肌梗死患者的经皮冠状动脉介入治疗。

（3）冠状动脉旁路移植术。

5. 药物治疗

（1）阿司匹林：所有无禁忌证的 ST 段抬高型心肌梗死患者均应立即口服水溶性阿司匹林或嚼服阿司匹林 300mg，继以 75 ~ 100mg/d 长期维持。

（2）P2Y12 受体抑制剂：ST 段抬高型心肌梗死直接经皮冠状动脉介入治疗（特别是植入药物涂层支架）患者，应给予负荷量替格瑞洛 180mg，以后每次予 90mg，每天 2 次，至少 12 个月；或氯吡格雷 600mg 负荷量，以后每次予 75mg，每天 1 次，至少 12 个月。肾功能不全（肾小球滤过率 < 60mL/ 分钟）的患者无需调整 P2Y12 受体抑制剂用量。

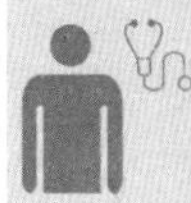

（3）血小板糖蛋白Ⅱb/Ⅲa受体拮抗剂：在有效的双联抗血小板聚集及抗凝治疗情况下，不推荐ST段抬高型心肌梗死患者造影前常规应用血小板糖蛋白Ⅱb/Ⅲa受体拮抗剂。高危患者或造影提示血栓负荷重、未给予适当负荷量的P2Y12受体抑制剂的患者可静脉使用替罗非班或依替巴肽。直接经皮冠状动介入治疗时，冠状动脉内注射替罗非班有助于减少无复流、改善心肌微循环灌注。

（4）抗凝治疗：

1）直接经皮冠状动脉介入治疗患者：静脉推注普通肝素（70 ~ 100U/kg），维持活化部分凝血活酶时间250 ~ 300秒。联合使用血小板糖蛋白Ⅱb/Ⅲa受体拮抗剂时，静脉推注普通肝素（50 ~ 70U/kg），维持活化部分凝血活酶时间为200 ~ 250秒。

2）静脉溶栓患者：应至少接受48小时抗凝治疗（最多8天或至血运重建）。建议静脉推注普通肝素4000U，继以1000U/h滴注，维持活化部分凝血活酶时间正常值的1.5 ~ 2.0倍（50 ~ 70秒）。

3）溶栓后经皮冠状动脉介入治疗患者：可继续静脉应用普通肝素，根据活化部分凝血活酶时间结果及是否使用血小板糖蛋白Ⅱb/Ⅲa受体拮抗剂调整剂量。

4）发病12小时内未行再灌注治疗或发病 > 12小时的患者：须尽快给予抗凝治疗，磺达肝癸钠有利于降低死亡和再梗死率，而不增加出血并发症。

（5）β受体阻滞剂：有利于缩小心肌梗死面积，减少复发性心肌缺血、再梗死、心室颤动及其他恶性心律失常的发病风险，对降低急性期病死率有肯定的疗效。无禁忌证的ST段抬高型心肌梗死患者应在发病后24小时内常规口服。建议口服美托洛尔，从低剂量开始，逐渐加量。若患者耐受良好，2 ~ 3天后换用相应剂量的长效控释制剂。

（6）硝酸酯类药物：静脉滴注硝酸酯类药物用于缓解缺血性胸痛、控制高血压或减轻肺水肿。收缩压 < 90mmHg或较基础血压降低 > 30%、严重心动过缓（< 50次/min）或心动过速（> 100次/min）、拟诊右心室梗死的ST段抬高型心肌梗死患者不应使用硝酸酯类药物。静脉滴注硝酸甘油应从低剂量（5 ~ 10μg/min）开始，酌情逐渐增加剂量（每5 ~ 10分钟增加5 ~ 10μg），直至症状控制、收缩压降低10mmHg（血压正常者）或30mmHg（高血压患者），此时应用剂量为有效治疗剂量。

（7）钙离子通道阻滞剂：不推荐ST段抬高型心肌梗死患者使用短效二氢吡啶类钙离子通道阻滞剂；对无左心室收缩功能不全或房室传导阻滞的患者，为缓解心肌缺血、控制房颤或心房扑动的快速心室率，如果β受体阻滞剂无效或禁用（如支气管哮喘），就可应用非二氢吡啶类钙离子通道阻滞剂。ST段抬高型心肌梗死患者合并难以控制的心绞痛时，在使用β受体阻滞剂的基础上可应用地尔硫䓬。ST段抬高型心肌梗死患者合

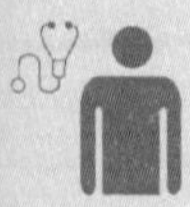

并难以控制的高血压时，可在血管紧张素转化酶抑制剂或血管紧张素Ⅱ受体拮抗剂和 β 受体阻滞剂的基础上应用长效二氢吡啶类钙离子通道阻滞剂。

（8）血管紧张素转化酶抑制剂和血管紧张素Ⅱ受体拮抗剂：血管紧张素转化酶抑制剂主要通过影响心肌重构、减轻心室过度扩张而减少慢性心力衰竭的发生，降低死亡率。所有无禁忌证的 ST 段抬高型心肌梗死患者均应给予血管紧张素转化酶抑制剂长期治疗。早期使用血管紧张素转化酶抑制剂能降低死亡率，高危患者临床获益明显，前壁心肌梗死伴有左心室功能不全的患者获益最大。在无禁忌证的情况下，即可早期开始使用血管紧张素转化酶抑制剂，但剂量和时限应视病情而定。应从低剂量开始，逐渐加量。不能耐受血管紧张素转化酶抑制剂者用血管紧张素Ⅱ受体拮抗剂替代。

（9）醛固酮受体拮抗剂：通常在血管紧张素转化酶抑制剂治疗的基础上使用。对 ST 段抬高型心肌梗死后左心室射血分数≤ 40%、糖尿病或心力衰竭的患者，如无明显肾功能不全（男性血肌酐 > 221 μmol/L 或女性血肌酐 > 177 μmol/L）或高钾血症，推荐使用醛固酮受体拮抗剂。

（10）他汀类药物治疗：除调脂作用外，他汀类药物还具有抗炎、改善内皮功能、抑制血小板聚集的多效性，因此，所有无禁忌证的 ST 段抬高型心肌梗死患者入院后应尽早开始他汀类药物治疗，且无需考虑胆固醇水平。

6. 急性 ST 段抬高型心肌梗死的预防

预防急性 ST 段抬高型心肌梗死的关键在于改善生活方式和控制慢性疾病。建议保持健康的饮食习惯，进食低热量、低脂肪、低胆固醇饮食；保持适当的运动，增强心肺功能；避免长时间的压力和紧张情绪，保持良好的心态；定期检查和控制慢性疾病，如高脂血症、高血压、糖尿病等。

六、思考题

1. 急性非 ST 段抬高型心肌梗死为什么不适合静脉溶栓治疗？
2. 急诊 ST 段抬高型心肌梗死静脉溶栓血管再通的指标有哪些？

七、科普小常识

第三版“心肌梗死全球定义”将心肌梗死分为哪 5 种类型？

1 型：自发性心肌梗死。由于动脉粥样硬化斑块破裂、溃疡、裂纹、糜烂或夹层，引起一支或多支冠状动脉血栓形成，导致心肌血流减少或远端血小板栓塞伴心肌坏死。患者大多有严重的冠状动脉病变，少数患者冠状动脉仅有轻度狭窄甚至正常。

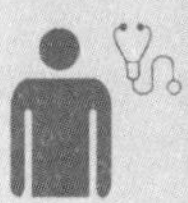

2 型：继发于心肌氧供需失衡的心肌梗死。除冠状动脉病变外的其他情形引起心肌需氧与供氧失平衡，导致心肌损伤和坏死，例如冠状动脉内皮功能异常、冠状动脉痉挛或栓塞、心动过速 / 过缓性心律失常、贫血、呼吸衰竭、低血压、高血压伴或不伴左心室肥厚。

3 型：心脏性猝死。心脏性死亡伴心肌缺血症状和新的缺血性心电图改变或左束支阻滞，但无心肌损伤标志物检测结果。

4a 型：经皮冠状动脉介入治疗相关心肌梗死。基线心脏肌钙蛋白正常的患者在经皮冠状动脉介入治疗后心脏肌钙蛋白升高超过正常上限 5 倍；或基线心脏肌钙蛋白增高的患者，经皮冠状动脉介入治疗术后心脏肌钙蛋白升高≥ 20%，然后稳定下降。同时出现以下症状。（1）心肌缺血症状；（2）心电图缺血性改变或新发左束支阻滞；（3）冠状动脉造影示冠状动脉主支或分支阻塞，持续性慢血流或无复流或栓塞；（4）新发存活心肌丧失或节段性室壁运动异常的影像学表现。

4b 型：支架血栓形成引起的心肌梗死。冠状动脉造影或尸检发现支架植入处血栓性阻塞，患者有心肌缺血症状和（或）至少 1 次心肌损伤标志物高于正常上限。

5 型：外科冠状动脉旁路移植术相关心肌梗死。基线心脏肌钙蛋白正常患者，冠状动脉旁路移植术后心脏肌钙蛋白升高超过正常上限 10 倍，同时出现以下症状。（1）新的病理性 Q 波或左束支阻滞；（2）血管造影提示新的桥血管或自身冠状动脉阻塞；（3）新的存活心肌丧失或节段性室壁运动异常的影像学证据。

（编者　赵　刚）

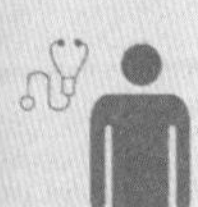

第三节 急性冠脉综合征：急性 ST 段抬高型心肌梗死 3（案例 26）

核心提示

❖明确急性 ST 段抬高型心肌梗死心电图定位。

❖了解急性 ST 段抬高型心肌梗死的诊断依据。

❖掌握急性 ST 段抬高型心肌梗死药物治疗方法。

❖掌握急性 ST 段抬高型心肌再灌注治疗基本原则。

一、病历资料

1. 病史

田 ××，男，55 岁，主因“间断咽部紧缩感 3 天”入院。

患者于 2022 年 8 月 13 日吃完早饭后出现咽部紧缩感，无胸憋、头痛，无反酸、烧心，无肩背部放射痛等不适，持续约 2 小时后完全缓解，未予重视及治疗。8 月 14 日 15 时 00 分左右步行时再次出现咽部紧缩感，程度较前加重，伴气短、大汗淋漓，无胸憋、胸痛，无肩背部放射痛，无反酸、烧心等不适，持续 2 小时后缓解，未予重视，19 时 08 分再次出现上述不适，程度较前减轻，较为持续，夜间间断入睡；8 月 15 日凌晨 2 时 15 分因咽部紧缩感、气紧等憋醒，7 时 06 分起床时仍有咽部不适感，程度较前减轻，遂拨打 120 送至我院，途中急查心电图可见窦性心律，ST 段抬高（Ⅱ、Ⅲ和 aVF 导联）。9 时 14 分到达我院急诊，9 时 15 分给予阿司匹林 300mg、氯吡格雷 600mg 口服，9 时 16 分行心电图检查提示窦性心律，大致正常心电图。9 时 29 分请心内科会诊，9 时 31 分会诊医师到达急诊，考虑急性下壁心肌梗死，且患者仍持续咽部紧缩感、气紧等不适，建议行急诊冠状动脉介入诊疗术，因患者无家属陪同，遂电话联系家属，9 时 58 分电话告知病情、开始知情同意，10 时 07 分抽取肌钙蛋白，10 时 27 分化验回报心肌肌钙蛋白

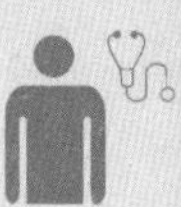

I0.78ng/mL，肌酸激酶同工酶 12.24ng/mL，肌红蛋白 188.7ng/mL，N- 末端 B 型利钠肽前体 90pg/mL，D- 二聚体 100ng/mL。行冠状动脉造影，见左主干无明显狭窄；前降支近段斑块形成，远段心肌桥形成，收缩期可见 70% 狭窄，远端 TIMI 3 级；回旋支近段斑块形成，第一钝缘支中段可见 50% 狭窄，远端 TIMI 3 级；右冠中段完全闭塞。10 时 40 分患者家属到达急诊，10 时 40 分启动导管室，再次向患者家属交代病情及手术风险，10 时 50 分签署手术知情同意书，完善术前准备，11 时 00 分病人到达导管室并行急诊介入诊疗术。

患者既往胃部、咽部不适 1 ~ 2 年，偶有反酸、烧心，未予重视。1 年前检测幽门螺旋杆菌阳性，未予规范诊治，否认高血压、糖尿病史，否认冠心病史、无脑血管意外疾病史，否认肝炎、结核病史；否认手术、外伤史；否认输血史；否认食物、药物过敏史；父亲因肺癌去世，母亲患肺结核，余家族史无特殊记载。

2. 体格检查

查体：体温 36.2℃，脉搏 60 次 / 分，呼吸 20 次 / 分，血压 117/78mmHg。发育正常，体型呈正力型，营养良好，正常面容，意识清楚，查体合作，自主体位，双肺呼吸音清，双肺未闻及湿啰音，心界不大，心率 60 次 / 分，律齐，各瓣膜听诊区未闻及病理性杂音，腹部平坦，腹壁柔软，无压痛，无反跳痛，肝、脾肋下未触及，双下肢无浮肿。

3. 实验室和辅助检查

心电图（图 4-3-1）：

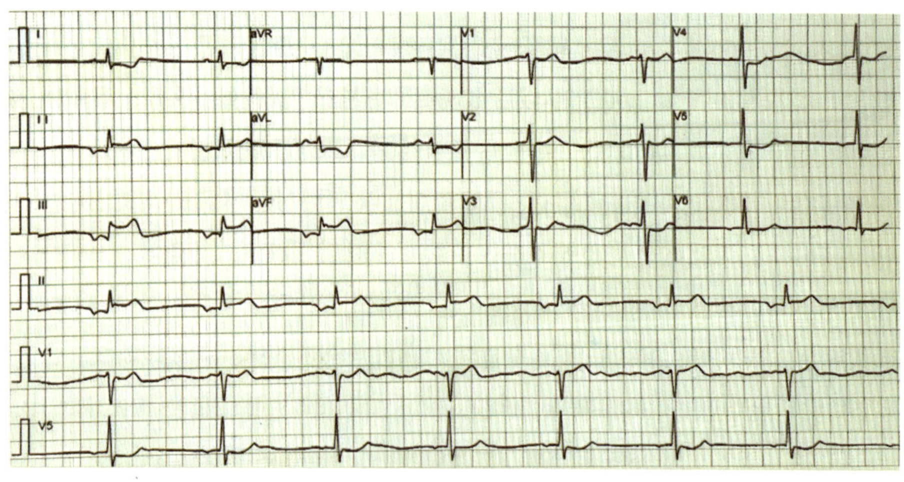

图 4-3-1　心电图

血气分析：酸碱度 7.60，二氧化碳分压 20.2mmHg，氧分压 70.2mmHg，实际碳酸氢盐 19.4mmol/L，标准碳酸氢盐 25.4mmol/L，乳酸 4.16mmol/L。

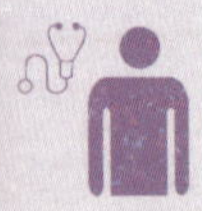

心肌损伤标志物：肌酸激酶同工酶 122.4ng/mL，肌红蛋白 188.7ng/mL，肌钙蛋白 I

0.78ng/mL。

血常规：中性粒细胞百分比 76.7%，中性粒细胞计数 7.07×10^9/L，淋巴细胞百分比 17.5%，嗜酸性粒细胞百分比 0.1%，嗜酸性粒细胞计数 0.01×10^9/L。

4. 初步诊断

冠状动脉粥样硬化性心脏病、急性下壁心肌梗死、心功能 I 级（KillIp 分级）。

二、诊治经过

患者男性，主因“间断咽部紧缩感 3 天”入院，主要表现为咽部紧缩感伴气短、大汗淋漓，送往急诊途中完善心电图提示 ST 段抬高（Ⅱ、Ⅲ和 aVF 导联），急诊化验肌酸激酶同工酶、肌红蛋白升高，急性下壁心肌梗死诊断明确。急诊行冠状动脉造影术示前降支近段斑块形成，远段心肌桥形成，收缩期可见 70% 狭窄，远端 TIMI 3 级；回旋支近段斑块形成，第一钝缘支中段可见 50% 狭窄，远端 TIMI 3 级；右冠中段完全闭塞。考虑右冠状动脉为罪犯血管，行冠状动脉内溶栓 + 冠状动脉支架植入术。患者入院后的相关检查及检查结果如下：

心脏指标（表 4-3-1）：

表 4-3-1 心脏指标

	肌红蛋白（ng/mL）	肌钙蛋白 I（ng/mL）	肌酸激酶同工酶（ng/mL）	N- 末端 B 型利钠肽前体（pg/mL）
8 月 15 日（急 诊）	188.7	0.78	122.4	90
8 月 15 日（入院后）	—	4919.1	—	—

血脂：总胆固醇 3.65mmol/L，甘油三酯 1.50mmol/L，高密度脂蛋白胆固醇 0.79mmol/L，低密度脂蛋白胆固醇 2.32mmol/L，同型半胱氨酸 13.23 μmol/L。

电解质：钾 3.93mmol/L，钠 136.99mmol/L，氯 105.44mmol/L。

心脏彩超：未见明显异常。

胸部 CT：右肺上、下叶钙化灶，冠状动脉走行区多发钙化斑块，甲状腺右叶结节。

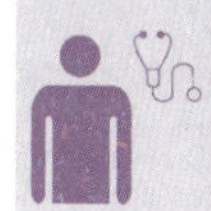

三、病例分析

1. 病史特点

（1）患者男性，55 岁，以“间断咽部紧缩感 3 天”为主诉。

（2）体格检查：双肺呼吸音清，双肺未闻及湿啰音，心界不大，心率 60 次 / 分，律齐，各瓣膜听诊区未闻及病理性杂音，腹部平坦，腹壁柔软，无压痛，无反跳痛，肝、脾肋下未触及，双下肢无浮肿。

（3）实验室和辅助检查：化验高敏肌钙蛋白 I 明显增高，心电图示 ST 段抬高（Ⅱ、Ⅲ和 aVF 导联），行冠状动脉造影检查可见冠状动脉双支病变（累及右冠状动脉、回旋支）、前降支心肌桥形成，并于右冠状动脉行冠状动脉内溶栓 + 冠状动脉支架植入术，心脏彩超示冠状动脉介入治疗术后、静息状态下室壁运动未见明显异常，射血分数 68%。

2. 诊断和诊断依据

（1）诊断：冠状动脉粥样硬化性心脏病、急性下壁心肌梗死、心功能 I 级（KilliP 分级）。

（2）诊断依据：1）咽部紧缩感、气紧等不适，持续不缓解；2）查体未见明显异常，双肺听诊未闻及湿性啰音；3）心电图可见下壁导联（Ⅱ、Ⅲ和 aVF 导联）ST 段抬高；4）急诊化验可见肌酸激酶同工酶、肌红蛋白升高，入院后急查高敏肌钙蛋白 I 明显增高；5）行冠状动脉造影检查可见右冠中段完全闭塞，与心电图相符。

3. 鉴别诊断

鉴别诊断同本章第一节。

四、处理方案及基本原则

1. 一般治疗

对 ST 段抬高型心肌梗死，强调及早发现，及早救治，并加强住院前的就地处理。治疗原则是尽快恢复心肌的血液灌注（到达医院后 30 分钟内开始溶栓或 90 分钟内完成经皮冠状动脉介入治疗以挽救濒死的心肌、防止梗死扩大及缩小心肌缺血范围，保护和维持心脏功能，及时处理严重心律失常、泵衰竭和各种并发症，防止猝死。尽早予患者止痛及镇静治疗，密切观察患者生命体征。

2. 针对该患者的相关诊治

（1）入院后完善血常规、血脂、心肌酶、电解质、心脏彩超、胸部 CT 等相关检查。

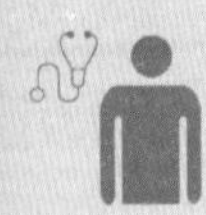

（2）嘱咐患者低盐、低脂饮食，卧床休息，保持大小便通畅，避免用力。

（3）下病重通知，予重症监护（心电、血压、血氧饱和度监测），吸氧。

（4）急诊行冠状动脉造影术。

（5）给予阿司匹林 100mg 1 次 / 天和氯吡格雷 75mg 1 次 / 天抗血小板聚集、低分子肝素钙 4000IU 每 12 小时 1 次抗凝，瑞舒伐他汀 10mg 每晚一次降脂，单硝酸异山梨酯缓释片 60mg 1 次 / 天扩张血管，比索洛尔片 2.5mg 1 次 / 天减缓心率、抗心绞痛，丹参酮Ⅱ A 改善循环。

五、要点与讨论

1.ST 段抬高型心肌梗死患者的院前及院内急救

早期、快速并完全地开通梗死相关动脉是改善 ST 段抬高型心肌梗死患者预后的关键。应尽量缩短心肌缺血总时间，包括患者自身延误、院前系统延误和院内救治延误。

（1）减少患者自身延误，缩短自发病至首次医疗接触的时间：应通过健康教育和媒体宣传，使公众了解 ST 段抬高型心肌梗死的早期症状。教育患者在发生疑似心肌梗死症状（胸痛）后尽早呼叫“120”急救中心、及时就医，避免因自行用药或长时间多次评估症状而延误治疗。缩短发病至首次医疗接触的时间、在医疗保护下到达医院可明显改善 ST 段抬高型心肌梗死患者的预后。

（2）减少院前系统和院内救治延误，缩短自首次医疗接触至导丝通过梗死相关动脉的时间：建立区域协同救治网络和规范化胸痛中心是缩短首次医疗接触至导丝通过梗死相关动脉时间的有效手段。有条件时应尽可能在首次医疗接触后 10 分钟内完成首份心电图，提前经远程无线系统或微信等将心电图传送到相关医院，并在 10 分钟内确诊。应在公众中普及心肌再灌注治疗知识，以减少签署手术知情同意书时的延误。

（3）生命体征监测及复苏：所有 ST 段抬高型心肌梗死患者应立即监测心电、血压和血氧饱和度，观察生命体征，及时发现恶性心律失常。应尽量使用兼备除颤功能的心电监测仪。所有医疗和辅助医疗人员都应该进行除颤仪等设备的使用培训。心脏骤停常出现在 ST 段抬高型心肌梗死发病后很早阶段，多发生在院外。院外心脏骤停复苏成功的 ST 段抬高型心肌梗死患者（包括未确诊，但高度怀疑进行性心肌缺血者），均应尽早通过院前急救系统转运到心导管室全天候开放的胸痛中心医院接受治疗。

（4）缓解疼痛、呼吸困难和焦虑：疼痛会引起交感神经系统激活，从而导致血管收缩和心脏负荷增加。ST 段抬高型心肌梗死伴剧烈胸痛患者可考虑静脉给予阿片类药物缓解疼痛（如静脉注射吗啡 3mg，必要时间隔 5 分钟重复 1 次，总量不宜超过 15mg。但吗啡起效慢，可引起低血压和呼吸抑制，并降低 P2Y12 受体抑制剂（如氯吡格雷和替格瑞洛）的抗血小板聚集作用，实际应用中需注意此问题。ST 段抬高型心肌梗死患者常

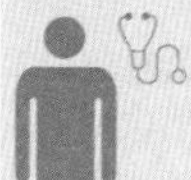

处于焦虑状态，严重焦虑者可考虑给予中效镇静剂（如苯二氮䓬类）。

（5）吸氧：高氧状态会导致或加重未合并低氧血症的 ST 段抬高型心肌梗死患者的心肌损伤。动脉血氧饱和度 > 90% 的患者不推荐常规吸氧。当患者合并低氧血症，且动脉血氧饱和度 < 90% 或经皮血氧饱和度 < 60mmHg（1mmHg=0.133kPa）时应吸氧。

2.ST 段抬高型心肌梗死的经皮冠状动脉介入治疗

（1）直接经皮冠状动脉介入治疗适应证：

直接经皮冠状动脉介入治疗：发病 12 小时内的 ST 段抬高型心肌梗死患者；院外心脏骤停复苏成功的 ST 段抬高型心肌梗死患者；存在提示心肌梗死的进行性心肌缺血症状，但无 ST 段抬高，出现以下一种情况（血流动力学不稳定或心源性休克；反复或进行性胸痛，保守治疗无效；致命性心律失常或心脏骤停；机械并发症；急性心力衰竭；ST 段或 T 波反复动态改变，尤其是间断性 ST 段抬高）的患者；ST 段抬高型心肌梗死发病超过 12 小时，但有临床和（或）心电图进行性缺血证据；伴持续性心肌缺血症状、血流动力学不稳定或致命性心律失常。

急诊或早期冠状动脉造影：院外不明原因心脏骤停心肺复苏成功，但未确诊为 ST 段抬高型心肌梗死的患者，如高度怀疑有进行性心肌缺血，宜行急诊冠状动脉造影；胸痛为自发性或含服硝酸甘油后完全缓解，抬高的 ST 段恢复正常，尽管无症状再发或 ST 段再度抬高，建议早期（ < 24 小时）行冠状动脉造影。

溶栓后经皮冠状动脉介入治疗：接受溶栓治疗的患者应在溶栓后 60~90 分钟内评估溶栓有效性，溶栓失败的患者应立即行紧急补救经皮冠状动脉介入治疗；溶栓成功的患者应在溶栓后 2~24 小时内常规行直接经皮冠状动脉介入治疗。

（2）直接经皮冠状动脉介入治疗的禁忌证：

发病超过 48 小时，无心肌缺血表现、血流动力学和心电稳定的患者，不推荐对梗死相关动脉行直接经皮冠状动脉介入治疗。

（3）直接经皮冠状动脉介入治疗的主要技术要点：

ST 段抬高型心肌梗死患者行直接经皮冠状动脉介入治疗时推荐使用新一代药物洗脱支架；优先选择经桡动脉入路，重症患者也可考虑经股动脉入路。

合并多支血管病变的 ST 段抬高型心肌梗死的患者，在急诊行梗死相关动脉血运重建的同时，可根据非梗死相关动脉病变严重程度和供血范围同期行血运重建，也可考虑出院前对非梗死相关动脉病变行血运重建；近来有研究显示，心源性休克患者在梗死相关动脉血运重建时对非梗死相关动脉急性血运重建并不能改善患者 30 天和 1 年的临床预后。

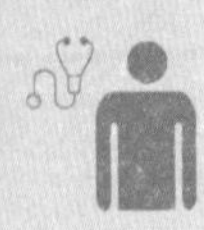

经皮冠状动脉介入治疗期间应考虑应用血管内影像检查（血管内超声或光学相干断层成像技术）进行手术优化。ST 段抬高型心肌梗死合并多支血管病变且造影结果无法确定梗死相关动脉时，或造影结果与心电图、超声心动图提示的梗死相关动脉不一致时，应考虑应用血管内影像学进行评估，以明确梗死相关动脉，指导治疗策略。

冠状动脉内血栓负荷大时，可考虑应用血栓抽吸。

ST 段抬高型心肌梗死患者行直接经皮冠状动脉介入治疗时易发生慢血流或无复流，应避免支架植入后过度扩张；冠状动脉内注射替罗非班、钙离子通道阻滞剂、硝酸酯类、硝普钠或腺苷等药物有助于预防或减轻慢血流或无复流。对于严重无复流患者，主动脉内球囊反搏术有助于稳定血流动力学。

（4）直接经皮冠状动脉介入治疗的抗栓治疗：

ST 段抬高型心肌梗死发病的主要原因是冠状动脉斑块破裂或侵蚀诱发血栓性阻塞。因此，抗栓治疗（包括抗血小板聚集和抗凝）十分必要。阿司匹林联合 1 种 P2Y12 受体抑制剂的双联抗血小板聚集治疗是抗栓治疗的基础。

1）围术期抗血小板聚集治疗：

阿司匹林：通过抑制血小板环氧化酶使血栓素 A2 合成减少，达到抗血小板聚集的作用。无禁忌证的 ST 段抬高型心肌梗死患者均应立即嚼服阿司匹林肠溶片 150 ~ 300mg 负荷剂量，继以 75 ~ 100mg/d 长期维持。

P2Y12 受体抑制剂：P2Y12 受体抑制剂可干扰二磷酸腺苷介导的血小板活化。氯吡格雷为前体药物，需肝脏细胞色素 P450 酶代谢形成活性代谢物，与 P2Y12 受体不可逆结合。替格瑞洛是一种直接作用、可逆结合的 P2Y12 受体抑制剂，抑制血小板聚集效用更强、起效更快，且疗效不受基因多态性的影响。药理学研究显示，与氯吡格雷相比，替格瑞洛能显著降低低出血风险患者的缺血事件。

除非存在禁忌证，如高出血风险，在直接经皮冠状动脉介入治疗前（或最迟在经皮冠状动脉介入治疗时）推荐使用替格瑞洛（180mg 负荷剂量，90mg，2 次 / 天）。在替格瑞洛无法获得或有禁忌证时可选用氯吡格雷［600mg 负荷剂量（年龄 > 75 岁负荷剂量 300mg），75mg，1 次 / 天］。围术期再发急性缺血事件的患者，应将氯吡格雷替换为替格瑞洛（180mg 负荷剂量，90mg，2 次 / 天）。

血小板糖蛋白Ⅱ b/ Ⅲ a 受体拮抗剂：血小板糖蛋白Ⅱ b/ Ⅲ a 受体拮抗剂替罗非班、依替巴肽等作为静脉及冠状动脉用药，其药效相对稳定，作用于血小板聚集的终末环节，是强效抗血小板聚集药物之一。在有效的双联抗血小板聚集治疗及抗凝治疗情况下，不推荐 ST 段抬高型心肌梗死患者造影前常规应用血小板糖蛋白Ⅱ b/ Ⅲ a 受体拮抗剂。高

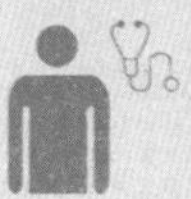

危患者或冠状动脉造影提示血栓负荷重、未给予适当负荷剂量的 P2Y12 受体抑制剂的患者可静脉使用替罗非班或依替巴肽。直接经皮冠状动脉介入治疗时，冠状动脉内注射替罗非班有助于减少慢血流或无复流，改善心肌微循环灌注。

2）围术期抗凝治疗：

接受经皮冠状动脉介入治疗的 ST 段抬高型心肌梗死患者，术中均应给予肠外抗凝药物。应权衡有效性、缺血和出血风险，选择性使用普通肝素、依诺肝素或比伐卢定。

优先推荐普通肝素。静脉推注普通肝素（70 ~ 100U/kg），维持活化部分凝血活酶时间为 250 ~ 300 秒。如联合使用血小板糖蛋白Ⅱ b/ Ⅲ a 受体拮抗剂时，静脉推注普通肝素（50 ~ 70U/kg），维持活化部分凝血活酶时间为 200 ~ 250 秒，或静脉推注比伐卢定 0.75mg/kg，继而 1.75mg/kg/h 静脉滴注，监测活化部分凝血活酶时间为 300 ~ 350 秒。若术中活化部分凝血活酶时间高于 350 秒时应停止或减量，并于 5 ~ 10 分钟后再次测定活化部分凝血活酶时间，待活化部分凝血活酶时间恢复至安全范围时继续使用；如活化部分凝血活酶时间 < 225 秒，追加 0.3mg/kg 静脉推注，并考虑静脉滴注维持至经皮冠状动脉介入治疗后 3 ~ 4 小时，以避免急性支架内血栓事件发生。

对于出血高风险的 ST 段抬高型心肌梗死患者，单独使用比伐卢定优于联合使用普通肝素和血小板糖蛋白Ⅱ b/ Ⅲ a 受体拮抗剂。使用肝素期间应监测血小板计数，对于肝素诱导的血小板减少症患者，推荐比伐卢定作为直接经皮冠状动脉介入治疗期间的抗凝药物。

对已使用适当剂量依诺肝素而需经皮冠状动脉介入治疗的患者，若最后一次皮下注射在 8 小时内，经皮冠状动脉介入治疗前可不追加剂量；若最后一次皮下注射在 8 ~ 12 小时之间，应考虑使用依诺肝素 0.3mg/kg 静脉推注。

3）接受口服抗凝药治疗患者的围术期抗栓治疗：

接受口服抗凝药物治疗的患者发生 ST 段抬高型心肌梗死时，建议行直接经皮冠状动脉介入治疗。术中推荐肠外抗凝治疗，应避免使用血小板糖蛋白Ⅱ b/ Ⅲ a 受体拮抗剂。ST 段抬高型心肌梗死缺血高危患者，术后抗栓方案取决于血栓栓塞风险（采用 [-VASc 评分）和出血风险（采用 HAS-BLED 评分）。如缺血风险明显大于出血风险，围术期推荐三联抗栓治疗（口服抗凝药 + 阿司匹林 +P2Y12 受体抑制剂）。

3.ST 段抬高型心肌梗死的溶栓治疗：

（1）溶栓指征：

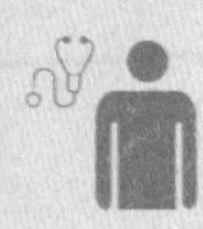

适应证：急性胸痛发病未超过 12 小时，预期首次医疗接触至导丝通过梗死相关动脉时间 > 120 分钟，无溶栓禁忌证；发病 12 ~ 24 小时内仍有进行性缺血性胸痛和心电

图相邻 2 个或 2 个以上导联 ST 段抬高 > 0.1mV，或血流动力学不稳定的患者，若无直接经皮冠状动脉介入治疗条件且无溶栓禁忌证，应考虑溶栓治疗。随着 ST 段抬高型心肌梗死发病时间的延长，溶栓治疗的临床获益会降低。患者就诊越晚（尤其是发病 3 小时后），越应考虑转运行直接经皮冠状动脉介入治疗（而不是溶栓治疗）。

禁忌证：绝对禁忌证包括既往任何时间发生过颅内出血或未知原因卒中；近 6 个月发生过缺血性卒中；中枢神经系统损伤、肿瘤或动静脉畸形；近 1 月内有严重创伤 / 手术 / 头部损伤、胃肠道出血；已知原因的出血性疾病（不包括月经来潮）；明确、高度怀疑或不能排除主动脉夹层；24 小时内接受非可压迫性穿刺术（如肝脏活检、腰椎穿刺）。相对禁忌证包括 6 个月内有短暂性脑缺血发作；口服抗凝药治疗中；妊娠或产后 1 周，严重未控制的高血压［收缩压 > 180mmHg 和（或）舒张压 > 110mmHg］；晚期肝脏疾病；感染性心内膜炎；活动性消化性溃疡；长时间或有创性复苏。

（2）院前溶栓：

院前溶栓的效果优于入院后溶栓。对 ST 段抬高型心肌梗死发病 3 小时内的患者，溶栓治疗的即刻疗效与直接经皮冠状动脉介入治疗基本相似；有条件时可在救护车上开始溶栓治疗。

院前溶栓治疗须具备以下全部 4 个条件：急性胸痛持续 30 分钟以上，但未超过 12 小时；心电图相邻 2 个或 2 个以上导联 ST 段抬高，在肢体导联 ≥ 0.1mV、胸导联 ≥ 0.2mV 或新出现的完全性左束支传导阻滞或完全性右束支传导阻滞；年龄 ≤ 75 周岁；不能在 120 分钟内完成急诊经皮冠状动脉介入治疗。

（3）溶栓药物：

目前临床应用的主要溶栓药物包括非特异性纤溶酶原激活剂和特异性纤溶酶原激活剂两大类。建议优先采用特异性纤溶酶原激活剂。重组组织型纤溶酶原激活剂阿替普酶是目前常用的溶栓剂，可选择性激活纤溶酶原，对全身纤溶活性影响较小，无抗原性，但其半衰期短，为防止梗死相关动脉再阻塞需联合应用肝素（24 ~ 48 小时内）。其他特异性纤溶酶原激活剂有重组人尿激酶原、瑞替普酶和重组人 TNK 组织型纤溶酶原激活剂（TNK-tPA）等。非特异性纤溶酶原激活剂，如尿激酶，可直接将循环血液中的纤溶酶原转变为有活性的纤溶酶，无抗原性和过敏反应。由于非特异性纤溶酶原激活剂溶栓再通率低、使用不方便，不推荐院前溶栓使用。常用溶栓药物的特征和用法如下（表 4-3-2、表 4-3-3）。

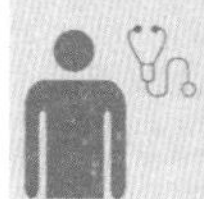

表 4-3-2　不同溶栓药物特征的比较

	阿替普酶	瑞替普酶	RhTNK-tPA	尿激酶	尿激酶原
剂量	90 分钟内 不超过 100mg （根据体重）	1000 万 U×2 次， 每次 >2 分钟	16mg （5 ~ 10 秒）	150 万 U （30 分钟）	50mg （30 分钟）
负荷剂量	需	弹丸式静脉推注	弹丸式静脉推注	无需	需
抗原性 及过敏反应	无	无	无	无	无
全身纤维 蛋白原消耗	轻度	中度	极小	明显	极小
90 分钟内血管 开通率（%）	73 ~ 84	84	85	53	78.5
TIMI 3 级 血流（%）	54	60	63	28	60.8

注：RhTNK-tPA 为注射用重组人 TNK 组织型纤溶酶原激活剂。

表 4-3-3　常用溶栓药物的用法

药物	用法及用量	特点
尿激酶	150 万 U 溶于 100ml 生理盐水，30 分钟内静脉滴注	不具有纤维蛋白选择性，再通率低
重组 人尿激酶原	每支 5mg，一次用 50mg，先将 20mg（4 支）用 10ml 生理盐水溶解后，3 分钟静脉推注完毕，其余 30mg（6 支）溶于 90ml 生理盐水，于 30 分钟内静脉滴注完毕	再通率高，脑出血发生率低
阿替普酶	每支 50mg，用生理盐水稀释后静脉注射 15mg 负荷剂量，后续 30 分钟内以 0.75mg/kg 静脉滴注（最多 50mg），随后 60 分钟内以 0.5mg/kg 静脉滴注（最多 35mg）	再通率高，脑出血发生率低
瑞替普酶	2 次静脉注射，每次 1000 万 U 负荷剂量，间隔 30 分钟	2 次静脉注射，使用较方便
RhTNK-tPA	每支 16mg，用注射用水 3ml 稀释后 5 ~ 10 秒内静脉推注	再通率高，一次静脉注射，使用方便

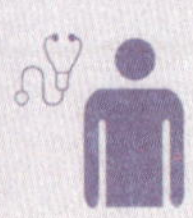

（4）疗效评估：

溶栓开始后 60 ~ 90 分钟内应密切监测临床症状、心电图 ST 段变化及心律失常。

临床评估溶栓成功的指标包括 60 ~ 90 分钟内抬高的 ST 段回落≥ 50%；胸痛症状缓解或消失；出现再灌注性心律失常，如加速性室性自主心律、室性心动过速甚至心室颤动、房室传导阻滞、束支阻滞突然改善或消失，或下壁心肌梗死患者出现一过性窦性心动过缓、窦房传导阻滞，伴或不伴低血压；心肌坏死标志物峰值提前，如心脏肌钙蛋白峰值提前至发病后 12 小时内，肌酸激酶同工酶峰值提前至 14 小时内。

典型的溶栓治疗成功标准：在抬高的 ST 段回落≥ 50% 的基础上，伴有胸痛症状明显缓解和（或）出现再灌注性心律失常。

冠状动脉造影判断标准：梗死相关动脉心肌梗死溶栓后 TIMI 2 或 3 级血流表示血管再通，TIMI 3 级为完全性再通，溶栓失败则梗死相关血管持续闭塞（TIMI 0 ~ 1 级）。

（5）溶栓后经皮冠状动脉介入治疗：

溶栓后应尽早将患者转运到有经皮冠状动脉介入治疗条件的医院，出现心力衰竭或休克患者必要时推荐行急诊冠状动脉造影和有指征的经皮冠状动脉介入治疗；溶栓成功的患者应在溶栓后 2 ~ 24 小时内常规行冠状动脉造影并梗死相关动脉血运重建治疗；溶栓失败，或在任何时候出现血流动力学、心电不稳定或缺血症状加重，推荐立即行补救性经皮冠状动脉介入治疗；初始溶栓成功后缺血症状再发或有证据证实再闭塞，推荐行急诊冠状动脉造影和经皮冠状动脉介入治疗。

对于发病时间 < 6 小时、预计经皮冠状动脉介入治疗延迟≥ 60 分钟或首次医疗接触至导丝通过时间≥ 90 分钟的 ST 段抬高型心肌梗死患者，应考虑给予半量阿替普酶后行常规冠状动脉造影，并对梗死相关动脉行经皮冠状动脉介入治疗，相比直接经皮冠状动脉介入治疗可获得更好的心肌血流灌注。

（6）溶栓患者的抗栓治疗：

纤维蛋白特异性纤溶酶原激活剂的作用机制是将纤维蛋白降解为纤维蛋白片段而溶解血栓，并不降解循环中的纤维蛋白原。ST 段抬高型心肌梗死早期体内凝血系统活性很高，凝血及纤溶系统处于动态平衡之中，在溶栓药物溶解的同时或之后仍然不断有新的血栓形成。因此，溶栓治疗期间及之后必须联合使用抗凝和抗血小板聚集治疗，以抑制新的血栓形成，防止梗死相关动脉再闭塞。

抗血小板聚集治疗：ST 段抬高型心肌梗死静脉溶栓患者，如年龄≤ 75 岁，在阿司匹林基础上给予氯吡格雷 300mg 负荷量，维持量 75mg 1 次 / 天。如年龄 > 75 岁，则使用氯吡格雷 75mg，维持量 75mg 1 次 / 天。溶栓后经皮冠状动脉介入治疗患者，溶栓 48

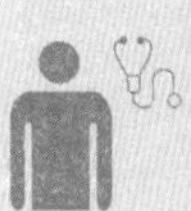

小时后的双联抗血小板聚集治疗方案与直接经皮冠状动脉介入治疗相同。

抗凝治疗：推荐静脉溶栓治疗的 ST 段抬高型心肌梗死患者应至少接受 48 小时的抗凝治疗，或者接受血运重建治疗，或住院期间使用抗凝治疗，最长不超过 8 天。可根据病情选用普通肝素、依诺肝素或磺达肝癸钠。

根据体重调整普通肝素剂量，推荐静脉弹丸式注射（60U/kg，最大剂量 4 000U），随后 12U/kg 静脉滴注（最大剂量 1 000U/h），持续 24 ~ 48 小时。维持活化部分凝血活酶时间为正常水平的 1.5 ~ 2.0 倍（约 50 ~ 70 秒）。

根据年龄、体重和估算的肾小球滤过率给予依诺肝素。年龄 < 75 岁的患者，弹丸式静脉推注 30mg，15 分钟后皮下注射 1mg/kg，继以皮下注射，每 12 小时 1 次（前 2 次每次最大剂量不超过 100mg），用药至血运重建治疗或出院前（不超过 8 天）；年龄 ≥ 75 岁的患者，不进行弹丸式静脉注射，首次皮下注射剂量为 0.75mg/kg（前 2 次每次最大剂量为 75mg），其后仅需每 12 小时皮下注射。如估算肾小球滤过率 < 30mL/min/1.73m^2，则不论年龄，每 24 小时皮下注射 1mg/kg。

使用链激酶的患者，推荐静脉弹丸式推注磺达肝癸钠 2.5mg，之后 2.5mg/d，皮下注射，使用时间不超过 8 天。如估算肾小球滤过率 < 30mL/min/1.73m^2，则不用磺达肝癸钠。

溶栓患者行经皮冠状动脉介入治疗时可继续静脉应用普通肝素，根据活化部分凝血活酶时间结果及是否使用血小板糖蛋白Ⅱb/Ⅲa 受体拮抗剂调整剂量。

不建议院前溶栓治疗患者常规使用磺达肝癸钠和比伐卢定进行抗凝治疗，应优选普通肝素或依诺肝素作为院前溶栓治疗的辅助抗凝药物。

（7）出血并发症及其处理：

溶栓治疗的主要风险是出血，尤其是颅内出血（发生率为 0.9% ~ 1.0%）。高龄、低体重、女性、既往脑血管疾病史、入院时血压高是颅内出血的主要危险因素。怀疑颅内出血时应立即停止溶栓和抗栓治疗，进行急诊 CT 或磁共振成像检查，测定出血及凝血相关指标并检测血型及交叉配血，维持生命体征，启动降低颅内压等急救措施。4 小时内使用过普通肝素的患者，推荐用鱼精蛋白中和（1mg 鱼精蛋白中和 100U 普通肝素）；出血时间异常可酌情输注血小板。

4.ST 段抬高型心肌梗死的冠状动脉旁路移植术治疗

对于梗死相关动脉明确但解剖结构不适合行经皮冠状动脉介入治疗且存在大面积受损心肌、严重心力衰竭或心源性休克风险的 ST 段抬高型心肌梗死患者，应考虑急诊冠状动脉旁路移植术。存在心肌梗死相关机械并发症的患者需要进行血运重建时，建议行外科修补术的同时行冠状动脉旁路移植术。

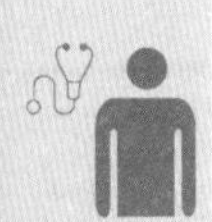

ST段抬高型心肌梗死后病情稳定的患者，行非急诊冠状动脉旁路移植术的最佳手术时机要依据患者个体情况而定。出现血流动力学恶化，或再发缺血事件高危的患者（如有冠状动脉严重狭窄或者再发缺血可导致大面积心肌损伤）应尽快手术，无需等待双联抗血小板聚集治疗停用后血小板功能完全恢复。对于正在服用P2Y12受体抑制剂而拟行择期冠状动脉旁路移植术的ST段抬高型心肌梗死患者，应在术前停用P2Y12受体抑制剂3 ~ 7天，以减少出血并发症的发生，但建议继续服用阿司匹林。择期行冠状动脉旁路移植术前需停用替格瑞洛至少3天，氯吡格雷至少5天。

推荐冠状动脉旁路移植术后无出血性并发症的ST段抬高型心肌梗死患者尽快（术后6 ~ 24小时）重启双联抗血小板聚集治疗，阿司匹林100mg/d，替格瑞洛90mg/12h；如替格瑞洛无法获得或禁用，则选择氯吡格雷75mg/d。

六、思考题

1. 心肌梗死常见并发症及相关处理？

2.ST段抬高型心肌梗死患者的二级预防有哪些？

七、科普小常识

1. 急性心肌梗死有哪些高危因素？

1）高血压。2）糖尿病。3）高胆固醇血症。4）肥胖。5）吸烟。6）男性。7）冠心病家族史。这一类人更容易罹患冠心病。

2. 急性心肌梗死的诱因有哪些？

1）过度疲劳：工作劳累、重体力劳动等加重心脏负担，导致心肌耗氧量猛增。2）情绪激动及精神紧张。3）暴饮暴食。4）长期熬夜、生活不规律。5）吸烟、大量饮酒。6）便秘。7）手术和创伤。冠心病患者在上述情况下，容易诱发急性心肌梗死。

3. 如何预防急性心肌梗死？

1）养成健康的生活习惯：戒烟、限酒；多食新鲜蔬菜、水果；规范自己的作息时间，避免熬夜；避免剧烈情绪波动；迈开腿，加强体质锻炼；注意保暖。2）积极控制危险因素：积极治疗高血压、糖尿病、高脂血症等疾病，控制体重。3）定期体检：如有胸痛、胸部不适、心悸等症状，及时就医。特别是症状发作与活动相关，一旦活动后出现不适，休息数分钟后缓解，应尽快就医，避免讳疾忌医及侥幸心理。

（编者　申泽雪）

第四节　急性冠脉综合征：急性非 ST 段抬高型心肌梗死（案例 27）

核心提示

❖把握急性非 ST 段抬高型心肌梗死的诊断依据。

❖明确急性非 ST 段抬高型心肌梗死冠状动脉介入治疗时机的选择。

一、病历资料

1. 病史

刘 ××，女，59 岁，主因“间断剑突下不适 1 周，加重 4 小时”入院。

患者 1 周前出现快走后出现剑突下不适，伴咽部放射痛，不想言语，无胸痛、肩背部放射痛，无反酸、烧心等，持续 2 分钟后缓解。今天早上 8 点，于睡眠中再次出现上述症状，自行口服速效救心丸 10 粒后，症状缓解 6~8 分钟，此后上述症状反复出现，性质同前。为进一步诊治，患者入住我科。

否认高血压、糖尿病史，2012 年因子宫肌瘤于当地医院行子宫切除术。父母已故（原因不详）；已婚，已育；无烟酒嗜好；否认肝炎、结核病史；否认手术、外伤史；否认输血史；否认食物、药物过敏史；家族史无特殊记载。

2. 体格检查

查体：体温 36.2℃，脉搏 64 次 / 分，呼吸 20 次 / 分，血压 157/98mmHg。一般情况可，颜面无浮肿，皮肤弹性可，巩膜未见黄染，颈无抵抗，双肺未闻及干、湿性啰音。心率 64 次 / 分，心律整齐，心脏各瓣膜听诊区未闻及病理性杂音。腹软，无压痛、反跳痛，肝、脾肋缘下未触及。双下肢无水肿，足背动脉搏动未见减弱。

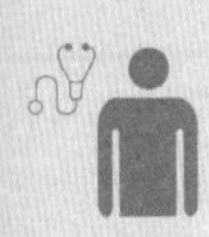

3. 实验室和辅助检查

腹部彩超（2024 年 01 月 14 日）：脂肪肝，胆、胰、脾、双肾未见明显异常。

心脏彩超：左室舒张功能减低。

心电图：窦性心动过缓，ST 段略下移。

胸部 CT：未见明显异常。

4. 初步诊断

冠状动脉粥样硬化性心脏病、急性冠脉综合征、脂肪肝。

二、诊治经过

患者主因“间断剑突下不适 1 周，加重 4 小时”入院。患者查体未见明显异常，心电图可见 ST–T 演变，目前反复发作剑突下不适。初步考虑急性冠脉综合征，急诊行冠状动脉造影示前降支近中段 95% 狭窄，近端 TIMI 3 级，回旋支无明显狭窄，远端 TIMI 3 级；右冠状动脉中段 50% 狭窄，远端 TIMI 3 级。于前降支植入支架 1 枚。患者入院后的相关检查及检查结果如下：

心电图（见图 4–4–1、图 4–4–2）：

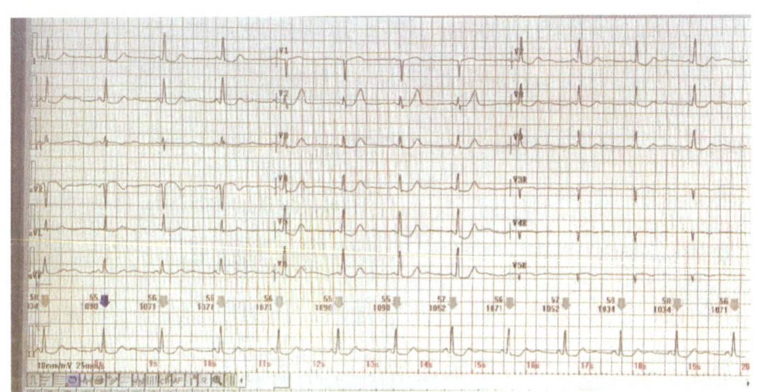

图 4–4–1　入院当天心电图

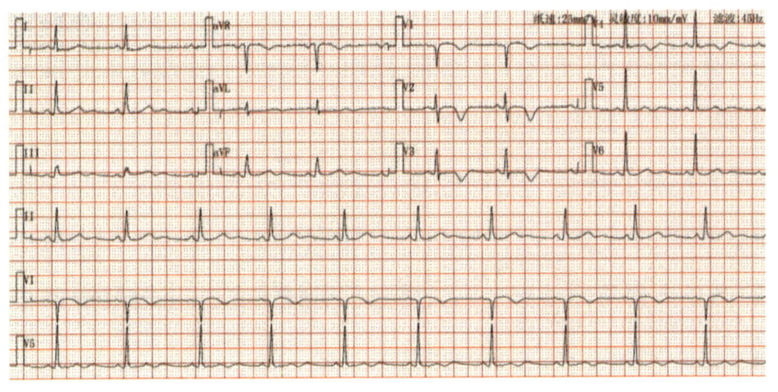

图 4–4–2　患者不适时复查心电图

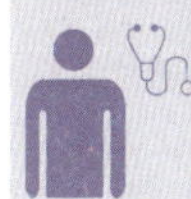

血常规：白细胞计数 7.07×10^9/L，中性粒细胞百分比 78.4%，红细胞计数 5.32×10^{12}/L，血红蛋白 165g/L，红细胞比容 0.477，血小板计数 220×10^9/L。

心脏指标：高敏肌钙蛋白 I 3475.5ng/mL。

肝功能：天冬氨酸氨基转移酶 45.04IU/L。

肾功能：尿酸 413.78 μmol/L。

血脂：总胆固醇 3.98mmol/L，甘油三酯 1.32mmol/L，高密度脂蛋白胆固醇 1.05mmol/L，低密度脂蛋白胆固醇 2.83mmol/L。

血气分析：酸碱度 7.390，氧分压 69.8mmHg，二氧化碳分压 37.3mmHg。

血小板聚集率：花生四烯酸诱导的血小板聚集率 6.95%，二磷酸腺苷诱导的血小板聚集率 63.19%，胶原诱导的血小板聚集率 28.53%。

凝血、甲状腺功能、D- 二聚体、B 型利钠肽、电解质：未见明显异常。

心脏彩超：经皮冠状动脉介入治疗术后，室壁运动未见明显异常，升主动脉稍宽，左室舒张功能减低。

动态心电图：窦性心律，总心搏数为 10 472，平均心率 73bpm，最快心率 96bpm（08 时 40 分）最慢心率 55bpm（16 时 33 分）；室性早搏总数为 0；房性早搏总数为 5，房性早搏总数为 5，占总心搏数的 0.05%。ST-T 异常出现 4 次。

三、病例分析

1. 病史特点

（1）患者女性，主因“间断剑突下不适 1 周，加重 4 小时”入院。患者 1 周前快走后出现剑突下不适，伴咽部放射痛，不想言语，持续 2 分钟后缓解。昨天 8 时再次出现上述症状，持续 3 ~ 5 分钟，自行口服速效救心丸后有所缓解，此后上述症状反复出现。入院急查肌钙蛋白 I、B 型利钠肽升高，心电图示 ST 段动态演变（压低），急性非 ST 段抬高型心肌梗死诊断明确，入院后于急诊行冠状动脉造影示前降支近中段 95% 狭窄，近端 TIMI 3 级，回旋支无明显狭窄，远端 TIMI 3 级；右冠状动脉中段 50% 狭窄，远端 TIMI 3 级。于前降支植入支架 1 枚。

（2）结合患者症状、体征及辅助检查，急性非 ST 段抬高型心肌梗死诊断明确。

（3）实验室和辅助检查：低密度脂蛋白胆固醇 2.83mmol/L，查血小板聚集率示花生四烯酸诱导的血小板聚集率 6.95%，二磷酸腺苷诱导的血小板聚集率 63.19%，胶原诱导的血小板聚集率 28.53%。

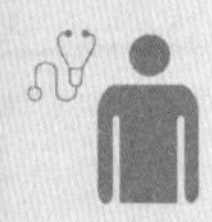

2. 诊断和诊断依据

（1）诊断：冠状动脉粥样硬化性心脏病、急性非 ST 段抬高型心肌梗死、心功能 I 级（Killip 分级）。

（2）诊断依据：1）临床表现见反复剑突下不适，向咽喉部放射；2）查体未见特殊表现；3）症状出现时心电图上可见 ST 段压低，化验高敏肌钙蛋白 I 明显升高且呈动态演变。

3. 鉴别诊断

鉴别诊断同本章第一节。

四、处理方案及基本原则

1. 一般治疗

嘱咐患者低盐、低脂饮食，适当活动，避免劳累，避免受凉及感染。卧床休息，建立静脉通道，保持给药途径通畅，密切观察心律、心率、血压和心功能变化。合并动脉血氧饱和度 < 90%、呼吸窘迫或其他低氧血症的高危患者，给予辅助氧疗。如无禁忌证，在给予最大耐受剂量抗心肌缺血药物之后仍有持续缺血性胸痛的患者，可静脉注射吗啡 2 ~ 4mg，必要时可在 5 ~ 10 分钟后重复，以减轻患者交感神经过度兴奋和濒死感。需注意吗啡可引起低血压和呼吸功能抑制等不良反应。

2. 针对该患者的相关诊治

（1）入院急查心脏指标、D- 二聚体、血常规等，完善凝血、肝功能、肾功能等化验，完善动态心电图等相关检查。

（2）给予口服阿司匹林肠溶片 100mg/d、硫酸氢氯吡格雷片 75mg/d，抗血小板聚集，尼可地尔片 5mg 3 次 / 天，静脉滴注丹参酮 IIA 注射液 80mg/d 改善循环，静脉滴注达肝素钠注射液 5000IU/12h 抗凝治疗。后完善血小板聚集率示花生四烯酸诱导的血小板聚集率 6.95%，二磷酸腺苷诱导的血小板聚集率 63.19%，胶原诱导的血小板聚集率 28.53%，提示氯吡格雷的治疗效果欠佳，调整为替格瑞洛片 90mg 2 次 / 天。

（3）针对化验低密度脂蛋白胆固醇 2.83mmol/L 不达标，给予瑞舒伐他汀钙片联合依折麦布降脂治疗。

（4）急诊行冠状动脉造影示前降支近中段 95% 狭窄，近端 TIMI 3 级，回旋支无明显狭窄，远端 TIMI 3 级；右冠状动脉中段 50% 狭窄，远端 TIMI 3 级。于前降支植入支架 1 枚。

（5）患者诉既往有类似剑突下不适发作，加用泮托拉唑抑酸护胃治疗。

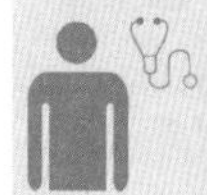

3. 转诊及社区随访

因临床表现和处理原则相似，根据国内外相关指南，将急性非 ST 段抬高型心肌梗死和不稳定型心绞痛统称为非 ST 段抬高型急性冠脉综合征。

由于许多基层医疗卫生机构不具备冠状动脉介入治疗条件，拟诊非 ST 段抬高型急性冠脉综合征后，应立即评估病情和危险分层。转诊建议如下。

（1）极高危患者（以下情况之一）应紧急转诊至可行经皮冠状动脉介入治疗的医院实施直接经皮冠状动脉介入治疗（< 2 小时）。

1）血流动力学不稳定或心源性休克。

2）药物治疗无效的反复发作或持续性胸痛。

3）致命性心律失常或心脏骤停。

4）心肌梗死合并机械并发症。

5）急性心力衰竭。

6）反复的 ST–T 动态改变，尤其是伴随间歇的 ST 段抬高。

（2）高危患者（以下情况之一）应尽快转诊至可行经皮冠状动脉介入治疗的医院早期侵入治疗（< 24 小时）。

1）全球急性冠状动脉事件注册（GRACE）风险评分 > 140 分。

2）心肌梗死相关的心脏肌钙蛋白上升或下降；ST–T 动态改变。

（3）中危患者（以下情况之一）可转诊至可行经皮冠状动脉介入治疗的医院行延迟侵入治疗（< 72 小时）。

1）GRACE 风险评分 109 ~ 140 分。

2）糖尿病。

3）肾功能不全（估算肾小球滤过率 < $60mL/min/1.73m^2$）。

4）左心室射血分数 < 40% 或慢性心力衰竭。

5）早期心肌梗死后心绞痛。

6）经皮冠状动脉介入治疗史。

7）冠状动脉旁路移植术史。

（5）低危患者（以下情况之一）可安排普通转诊。

1）因确诊和随访需要或条件所限不能进行相关检查。

2）经规范化治疗，症状控制仍不理想。

3）为评价冠状动脉情况，需进一步诊治。

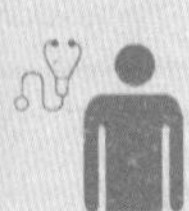

五、要点与讨论

1. 急性非 ST 段抬高型心肌梗死的诊断要点

急性非 ST 段抬高型心肌梗死的诊断主要基于症状、心电图和心肌损伤标志物。

典型临床症状表现为胸骨后压榨性疼痛，并且向左上臂（双上臂或右上臂少见）、颈或颌放射，症状可为间歇性或持续性。

特征性心电图异常包括心绞痛症状出现时的 ST 段下移、一过性 ST 段抬高和 T 波改变，疑似患者应注意连续观察，到达急诊室后 10 分钟内检测 12 导联心电图，评价是否存在缺血及缺血程度。如果心电图正常而患者胸痛持续，应在 15 ~ 30 分钟内复查，尤其注意及时记录胸痛发作时的心电图变化。如果怀疑患者有进行性缺血，而常规 12 导联心电图无法明确诊断时，建议加做右胸及后壁导联心电图（V3R ~ V5R/V7 ~ V9）。ST 段下移的导联数和幅度与心肌缺血的范围相关，缺血范围越大，风险越高。如果 ST 段压低伴短暂抬高，则预示风险较高。

心脏肌钙蛋白是最敏感和最特异的生物标志物，也是诊断和危险分层的重要依据之一。心脏肌钙蛋白增高或增高后降低并至少有 1 次数值超过正常上限，提示急性心肌损伤坏死。与标准心脏肌钙蛋白检测相比，高敏肌钙蛋白检测对于急性心肌梗死有较高的预测价值，可减少肌钙蛋白盲区时间，更早地检测急性心肌梗死。

总之，肌钙蛋白或高敏肌钙蛋白升高并有动态变化结合心肌缺血的临床表现和（或）非持续性 ST 段抬高的心电图心肌缺血变化，即可诊断急性非 ST 段抬高型心肌梗死。

2. 非 ST 段抬高型急性冠脉综合征缺血风险评估

缺血风险评估的目的是判断患者短期和长期发生死亡和非致死性心肌梗死的风险。由于非 ST 段抬高型急性冠脉综合征患者的临床表现轻重不一，预后差异极大，应进行早期缺血风险评估，明确诊断和识别高危患者，采取针对性治疗策略，对降低心血管不良事件，改善临床预后有重要意义。对非 ST 段抬高型急性冠脉综合征缺血风险评估，目前常用工具包括 GRACE 风险评分、心肌梗死溶栓治疗临床试验（TIMI）风险评分和心电监测。

1）全球急性冠状动脉事件注册（GRACE）风险评分（表 4-4-1、表 4-4-2）：

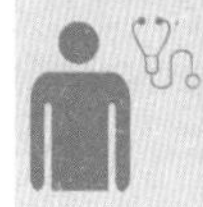

表 4-4-1 全球急性冠状动脉事件注册（GRACE）风险评分

项目	得分（分）	项目	得分（分）	项目	得分（分）	项目	得分（分）	项目	得分（分）
年龄（岁）		心率（次/分）		收缩压（mmHg）		肌酐（mg/dL）		Killip 分级	
<30	0	<50	0	<80	58	0 ~	1	Ⅰ	0
30 ~	8	50 ~	3	80 ~	53	0.4 ~	4	Ⅱ	20
40 ~	25	70 ~	9	100 ~	43	0.8 ~	7	Ⅲ	39
								Ⅳ	59
50 ~	41	90 ~	15	120 ~	34	1.2 ~	10	危险因素	
60 ~	58	110 ~	24	140 ~	24	1.6 ~	13	入院时心脏骤停	39
70 ~	75	150 ~	38	160 ~	10	2.0 ~	21	心电图 ST 段改变	28
80 ~ 89	91	≥ 200	46	≥ 200	0	≥ 4.0	28	心肌损伤标志物升高	14

注：1g/dL=88.4μmol/L。

表 4-4-2 GRACE 评分临床价值

风险级别	Grace 评分	院内死亡风险（%）	风险级别	Grace 评分	出院后 6 个月死亡风险（%）
低危	≤ 108	<1	低危	≤ 88	<3
中危	109~140	1~3	中危	89~118	3 ~ 8
高危	>140	>3	高危	>118	>8
低危	≤ 108	<1	低危	≤ 88	<3

2）TIMI 风险评分：

TIMI 风险评分包括 7 项指标，即年龄 ≥ 65 岁、≥ 3 个冠心病危险因素（高血压、糖尿病、早发冠心病家族史、高脂血症、吸烟）、已知冠心病（冠状动脉狭窄 ≥ 50%）、过去 7 天内服用阿司匹林、严重心绞痛（24 小时内发作 ≥ 2 次）、ST 段偏移 ≥ 0.5mm 和心肌损伤标志物增高，每项 1 分。0 ~ 2 分为低危，3 ~ 4 分为中危，5 ~ 7 分为高危。TIMI 风险评分使用简单，但其识别精度不如 GRACE 风险评分。

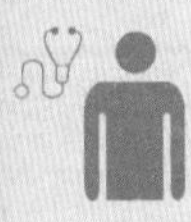

3）心电监测：恶性室性心律失常是导致非 ST 段抬高型急性冠脉综合征患者早期死

亡的重要原因。早期血运重建治疗以及使用抗栓药物和 β 受体阻滞剂，可明显降低恶性室性心律失常的发生率(< 3%)，而多数心律失常事件发生在症状发作的12小时之内。建议持续心电监测，直到明确诊断或排除非ST段抬高型心肌梗死，并酌情将非ST段抬高型心肌梗死患者收入监护病房。对心律失常风险为低危的非ST段抬高型心肌梗死患者，心电监测24小时或直至进行经皮冠状动脉介入治疗；对心律失常风险为中至高危的非ST段抬高型心肌梗死患者，心电监测 > 24小时。心律失常风险中至高危的情况包括血流动力学不稳定、严重心律失常、左心室射血分数 < 40%、再灌注治疗失败以及合并介入治疗并发症。

3. 非ST段抬高型急性冠脉综合征的出血风险评估

对于非ST段抬高型急性冠脉综合征的出血风险评估一般采用CRUSADE评分和ACUITY评分。

CRUSADE评分（表4-4-3）：考虑患者基线特征（女性、糖尿病史、周围血管疾病史或卒中史）、入院时的临床参数（心率、收缩压和心力衰竭体征）和入院时实验室检查（血细胞比容、校正后的肌酐清除率），评估患者住院期间发生严重出血事件的可能性。根据各项进行评分，将各积分相加，极低危（≤ 20分）、低危（21 ~ 30分）、中危（31 ~ 40分）、高危（41 ~ 50分）和极高危（ > 50分）。

表4-4-3　CRUSADE评分

基线血细胞比容（%）	得分	收缩压（mmHg）	得分	肌酐清除率（ml/min）	得分	心率（次/分）	得分	其他危险因素	得分
< 31	9	≤ 90	10	≤ 15	39	70	0	女性	8
31 ~ 31.0	7	91 ~ 10	8	> 15 ~ 30	35	71 ~ 80	1	有心衰体征	7
34 ~ 36.9	3	101 ~ 120	5	> 30 ~ 60	28	81 ~ 90	3	糖尿病患者	6
37 ~ 39.9	2	121 ~ 180	1	> 60 ~ 90	17	91 ~ 100	6	有心血管疾病或卒中病史	6
≥ 40	0	181 ~ 200	3	90 ~ 120	7	101 ~ 110	8		
		≥ 200	5	> 120	0	111 ~ 120	10	总分	
						> 121	11		

ACUITY评分：包括6项独立的基线预测因素（女性、高龄、血清肌酐升高、白细胞计数、贫血和非ST段抬高型心肌梗死或ST段抬高型心肌梗死表现）和1项与治疗相

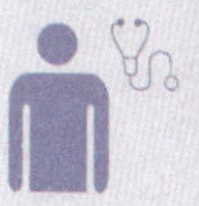

关的参数（使用普通肝素和血小板糖蛋白Ⅱb/Ⅲa受体拮抗剂），该风险评分能够评估30天内与冠状动脉旁路移植术相关的严重出血风险增加和后续1年病死率。

4. 急性非ST段心肌梗死的药物治疗

（1）抗血小板聚集治疗：

1）阿司匹林：

口服：阿司匹林肠溶片应饭前用适量水送服。应用小剂量，75 ~ 150mg/d。降低急性心肌梗死疑似患者的发病风险，建议首次剂量300mg，嚼碎后服用以快速吸收，以后100 ~ 200mg/d。

2）氯吡格雷：

口服：新近心肌梗死，75mg/d；非ST段抬高型心肌梗死，负荷剂量300mg，继之75mg/d，建议服用12个月（同时长期服用阿司匹林）。

3）替格瑞洛：

可在饭前或饭后服用。起始剂量为单次负荷量180mg，此后90mg 2次/天。除非有明确禁忌，替格瑞洛应与阿司匹林联合使用。在服用首剂负荷量的阿司匹林后，阿司匹林的维持剂量为75 ~ 100mg/d。已经接受过负荷剂量氯吡格雷的急性冠脉综合征患者，可以开始使用替格瑞洛。

（2）抗凝治疗：

抗凝治疗是为了抑制凝血酶的生成和（或）活化，减少与血栓相关的事件发生，抗凝联合抗血小板聚集治疗比任何单一治疗更有效。目前在临床上使用的抗凝药物包括普通肝素、低分子肝素、磺达肝癸钠和比伐卢定。

1）普通肝素：尽管普通肝素与其他抗凝方案相比出血发生率会增加，但仍被广泛应用于非ST段抬高型急性冠脉综合征患者的短期抗凝。应根据活化部分凝血活酶时间调整经皮冠状动脉介入治疗术中静脉推注普通肝素的剂量，或根据体重调整剂量。对于拟行经皮冠状动脉介入治疗且未接受任何抗凝治疗的患者使用普通肝素70 ~ 100U/kg；如果联合应用血小板糖蛋白Ⅱb/Ⅲa受体拮抗剂，则给予50 ~ 70U/kg。初始普通肝素治疗后，经皮冠状动脉介入治疗术中可在活化部分凝血活酶时间指导下追加普通肝素。

2）低分子肝素：低分子肝素比普通肝素的剂量效应相关性更好，且肝素诱导的血小板减少症的发生率更低。非ST段抬高型急性冠脉综合征患者中常用的低分子肝素为依诺肝素，每次1mg/kg 2次/天，皮下注射。对已接受依诺肝素治疗的非ST段抬高型急性冠脉综合征患者，如果最后一次皮下注射距离经皮冠状动脉介入治疗的时间 < 8小时，不需追加依诺肝素。反之，需追加依诺肝素（0.3mg/kg）静脉注射。不建议经皮冠

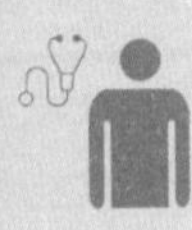

状动脉介入治疗时换用其他类型的抗凝药物。不建议普通肝素与低分子肝素交叉使用。经皮冠状动脉介入治疗术后即可停用抗凝药物，除非有其他治疗指征。

3）磺达肝癸钠：无论采用何种治疗策略，均可使用磺达肝癸钠（2.5mg/d，皮下注射）。正在接受磺达肝癸钠治疗的患者行经皮冠状动脉介入治疗时，建议术中一次性静脉推注普通肝素 85U/kg 或在联合应用血小板糖蛋白Ⅱb/Ⅲa 受体拮抗剂时推注普通肝素 60U/kg。

4）比伐卢定：对于肝素诱导的血小板减少症患者，可使用比伐卢定。经皮冠状动脉介入治疗时比伐卢定（静脉推注 0.75mg/kg，然后以 1.75mg/kg/h 术后静脉滴注维持 3 ~ 4 小时）可作为普通肝素联合血小板糖蛋白Ⅱb/Ⅲa 受体拮抗剂的替代治疗。

（3）硝酸酯类药物：

1）硝酸甘油：

口服：成人一次 0.25 ~ 0.50mg，舌下含服，每 5 分钟可重复 1 片，直至疼痛缓解。如 15 分钟内口服 3 次后疼痛持续存在，应立即就医。在活动或大便之前 5 ~ 10 分钟预防性使用，可避免诱发心绞痛。

静脉给药：静脉滴注，起始剂量 5 ~ 10μg/min，每 3 ~ 5 分钟可增加 5 ~ 10μg/min，剂量上限一般不超过 200μg/min。患者对本药的个体差异很大，静脉滴注无固定适合剂量。

2）硝酸异山梨酯：

口服：预防心绞痛，5 ~ 10mg 2 次或 3 次 / 天，一天总量 10 ~ 30mg，由于个体反应不同，需个体化调整剂量。缓解症状可单次舌下含服本品 5mg。

静脉滴注：初始剂量可以从 1 ~ 2mg/h 开始，然后根据患者个体需要进行调整，最大剂量通常不超过 8 ~ 10mg/h。但当患者合并心力衰竭时，可能需要加大剂量，达到 10mg/h，个别病例甚至可高达 50mg/h。

3）单硝酸异山梨酯：

口服：片剂，10 ~ 20mg 2 次或 3 次 / 天；缓释制剂，40 ~ 50mg 1 次 / 天。

静脉给药：以 1 ~ 2mg/h 开始静脉滴注，根据反应调节剂量，最大剂量为 8 ~ 10mg/h。剂量需个体化。

（4）钾离子通道开放剂：

尼可地尔：

口服：成人 5mg 3 次 / 天，根据症状轻重可适当增减。

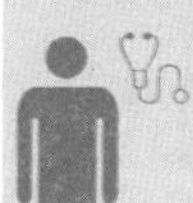

静脉滴注：尼可地尔溶于 0.9% 氯化钠注射液或 5% 葡萄糖注射液中制成 0.01% ~

0.03% 溶液。以 2mg/h 为起始剂量，可根据症状适当增减剂量，最大剂量不超过 6mg/h。

（5）β 受体阻滞剂：

如无禁忌证，应尽早使用 β 受体阻滞剂，使静息目标心率控制在 50 ~ 60 次 / 分，并长期维持。对于高危患者，可早期静脉注射美托洛尔，随后长期口服美托洛尔，口服剂量可逐渐增加至 200mg/d。对于中或低危患者，可直接口服 β 受体阻滞剂，推荐使用具有 β_1 选择性的药物（美托洛尔和比索洛尔），并长期使用。β 受体阻滞剂禁忌证包括未控制的心力衰竭症状、低心排综合征、进行性心源性休克、支气管哮喘等。如怀疑冠状动脉痉挛或可卡因诱发的胸痛患者应避免使用。

（6）调脂治疗：

目前临床常用调脂药物有他汀类药物、依折麦布、前蛋白转化酶枯草溶菌素 9 抑制剂等。他汀类药物能有效降低总胆固醇和低密度脂蛋白胆固醇，延缓斑块进展，使斑块稳定，降低心血管事件发生率和病死率。对于非 ST 段抬高型急性冠脉综合征患者，只要无禁忌证，无论血脂水平如何，均应尽早启动他汀类药物治疗，并长期维持。依折麦布能抑制肠道内胆固醇的吸收，在他汀类药物治疗基础上加用依折麦布能够进一步降低低密度脂蛋白胆固醇，减少心血管事件的发生。对于已接受中等剂量他汀类药物治疗，但低密度脂蛋白胆固醇≥ 1.8mmol/L 的患者，可联合胆固醇吸收抑制剂依折麦布 10mg/d。前蛋白转化酶枯草溶菌素 9 抑制剂可明显降低低密度脂蛋白胆固醇的水平，减小斑块体积，改善动脉粥样硬化，并且减少动脉粥样硬化性心血管疾病事件的发生。对于非 ST 段抬高型急性冠脉综合征患者，不建议短期内突击使用高强度大剂量他汀类药物治疗或一次性前蛋白转化酶枯草溶菌素 9 抑制剂注射。对于接受中等强度剂量他汀类药物（加或不加依折麦布），两药联合治疗后低密度脂蛋白胆固醇≥ 1.8mmol/L 的患者，应考虑前蛋白转化酶枯草溶菌素 9 抑制剂治疗，将低密度脂蛋白胆固醇降低幅度 > 50%，低密度脂蛋白胆固醇目标为 < 1.4mmol/L（ < 55mg/dL）。

六、思考题

1. 急性非 ST 段抬高型心肌梗死的诊断依据是什么？
2. 如何对急性非 ST 段抬高型心肌梗死进行危险分层？

七、科普小常识

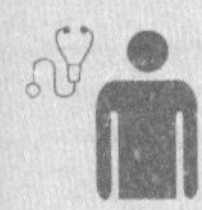

ST 段抬高型与非 ST 段抬高型心肌梗死有什么区别？

急性心肌梗死是一种严重威胁人类生命健康的疾病，是由于冠状动脉持续性缺血、缺氧造成的心肌坏死，临床上根据心电图 ST 段的变化特点将急性心肌梗死分为 ST 段抬高型和非 ST 段抬高型两种，但两者的治疗方案及预后截然不同，造成这一区别的背后原因是什么呢？接下来将为大家简要说明！

ST 段抬高型心肌梗死与非 ST 段抬高型心肌梗死血管狭窄程度不一样。ST 段抬高型心肌梗死，病变时间较短，不容易建立侧支循环，多支血管病变一般情况下 $< 50\%$。非 ST 段抬高型心肌梗死则恰恰相反，即血管狭窄多较严重，也就是说，病变时间已经较久，因此多已建立了侧支循环，而且多支血管病变率非常高。

冠状动脉堵塞的血栓不一样。ST 段抬高型心肌梗死，主要是冠状动脉完全闭塞，其堵塞的血栓为红血栓。非 ST 段抬高型心肌梗死则主要是非完全闭塞，或虽是完全闭塞却有侧支循环保护，其堵塞的血栓为白血栓。红血栓又称红细胞血栓，主要是由纤维蛋白与红细胞组成，溶栓为这类血栓的最佳治疗方案；白血栓亦称血小板血栓，主要是由于血小板聚集所形成，带有少量纤维蛋白，不含红细胞。主要组成成分是血小板和胶原纤维，治疗这类血栓主要采用的是针对血小板聚集的药物，如阿司匹林。

ST 段抬高型心肌梗死与非 ST 段抬高型心肌梗死的梗死面积不一样。ST 段抬高型心肌梗死由于冠状动脉完全闭塞，通常梗死面积大。非 ST 段抬高型心肌梗死多由于病变仅累及心室壁的内层或者为小范围灶性心肌梗死，所以梗死面积较 ST 段抬高型心肌梗死小。

ST 段抬高型心肌梗死患者与非 ST 段抬高型心肌梗死患者的肌酸激酶同工酶和肌钙蛋白 T 指标水平不一样。ST 段抬高型心肌梗死患者的肌酸激酶同工酶和肌钙蛋白 T 等指标水平远远超过正常值，明显高于非 ST 段抬高型心肌梗死患者。

ST 段抬高型心肌梗死与非 ST 段抬高型心肌梗死转归不一样。ST 段抬高型心肌梗死容易发生室颤。非 ST 段抬高型心肌梗死多容易发生心功能衰竭。

此外，非 ST 段抬高型心肌梗死患者既往多有糖尿病或高血压及心绞痛病史，患者冠状动脉病变较弥漫，有侧支循环建立；而 ST 段抬高型心肌梗死患者易合并心律失常、心力衰竭、心源性休克等，冠状动脉病变多为单支。两者死亡率无明显差异，但是非 ST 段抬高型心肌梗死远期预后较差。

（编者　申泽雪）

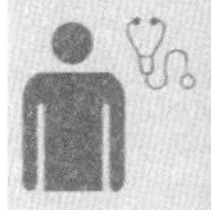

第五节　急性冠脉综合征：不稳定型心绞痛（案例 28）

核心提示

❖熟悉心绞痛的分级。

❖掌握不稳定型心绞痛的诊断。

❖学习冠心病二级预防的策略。

一、病历资料

1. 病史

师 ××，女，56 岁，主因“发作性胸痛 1 年，加重 1 月”入院。

患者于 1 年前无明显诱因出现胸骨前疼痛，呈压迫样疼痛，伴心慌，伴出冷汗，伴咽部紧缩感，不伴胸闷、气短，无左臂放射痛，无后背困痛，不伴头晕、恶心、呕吐，不伴腹痛、腹胀，不伴发热、咳嗽、咳痰，持续约半小时，休息后缓解，未重视，未予诊治。患者 3 个月前无明显诱因出现剑突下疼痛，伴出汗，伴咽部紧缩感，持续 20 分钟，近 1 月加重，发作频率较前增加，夜间可平卧，就诊于我院门诊，行心电图示窦性心律，ST-T 改变（Ⅱ、Ⅲ、aVF、V2 ~ V6），为求进一步诊治，以“胸痛原因待查、急性冠脉综合征？”为诊断收入我科。

既往有高血压病史 10 年，最高血压 152/101mmHg，口服吲达帕胺片 2.5mg 1 次 / 天治疗，血压控制在 120/80mmHg 左右；20 年前诊断为脑梗死，就诊于我院，给予输液治疗，院外未口服药物。5 年前因胆囊结石、阑尾炎于我院行胆囊切除术、阑尾切除术。

2. 体格检查

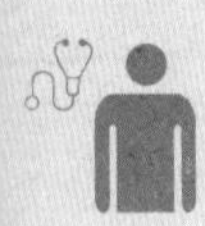

查体：体温 36.5℃，脉搏 63 次 / 分，呼吸 22 次，血压 140/95mmHg。双侧颈动脉未闻及血管杂音，双肺未闻及湿啰音，心率 70 次 / 分，律齐，未闻及其他心音和心包摩

擦音，各瓣膜听诊区未闻及病理性杂音，腹软，肝、脾肋下未触及，无压痛、反跳痛，双下肢无水肿。

3. 实验室和辅助检查

血酯：总胆固醇 5.37mmol/L，甘油三酯 3.04mmol/L，血清载脂蛋白 B 1.31g/L。

同型半胱氨酸：17.5 μmol/L。

糖化血红蛋白：6.1%。

促甲状腺素：4.57 μIU/L。

超敏 C 反应蛋白：1.1mg/L。

^{13}C 呼气试验：阳性。

颈部血管彩超（2024 年 1 月 26 日）：左侧颈动脉斑块形成。

心电图（2024 年 3 月 18 日）：窦性心律，ST-T 改变（Ⅱ、Ⅲ、aVF、V2 ~ V6）。

4. 初步诊断

胸痛原因待查、急性冠脉综合征？高血压 2 级（很高危）、高脂血症、糖尿病？陈旧性脑梗死、左侧颈动脉斑块形成、胆囊切除术后、阑尾切除术后。

二、诊治经过

患者主因“发作性胸痛 1 年，加重 1 月”入院。患者入院前各项检查提示有高血压、高脂血症、血糖异常、颈动脉斑块形成、陈旧性脑梗死等高危因素，查体未见阳性体征，心脏指标呈阴性结果，心电图检查有缺血表现。入院后的相关检查及检查结果如下：

心脏指标：肌钙蛋白 I ＜ 0.05ng/mL，肌酸激酶同工酶＜ 1.00ng/mL，B 型钠尿肽＜ 15.00pg/mL，肌红蛋白 44.52ng/mL。

肝功能：丙氨酸氨基转移酶 153.24IU/L，天冬氨酸氨基转移酶 85.64IU/L，白蛋白 38.97g/L。

血糖：葡萄糖 4.42mmol/L。

肾功能：尿酸 453.76 μmol/L，尿素 5.94mmol/L，血肌酐 49.4 μmol/L。

血脂：总胆固醇 3.06mmol/L，甘油三酯 0.94mmol/L，高密度脂蛋白胆固醇 1.03mmol/L，低密度脂蛋白胆固醇 1.85mmol/L。

电解质：钾 3.55mmol/L，钠 143.25mmol/L，氯 103.94mmol/L。

血糖：糖化血红蛋白 6.0%，口服葡萄糖耐量试验——2 小时血糖 8.15mmol/L。

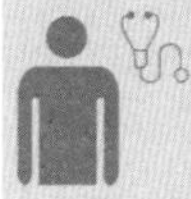

凝血：凝血酶原时间 11.4 秒，国际标准化比值 1.06，活动度 92%，D- 二聚体 105ng/mL。

便常规：便潜血阴性（-），便红细胞 0/μL。

超敏 C 反应蛋白：≥ 10.30mg/L。

甲状腺功能：促甲状腺素 6.51 μIU/mL，游离三碘甲状腺原氨酸 5.56pmol/L，游离甲状腺素 13.3pmol/L。

CYP2C19 基因检测：CYP2C19×2681AA 突变型，CYP2C19×3636GG 野生型，CYP2C19×17806CC 野生型，提示慢代谢性。

心脏彩超：射血分数 73%，升主动脉稍宽。

胸部 CT：左肺上叶索条。双侧胸膜增厚。甲状腺右侧叶结节，建议超声检查。双侧乳腺内钙化灶。胆囊未见显示。

动态心电图：窦性心律，23 小时 32 分钟总心搏数为 91 149，偶发房性早搏，ST-T 未见异常改变，心率变异性正常。

动态血压：全天平均血压 97/63mmHg，白天平均血压 98/63mmHg，夜间平均血压 91/60mmHg，血压负荷正常，血压昼夜节律呈非杓型。

冠状动脉造影：左优势型，左主干未见有意义狭窄；左前降支近段 70% 狭窄，中段 80% 狭窄，第二对角支近段 50% 狭窄，第一间隔支的主要分支近段 90% 狭窄，TIMI 3 级；左回旋支远段至后降支中段 50% ~ 60% 狭窄，第三钝缘支近段 50% 狭窄，TIMI 3 级；右冠状动脉中段 50% 狭窄，TIMI 3 级。（图 4-5-1）

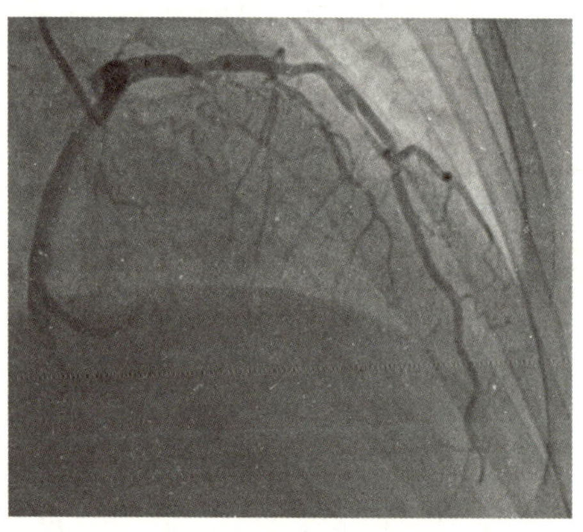

图 4-5-1　冠状动脉造影

三、病例分析

1. 病史特点

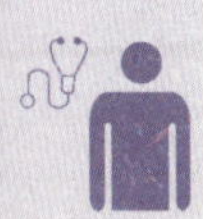

（1）患者女性，56 岁，以“发作性胸痛 1 年，加重 1 月”为主诉。

（2）患者于 1 年前无明显诱因出现胸骨前疼痛，呈压迫样疼痛，伴心慌，伴出冷汗，伴咽部紧缩感，不伴胸闷、气短，无左臂放射痛，无后背困痛，不伴头晕、恶心、呕吐，不伴腹痛、腹胀，不伴发热、咳嗽咳痰，持续约半小时，休息后缓解，未重视，未予诊治。患者3个月前无明显诱因出现剑突下疼痛，伴出汗，伴咽部紧缩感，持续20分钟，近1个月加重，发作频率较前增加，夜间可平卧，就诊于我院门诊。有高血压、脑梗死病史。

（3）实验室和辅助检查：肌钙蛋白I < 0.05ng/mL，肌酸激酶同工酶 < 1.00ng/mL，B型利钠肽 < 15.00pg/mL，肌红蛋白44.52ng/mL，D-二聚体105ng/mL。心电图示窦性心律，ST-T改变（Ⅱ、Ⅲ、aVF、V2 ~ V6）。冠状动脉造影显示左优势型，左主干未见有意义狭窄；左前降支近段70%狭窄，中段80%狭窄，第二对角支近段50%狭窄，第一间隔支的主要分支近段90%狭窄，TIMI 3级；左回旋支远段至右后降支中段50% ~ 60%狭窄，第三钝缘支近段50%狭窄，TIMI 3级；右冠状动脉中段50%狭窄，TIMI 3级。

2. 诊断和诊断依据

（1）诊断：冠状动脉粥样硬化性心脏病、不稳定型心绞痛、高血压2级（很高危）、高脂血症、糖耐量减低、陈旧性脑梗死、左侧颈动脉斑块形成。

（2）诊断依据：1）发作性胸痛1年，加重1月，伴有出汗、咽部紧缩感等症状；2）肌钙蛋白I < 0.05ng/mL；3）心电图示窦性心律，ST-T改变（Ⅱ、Ⅲ、aVF、V2 ~ V6）；4）冠状动脉造影显示左优势型，左主干未见有意义狭窄；左前降支近段70%狭窄，中段80%狭窄，第二对角支近段50%狭窄，第一间隔支的主要分支近段90%狭窄，TIMI 3级；左回旋支远段至右后降支中段50% ~ 60%狭窄，第三钝缘支近段50%狭窄，TIMI 3级；右冠状动脉中段50%狭窄，TIMI 3级。

3. 鉴别诊断

（1）急性心肌梗死：疼痛部位与心绞痛相仿，但性质更加剧烈，持续时间多超过30分钟或同时有异常Q波（非ST段抬高型心肌梗死则表现为ST段压低或T波改变），心肌损伤标志物明显增高。

（2）其他疾病引起的心绞痛：主动脉瓣狭窄或关闭不全、风湿性冠状动脉炎、梅毒性主动脉炎引起冠状动脉口狭窄或闭塞、肥厚型心肌病、X综合征、心肌桥等均可引起心绞痛，要根据其他临床表现进行鉴别。其中X综合征多见于女性，心电图负荷试验阳性，但冠状动脉造影阴性且无冠状动脉痉挛，预后良好，系冠状动脉系统毛细血管舒张功能不良所致。冠状动脉走行于心肌内，其上的一束心肌纤维被称为心肌桥，当心脏收缩时，心肌桥挤压该动脉段引起远端供血减少，加之近段血管常有动脉粥样硬化斑块形成，遂可引起心绞痛。冠状动脉造影可进一步鉴别。

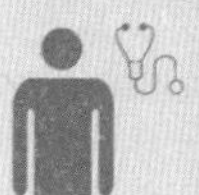

（3）肋间神经痛和肋软骨炎：前者疼痛常累及1 ~ 2个肋间，但并不一定局限在

胸前，为刺痛或灼痛，多为持续性，咳嗽、用力呼吸、转动身体可使疼痛加剧，压痛沿肋间神经走行分布，手臂上举时，局部可有牵拉痛。后者则在肋软骨处有压痛。

（4）心脏神经官能症：患者常诉胸痛，但为短暂（几秒钟）的刺痛或持久（几小时）的隐痛，多在心尖部附近，或经常变动，多在疲劳之后出现，不疲劳时，做轻度体力活动反觉舒适，有时可耐受较重体力活动，含服硝酸甘油无效或10多分钟之后才“见效”，常喜欢不时吸大口气或作叹息样呼吸，常伴有心悸、疲乏、头晕、失眠及其他神经官能症的症状。

（5）部分消化系统疾病：不典型疼痛还需与胃食管反流病、食管动力障碍、食管裂孔疝等食管疾病以及消化道溃疡、颈椎病相鉴别。胃食管反流病的特点是反流物刺激食管，可引起胸骨后疼痛，严重时可表现为剧烈疼痛，可放射至后背、胸部、肩部、颈部、耳后，有时酷似心绞痛，可伴有或不伴有烧心、反酸等症状。部分患者出现剑突下疼痛或不适，仍需与消化道溃疡等消化道疾病相鉴别。服用质子泵抑制剂症状可缓解有助于诊断，必要时行冠状动脉造影及消化道内镜检查进一步鉴别。

四、处理方案及基本原则

1. 一般治疗

早期卧床休息，清淡饮食，情绪安抚，避免大便用力，保持相对安静环境和监测病情等。

2. 针对该患者的相关诊治

（1）入院后进一步完善血常规、尿常规、便常规、肝功能、肾功能、甲状腺功能、血糖、血脂、动态心电图、心脏彩超、胸部CT等相关检查。

（2）结合患者有高血压、血糖异常等高危因素，有典型胸部不适，心电图回报有缺血表现，予以择期完善冠状动脉造影检查，并予以药物球囊治疗，结合病人为血糖异常，冠状动脉三支病变，CYP2C19基因检测回报慢代谢，予以替格瑞洛抗栓治疗。

（3）患者冠状动脉造影结果回报三支病变，平素长期口服他汀类药物，血脂回报仍不达标，加用依洛尤单抗治疗。

（4）患者口服药种类较多，消化系统症状较重，予雷贝拉唑、瑞巴派特对症治疗。

（5）患者需较长时间接受双抗治疗，监测出血等不良反应。

3. 转诊及社区随访

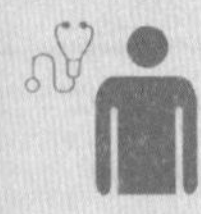

（1）不稳定型心绞痛的转诊：

不稳定型心绞痛是一种严重的心血管疾病，其特点是心绞痛症状进行性增加，新发作的休息时心绞痛或出现心绞痛持续时间延长。这种病症需要及时、专业的医疗干预，以确保患者的生命安全。

转诊是不稳定型心绞痛患者治疗过程中的重要环节。当患者在初级医疗机构（如社区医院或诊所）接受初步诊断和治疗时，如果病情严重或复杂，就需要及时转诊到更高级别的医疗机构（如三级医院）进行进一步的治疗。转诊过程中，需要注意以下几点：

1）及时性：不稳定型心绞痛患者的病情可能随时发生变化，因此转诊过程需要尽快完成，以避免延误治疗。

2）信息传递：在转诊过程中，需要确保患者的病历、检查结果等医疗信息能够准确、及时地传递给接收医疗机构，以便接收医生能够全面了解患者的病情。

3）患者教育：在转诊前，需要对患者进行必要的教育，使其了解转诊的重要性和必要性，同时指导患者如何配合接受医疗机构的治疗和护理。

（2）不稳定型心绞痛的社区随访：

社区随访是不稳定型心绞痛患者治疗过程中的另一重要环节。通过社区随访，可以及时了解患者的病情变化、治疗效果和遵医行为等情况，从而为患者提供更为全面、连续的医疗服务。社区随访时需要注意以下几点：

1）定期随访：根据患者的病情和治疗方案，制定合适的随访计划，确保患者能够定期接受医生的检查和指导。

2）病情监测：在随访过程中，需要对患者的病情进行监测，包括心绞痛症状、体征、心电图等检查结果，以便及时发现病情变化并采取相应措施。

3）健康指导：根据患者的情况，提供个性化的健康指导，包括饮食、运动、药物等方面的建议，帮助患者改善生活方式和控制疾病进展。

4）心理支持：不稳定型心绞痛患者可能面临较大的心理压力和焦虑情绪，社区医生需要关注患者的心理状态，提供必要的心理支持和安慰。

五、要点与讨论

1. 不稳定型心绞痛的概念及表现形式

不稳定型心绞痛是由于动脉粥样斑块破裂或者糜烂并伴有不同程度的表面血栓形成、血管痉挛和远端血管栓塞所导致的一组临床症状。它可以有三种表现形式。静息型心绞痛：发作于休息时，持续时间通常超过 20 分钟；初发型心绞痛：通常在首发症状 1 ~ 2 个月之内，很轻的体力活动就可以诱发；恶化型心绞痛：在相对稳定的劳力性心绞痛基础上，心绞痛逐渐加强，疼痛可以更加剧烈，持续时间可以更长或者发生更频繁。

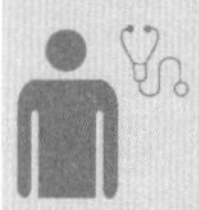

2. 不稳定型心绞痛与变异型心绞痛的鉴别诊断

变异型心绞痛与不稳定型心绞痛主要在病因、症状、检查结果等方面存在差别。如果出现相关症状，建议在医生的指导下进行鉴别诊断并治疗。

（1）病因：冠状动脉一过性痉挛是变异型心绞痛发作的主要原因，而不稳定型心绞痛主要是在冠状动脉粥样硬化的基础上，出现动脉斑块的溃破，局部发生血小板聚集、血栓形成、血管收缩等引起的心肌缺血。

（2）症状：变异型心绞痛一般在静息状态下发作，持续时间不定，发作时间以半夜、凌晨多见。不稳定型心绞痛发作时间不固定，大多持续时间较长，疼痛可能持续加重，严重时可放射至左肩或左上肢，还会伴有心悸、呼吸困难等症状。

（3）检查结果：变异型心绞痛发作时，心电图会出现 ST 段一过性抬高、T 波高耸。不稳定型心绞痛发作时，心电图多为 T 波低平、倒置，ST 段压低，且行冠状动脉造影多提示存在血管狭窄。

3. 不稳定型心绞痛的临床表现及诊断方法

不稳定型心绞痛是一种介于稳定型心绞痛和急性心肌梗死之间的临床综合征，具有独特的病理生理机制和临床特点。

临床表现：不稳定型心绞痛的临床表现多样，主要包括静息型心绞痛、初发型心绞痛、恶化型心绞痛等。这些心绞痛类型的特点和严重程度各不相同，但共同点是心绞痛症状进行性增加，新发作的休息时心绞痛或出现心绞痛持续时间延长。

诊断方法：不稳定型心绞痛的诊断主要依据患者的临床症状、心电图表现和实验室检查。心电图是诊断心绞痛的重要工具，可以显示心肌缺血的征象。此外，心肌酶谱、肌钙蛋白等实验室检查也有助于诊断。

4. 不稳定型心绞痛的治疗

（1）对于不稳定型心绞痛并动脉血氧饱和度 < 90%、呼吸窘迫或其他低氧血症高危特征的患者，应给予辅助氧疗。

对于没有禁忌证且给予最大耐受剂量抗心肌缺血药之后仍然有持续缺血性胸痛的患者，可静脉注射硫酸吗啡。

住院期间不应给予非甾体抗炎药（阿司匹林除外），因为这类药物会增加主要心血管事件的发生风险。

（2）抗心肌缺血药物治疗：

1）硝酸酯类药物：

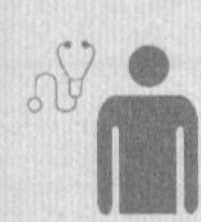

推荐舌下或静脉使用硝酸酯类药物缓解心绞痛。如患者有反复心绞痛发作，难以控

制的高血压或心力衰竭，推荐静脉使用硝酸酯类药物。

2）β 受体阻滞剂：

存在持续缺血症状的不稳定型心绞痛患者，如无禁忌证，推荐早期使用（24 小时内）β 受体阻滞剂，并建议继续长期使用，争取达到静息目标心率 55 ~ 60 次 / 分，除非患者心功能 Killip 分级Ⅲ级或以上。

3）钙离子通道阻滞剂：

持续或反复缺血发作并且存在 β 受体阻滞剂禁忌的不稳定型心绞痛患者，非二氢吡啶类钙离子通道阻滞剂（如维拉帕米或地尔硫䓬）应作为初始治疗，除外临床有严重左心室功能障碍、心源性休克、PR 间期 > 0.24 秒或二、三度房室传导阻滞而未植入心脏起搏器的患者。

在应用 β 受体阻滞剂和硝酸酯类药物后，患者仍然存在心绞痛症状或难以控制的高血压，可加用长效二氢吡啶类钙离子通道阻滞剂。

可疑或证实血管痉挛性心绞痛的患者，可考虑使用钙离子通道阻滞剂和硝酸酯类药物，避免使用 β 受体阻滞剂。

4）尼可地尔：

尼可地尔兼有腺嘌呤核苷三磷酸（ATP）依赖的钾通道开放作用及硝酸酯样作用。推荐尼可地尔用于对硝酸酯类药物不能耐受的患者。

5）肾素 – 血管紧张素 – 醛固酮系统抑制剂：

所有左心室射血分数 < 40% 的患者，以及高血压病、糖尿病或稳定的慢性肾脏病患者，如无禁忌证，应开始并长期持续使用血管紧张素转化酶抑制剂。

对血管紧张素转化酶抑制剂不耐受的左心室射血分数 < 40% 的心力衰竭或心肌梗死患者，推荐使用血管紧张素Ⅱ受体拮抗剂。

心肌梗死后正在接受治疗剂量的血管紧张素转化酶抑制剂和 β 受体阻滞剂且合并左心室射血分数≤ 40%、糖尿病或心力衰竭的患者，如无明显肾功能不全（男性血肌酐 > 212.5 μmol/L 或女性血肌酐 > 170 μmol/L）或高钾血症，推荐使用醛固酮受体拮抗剂。

（3）抗血小板聚集治疗：

1）阿司匹林：

阿司匹林是抗血小板聚集治疗的基石，如无禁忌证，无论采用何种治疗策略，所有患者均应口服阿司匹林首剂负荷量 150 ~ 300mg（未服用过阿司匹林的患者），并以 75 ~ 100mg/d 的剂量长期服用。

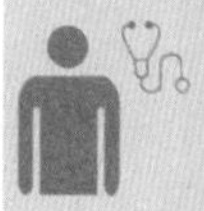

2）P2Y12受体抑制剂：

除非有极高出血风险等禁忌证，否则在阿司匹林基础上应联合应用1种P2Y12受体抑制剂，并维持至少12个月。选择包括替格瑞洛（180mg负荷剂量，90mg 2次/天维持）或氯吡格雷（负荷剂量300～600mg，75mg/d维持）。接受药物保守治疗、植入裸金属支架（BMS）或药物涂层支架的患者，P2Y12受体抑制剂治疗（替格瑞洛、氯吡格雷）应至少持续12个月；能耐受双联抗血小板聚集治疗、未发生出血并发症且无出血高风险（如曾因双联抗血小板聚集治疗、凝血功能障碍、使用抗凝药出血）的患者，双联抗血小板聚集治疗可维持12个月以上。药物涂层支架植入后接受双联抗血小板聚集治疗且伴有出血高风险（如接受抗凝药治疗）、严重出血并发症高风险（如重大颅内手术）或伴有明显出血的患者，P2Y12受体抑制剂治疗6个月后停用是合理的。

3）血小板糖蛋白Ⅱb/Ⅲa受体拮抗剂：不推荐常规使用。对于高危患者或造影提示血栓负荷重的患者行直接经皮冠状动脉介入治疗时，冠状动脉内注射替罗非班有助于减少无复流、改善心肌微循环灌注。

（4）抗凝治疗：

普通肝素、低分子肝素、磺达肝癸钠、比伐卢定。

（5）他汀类药物治疗：

对于已接受中等剂量他汀类药物治疗但低密度脂蛋白胆固醇仍大于1.8mmol/L的患者，可增加他汀类药物剂量或联合依折麦布进一步降低低密度脂蛋白胆固醇。

（6）血运重建策略：

1）冠状动脉介入治疗：

参照急性非ST段抬高型心肌梗死章节，根据GRACE评分危险分层选择经皮冠状动脉介入治疗的时间窗。

2）冠状动脉旁路移植术：

针对冠状动脉左主干或三支病变且左心功能减低的患者，优选冠状动脉旁路移植术。

六、思考题

1. 不稳定型心绞痛和稳定型心绞痛在病理机制和临床表现上有何区别？
2. 不稳定型心绞痛的治疗要点有哪些？

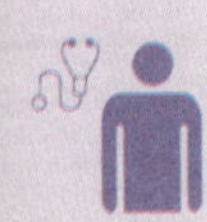

七、科普小常识

1. 冠心病二级预防的“ABCDE 方案”？

A：阿司匹林和血管紧张素转化酶抑制剂；B：控制血压和 β 受体阻滞剂（最好要控制剂量）；C：控制胆固醇和戒烟；D：控制饮食和糖尿病；E：健康教育和运动。

2. 冠心病病人血脂已降到正常范围了，还需要吃他汀类药物吗?

对于已经有冠心病、高血压、糖尿病等心血管疾病风险的人来说，仅仅把血脂下降到正常范围是不够的。医生会根据冠心病患者的危险分级，将他们分为低危、中危、高危和极高危四个级别。按照降脂的国际指南，对于低、中危患者，低密度脂蛋白胆固醇需要低于 3.4mmol/L，对于高危患者，需要低于 2.6mmol/L，而对于极高危患者，低密度脂蛋白胆固醇需要低于 1.8mmol/L（比正常范围下限还要低）才行。所以化验单上血脂正常，不代表您的降脂效果达标。

（编者　冀友瑞）

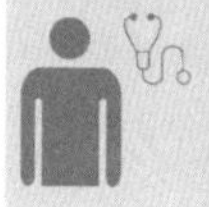

第六节　稳定型心绞痛（案例 29）

核心提示

❖学习稳定型心绞痛的临床表现特点。

❖掌握稳定型心绞痛的诊断标准。

❖掌握稳定型心绞痛的药物治疗及介入治疗。

一、病历资料

1. 病史

贾 ××，女，64 岁，主因“间断胸骨后不适 3 月”入院。

患者 3 个月前快走后出现胸骨正中不适，呈压迫样，伴出汗、气短，伴轻微腹泻，不伴肩部放射痛、咽部紧缩感、头痛、头晕、心悸、咳嗽、咳痰等不适，持续 1 分钟后缓解，后未再出现上述症状，未重视。1 周前快走 200 米后再次出现上述症状，性质同前，持续 1 分钟后缓解，发作与活动有关，现为求进一步诊治收住我科。患者自发病以来，食欲欠佳，精神、睡眠可，大小便正常，体重未见明显变化。

否认高血压、糖尿病史，否认肝炎、结核病史；否认手术、外伤史；否认输血史；否认食物、药物过敏史；已婚已育；否认吸烟史、饮酒史；父母已故，家族史无特殊记载。

2. 体格检查

查体：体温 36.3C，脉搏 80 次 / 分，呼吸 20 次 / 分，血压 120/70mmHg。发育正常，体型呈正力型，营养良好，急性面容，意识清楚，查体合作，自主体位，双肺呼吸音清，双肺未闻及湿啰音，心界不大，心率 70 次 / 分，律齐，各瓣膜听诊区未闻及病理性杂音，腹部平坦，腹壁柔软，无压痛，无反跳痛，肝、脾肋下未触及，双下肢无浮肿。

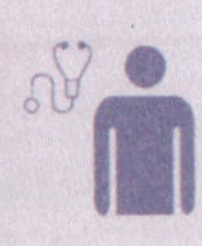

3. 实验室和辅助检查

血常规、心脏指标、肝功能、肾功能、电解质、凝血、血糖：未见明显异常。

血脂：总胆固醇 8.11mmol/L，甘油三酯 4.48mmol/L，低密度脂蛋白胆固醇 5.47mmol/L。

心电图：窦性心律，大致正常心电图。

心脏彩超：目前心脏结构及功能未见明显异常。

4. 初步诊断

冠状动脉粥样硬化性心脏病、稳定型心绞痛、混合型高脂血症。

二、诊治经过

患者主因“间断胸骨后不适 3 月”入院，入院检验肌钙蛋白正常，结合症状及辅助检查，考虑稳定型心绞痛。患者入院后的相关检查及检查结果如下：

冠状动脉造影（图 4–6–1、图 4–6–2）：

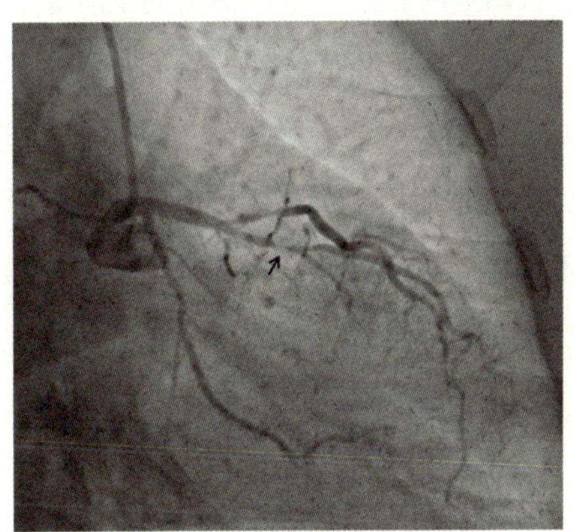

图 4–6–1　冠状动脉造影结果：前降支近中段重度狭窄 90%

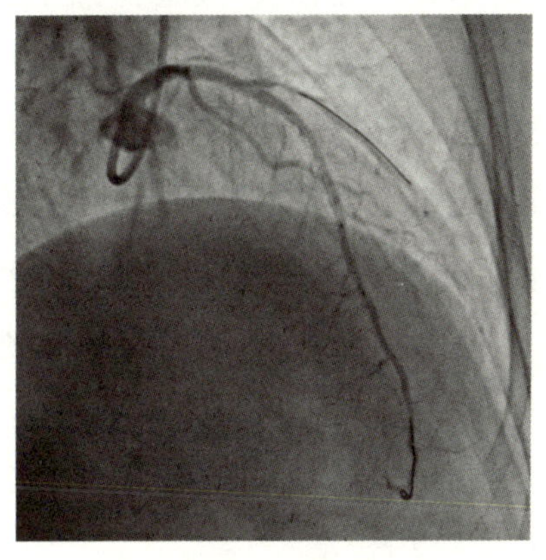

图 4–6–2　前降支药物球囊扩张成形术后

具体治疗见本节相关内容。

三、病例分析

1. 病史特点

（1）患者女性，64 岁，典型的与劳力相关的胸部不适。

（2）实验室和辅助检查：肌钙蛋白正常。

2. 诊断和诊断依据

（1）诊断：冠状动脉粥样硬化性心脏病、稳定型心绞痛、混合型高脂血症。

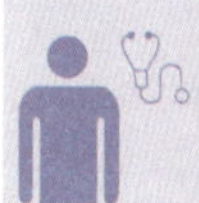

（2）诊断依据：1）典型的与劳力相关的胸憋痛症状；2）化验肌钙蛋白正常；3）冠状动脉造影示前降支重度狭窄。

3. 鉴别诊断

（1）不稳定型心绞痛：表现为体力劳动、情绪激动（如愤怒、焦急、过度兴奋等）、饱食、寒冷、吸烟等情况下诱发胸痛，常为压迫、发闷或紧缩性，也可有烧灼感，可波及心前区，有手掌大小范围，放射至左肩、左臂内侧，达无名指和小指，或至颈、咽或下颌部，休息或者含服硝酸甘油 3 ~ 5 分钟后缓解，发作时可出现心电图 ST-T 改变，肌钙蛋白不升高。

（2）急性心肌梗死：疼痛部位与心绞痛相仿，但性质更剧烈，持续时间多超过 30 分钟，可长达数小时，可伴有心律失常、心力衰竭或（和）休克，含服硝酸甘油多不能使之缓解。心电图中面向梗死部位的导联 ST 段抬高，及（或）同时有异常 Q 波（非 ST 段抬高型心肌梗死则多表现为 ST 段下移及或 T 波改变）。实验室检查示白细胞计数增高、红细胞沉降率增快，心肌损伤标志物（肌红蛋白、肌钙蛋白 I 或 T、肌酸激酶同工酶等）增高。

（3）心脏神经官能症：患者常诉胸痛，但为短暂（几秒钟）的刺痛或持久（几小时）的隐痛，患者常喜欢不时地吸一大口气或作叹息样呼吸。胸痛部位多在左胸乳房下心尖部附近，或经常变动。症状多在疲劳之后出现，而不在疲劳的当时，做轻度体力活动反觉舒适，有时可耐受较重的体力活动而不发生胸痛或胸闷。含服硝酸甘油无效或在 10 多分钟后才“见效”，常伴有心悸、疲乏、头昏、失眠及其他神经官能症的症状。

四、处理方案及基本原则

1. 一般治疗

对于稳定性冠心病患者，应避免各种诱发因素，如避免进食过饱（尤其是饱餐后运动）、戒烟、限酒、避免过度劳累、减轻精神负担、保持充足的睡眠；避免感染；避免输液量过多或输液速度过快；积极控制冠心病危险因素。对症予以缓解症状、改善缺血的药物，以及积极进行血运重建治疗。

2. 针对该患者的相关诊治

（1）入院后进一步完善血常规、肝功能、肾功能、血脂、血糖、心脏彩超等相关检查。

（2）嘱咐患者低盐、低脂饮食，保持大便通畅。

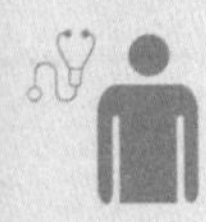

（3）择期行经皮冠状动脉介入治疗术，予前降支性药物球囊扩张成形术。

（4）予阿司匹林 100mg 1 次 / 天、氯吡格雷 75mg 1 次 / 天、阿托伐他汀钙 20mg 1

次 / 晚、依折麦布 10mg 1 次 / 天、尼可地尔 5mg 3 次 / 天、依洛尤单抗注射液 140mg 1 次 / 月治疗。

3. 转诊及社区随访

稳定型心绞痛是一种常见的心血管疾病，通常表现为劳力性胸痛、胸闷等症状。对于这类患者的转诊与社区随访，主要涉及以下几个方面。

（1）转诊：

1）初始评估：当患者出现稳定型心绞痛的症状时，首先需要在社区医疗机构进行全面的初始评估，包括病史采集、体格检查、心电图等，以明确患者的病情严重程度和是否有转诊的必要。

2）病情严重：如果患者的病情较为严重，如出现了不稳定型心绞痛、心肌梗死等，那么需要及时转诊到上级医疗机构进行进一步的治疗。

3）特殊检查：对于需要特殊检查（如冠状动脉造影、核素灌注心肌显像等）的患者，也可以考虑转诊到具备相关设备和技术的医疗机构进行检查。

（2）社区随访：

1）症状监视：对于稳定型心绞痛患者，社区随访的重要内容之一是监视症状的变化。如果患者症状加重或出现新的症状，需要及时调整治疗方案或转诊。

2）治疗监视：随访还需要监视患者的治疗情况，包括药物使用、生活方式调整等，确保患者按照医生的建议进行治疗。

3）健康教育：社区随访还可以提供健康教育，帮助患者了解疾病的知识、预防措施和自我管理技巧，提高患者的自我管理能力。

4）定期检查：根据患者的病情和医生的建议，定期进行心电图、超声心动图等检查，以评估患者的病情变化和治疗效果。

五、要点与讨论

1. 稳定型心绞痛的症状特点

部位：通常在胸骨后或左前胸，可放射至颈部、咽部、颌部、上腹部、肩背部、左臂及左手指内侧等。

性质：常表现为紧缩感、绞榨感、压迫感、烧灼感、胸闷或有窒息感等，一般不会出现针刺样疼痛。

持续时间：呈阵发性发作，持续数分钟，通常不会超过 10 分钟。

诱发因素：通常由体力活动、情绪激动、饱餐、寒冷等因素诱发。

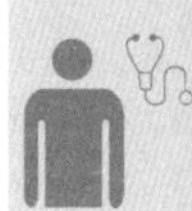

缓解方式：休息或舌下含服硝酸甘油后通常在数分钟内缓解。

2. 稳定型心绞痛的诊断方法及治疗策略

稳定型心绞痛的诊断主要依靠患者的症状、体格检查以及心电图等检查结果。在必要时，可能需要进行冠状动脉造影等进一步检查。

稳定型心绞痛的治疗主要包括药物治疗（如硝酸酯类药物、β 受体阻滞剂、钙离子通道阻滞剂等）、生活方式调整（如戒烟、限酒、低脂饮食、适量运动等）以及必要时的介入治疗或手术治疗。

3. 冠心病的诊断难点

（1）冠心病可能会出现不典型的胸痛，甚至仅表现为牙痛、胃痛，从而导致误诊。

（2）相当一部分的冠心病患者，心电图并不会出现典型的心肌缺血改变，也有些心电图出现类似心肌缺血的改变，并非冠心病所引起，也容易造成误诊。

（3）心脏神经官能症、皮肤软组织疾病、呼吸系统疾病、主动脉夹层等疾病也会表现为胸痛、胸闷等症状，有时会被误诊为冠心病发作。因此，在临床上对于疑诊冠心病的患者，建议到正规医院心内科就诊，进行相应的检查，如运动试验、冠状动脉 CT 或造影，以明确冠心病的诊断。

六、思考题

稳定型与不稳定型心绞痛的区别？

七、科普小常识

1. 哪些人容易得冠状动脉粥样硬化性心脏病？

（1）中老年人。多见于 40 岁以上的中老年人，发病率随着年龄的增加而增加。40 ~ 50 岁男性较女性发病率高，但绝经后的女性以及年过 60 的女性，其发病率几乎与男性相等。

（2）吸烟者。吸烟是冠心病的重要危险因素，吸烟会损伤血管内皮细胞，加速动脉粥样硬化的形成并引起心肌缺氧，吸烟者罹患冠心病的风险是不吸烟者的 2 倍。

（3）有家族遗传史者。有冠心病家族史的人，其后代较常人更易患冠心病。

（4）脑力劳动者。脑力劳动者或久坐不动、缺乏锻炼者，患冠心病的风险是经常运动者的 2 倍。

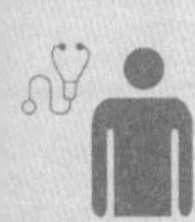

（5）糖尿病、高血压、高脂血症患者。

（6）肥胖。体重超重者患冠心病的可能性明显增加。

（7）长期口服避孕药者。

（8）心理因素。心理社会因素在冠心病的发生发展中起着重要的作用。

（9）长期精神紧张、脾气暴躁、或情绪低落的人。他们发生冠心病的风险较心态好的人明显增加。

（10）长期过量饮酒。长期过量饮酒也会增加罹患冠心病的风险。

2. 冠心病介入治疗后注意事项

（1）注意遵医嘱服药：

1）防治血栓的药物：做了冠状动脉介入术后，需要在医生指导下应用氯吡格雷、阿司匹林等防治血栓的药物，氯吡格雷的用药时间需要根据支架的构造决定，大多数人需要服药一年左右，而阿司匹林一般需要终生服药。

2）防止动脉粥样硬化进展的药物：在做了冠状动脉介入手术后，还需要应用阿托伐他汀，辛伐他汀等他汀类的药物，防止动脉粥样硬化进一步发展，并且在术后一年内要根据随访的结果调整用药量。

3）减轻心脏负担的药物：做了冠状动脉介入手术后，还可以应用美托洛尔、比索洛尔等药物降低心率，防止出现心律失常的问题。

4）降压药：术后还应该遵医嘱应用普利类的药物，改善心肌重构，降低血压，延缓动脉硬化的进展，如果服用这类药物后出现了严重的副作用，可以换成替米沙坦之类的降压药物。

（2）注意保持良好的生活习惯：

做了冠状动脉介入手术后一定要注意保持正常的生活节律，早睡早起，保障充足的睡眠时间，心情愉快，避免压力过大，可以进行适度的运动，同时要注意戒烟少酒，清淡饮食。

（3）注意术后定期随访：

一般做了这种手术后，还要注意定期随访，刚刚做了手术后随访的次数比较多，可以在术后 1 个月、3 个月、6 个月、12 个月后随访，如果没有明显的不适症状，一年后就可以改成半年到一年随访一次，发现异常时应及时就诊。

3. 稳定型心绞痛需要介入治疗吗?

对于经过药物治疗仍然存在症状的稳定型心绞痛患者，如果冠状动脉狭窄超过70%，或者存在左主干或多支冠状动脉狭窄，或者药物治疗无效，或者存在心肌缺血导致的心律失常等情况，都可以考虑介入治疗。

（编者　赵　刚）

第七节　缺血性心肌病（案例 30）

核心提示

❖掌握缺血性心肌病的诊断。

❖掌握缺血性心肌病的治疗原则。

❖学习缺血性心肌病的预后评估。

一、病历资料

1. 病史

李 × ×，男，46 岁，主因“发作性胸憋 3 年，加重伴气短 1 月余”入院。

患者于 2021 年 1 月 30 日 14 时 05 分无明显诱因出现胸骨中段后方憋闷，范围约巴掌大小，伴大汗，无放射痛，持续不缓解。于当天 16 时 30 分及 17 时 04 分分别就诊于当地医院及某区级医院，曾予以抗血小板聚集、溶栓治疗（具体不详），20 时 10 分上述症状消失，未再发作，无咳嗽、咳痰、气短。于我院急诊就诊，完善冠状动脉造影示均衡型，左主干未见有意义狭窄；左前降支近中段长病变，狭窄 70% ~ 90%，TIMI 3 级，第三对角支自开口完全闭塞，TIMI 0 级，远段血管经侧支逆供显影；左回旋支全程病变，近段 20% ~ 30% 狭窄，中段次全闭塞，远段完全闭塞，TIMI 0 级，经间隔支和房室结支形成侧支循环，左室后支和后降支均逆供显影；右冠状动脉全程不规则病变，左室后支中段完全闭塞，TIMI 0 级，后降支近中段长病变，狭窄 70% ~ 80%，TIMI 3 级。考虑急性广泛前壁 ST 段抬高型心肌梗死，于左前降支植入两个支架，院外规律服用抗血小板聚集、调脂稳斑等药物，未规律复查。1 个月前患者于蹲下时出现胸憋、气短，持续时间约数分钟，站起长呼气后症状缓解，无出汗，无咽部紧缩感，有咳嗽，无肩背部

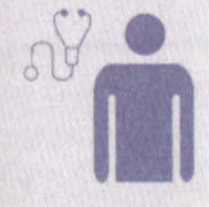

放射痛，现为进一步诊治入住我科。

既往有高血压病史 18 年，血压最高 180/120mmHg，平日口服苯磺酸左氨氯地平片治疗，自诉血压控制欠佳，未规律监测血压，血压具体控制情况不详。6 年前被诊断为 2 型糖尿病，目前口服二甲双胍降糖治疗，血糖未监测。吸烟 30 年，20 支 / 天，现已戒烟半年；饮酒 10 年，白酒 0.5 升 / 天，已戒酒 4 年。否认冶游史。父母患有高血压。1 个姐姐患有高血压。

2. 体格检查

查体：体温 36.3℃，脉搏 104 次 / 分，呼吸 20 次 / 分，血压 118/89mmHg。双侧颈动脉未闻及血管杂音；双肺未闻及湿啰音，心率 104 次 / 分，律齐，未闻及其他心音和心包摩擦音，各瓣膜听诊区未闻及心脏杂音，腹软，肝、脾肋下未触及，无压痛、反跳痛；双下肢浮肿。

3. 实验室和辅助检查

冠状动脉造影：均衡型，左主干未见有意义狭窄；左前降支近中段长病变，狭窄 70% ~ 90%，TIMI 3 级，第三对角支自开口完全闭塞，TIMI 0 级，远段血管经侧支逆供显影；左回旋支全程病变，近段 20% ~ 30% 狭窄，中段次全闭塞，远段完全闭塞，TIMI 0 级，经间隔支和房室结支形成侧支循环，左室后支和后降支均逆供显影；右冠状动脉全程不规则病变，左室后支中段完全闭塞，TIMI 0 级，后降支近中段长病变，狭窄 70% ~ 80%，TIMI 3 级。

心脏彩超：节段性室壁运动异常，左心增大，二尖瓣反流（中量），肺动脉主干增宽，左室舒张功能减低，心包积液（少量）。

胸部 X 线片：心影增大，请结合临床除外心功能不全。

心电图（2024 年 1 月 29 日）：Ⅱ、Ⅲ、aVF、V4 ~ V9 有病理性 Q 波，V1 ~ V3 呈 rS 型。

4. 初步诊断

冠状动脉粥样硬化性心脏病、陈旧性心肌梗死、左心扩大、缺血性心肌病、高血压 3 级（很高危）、糖尿病。

二、诊治经过

患者有反复胸痛病史，近期出现气短不适等症状，有高血压、血糖异常病史，既往有烟酒嗜好。查体双肺未闻及湿啰音，心率 104 次 / 分，律齐，未闻及其他心音和心包摩擦音，各瓣膜听诊区未闻及心脏杂音，双下肢水肿。冠状动脉造影结果异常，心电图检查提示有心肌损伤坏死表现，心脏彩超回报心脏扩大。患者入院后的相关检查及检查

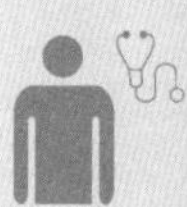

结果如下：

心脏指标：B 型利钠肽 137.47pg/mL。

血常规：白细胞计数 5.14×10^9/L，血红蛋白 173g/L，血小板计数 150×10^9/L。

C 反应蛋白：14.03mg/L。

血糖：葡萄糖 8.15mmol/L。

血脂：总胆固醇 2.48mmol/L，甘油三酯 1.47mmol/L，高密度脂蛋白胆固醇 0.72mmol/L，低密度脂蛋白胆固醇 1.72mmol/L。

电解质：钾 3.54mmol/L。

超敏 C 反应蛋白：≥ 10.30mg/L。

D- 二聚体：731ng/mL。

尿常规：葡萄糖（3+），蛋白质（+），酸碱度 5.0，隐血（+）。

降钙素原、肝功能、肾功能、便常规、传染病系列、甲状腺功能：未见明显异常。

CYP2C19 基因检测：快代谢型。

心脏彩超：左心、右室扩大，右室横径约 47mm，右房大小正常。房室间隔回声连续。室间隔基底段增厚约 15mm，前间隔、前壁中下段及心尖各段，后壁基底段至中间段室壁变薄，较薄处约 4mm，回声增强，运动近消失，心尖圆钝，局部呈瘤样向外膨出，范围约 4.4cm × 3.8cm，局部呈矛盾运动，未见团块状回声，余运动及收缩期增厚率尚可。Simpson 法估测左心射血分数约 24%，左室末期内径（舒张 / 收缩）67mm/58mm。

胸部 CT：双肺支气管壁略增厚，左肺上叶轻度炎症，建议治疗后复查。左肺上叶条索灶，冠状动脉钙化，胆囊结石。

动态心电图：窦性心律，22 小时 32 分钟总心搏数为 126951，偶发房性早搏，短阵房性心动过速，频发多源性室性早搏，ST-T 改变（ST 段于Ⅱ、Ⅲ、aVF、V2、V3、V4、V5、V6、导联抬高 0.10 ~ 0.20mV，于 aVR 导联压低 0.05 ~ 0.10mV，T 波于Ⅰ、Ⅱ、Ⅲ、V4、V5、V6 导联低平、双向），心率变异性低。

动态血压：全天平均血压 110/72mmHg，白天平均血压 110/73mmHg，夜间平均血压 109/69mmHg，血压负荷正常，血压昼夜节律呈非杓型。

具体治疗见本节相关内容。

三、病例分析

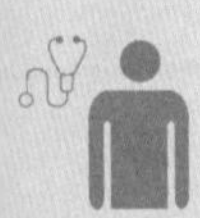

1. 病史特点

（1）患者男性，以“发作性胸憋 3 年，加重伴气短 1 月”入院。

（2）有高血压、糖尿病、陈旧性心肌梗死病史，曾行经皮冠状动脉介入治疗术史。

（3）体格检查：双侧颈动脉未闻及血管杂音；双肺未闻及湿啰音，心率104次/分，律齐，未闻及其他心音和心包摩擦音，各瓣膜听诊区未闻及心脏杂音，腹软，肝、脾肋下未触及，无压痛、反跳痛；双下肢浮肿。

（4）实验室及辅助检查：B型利钠肽137.47pg/mL；心脏彩超示左心、右室扩大，右室横径约47mm，右房大小正常。房室间隔回声连续。室间隔基底段增厚约15mm，前间隔、前壁中下段及心尖各段，后壁基底段至中间段室壁变薄，较薄处约4mm，回声增强，运动近消失，心尖圆钝，局部呈瘤样向外膨出，范围约4.4cm×3.8cm，局部呈矛盾运动，未见团块状回声，余运动及收缩期增厚率尚可。Simpson法估测左心射血分数约24%，左室末期内径（舒张/收缩）67mm/58mm。动态心电图示窦性心律，22小时32分钟总心搏数为126951，偶发房性早搏，短阵房性心动过速，频发多源性室性早搏，ST-T改变（ST段于Ⅱ、Ⅲ、aVF、V2、V3、V4、V5、V6导联抬高0.10～0.20mV，于aVR导联压低0.05～0.10mV，T波于Ⅰ、Ⅱ、Ⅲ、V4、V5、V6导联低平、双向），心率变异性低。动态血压示全天平均血压110/72mmHg，白天平均血压110/73mmHg，夜间平均血压109/69mmHg，血压负荷正常，血压昼夜节律呈非杓型。

2. 诊断和诊断依据

（1）诊断：冠状动脉粥样硬化性心脏病、陈旧性心肌梗死、缺血性心肌病、左心扩大、右室扩大、心尖部室壁瘤形成、室间隔基底段增厚、心功能Ⅳ级、心律失常（偶发房性早搏、短阵房性心动过速、频发多源性室性早搏）、高血压3级（很高危）、糖尿病。

（2）诊断依据：1）有胸憋、气短等心衰症状；2）双侧颈动脉未闻及血管杂音；双肺未闻及湿啰音，心率104次/分，律齐，未闻及其他心音和心包摩擦音，各瓣膜听诊区未闻及心脏杂音，腹软，肝、脾肋下未触及，无压痛、反跳痛；双下肢浮肿；3）B型利钠肽137.47pg/mL；心脏彩超示左心、右室扩大，右室横径约47mm，右房大小正常。房室间隔回声连续。室间隔基底段增厚约15mm，前间隔、前壁中下段及心尖各段，后壁基底段至中间段室壁变薄，较薄处约4mm，回声增强，运动近消失，心尖圆钝，局部呈瘤样向外膨出，范围约4.4cm×3.8cm，局部呈矛盾运动，未见团块状回声，余运动及收缩期增厚率尚可。Simpson法估测左心射血分数约24%，左室末期内径（舒张/收缩）67mm/58mm。

3. 鉴别诊断

（1）急性肺动脉栓塞：可发生胸痛、咯血、呼吸困难和休克。但有右心负荷急剧

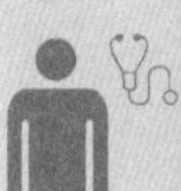

增加的表现如发绀、肺动脉瓣区第二心音亢进、颈静脉充盈、肝大、下肢水肿等。血气分析为低氧血症、低碳酸血症，D- 二聚体升高大于 500ng/mL，心电图存在Ⅰ导联 S 波加深，Ⅲ导联 Q 波显著、T 波倒置，胸导联过渡区左移，右胸导联 T 波倒置等改变。肺动脉 CTA 或核素通气 / 灌注扫描可明确肺动脉栓塞。

（2）慢性阻塞性肺疾病：咳嗽、咳痰或伴喘息，每年发病持续三个月，并连续两年或以上，胸部 X 线片可见两肺纹理粗乱、紊乱，呈网状或条索状、斑点状阴影，肺功能检查表现为第一秒用力呼气容积占用力肺活容积的百分比减少（ < 70%），最大通气量减少（低于预计值的 80%）。

（3）支气管哮喘：常于幼年和青年时期突然发病，一般无慢性咳嗽、咳痰症状，以发作性喘息为特征，发作时两肺布满哮鸣音，缓解后可毫无症状。常有个人或家族过敏性疾病史，支气管激发试验和支气管舒张试验有助于鉴别。

四、处理方案及基本原则

1. 一般治疗

遵嘱服药，避免不良生活习惯，低盐、低脂、限水饮食，个体化运动康复，避免受凉感冒，避免过度劳累，定期内科门诊复查。

2. 针对该患者的相关诊治

（1）入院后进一步完善血常规、肝功能、肾功能、凝血、电解质、动态心电图、胸部 CT 等相关检查。

（2）结合病人冠心病史，继续抗栓、稳定斑块、改善心肌缺血等对症治疗。

（3）结合病人心脏射血分数低，且有气短、浮肿等心衰症状，予以新四联治疗，利尿剂改善症状。

（4）病人患糖尿病，目前血糖控制尚可，嘱继续监测血糖，定期于内分泌科门诊复查。考虑病人患高同型半胱氨酸血症，予以家用小剂量叶酸治疗。

五、要点与讨论

1. 缺血性心肌病的概述

缺血性心肌病属于冠心病的一种特殊类型或晚期类型，是指由冠状动脉粥样硬化引起长期心肌缺血，从而产生心肌收缩和（或）舒张功能受损，引起心脏扩大或僵硬、充血性心力衰竭、心律失常等一系列表现的综合征。据推算，缺血性心肌病患者的 1 年死亡率高达 30%。缺血性心肌病的病理生理基础为冠状动脉粥样硬化，而动脉粥样硬化多

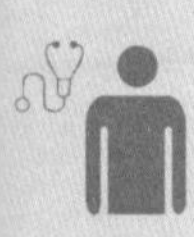

见于 40 岁以上的中老年人，女性发病率低，但女性绝经后发病率迅速增加。

2. 缺血性心肌病和扩张型心肌病的区别

（1）发病年龄不同：缺血性心肌病的发病人群多数是 40 岁以上的中老年人，虽然也有年轻人患病，但发病率相对较低。扩张型心肌病在各个年龄段都有可能发病。

（2）心脏大小变化不同：患上缺血性心肌病后，左心室会扩大，即使心力衰竭得到控制，心脏也不会明显缩小。如果是扩张型心肌病，心脏的各个腔室都会扩大，心力衰竭被控制之后，心脏一般都会明显缩小。

（3）临床症状不同：缺血性心肌病通常存在心肌缺血的问题，会引起心绞痛，多表现为心前区疼痛，伴有胸闷、呼吸不畅等症状。扩张型心肌病会引起心脏增大，但由于病程缓慢，所以早期并无明显症状，随着病情发展，会出现充血性心力衰竭，表现为呼吸困难、心悸等症状。

3. 缺血性心肌病的治疗

（1）减轻或消除冠心病危险因素：冠心病危险因素包括吸烟、血压升高、糖尿病、高胆固醇血症、超重、有患冠心病的家族史以及男性，其中除家族史和性别外，其他危险因素都可以治疗或预防。

（2）改善心肌缺血：对于有心绞痛发作或心电图有心肌缺血性改变而血压无明显降低者，可考虑应用血管扩张药改善心肌缺血。

（3）治疗充血性心力衰竭：缺血性心肌病一旦发生心力衰竭，应重点纠正呼吸困难、外周水肿和防治原发病，防止心功能的进一步恶化，改善活动耐受性，提高生活质量和存活率。

（4）限制型缺血性心肌病的处理：主要病理改变为心肌缺血引起的纤维化和灶性瘢痕，表现为心室舒张功能不全性心力衰竭，故要着重应用改善舒张功能的药物，以硝酸酯类药物、β 受体阻滞药、钙离子通道阻滞剂为主进行治疗。该类型患者不宜使用洋地黄和拟交感胺类正性肌力药物。

（5）并发症的防治：1）心律失常。在缺血性心肌病的患者中，各种心律失常非常常见，心律失常会加重原有心功能不全的症状和体征，应注意防治。在应用抗心律失常药物时，应考虑到有些抗心律失常药物对心肌的负性肌力作用可影响心脏功能；2）血栓与栓塞。有心腔扩张并伴心房纤颤者，特别是过去有血栓栓塞病史者，易发生附壁血栓以及其他脏器的栓塞。抗凝和抗血小板聚集治疗可以防止血栓栓塞。

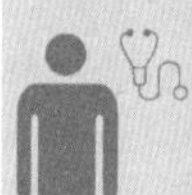

（6）经皮冠状动脉腔内成形术：经皮冠状动脉腔内成形术是采用经皮穿刺股动脉法将球囊导管逆行送入冠状动脉的病变部位，加压充盈球囊以扩张狭窄处，使血管管腔

增大，从而改善心肌血供、缓解症状。

（7）必要时行心脏移植术。

六、思考题

1. 与冠状动脉旁路移植术相比，进行PCI治疗患者的围术期死亡率能否降低？

2. 缺血性心肌病患者血运重建策略的选择？

七、科普小常识

1. 为什么缺血性心肌病能介入治疗？

缺血性心肌病，主要是由于冠状动脉管腔狭窄而导致心肌供血供氧不足，引发心肌损伤。因此，一旦出现缺血性心肌病，可以用介入方式使冠状动脉重新恢复畅通以及血流的供应，比如冠状动脉的溶栓，冠状动脉支架植入术都可以使缺血性心肌病的症状得到改善。

2. 缺血性心肌病病人预后如何？

缺血性心肌病患者通常预后不良。预后不良的预测因素包括射血分数减低、显著的心脏扩大、房颤和室性心动过速等心律失常。如果患者有明显的心脏扩大症状，特别是出现进行性心脏增大的情况，其2年内的死亡率可高达50%。如果患者射血分数严重减低，无论发生病变的血管数目多少，预后都不乐观。相反，如果患者的射血分数正常，无论发生病变的血管数目多少，预后都比较好。在射血分数中等下降的患者中，三支血管病变比单支或两支血管病变患者的预后相对差些。导致死亡的主要原因是顽固性或进展性充血性心力衰竭、心肌梗死和继发于严重的心律失常或左心功能失常的猝死。几乎100%的缺血性心肌病患者都有室性期前收缩，然而有学者认为虽然室性期前收缩的出现可能会引发病死率的升高，但是对缺血性心肌病的预后影响不大。因血栓脱落和栓塞导致死亡的病例比较少见。充血型缺血性心肌病的5年病死率可高达50%，但是目前对于限制型缺血性心肌病的自然病程和预后尚未完全明确。

（编者　冀友瑞）

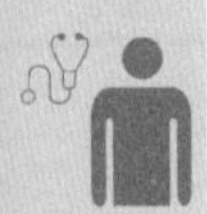